国家卫生和计划生育委员会"十三五"规划教材

全国高等学校教材

供**预防医学**类专业用

卫生经济学

Health Economics

第 **4** 版

主 编　陈 文

副主编　刘国祥　江启成　李士雪

编 者（以姓氏笔画为序）

于洗河	吉林大学	陈 文	复旦大学
马 进	上海交通大学	陈迎春	华中科技大学
叶 露	复旦大学	周忠良	西安交通大学
朱 伟	郑州大学	孟庆跃	北京大学
任 苒	大连医科大学	胡正路	中山大学
刘国祥	哈尔滨医科大学	高广颖	首都医科大学
江启成	安徽医科大学	谢慧玲	新疆医科大学
李士雪	山东大学	蔡 乐	昆明医科大学
杨土保	中南大学	潘 杰	四川大学
张毓辉	国家卫生计生委卫生发展研究中心		

编写秘书

胡 敏　复旦大学

人民卫生出版社

图书在版编目（CIP）数据

卫生经济学/陈文主编.—4版.—北京：人民卫生出版社，2017
全国高等学校预防医学专业第八轮规划教材
ISBN 978-7-117-24428-2

Ⅰ.①卫…　Ⅱ.①陈…　Ⅲ.①卫生经济学-医学院校-教材
Ⅳ.①R1-9

中国版本图书馆 CIP 数据核字（2017）第 093851 号

人卫智网	www.ipmph.com	医学教育、学术、考试、健康，购书智慧智能综合服务平台
人卫官网	www.pmph.com	人卫官方资讯发布平台

卫生经济学
第 4 版

主　　编：陈　文
出版发行：人民卫生出版社（中继线 010-59780011）
地　　址：北京市朝阳区潘家园南里 19 号
邮　　编：100021
E - mail：pmph @ pmph. com
购书热线：010-59787592　010-59787584　010-65264830
印　　刷：人卫印务（北京）有限公司
经　　销：新华书店
开　　本：850×1168　1/16　　印张：31
字　　数：729 千字
版　　次：2003 年 8 月第 1 版　　2017 年 6 月第 4 版
　　　　　2024 年 11 月第 4 版第 10 次印刷（总第 26 次印刷）
标准书号：ISBN 978-7-117-24428-2/R·24429
定　　价：72. 00 元

打击盗版举报电话：010-59787491　E-mail：WQ @ pmph. com
（凡属印装质量问题请与本社市场营销中心联系退换）

全国高等学校预防医学专业第八轮规划教材修订说明

我国的公共卫生与预防医学教育是现代医学教育的一个组成部分，并在教学实践中逐步形成了中国公共卫生与预防医学教育的特点。现代公共卫生与预防医学教育强调"干中学"（learning by doing）这一主动学习、终身学习的教育理念，因此公共卫生和预防医学教材的建设与发展也必须始终坚持和围绕这一理念。

1973年，在原卫生部的指导下，人民卫生出版社启动了我国本科预防医学专业第一轮规划教材，组织了全国高等院校的知名专家和教师共同编写，于1981年全部出版。首轮教材共有7个品种，包括《卫生统计学》《流行病学》《分析化学》《劳动卫生与职业病学》《环境卫生学》《营养与食品卫生学》《儿童少年卫生学》，奠定了我国本科预防医学专业教育的规范化模式。

此后，随着预防医学专业的发展和人才培养需求的变化，进行了多轮教材的修订与出版工作，并于1990年成立了全国高等学校预防医学专业第一届教材评审委员会，至今已经是第四届。为了满足各院校教学的实际需求，规划教材的品种也随之进一步丰富。第二轮规划教材增加《卫生毒理学基础》《卫生微生物学》，第四轮增加《社会医学》，第五轮增加《卫生事业管理学》《卫生经济学》《卫生法规与监督学》《健康教育学》《卫生信息管理学》和《社会医疗保险学》，第六轮、第七轮延续了16种理论教材的框架。由此，经过30余年的不断完善和补充，基本形成了一套完整、科学的教材体系。

为了深入贯彻教育部《国家中长期教育改革和发展规划纲要（2010-2020年）》和国家卫生和计划生育委员会《国家医药卫生中长期人才发展规划（2011-2020年）》，通过对全国高等院校第七轮规划教材近四年来教学实际情况的调研和反馈，经研究决定，于2015年启动预防医学专业第八轮规划教材的修订，并作为国家卫生和计划生育委员会"十三五"规划教材的重点规划品种。本套教材在第四届教材评审委员会的指导下，增加《公共卫生与预防医学导论》，有助于学生了解学科历史，熟悉学科课程设置，明确专业研究方向，为专业课程的学习奠定基础。

预防医学专业第八轮规划教材的修订和编写特点如下：

1. 坚持教材顶层设计　教材的修订工作是在教育部、国家卫生和计划生育委员会的领导和支持下，由全国高等学校预防医学专业教材评审委员会审定，专家、教授把关，全国各医学院校知名专家、教授编写，人民卫生出版社高质量出版的精品教材。

2. 坚持教材编写原则　教材编写修订工作始终坚持按照教育部培养目标、国家卫生和计划生育委员会行业要求和社会用人需求，在全国进行科学调研的基础上，借鉴国内外医学培养模式和教材建设经验，充分研究论证本专业人才素质要求、学科体系构成、课程体系设置和教材体系规

4

划后，制定科学、统一的编写原则。

3. **坚持教材编写要求** 教材编写遵循教育模式的改革、教学方式的优化和教材体系的建设，坚持科学整合课程、淡化学科意识、实现整体优化、注重系统科学。本轮教材修订之初，在全国高等院校进行了广泛而深入的调研，总结和汲取了前七轮教材的编写经验和成果，对院校反馈意见和建议比较集中的教材进行了较大程度的修改和完善。在教材编写过程中，始终强调本科教材"三基""五性""三特定"的编写要求，进一步调整结构、优化图表、精炼文字，以确保教材编写质量，打造精品教材。

4. **坚持教材创新发展** 本轮教材从启动编写伊始，采用了"融合教材"的编写模式，即将纸质教材内容与数字教材内容及智育内容、富媒体资源、智慧平台、智能服务相结合的，以纸质为基本载体，与互联网平台有机融合的立体教材和新兴服务，形成针对本专业和学科的终身教育解决方案。教师和学生都可以通过使用移动设备扫描"二维码"的方式，在平台上获得为每本教材量身创作的富媒体资源，包括教学课件、章末思考题解答思路、丰富的教学案例以及多种类型的富媒体资源，实现学生自主学习、终身学习、移动学习的教育目标。

5. **坚持教材立体建设** 从第五轮教材修订开始，尝试编写和出版了服务于教学与考核的配套教材，之后每轮教材修订时根据需要不断扩充和完善。本轮教材共有 10 种理论教材配有《学习指导与习题集》、《实习指导》或《实验指导》类配套教材，供教师授课、学生学习和复习参考。

第八轮预防医学专业规划教材系列共 17 种，将于 2017 年 8 月全部出版发行，融合教材的全部数字资源也将同步上线，供秋季教学使用；其他配套教材将于 2018 年秋季陆续出版完成。

希望全国广大院校在使用过程中能够多提宝贵意见，反馈使用信息，以逐步修改和完善教材内容，提高教材质量，为第九轮教材的修订工作建言献策。

全国高等学校预防医学专业第八轮规划教材目录

1. 公共卫生与预防医学导论
   主编：李立明　副主编：叶冬青　毛宗福

2. 卫生统计学　第8版
   主编：李晓松　副主编：陈峰　郝元涛　刘美娜

3. 流行病学　第8版
   主审：李立明　主编：詹思延　副主编：叶冬青　谭红专

4. 卫生化学　第8版
   主编：康维钧　副主编：和彦苓　毋福海　李娟　黄沛力

5. 职业卫生与职业医学　第8版
   主审：孙贵范　主编：邬堂春　副主编：牛侨　周志俊　朱启星　陈杰

6. 环境卫生学　第8版
   主编：杨克敌　副主编：郑玉建　郭新彪　张志勇

7. 营养与食品卫生学　第8版
   主编：孙长颢　副主编：凌文华　黄国伟　刘烈刚　李颖

8. 儿童少年卫生学　第8版
   主编：陶芳标　副主编：武丽杰　马军　张欣

9. 毒理学基础　第7版
   主审：王心如　主编：孙志伟　副主编：陈雯　周建伟　张文昌

10. 卫生微生物学　第 6 版

    主编：曲章义　副主编：邱景富　王金桃　申元英

11. 社会医学　第 5 版

    主编：李鲁　副主编：吴群红　郭清　邹宇华

12. 卫生事业管理学　第 4 版

    主编：梁万年　副主编：胡志　王亚东

13. 卫生经济学　第 4 版

    主编：陈文　副主编：刘国祥　江启成　李士雪

14. 卫生法律制度与监督学　第 4 版

    主编：樊立华　副主编：刘金宝　张冬梅

15. 健康教育学　第 3 版

    主编：傅华　副主编：施榕　张竞超　王丽敏

16. 卫生信息管理学　第 4 版

    主编：罗爱静　副主编：王伟　胡西厚　马路

17. 医疗保险学　第 4 版

    主编：卢祖洵　副主编：高广颖　郑建中

全国高等学校预防医学专业第四届教材评审委员会名单

主编简介

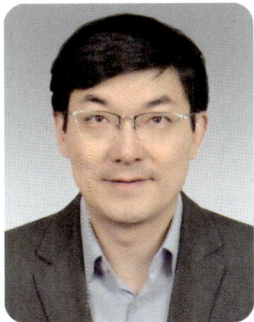

陈　文

　　教授，博士研究生导师，复旦大学公共卫生学院院长，复旦大学浦东预防医学研究院院长，复旦大学医院管理研究所副所长。 兼任中国卫生经济学会医疗保险专业委员会副主任委员，中国医疗保险研究会常务理事，中国社会保障学会医疗保障专业委员会常务委员，上海市卫生经济学会常务理事，上海市医疗保险协会常务理事，上海市预防医学会副会长和公共卫生管理专业委员会主任委员，《中国卫生资源》杂志副主编。

　　长期从事卫生经济学教学，主要研究领域为健康保险、卫生政策经济学分析、药物经济学与药品政策等。 上海曙光学者（2006），教育部新世纪优秀人才（2008），国务院学位委员会第七届学科评议组成员（公共管理组）。 曾获上海市科技进步奖二等奖和中华预防医学会科学技术三等奖。

副主编简介

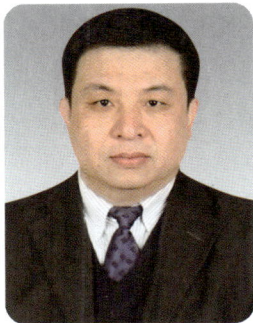

刘国祥

教授、博士研究生导师，哈尔滨医科大学卫生经济学教研室主任。兼任原卫生部癌症预防与控制项目专家委员会委员，中国社会科学院博士研究生导师，国家癌症中心卫生经济评价专家组成员，中国卫生经济学会医疗服务价格委员会常务委员，中国卫生费用核算项目专家组成员，《中国卫生经济》杂志编委，《中国卫生资源》杂志编委。

长期从事卫生经济学教学与管理工作，涉猎领域为：卫生筹资、医疗保险、卫生技术评估、卫生经济政策分析等。发表科研论文130余篇，主持国家自然科学基金课题4项，主持国家科技部"十一五科技支撑项目"子课题1项，主持"国家医改重大专项"子项目1项、主持国际合作课题6项；出版专著5部，主编（或副主编）卫生经济学教材5部。

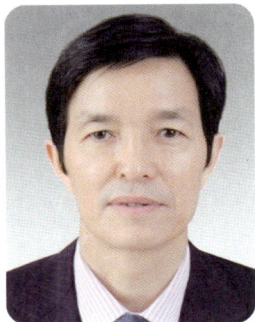

江启成

教授，博士研究生导师，安徽医科大学公共卫生学院院长，安徽医科大学卫生政策研究中心主任。兼任中华预防医学会初级卫生保健学会副主任委员，中华预防医学会卫生事业管理学会常务委员，中国卫生经济学会理事，安徽省农村卫生协会副会长，安徽省老年医学学会副会长，安徽省预防医学会及安徽省卫生经济学会常务理事，《中国农村卫生事业管理》杂志常务副主编。

研究领域包括卫生经济政策分析、公共卫生政策与管理以及农村健康保障制度。主要研究方向包括卫生服务公平性、卫生费用核算分析、卫生政策评估以及医药卫生体制改革等。作为项目负责人承担和完成国家自然基金2项，国际合作项目2项，省部厅委各类科研课题研究20余项；主编参编教材专著13部，在国内外期刊发表学术论文100余篇。

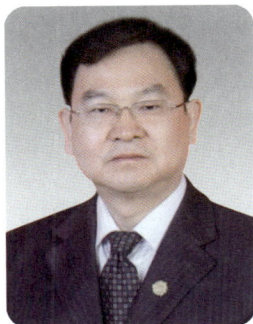

李士雪

教授，博士研究生导师，主要从事卫生管理与政策研究。从事教学工作32年，先后承担卫生统计学、卫生学、社会医学、卫生事业管理学、卫生政策学等学科的教学工作。承担国内外科研项目40余项，为首获得山东省科技进步二等奖、三等奖等科技奖，发表学术论文360篇，出版教材、专著、译著等各种著作40余部，现为多个学术期刊的编委。

前　言

　　卫生经济学是一门快速发展的交叉学科，在我国医药卫生体制改革与发展中已经奠定了重要地位，并将发挥更大的作用。本教材力求强化经济学基本原理，体现学科体系的完整性，反映国内外卫生经济学理论和实践的最新发展，并结合我国医药卫生体制改革与发展的实际，编委们本着精益求精的态度，对第3版《卫生经济学》教材中各章的逻辑关系作了仔细梳理，在此第4版中对全书的逻辑顺序、各章的内容和数据进行了调整、补充和更新，并增加了相关案例的介绍。

　　本教材区别于第3版：第六章更名为"卫生费用"，删除原第九章"基本卫生服务"、原第十九章"卫生事业单位国有资产管理与资本运营"、原第十章"医疗保险与医疗保险市场"和第十一章"社会医疗保险筹资与支付"调整为现第九章"医疗保险"和第十章"卫生服务购买与支付"。此外，还对一些章节做了更名，包括：原第十二章"医疗服务机构补偿与政府投入"更名为"医疗服务补偿与投入"，原第十三章"公共卫生服务投入与支付"更名为"公共卫生服务体系与投入"，原第十六章"药品市场与价格管制"更名为"药品市场与管制"，原第十四章"医疗卫生服务成本测算"更名为"卫生服务成本核算"，原第十五章"卫生服务价格与价格管理"更名为"卫生服务价格与价格规制"，原第十八章"卫生财务管理与财务分析"更名为"医疗卫生机构财务管理与财务分析"，原第二十三章"卫生经济政策与分析"调整为第二十一章"卫生经济政策评价"等，并调整了相应的章节顺序。对各章内容都进行了补充和修订，体现卫生经济学理论和实践研究的最新成果。

　　本教材现有二十一章，第一章为绪论。第二至四章分别介绍卫生服务需求、供给和市场，体现微观经济学基本理论和分析方法在卫生领域的核心应用。第五至七章分别阐述了卫生筹资、卫生费用和卫生资源配置，从宏观角度讨论了卫生体系的资源投入和配置。第八章、第九章分别介绍卫生人力资源和医疗保险的供给、需求和市场。第十章从卫生服务的购买与支付的角度切入，介绍了卫生服务领域改革的新动向和供方支付激励机制及其影响，第十一章、第十二章则分别介绍了医疗服务和公共卫生服务的投入与补偿。第十三章分析了药品市场的供需及其管制手段。第十四至十七章分别从服务成本的核算、卫生服务价格与价格规制、卫生机构预算与管理以及医疗卫生机构财务管理与财务分析的角度，阐述了卫生服务成本测量、服务价格的形成及其与卫生机构预算管理和财务管理之间的联系。第十八章、十九章分别介绍了如何测量疾病经济负担以及如何进行卫生经济学分析和评价，体现了卫生经济学对优先干预领域和技术选择的支持作用。第二十章介绍了计量分析方法在卫生领域的应用。 第二十一章为卫生经济政策评价，介绍了主要的卫生经济政策内容及其评价的思路和方法。

本教材定位于本科生教学，可用作预防医学专业及社会医学与卫生事业管理专业必修课或选修课教材；也可供高等院校其他专业学习和卫生管理人员培训使用。 本教材配有融合教材和辅助教案材料，供教师教学参考使用。 为了提高教学效果，建议教师根据授课对象情况调整实际教学安排。

由于编写时间紧张，可供借鉴材料有限，本教材难免有不足之处，敬请各位专家、学者批评指正，帮助我们修订完善。

陈　文

2017 年 1 月

目 录

第一章

绪论

【本章提要】 介绍卫生经济学的基本概念、发展历史、研究内容与方法。通过学习,要求掌握卫生经济学基本概念,熟悉卫生经济学的研究内容与方法,了解卫生经济学的产生与发展。

卫生经济学(health economics)是经济学的一门分支学科,是运用经济学的理论和方法,研究健康领域经济现象和规律的一门学科。它的产生与发展是社会、经济、人口和健康等各项事业发展的必然结果。卫生与健康事业的发展是国家社会经济发展的重要组成部分,社会经济发展促进了卫生与健康事业的发展;同时,卫生与健康事业的发展对保障人民群众获得公平可及的健康服务、提高人民健康水平、促进社会经济的发展发挥着重要作用。

第一节 卫生经济学概述

一、经济学与卫生经济学

(一)经济学

经济学(economics)是一门研究经济发展规律、研究如何最优地利用和配置稀缺资源以最大限度地满足人们的欲望和需求的学科。围绕着资源的稀缺性和人们消费欲望的无限性,经济学要回答的基本问题就是:生产什么(what)商品或服务和生产多少? 如何(how)生产这些商品或服务以及为谁(who)生产这些商品或服务?

经济学根据不同的研究领域和研究对象可以有不同的划分。作为经济学的基本理论和方法,经济学可以分为微观经济学(microeconomics)和宏观经济学(macroeconomics)。

微观经济学主要研究家庭、企业和市场等单个经济单位的经济行为,以及相应的经济变量。其内容柜当广泛,其中主要有消费者行为理论、生产者行为理论(包括生产理论、成本理论和市场均衡理论)、均衡价格理论、分配理论、一般均衡理论与福利经济学、市场失灵与微观经济政策等。

宏观经济学主要研究国民经济的总体运行,考察就业总水平、国民总收入等经济总量以及宏观经济政策的作用。其内容主要有国民收入决定理论、就业理论、通货膨胀理论、经济周期理论、经济增长理论、财政与货币政策等。

微观经济学和宏观经济学两个分支共同构成了现代经济学,微观经济学是宏观经济学的基础,两者互为补充。

将经济学的理论和方法应用于社会经济的各个部门,就形成了部门经济学,如人口经济学、劳动经济学、农业经济学、教育经济学、卫生经济学和环境经济学等。

（二）卫生经济学

卫生经济学有两个范畴的内容,即健康经济学和卫生保健经济学。健康经济学(economics of health)以健康需求为出发点,研究个体在资源配置中的行为及其产生的影响,包括卫生服务购买以及时间分配等。卫生保健经济学(economics of health care)研究卫生服务过程中的经济活动和经济关系,包括卫生服务需求和供给、卫生服务要素市场、市场失灵与政府干预等,以达到最优地筹集、开发、配置和利用卫生资源,提高卫生服务的社会效益和经济效益。卫生经济学研究的目的就是怎样最佳、有效、公平地利用稀缺的卫生资源,以满足人们日益增长的卫生服务需求或需要。

二、卫生经济学研究的基本问题与特殊性

（一）卫生经济学研究的基本问题

作为部门经济学,卫生经济学主要研究四个方面的基本问题:

1. 在经济资源一定的条件下,应当生产多少数量医疗卫生产品和服务、生产多少数量非医疗卫生产品和服务。增加医疗卫生产品和服务的生产,就意味着要减少非医疗卫生产品和服务的生产。反之亦然。这是宏观经济的配置效率(allocative efficiency)问题。

2. 在卫生资源确定的条件下,生产和提供多少数量的各类医疗卫生产品和服务。增加某类医疗卫生产品和服务的生产,如增加预防保健服务数量,就意味着要减少其他医疗卫生产品和服务的生产,如减少临床服务数量。反之亦然。这是健康领域的配置效率问题。

3. 如何生产和提供上述各类医疗卫生产品和服务。在卫生资源既定的情况下,通过资本、劳动等要素的最佳组合,以生产最大数量的医疗卫生产品和服务;或者在既定医疗卫生产品和服务数量的目标下,通过资本、劳动等要素的最佳组合,以最低的成本耗费来实现。这就是健康领域的生产效率(production efficiency)问题。

4. 谁应当获得上述各类医疗卫生产品和服务。这是健康领域的公平性问题。

（二）卫生经济学研究的特殊性

卫生服务具有许多明显特征,但这些特征中没有一个是独特的。卫生服务的特性可能在于这些特征的组合。从经济学的角度看,卫生服务是特殊的,然而经济学理论与实证研究可以阐明卫生服务的特性,在这一过程中卫生经济学理论也得到了丰富与发展。卫生服务的特性决定了卫生经济学研究的特殊性。

卫生服务具有以下主要特征:

1. 不确定性　卫生服务的需方在某段时间内对其健康状况和卫生服务的需求存在不确定性,使得卫生服务供方所面对的需求也是不确定、不规则的。卫生服务供方本身也普遍存在着不确定性,同样的卫生服务对相同疾病的不同患者的治疗结果也常常是不同的。

2. 信息不对称　卫生服务供需双方主体所拥有的信息既不充分,也是不对称的,违背了传统经济学的充分信息假定。信息不对称使得卫生服务需方只能依靠卫生服务供方作出决定,从而形成一种特殊的委托-代理关系。卫生服务供方既提供诊疗信息又是服务的提供者,这就有可能产生利益冲突。

3. **保险的介入**　健康保险作为筹集卫生经费的一种主要形式普遍存在,并在卫生服务体系中发挥越来越重要的作用。健康保险的存在改变了卫生服务需方与供方的激励约束,造成供需双方产生道德风险(moral hazard)。

4. **非营利性机构的存在**　经济学以厂商追求利润最大化为假设来分析厂商的经济行为规律。然而,卫生服务领域中非营利性的医疗卫生机构、保险机构与护理机构普遍存在,这些非营利性机构的动机及其与营利性机构的行为差异就需要更为复杂的卫生经济学理论来解释和分析。

5. **限制竞争**　卫生服务领域普遍存在着有效限制竞争的管制措施,如卫生服务提供者的准入资质、医疗行为规范、专利保护等。这些管制措施在增进质量或减少成本的同时,也降低了卫生服务提供者的自由选择程度,影响了竞争。

6. **外部性的存在**　卫生服务的利用不仅对患者本人带来直接的疾病防治效益,而且也保护了疾病对周围人群的影响,典型的如传染病防治。因此,在许多国家,政府可能组织公共健康保险计划,或通过举办公立医疗卫生机构直接提供卫生服务,或者以各种政府补贴形式保护弱势人群。

第二节　卫生经济学的产生与发展

在不同历史阶段,世界各国能够用于健康方面的资源总是有限的,往往难以满足人们日益增长的对健康和卫生服务的需求。卫生服务过程中存在着各种经济活动和经济关系,直接关系到卫生与健康事业能否可持续发展。因此,学习和研究健康领域,尤其是卫生服务过程中的经济问题,探索其客观经济规律,结合各国国情,因地制宜地寻求解决健康领域问题的理论、方法、政策和措施,成为各国共同面临的任务。卫生经济学正是在这样的背景下产生与发展起来的。

一、国际卫生经济学的产生与发展

较早涉及健康领域经济问题的研究者是 17 世纪中叶美国古典经济学家威廉·配第(William Petty,1623—1687)和 19 世纪英国的爱德文·查特维克(Edwin Chadwick,1800—1890),他们被称为卫生经济学研究的先驱者。

威廉·配第是著名的经济学家和统计学家,他试图测量人的生命价值。他认为,评价一个人的生命价值应根据这个人对生产的贡献。在这种思想指导下,他计算了拯救生命的支出,并认为这些支出是一种很好的投资,因为效益大于成本。1667 年威廉·配第在伦敦发现用于防治瘟疫的公共卫生支出取得了 84:1 的效益成本率。以后,另一学者威廉·法尔(William Farr)在统计学会杂志(1853 年)以及他关于生命统计的著作中(1885 年),计算了人的生命的经济价值。

爱德文·查特维克在 19 世纪前半叶对公共卫生法案有一定影响。他认为经济学家在发展经济学的时候,应该将对人的投资看成是资本投资,是对生产力的投资。查特维克认为,改善卫生条件是一项很好的投资,预防疾病带来的效益远大于建设医院、用于治疗这些疾病所能带来的效益。以后,又有不少人提到卫生方面的经济问题,如欧文·费歇(Lrving Fisher)等。

上述关于人的生命经济价值的思想,发展成为现在的人力资本理论和健康投资理论,但在 20 世纪 50 年代以前，并没有引起人们足够的重视。

早期研究卫生领域经济问题的人，往往将他们研究的题目称为医疗经济学，其内容主要包括关于医院财务、效率和保险，以及医疗服务企业化的问题，尚未形成独立的卫生经济学学科。

大多数当代卫生经济学家认为，卫生经济学作为经济学的一门分支学科的产生和发展，主要是在 20 世纪 50 年代以后。1951 年美国经济学会有 5 篇文章讨论卫生经济学方面的问题。其中著名瑞典学派代表人物之一、制度经济学家、诺贝尔经济学奖获得者冈纳·缪尔达尔（Gunnar Myrdal）被推崇为研究健康在经济上的重要性的第一位经济学家。他在《世界卫生组织纪事》上发表的《卫生经济问题》一文，被称为是卫生经济学的经典文献之一。

英国卫生经济学家艾贝尔·史密斯（Abel Smith）从 20 世纪 60 年代开始在世界卫生组织的支持下从事卫生部门筹资与卫生费用的研究。世界卫生组织《公共卫生报告》1963 年第 17 期和 1967 年第 32 期报道了他的研究结果。

美国卫生经济学家赖斯（D. P. Rice）在 1966 年发表了《计算疾病成本》、1967 年发表了与库柏（B. S. Cooper）合写的《人类生命的经济价值》，这两篇著作系统地总结了计算疾病经济负担的人力资本法。

20 世纪 60 年代，卫生经济学有了显著的发展。1962 年和 1968 年，美国先后两次召开卫生经济学学术研讨会；1968 年 6 月，世界卫生组织在莫斯科主持召开了第一次国际性卫生经济学研讨会，发表了题为《健康与疾病的经济学》的会议纪要。这三次会议使得卫生经济学作为一门独立的学科登上了学术论坛，标志着卫生经济学的形成。

肯尼斯·阿罗（Kenneth Arrow）于 1963 年发表的《不确定性和医疗服务福利经济学》被认为是卫生经济学奠基性论著。在这篇论文中，他论述了健康与其他发展目标之间的差异，分析了卫生服务市场的特殊性，阐述了不确定性、信息不对称和外部性等条件下对卫生服务市场干预的必要性。马克·波利（Mark Pauly）于 1968 年发表的《道德风险经济学：评论》被认为是另一篇有影响的卫生经济学论文。这篇文章论述了健康保险对卫生服务利用和费用的影响，对阿罗论文的思想进行了扩展和深化。1972 年，迈克尔·格罗斯曼（Michael Grossman）发表了《健康需求：理论和实证研究》，提出了健康需求理论，成为卫生经济学理论的又一个重要进展。1987 年，威廉·曼宁（William Manning）和约瑟夫·纽豪斯（Joseph Newhouse）等学者发表了《健康保险和医疗服务需求：来自随机实验研究的证据》，报告了兰德公司开展的大型医疗保险实验研究的结果，提供了不同付费制度下医疗服务需求弹性的信息，为医疗保险制度设计提供了科学证据。

20 世纪 70 年代以后，世界卫生组织多次召开国际卫生经济学研讨会。1993 年 11 月在总干事的倡导下成立了卫生经济特别工作组，其目标是促进会员国在制定和执行卫生政策的过程中更多地应用卫生经济学。

1996 年 5 月，国际卫生经济学会（International Health Economics Association，IHEA）在加拿大温哥华成立，并举办了第一届大会，成为卫生经济学发展新的里程碑。会议就健康与卫生筹资、卫生保健的范围、卫生服务提供者、支付者与消费者的激励机制、卫生改革中谁获益、谁受损及其教训等主题进行了交流和研讨。每两年一届的国际卫生经济学大会，规模日益壮大，对卫生经济学学科发展、国际卫生改革实践产生了重要影响。

进入 21 世纪以来，又多次召开了国际和地区性卫生经济学学术研讨会，主要内容和议题包括：卫生领域的改革：公平、效率和可持续性，经济转型国家卫生经济学研究，国家卫生账户与公平性分析，低收入国家的卫生筹资，健康促进与健康的决定因素，卫生服务提供模式，消费者与医生行为，卫生经济学在价格和补偿中的作用，卫生系统监控，社会健康保险的发展与实践，发展中国家的目愿健康保险，人口老龄化环境下的卫生改革，慢性病控制，循证决策和实践，卫生服务的成本效益，卫生经济学评价的方法学研究，药品费用控制等。

2010 年 11 月，第一届卫生系统研究全球研讨会在瑞士蒙特勒举行，此次大会以及此后每隔两年分别在北京、南非、加拿大召开的卫生系统研究全球研讨会围绕全民健康覆盖（universal health coverage）和以人为中心的卫生系统（people-centered health systems）分享研究成果、总结进展与挑战、寻求应对策略与措施，并推动研究合作与学术交流。

随着卫生经济学学科的发展，从事卫生经济学研究、教学和政策咨询的专业人员日益增多。国际上许多大学的管理学院、经济学院、公共卫生学院和医学院，设置了卫生经济学专业，开设了卫生经济学课程，培养卫生经济学专门人才。卫生经济学研究不断丰富以及转化为实践应用，对世界各国卫生与健康事业的发展作出了巨大而积极的贡献。

二、中国卫生经济学的产生与发展

新中国成立后，根据我国"一穷二白"的经济状况，开展了全国性的爱国卫生运动，提出了"预防为主"的卫生工作方针；"一根针，一把草"，在农村建立了合作医疗；逐步开展了计划免疫和妇幼保健工作，以较少的投入取得了很好的效果，人民健康水平和人均期望寿命有了明显的提高。同时，也面临卫生投入不足和浪费并存，医疗机构建设和发展缓慢，医院补偿和医生分配不合理等问题。

在党的十一届三中全会精神指导下，卫生系统深入开展了"实践是检验真理的唯一标准"的讨论。1979 年元旦，当时的卫生部部长钱信忠根据党的十一届三中全会精神对新华社记者发表了卫生部门也要按经济规律办事的讲话，提出了运用经济手段管理卫生事业的课题。同年 3 月，原卫生部总结推广了黑龙江延寿县药品管理改革、吉林省德惠县科室经济核算等经验；原卫生部、财政部和劳动部联合发出"关于加强医院经济管理试点工作的意见"的通知，确定对医院实施"五定"（定任务、定床位、定编制、定业务技术指标和定经费补助），使医院经济管理的内容扩展到定额管理、经济核算和考核奖惩三个方面。

为了推动医院经济管理工作，卫生系统开始研究医院经济管理的理论与方法，着重探讨医院经济管理的必要性和内容，如何评价医疗技术经济效果和如何实施技术经济责任制等问题。1980 年年初，开展了对医疗成本和收费标准的研究与测算，探讨了价值规律在医院各领域的作用和对卫生事业发展的影响；对传统观念认为医院是消费性的福利事业单位，医院职工的劳动是非生产性劳动、不创造价值等问题进行了广泛而深入的讨论。医院经济管理理论和实践的发展，孕育了中国卫生经济学的产生。

1980 年 9 月，为了研究与解决医院经济管理当中提出的理论与实践问题，原卫生部召开了医院经济管理座谈会,就医院经济管理的重要性、指导原则和实施办法,包括医务人员的劳动是不是创造价值的生产劳动、医务人员的劳动是否应该合理补偿、如何才能合理补偿、如何正确认识医疗效果与经济效益之间的关系、如何正确认识卫生事业的福利性、生产性等卫生经济的基本理论问题展开研讨。通过讨论,人们认识到单纯依靠医院的经济管理还不能解决卫生事业面临的经济问题。1981年1月在武汉召开了医院经济管理理论研究座谈会。1981年9月,在牡丹江召开了"全国卫生经济学和医院经济管理学术讨论会",接着成立了中国卫生经济研究会筹委会,并决定筹办《卫生经济》杂志。1983年在广州召开了中国卫生经济研究会(后改名为中国卫生经济学会)成立大会和第一届年会。

20世纪80年代早期,国内一部分经济学和医学院校的学者、专家,卫生行政和医疗卫生机构管理部门的领导和卫生工作者,结合中国卫生改革和发展的实际对卫生经济学的有关理论和实践进行了广泛的研究和探讨。在理论研究方面,讨论了我国卫生事业的性质、宏观发展战略以及微观经营方针问题;医务人员劳动性质以及合理补偿的必要性与途径问题;卫生工作社会效益与经济效益的关系以及卫生工作效益的综合性评价问题。为了提高研究水平和扩大研究成果的社会影响,原卫生部在北京举办高层次卫生经济学研讨会,使人们对上述重大理论问题有了相对统一的认识。

在这一时期,召开了全国性学术会议,发表了大量有关卫生经济学研究论文,翻译和编写了卫生经济学教材和参考书,如何鸿明、杜乐勋主编的《卫生经济学原理与方法》,何鸿明、周采铭主编的《卫生经济学》以及江苏省医学情报研究所王松年等翻译的《卫生保健经济学》等。一些医学院校开设了卫生经济学选修课或必修课;同时加强国内外卫生经济学学术交流,在理论研究和实践的基础上,至20世纪80年代中期,卫生经济学作为一门独立的学科在我国初步形成。

20世纪90年代,卫生经济学在我国有了较快的发展。1992年,中共中央第十四次代表大会把建立社会主义市场经济体制确立为我国经济体制改革的目标。在社会主义市场经济的大环境中,卫生改革与发展应该沿着什么方向前进、卫生事业处于什么样的地位、发挥什么样的作用,新的机遇和挑战将卫生经济学研究和学科发展推向了一个新的阶段。

在这一阶段,卫生行政部门、医学院校和实际工作者相结合进行了各种形式的调查,就市场经济与卫生改革进行了各个方面的研究,例如卫生防疫发展战略研究、卫生人力发展研究、卫生总费用研究、卫生发展纲要研究、农村合作医疗与保险研究、城镇职工基本医疗保险制度改革研究等,取得了十分可喜的进展。

1991年6月中国原卫生部与世界银行学院共同发起成立了"中国卫生经济培训与研究网络"。在原卫生部的领导下,主要由当时的卫生部卫生经济研究所以及北京、上海、同济、华西、西安、哈尔滨、大连、山东、湖南等九所医科大学从事卫生经济学研究与教学的人员组成。其宗旨是加速我国卫生改革与发展,培训我国高层次卫生管理干部、中层卫生管理和财务管理干部,更新知识与观念,转变职能,积极开展卫生经济学研究,以适应经济转型时期卫生事业发展的需要,为政府部门制定政策提供科学依据。

中国卫生经济培训与研究网络先后在北京、成都及南昌举办了高层管理干部研讨会,同时邀请了世界银行官员及国内外著名经济学和卫生经济学家共同切磋讨论。讨论主题包括卫生资源的筹集和利用、农村卫生资源筹集、中国卫生经济理论与政策等。卫生经济培训与研究网络不仅推动了国内卫生经济学研究与学术交流,也培养了一大批卫生经济学专家。1994 年 9 月,中国卫生经济学会举办了"海峡两岸卫生经济学术研讨会",交流两岸卫生体制及健康保险改革方面经验。

以"和谐发展——卫生与经济"为主题的第七届国际卫生经济大会于 2009 年 7 月在北京召开。大会就宏观经济与卫生发展的关系、卫生改革的国际经验比较、卫生筹资公平性和可持续性、卫生服务可及性与健康公平、医疗保险筹资与支付方式改革、卫生资源配置与效率、卫生经济技术评价、医院绩效和医疗服务行为等主题进行了交流与研讨。此次大会既扩大了中国卫生经济学的国际影响力,也推动了国内卫生经济学学科的进一步发展。

经过三十多年的努力,中国卫生经济学学科和师资队伍建设有了长足进步。许多高等医学院校组建了卫生经济学教研室,培养了大批具有相当学术成就的专家教授。中国卫生经济学会和各地的卫生经济学分会积极开展卫生经济学研究和实践,有力推动了我国卫生事业的改革与发展。至今已有专业的学术期刊和教材。国内卫生经济学研究机构和研究人员也出现了多元化趋势,从以前主要分布在各大学公共卫生学院或卫生管理学院,到目前拓展到更多的院系,以至于独立的卫生发展研究机构中。

第三节 卫生经济学研究内容与方法

卫生经济学研究的范畴非常广泛。随着经济学发展、健康转型和卫生体系的变革,卫生经济学研究的问题也在发生变化,研究方法也不断推陈出新。

一、卫生经济学研究内容

2000 年,由安东尼(Anthony Culyer)和约瑟夫·纽豪斯(Joseph Newhouse)主编的《卫生经济学手册》(*Handbook of Health Economics*)系统总结了国际卫生经济学研究内容,除总论部分涵盖卫生费用国际比较、卫生部门规范经济学、医疗服务价格与产出、成本效果分析、信息传播与最佳实践应用、卫生计量经济学外,该手册系统整理了 8 个部分卫生经济学研究内容,包括医疗服务需求与保险报销,保险市场、管理保健与契约,特定人群卫生经济学,医疗服务市场,法律与管制,健康行为经济学,健康测量,以及公平性。

2011 年,由亚当·瓦格斯塔夫(Adam Wagstaff)和安东尼(Anthony Culyer)联合发表的论文《卫生经济学四十年发展文献学分析》总结归纳了国际卫生经济学 12 个方面的研究内容,包括健康及其价值、效率和公平、健康和不健康的决定因素、公共卫生、健康与经济、卫生统计学与计量经济学、健康与卫生服务需求、医疗保险、卫生服务供给、人力资源、卫生保健市场以及经济学评价。

我国卫生经济学研究紧密结合卫生改革与发展的实践,主要集中在以下几个方面:

1. 健康领域市场机制与政府作用的研究 卫生与健康事业的发展要与社会主义市场经济体制相适应,但是由于卫生与健康事业的特殊性,存在着诸多的市场失灵现象,单纯依靠市场机制不能实现卫生资源的公平配置与合理利用,必须在有效发挥市场机制积极作用的同时,充分发挥政府对卫生资源合理配置与利用的调控作用,利用卫生经济政策和经济杠杆克服市场失灵、限制市场机制的消极作用,实现卫生资源配置与利用的公平和效率目标。由此引申出来的是对卫生与健康事业的定位与作用研究以及在健康领域的政府职能研究。

2. 卫生费用研究　我国已形成一个与国际接轨的卫生总费用(或称国民卫生账户)核算体系,由此测算的卫生筹资总量、来源结构、分配流向及其增长趋势、在国民收入中的比重以及国际间比较,为宏观层面评估我国卫生资源筹集、配置与利用的公平和效率提供了重要依据,也为其他卫生经济学和政策研究提供了必要的基础信息。此外,还有大量的不同口径的卫生费用分析为掌握中观和微观层面的区域、社区、机构的卫生资源利用的总量与结构提供了直观信息。

3. 卫生筹资与医疗保险研究　卫生筹资(health financing)是卫生经济学研究的核心内容之一。在宏观层面需要研究的问题是,国家以及不同地区,在不同的经济社会发展水平下,为满足人民群众基本健康与卫生服务需要,应当筹集多少经济资源用于健康领域才是合理和可持续的。国际上存在多种不同的卫生筹资方式,各有优缺点,我国应如何设计或调整不同卫生筹资方式的组合,以与经济社会发展水平和国家治理能力相适应。医疗保险作为我国重要的卫生筹资方式,应如何架构其制度体系,以城镇职工医疗保险与城乡居民医疗保险为主要形式的基本医疗保险如何整合发展以及与社会医疗救助制度、各种补充医疗保险相结合,以实现制度衔接以及公平与效率的平衡。

在中观和微观层面需要研究的问题是,在既定的卫生筹资框架下,不同地区如何实现卫生筹资的风险统筹(pooling)和服务购买,包括在哪个层级上进行政府卫生投入与医疗保险基金的统筹管理,如何分配筹集到的卫生资源,如何界定医疗保险保障范围和基本公共卫生服务范围等。

4. 卫生服务购买与支付方式的研究　支付方式是卫生经济学研究的重点内容之一,然而与卫生服务购买结合在一起却是当前的热点内容。传统的按项目支付方式已日益显示出其弊端,成为我国卫生体系诸多问题的根源之一。国际上成熟的总额预算、按服务单元支付、按病种支付、按人头支付等支付方式在我国已有很多实践探索,但是不同支付方式的支付标准测算及其调整、需要的配套措施及其实施效果仍有待进一步研究。对公共卫生服务与保险服务的政府购买及其契约管理也是新的研究内容。

5. 健康与卫生服务需求的研究　健康生产理论以健康需求和人力资本之间的关系为重点研究内容,提出健康是人力资本的重要组成部分,对健康的投资就是对人力资本的投资。健康测量、健康价值及其影响因素也是研究的主要内容。卫生服务需求研究以消费者理论为基础,分析收入、保险、卫生服务价格和质量等因素对卫生服务需求的影响。此类研究有助于理解卫生服务需求行为模式。

6. 卫生服务提供者行为研究　生产者行为理论是研究卫生服务提供者行为的基础,由此延伸的诱导需求理论和非营利性机构行为理论对分析医疗卫生机构及其卫技人员的行为更为重要。供给分析和生产函数理论用于研究价格与供给之间的关系以及卫生服务生产的技术效率和配置效率问题,是卫生服务投入产出分析的重要内容。非营利性医院和不同所有制类型的医院及其内部分配制度设计对卫生服务效率和质量的影响也是这个领域重要的研究内容。

7. 卫生服务与健康相关产品市场规制的研究　卫生服务市场存在的需求与供给的不确定性、信息不对称、非营利性机构、外部性等特性使得卫生服务市场理论得到不断丰富和完善,为卫生服务市场及其要素市场的规制,也为健康相关产品市场的规制提供了理论依据。市场规制的手段与方式及其效果评价也成为重要的研究内容。

8. 疾病经济负担的研究 通过基于患病率的横断面和基于发病率的时间纵向上的不同疾病的经济负担分析,有助于掌握疾病带来的社会经济影响,确定疾病干预的优先重点,并为评估疾病干预措施的效益提供必要的基础数据。

9. 卫生经济学评价的研究 运用经济学评价方法分析卫生技术和卫生服务项目的经济性,为卫生技术的准入、定价与医保报销以及卫生服务项目的筛选与推广应用的循证决策提供了科学依据。这是当前比较活跃的研究领域。

此外,还有对疾病预防控制和卫生监督体系的研究,医疗服务成本、价格与补偿的研究,药品研发、定价、补偿与费用控制研究,等等。

二、卫生经济学研究方法

微观经济学、宏观经济学、公共财政学、保险学、计量经济学等相关学科是卫生经济学理论与方法的基础。下面是比较常用的卫生经济学研究方法。

1. 微观经济学研究方法 许多卫生经济学分析方法来源于微观经济学。资源稀缺性与生产可能性前沿(production possibilities frontier)的概念与方法是分析卫生资源配置与生产的重要出发点,也是卫生服务效率分析的主要方法。需求与供给分析是确定卫生服务需求与供给的影响因素及其效应的主要工具。弹性分析与边际分析是测量卫生经济变量相互作用的效应的主要方法。均衡分析可用于测定特定市场的经济效率水平。市场结构与福利损失分析是理解卫生服务市场特殊性以及如何对市场失灵进行干预的主要工具。公平性分析为揭示卫生资源配置公平性、卫生筹资公平性、卫生服务利用公平性以及健康公平性提供了方法学基础。

2. 卫生经济学评价方法 经济学的投入产出分析在卫生经济学中具体演化为成本最小化分析、成本效果分析、成本效用分析和成本效益分析,用于评价卫生技术和卫生服务项目的经济性,为提高卫生资源配置效率提供决策依据。药物经济学评价就是卫生经济学评价方法在药物领域的具体应用,其研究结果已被许多国家广泛作为药品定价、报销与合理使用的决策依据。

3. 卫生计量经济学方法 计量经济学是以数理经济学和数理统计学为方法学基础,基于经济学理论运用数理模型对复杂的经济学问题进行实证研究的经济学分支。卫生计量经济学利用横断面数据、时间序列数据和面板数据,广泛应用于卫生服务需求与利用分析、效率分析以及政策影响评估(impact evaluation),常用的模型包括两部模型(two-part model)、前沿模型(frontier model)等。

第四节 卫生经济学研究与卫生改革发展

一、卫生改革与发展推动卫生经济学研究

随着社会主义市场经济体制的逐步确立和不断发展,卫生与健康事业的改革与发展进一步深

化,要求加强卫生经济学研究,为卫生改革与发展提供理论指导与实证支持。理论之所以重要,是因其来自人们的实践,是对客观事物发展规律的科学概括,从而能正确指导人们的实践。卫生经济学理论是人们在实践中总结出来的关于健康领域经济活动与经济关系规律的科学。理论来源于实践,反过来又指导实践,以检验理论是否正确,不断推动卫生与健康事业的发展。"健康中国 2030"规划纲要提出了"以提高人民健康水平为核心,以体制机制改革创新为动力,以普及健康生活、优化健康服务、完善健康保障、建设健康环境、发展健康产业为重点,把健康融入所有政策,加快转变健康领域发展方式,全方位、全周期维护和保障人民健康"要求,更迫切需要正确的卫生经济学理论指导,以转换人们长期形成的思维方式,更新人们陈旧的卫生保健观念,增强人们对社会主义市场经济条件下健康发展的认识,推动卫生改革的健康发展。

我国的卫生经济学,要以社会主义市场经济理论为理论依据。健康服务业是具有社会公益性的事业。既需要运用市场机制配置资源,又要考虑到市场机制不能满足人们对健康服务中公共和准公共产品需求的缺陷,需要强化政府责任。现代市场经济已不再是完全自由放任的市场经济,即不再是单纯依靠市场机制自发地配置资源,而是有政府干预、有计划指导的市场在发挥作用。总体来说,要坚持正确处理政府和市场关系,基本医疗卫生服务领域政府要有所为,非基本医疗卫生服务领域市场要有活力。

卫生经济学首先是在西方发达国家产生和发展起来的,它的理论体系和方法是当代西方经济学的理论体系和方法。近三十多年来,西方卫生经济学有很多重要的研究成果,形成了独具特色的理论与方法,对推动各国卫生改革与发展起到了十分重要的作用。我国卫生经济学既不能完全照搬西方卫生经济学,也不应排斥西方卫生经济学中有益的东西。我国卫生经济学应结合中国的具体国情,认真研究西方卫生经济学关于市场经济宏观与微观运行机制的理论与方法,了解各国卫生经济学在卫生计划与管理中的作用、经验和教训,吸取有益成分,努力发展和建设中国特色的卫生经济学学科,理论联系实际,在卫生改革与发展中不断发展和完善卫生经济学理论与方法。

二、卫生经济学研究促进卫生改革与发展

卫生经济学研究与应用对卫生改革与发展、卫生政策、卫生计划的制订与实施都发挥了重要作用。卫生经济学的理论研究有力地促进了思想解放与观念更新,卫生经济学的应用研究为卫生政策和计划的制订与实施、考核与评价提供了理论依据和方法学指导。经过多年的努力,一批受过卫生经济学训练、注重卫生经济学研究的卫生管理干部在各级卫生行政岗位上,对卫生改革与发展、卫生政策与计划的制订、实施与评价发挥了决策与参谋作用。卫生经济学的研究与实践为卫生与健康事业的发展创造了内部和外部的良好空间。许多卫生经济学研究成果,已成为各级政府和卫生行政主管部门的决策依据。这些都为我国卫生与健康事业的发展注入了新的生机和活力。

中共中央、国务院 2016 年 8 月召开的全国卫生与健康大会,标志着我国卫生改革与发展进入了一个新的阶段。实践证明,没有正确的理论指导,就不会有正确的实践,卫生经济学理论的研究,有

力地推动了卫生改革与发展。当前,我国卫生改革与发展还面临着许多新情况、新问题,要求卫生经济学研究不断深化,以便更好地指导实践。我国卫生经济学理论和实践的研究任重而道远。

（陈 文）

本章小结

卫生经济学是经济学的一门分支学科,是运用经济学的理论和方法,研究健康领域经济现象和规律的一门学科。 卫生保健经济学研究卫生服务过程中的经济活动和经济关系,包括卫生服务需求和供给、卫生服务要素市场、市场失灵与政府干预等,以达到最优地筹集、开发、配置和利用卫生资源,提高卫生服务的社会效益和经济效益。 从经济学的角度看,卫生服务是特殊的,然而经济学理论与实证研究可以阐明卫生服务的特性。 卫生改革与发展推动卫生经济学研究,卫生经济学研究促进卫生改革与发展,我国卫生经济学理论和实践的研究任重而道远。

思考题

1. 什么是卫生经济学? 卫生经济学研究的基本问题是什么?
2. 卫生经济学主要研究内容是什么?
3. 卫生经济学有哪些研究方法?

第二章

卫生服务需求

【本章提要】 通过本章学习,要求掌握卫生服务需要与需求、卫生服务需求弹性和边际效用的内涵,掌握卫生服务需求定理、卫生服务需求特点、卫生服务需求的影响因素;熟悉卫生服务需求研究的方法,熟悉卫生服务需求弹性的计算、分析的基本方法及其在卫生领域的应用;了解卫生服务需求理论研究状况。

基于健康的需要,每个人在受到致病因素的影响时,均需要获得相应的卫生服务以维护其健康。然而,在实际生活中,当人们遭遇疾病时,有的人会更多地利用卫生服务,也有人未获得所需要的服务或获得的服务不能满足其健康的需要。卫生服务需求分析和研究的目的,在于分析卫生服务消费者的消费行为,明确卫生服务需求的特点以及影响人们卫生服务需求的主要因素,对人们卫生服务的需求进行预测和评估,从而为政府卫生经济政策的制定、资源的优化配置以及卫生机构的经营决策提供参考。

第一节 卫生服务需求概述

一、卫生服务需求相关的概念

(一)卫生服务需要

卫生服务需要(health service need)是指从消费者健康状况出发,在不考虑实际支付能力的情况下,由医学专业人员根据现有的医学知识,分析判断消费者应该获得的卫生服务数量。它主要取决于居民的自身健康状况,是依据人们的实际健康状况与"理想健康状态"之间存在的差距而提出的对医疗、预防、保健、康复等服务的客观需要。广义的卫生服务需要包括个人觉察到的需要(perceived felt need)和由医疗卫生专业人员判定的需要以及个人未认识到的需要三部分。

1. 个人觉察到的需要 它是指人们主观上认为自己患了疾病或为了预防疾病应该获得某种服务。当一个人觉察到有卫生服务需要时,才有可能去利用卫生服务。个人觉察到的需要与医学专家判定的需要相比较,有时两者是一致的,如表 2-1 中的 A 和 D,有时两者是不一致的,如表 2-1 中的 B。例如,由于消费者的疑病或本身是某种非常小的健康问题,消费者感受到应该接受卫生服务,但医学专家从医学的角度判断无须利用卫生服务,此时两者出现不一致,如表 2-1 中的 C。实际上,消费者是否有接受卫生服务的需要应以医学专家的判定为准,但实际卫生服务的利用往往取决于消费者的认识。

2. 个人未认识到的需要 它是指当一个人实际存在某种健康问题或患有疾病时,并未察觉或并不认为应该求医。对这部分人来说,就不会有寻求卫生服务的行为发生,这种情况极易对健康构成威胁。发现未察觉到的卫生服务需要的最有效的方法是进行健康教育和进行人群的健康筛查。早发现还没有被察觉到的潜在需要,对于提高人群的健康状况具有积极意义。

3. 医疗卫生专业人员判定的需要　它是指从消费者健康状况出发,在不考虑实际支付能力的情况下,由医学专业人员根据现有的医学知识,分析判断消费者应该获得的卫生服务数量。有时医学专家判断人们需要获得某种服务,但消费者自己尚未认识到。

卫生服务需要的影响因素包括社会、经济、文化教育、社会心理、人口、地理环境、居住条件、医疗和预防保健服务的供给等。

表2-1　个体与医学专家对卫生服务需要的确定

医学专家	个体	
	有卫生服务需要	无卫生服务需要
有卫生服务需要	A	B
无卫生服务需要	C	D

(二)卫生服务需求

卫生服务需求(demand of health services)是指消费者在一定时期内、一定价格条件下,卫生服务消费者愿意且有能力购买的卫生服务数量。卫生服务需求的形成有两个必要条件:一是消费者有购买卫生服务愿望;二是消费者有支付能力。如果消费者有购买卫生服务的愿望,却没有支付能力,或者虽然有支付能力,但却没有购买卫生服务的愿望,都不能形成消费者对卫生服务的需求。

卫生服务是人类赖以生存和发展的一类特殊消费品,其生产需要消耗大量的物化劳动和活劳动,因此,消费者在获得卫生服务时必须支付物质消耗和人力消耗的费用,或者由第三方(共同)支付。可见,实际卫生服务的利用必须具备两个方面的条件,即消费者有获得卫生服务的愿望和需要,同时还要有支付卫生服务费用的能力。

卫生服务需求可以从结构性和根源性两个层面进行分类:

1. 结构性分类

(1)个人需求:是指一个人在一定时期内、一定价格条件下,购买的卫生服务及其数量。其实现类型及数量取决于消费者相对于价格、保障状况和收入水平(预算约束)、卫生服务效果等个人或家庭的消费目标和偏好。

(2)市场需求:表示在某一特定市场、在一定时期内、一定价格水平下所有消费者购买的卫生服务及其数量,是个人卫生服务需求的总和。因此,凡影响个人需求的因素都会影响到市场需求。当某种卫生服务的价格降低后,可能因某些消费者对于该服务需求量的增加而导致市场需求量的增加。但在一些情况下,个人需求并不因为价格降低而增加,例如,对于某一个体并不会因为手术价格下降而做多次同样的手术。但过去因价格较高利用不起该种卫生服务的人则有可能利用该服务,在这种情况下,市场需求量的增加是消费者数量增加的结果。

2. 根源性分类

（1）由需要转化而来的需求：人们的卫生服务需要只有通过利用卫生服务，才能转化为需求。但在现实生活中，并不是人们所有的卫生服务需要都能转化为需求。需要能否转化为需求，除了与居民本身是否觉察到有某种或某些卫生服务需要外，还与其收入水平、社会地位、享有的健康保障制度、交通便利程度、风俗习惯、卫生机构提供的服务类型和质量等多种因素有关。例如，某个人由于未觉察到自己存在某种异常或患病，就不会有求医行为的发生，需要就不可能转化为需求；或者一个病人由于收入低、支付不起医药费用而看不起病，或者虽有支付能力，但由于交通不便或没有时间、医疗质量或医疗卫生人员服务态度差等原因，不去看病，需要也难以转化为需求。

（2）没有需要的需求：通常是由不良就医行为和行医行为所致。有时发生的一些卫生服务需求，可能经医疗卫生专家按服务规范判定后认为是不必要的或是过分的需求。如有些享受医疗保险者重复就诊、就医时要求医生进行并非必要的检查、多开药、能出院不出院、延长住院时间等。另一方面，由于信息不对称以及经济利益的驱动，医疗卫生人员诱导产生的需求。上述"求非所需"和"供非所求"的情况均导致没有需要的需求量增加，造成卫生资源的浪费和短缺。

（三）卫生服务利用

卫生服务利用（health services utilization）是指实际发生的卫生服务的数量，可以直接反映卫生系统为人群健康提供卫生服务的数量和工作效率，间接反映卫生系统通过卫生服务对居民健康状况的影响。

卫生服务利用指标分为门诊服务利用、住院服务利用以及预防保健服务利用等几方面。

（1）门诊服务利用指标：主要有两周就诊率、两周就诊人次数或人均年就诊次数（可根据两周就诊人次数推算得到，是估计门诊需求量的重要指标）、患者就诊率及患者未就诊率（反映就诊状况的负指标）等，可用来反映人群对门诊服务的需求水平。

（2）住院服务利用指标：主要有住院率、住院天数及未住院率，可用于了解居民对住院服务的利用程度，还可以进一步分析住院原因、医疗机构、科别、辅助诊断利用、病房陪住率，以及需住院而未住院的原因等，从而作为确定医疗卫生机构布局、制订相应的病床发展及卫生人力规划的依据。

（3）预防保健服务利用指标：包括计划免疫、妇幼保健、康复、健康体检、传染病和慢性疾病防制等各项预防保健服务利用的指标。一般通过健全的资料登记和信息系统收集相关的数据资料，计算相应的统计分析指标，反映预防保健服务的利用情况。也可以采取入户调查等抽样调查方法收集资料，反映居民实际利用和接受医疗与预防保健的服务量。

二、卫生服务需要与需求、利用之间的关系

卫生服务需要是卫生服务需求的前提。当人们的卫生服务需要全部转换成卫生服务需求，且所有的需求都是满足居民合理的健康需要，这时达到卫生服务需要，通过对卫生服务的实际利用而得到满足，同时又没有资源浪费的状态。但现实中存在几种状态，造成有限卫生资源的不合理使用及部分卫生服务需要未得到满足（图2-1）。

Ⅰ区是卫生服务的主体，该区表示一方面消费者愿意并有购买卫生服务的能力，同时，从健康的角度出发又是实际需要的状态；Ⅱ区表示居民有对卫生服务的需要，但却没有转化成实际的卫生服

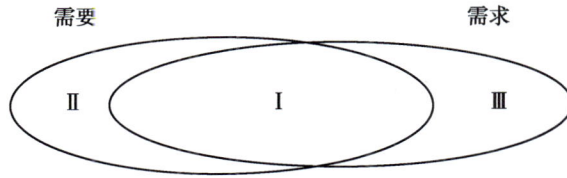

图 2-1
需要与需求的关系示意图

务需求的状态；Ⅲ区表示居民对卫生服务的实际利用，是在从健康角度而言没有卫生服务需要的基础上发生的，造成资源的浪费。针对Ⅱ、Ⅲ区的问题，需要对其产生的原因进行分析，以利于政府作出相应的决策，促进卫生资源能最大限度地有效利用，满足居民对卫生服务的需要。

三、卫生服务需要与需求在资源配置中的作用

卫生服务需要与需求的研究可以作为资源配置的依据。如果一个国家或者地区依据卫生服务需要来配置卫生资源，可能导致资源配置失当。当按需要配置的资源超过实际的使用量时，将造成资源浪费；如果低于人们的实际使用量，则呈现资源短缺，造成候诊时间的延长或不能及时获得所需要的服务。

如果一个国家或者地区根据卫生服务需求来配置卫生资源，可以提高卫生资源的配置效率。当卫生服务的实际利用低于或高于卫生服务的实际需要时，将出现需要不能满足或资源不合理利用的问题。通过对影响因素的分析，可采取相应的对策，降低不合理的卫生服务利用，提高满足卫生服务需要的程度。如在医疗保障制度的改革中，通过采取医疗费用共付的方式，增加病人对医疗费用的敏感性，减少不合理的利用。卫生服务研究的目的不仅要了解居民利用卫生服务的数量和质量，还要研究卫生服务需要、卫生资源和卫生服务利用三者之间的关系。世界卫生组织根据卫生服务抽样调查结果，对卫生服务需要量、卫生资源投入量及卫生服务利用量三类指标计算平均数作为划分高低的标准，组成八类组合，称为卫生服务综合评价模式（表2-2）。八类组合可以作为卫生资源配置的参考，即参考卫生服务需要量和卫生服务利用程度，确定卫生资源的分配。

表 2-2　卫生服务综合评价模式

卫生服务利用	高医疗需要		低医疗需要	
	高资源	低资源	高资源	低资源
高	A 型 资源分配适宜	B 型 资源利用率高	E 型 过度利用	F 型 资源利用率高
低	C 型 资源利用率低	D 型 资源投入低	G 型 资源投入过度	H 型 资源分配适宜

A 型：资源充足，利用良好，人群医疗需要量大，三者之间保持平衡。

B 型：医疗需要量大，卫生资源不足，卫生服务利用率高，低资源与高需要不相适应。由于资源利用紧张，通过提高利用率保持平衡，但不能持久，应向 A 型转化。

C 型：医疗需要量大，卫生资源充分，卫生服务利用率低，需研究卫生服务利用的障碍因素，提高卫生服务的效益。

D 型:资源投入不足,利用率低,不能充分满足人群医疗需要量,应该适度增加投资,提高服务利用率,以适应人群医疗需要。

E 型:资源充分,医疗服务需要低,卫生服务利用充分。由于资源充分,个别人群过度利用卫生服务,浪费卫生资源。

F 型:低资源产出,高服务利用,是服务效益良好的标志,但是低资源与人群的低医疗需要相互适应。

G 型:医疗需要量低,资源充分,卫生服务利用低,卫生资源投入过度,应向 F 型转化。

H 型:医疗需要量低,资源不足,服务利用率低,三者在低水平状态下。

研究居民健康状况、卫生服务需要(需求)量、利用量和卫生资源配置情况及其相互之间的联系,分析需要量的满足程度及其影响因素,是合理组织卫生服务,评价卫生系统工作效率和潜力,解决卫生服务供需矛盾,提高卫生事业社会效益和经济效益的有效、常用的方法与手段,可以为制定卫生事业发展规划、方针、政策以及加强现代化管理提供科学依据。

四、卫生服务需求的表达方式和定律

(一)卫生服务需求法则

在需求理论中,最基本的概念之一就是需求法则(law of demand)。需求法则认为在其他影响因素不变的情况下,价格和需求间存在反向变动的关系,即提高价格,需求量会减少,降低价格,需求量会增加。对于卫生服务,需求量与价格间同样存在反向变动的关系。对此可以用替代效应和收入效应来解释。当一种服务的价格上涨,消费者可以用其他服务来替代变得更贵的该种服务,而减少该服务的需求量,此即为替代效应。而当某种服务价格的上涨,导致消费者的购买力下降,由此减少的服务需求量即为收入效应。

个人的选择是需求的基础,市场需求是个人需求的总和。政府在考虑卫生资源最优配置、卫生服务机构在考虑卫生服务供给量时,更主要的是根据整个市场对卫生服务的需求量来确定其资源的投入及卫生服务的供给。

(二)卫生服务需求表、需求函数与需求曲线

需求量与需求价格之间的关系可以用多种方式来表示。如用表格来表示,称为需求表;用函数来表示,则称为需求函数;用曲线来表示则称为需求曲线。

市场的需求函数可以用如下函数关系来表示。影响人们对卫生服务需求的因素除了价格外,还有许多其他因素。假定影响卫生服务需求的因素有服务的价格、人们的收入、其他相关服务的价格,以及人们对卫生服务的偏好,则需求函数可写为:

$$Q_D = f(P, I, P_0, T) \tag{2-1}$$

式中,Q_D 是市场对某种卫生服务的需求量;P 是该服务的价格;I 为收入;P_0 为相关服务的价格;T 为消费者的消费偏好。式(2-1)表示某种服务的需求量与右侧一些因素间存在联系。若要了解相互联系的性质和程度,则需要选择具体的函数形式。其线性函数可以写为:

$$Q_D = \beta + \alpha_1 P + \alpha_2 I + \alpha_3 P_0 + \alpha_4 T \tag{2-2}$$

式(2-2)中,α_1、α_2、α_3 和 α_4 分别表示有关变量变动1%所引起的需求量的变化方向和程度。用

此函数可以预测当右侧的变量发生变化时,需求量的变化情况。

需求曲线也可以描述需求量与影响因素间的关系(图 2-2)。用需求量 Q 为横轴,用价格 P 为纵轴,可获得一条向右下方倾斜的、反映需求量与价格关系的曲线,即需求曲线。该曲线的斜率是负值。图 2-2(1)和图 2-2(2)分别表示某两个消费者在不同价格水平下的卫生服务需求量。市场需求曲线是个人需求曲线的水平相加,即无论在哪个价格水平下,市场需求曲线的横坐标等于每个人需求曲线的水平距离之和,见图 2-2(3)所示。

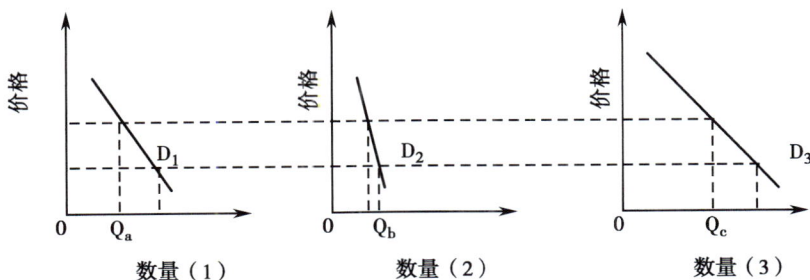

图 2-2
市场需求与个人需求曲线

如前所述,影响需求的因素有许多。当其他影响因素不变,需求价格发生变动时,引起需求量变动,但需求量与价格的关系不变,在图 2-3(1)中,当价格从 10 元降至 5 元时,需求量从 10 提高到 15,表现为在需求曲线上的滑动,称为需求量变动(change in quantity demanded)。在图 2-3(2)中,当价格不变,其他因素发生改变时,需求曲线发生位移,从 D₁ 到 D₂,则称为需求变动(changes in demand),此时需求量与需求价格间的数量关系发生改变。

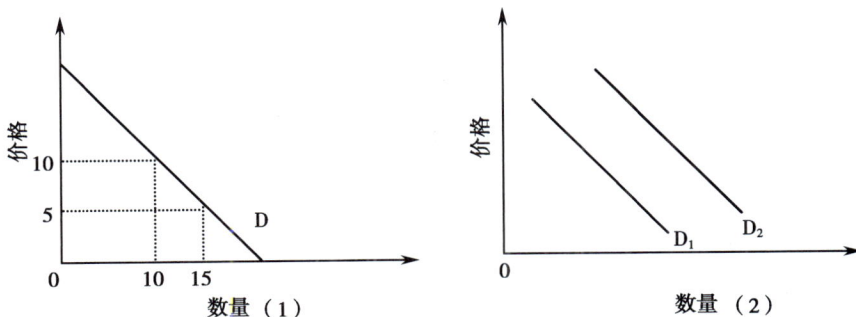

图 2-3
需求的变动与需求量变动

五、卫生服务需求的特点

(一)消费者信息缺乏

在非卫生服务市场中,具有不同知识程度的消费者可以任意挑选他们所期望的货物和劳务,但在卫生服务市场中,由于卫生服务专业的复杂性,消费者对医学的知识和信息缺乏,因而无法判断自己是否患病及患何种疾病,也无法确定应该获得何种卫生服务和服务的数量,对所获得服务的质量和价格也难以判断。同时,由于疾病的发生对健康的危害,消费者需要及时获得服务,致使消费者没有时间估计服务的数量和质量以及对服务价格的比较。因而,他们在接受医疗服务时必须依靠提供者。从这种意义上来说,在卫生服务的供需双方之间,存在着明显的信息不对称(information asymmetry),消费者没有足够的信息来作出自己的消费选择。

（二）卫生服务需求的被动性

卫生服务需求的产生需经历四个阶段:一是通过自我判断是否需要获得卫生服务;二是为了健康决定到卫生服务机构获得服务;三是由医务人员判断其是否应该接受卫生服务及服务的种类、数量;四是消费者实际的对卫生服务的利用。在需求产生的四个阶段中,虽然是消费者最初决定去接受服务,而且最终也是由消费者决定是否接受某种服务,但由于消费者对卫生服务知识的缺乏,其获得卫生服务的愿望与医务人员的判断之间,在卫生服务的质和量方面都存在着一定的差异,因此,最终卫生服务的需求主要还是受医务人员判断的影响,所以对消费者来说是在明显的被动状态下利用卫生服务。而且,由于消费者在消费卫生服务时,往往带有求助的心理,而医务人员可以帮助消费者解除病痛,使之向健康转化,因此两者之间存在着救助与被救助的关系,卫生服务需求者与供给者之间并不存在平等的交换关系。

（三）卫生服务利用的效益外在性

卫生服务的利用不同于其他普通物品或服务的消费。消费者在市场购买一般物品并消费这种物品后,这种物品给消费者带来的好处或效益只有消费者本人享受到。卫生服务的消费则有所不同。例如传染病防治,当易感人群接种疫苗或者是传染病患者治愈后,就等于根除了传染源,切断了传染病的传播途径,对与之有接触的人群起到保护的作用,也就是说卫生服务的利用在消费者之外取得了正效益,即体现了卫生服务利用效益的外在性。在这种情况下,如果消费者自身没有意识到疾病的严重性或没有支付能力,导致缺乏对卫生服务需求时,政府或社会就有责任采取一定的措施,确保这些患者得到必要的卫生服务,以保护其他人的健康状况。

（四）卫生服务需求的不确定性

由于个人发生病伤是偶发事件,要想预测出哪个人会患病和需要利用卫生服务将非常困难;而且,由于个体的差异,即使相同病症的人,所应获得的服务也可能不一样,利用卫生服务产生的结果也有所不同。所以,卫生服务需求存在着不确定性。但是,对于群体而言,病伤的发生具有一定的规律性,通常可以通过人群的患病率或就诊率来反映其卫生服务的需要和需求,那么也就可以对某一人群的卫生服务需求水平进行预测。

（五）卫生服务费用支付的多元性

人人享有健康的权利,而卫生服务是保障居民健康的重要手段。为了获得基本的卫生服务,保障全体居民的健康,减轻疾病对个体带来的经济风险,在卫生服务领域的筹资系统中,通常会有医疗保险、社会救助、企业和政府的介入,这些介入使一部分人的收入部分地转移给卫生服务的消费者,从而改变了卫生服务消费者卫生服务的购买力以及对卫生服务价格的敏感度,改变其消费的行为,也改变了卫生服务需求的数量和质量。

第二节 卫生服务需求弹性

在市场经济条件下,了解市场需求及其变化趋势,是生产者进行管理决策的基础和出发点,也是政府制定产品生产和销售策略的重要依据。消费者的消费心理、收入水平和对价格的反应程度等因素,是决定市场需求的基本变量。在经济分析中,通常利用弹性概念来表达一个因素对另一个因素变化的反应程度。

一、弹性的概念

弹性表示当两个经济变量之间存在函数关系时,因变量的相对变化对自变量的相对变化的反应程度,一般用弹性系数来表示弹性的大小,衡量因变量的相对变化对自变量的相对变化灵敏程度。弹性系数的数学表达式为:

$$弹性系数 = \frac{因变量的相对变动}{自变量的相对变动} \tag{2-3}$$

弹性分为点弹性和弧弹性两种。弧弹性是衡量自变量发生较大程度变动时,因变量的变动程度的指标,表现为需求曲线上两点间的平均弹性。若自变量的变化量趋于无穷小,则弹性就等于因变量无穷小的变动率与自变量无穷小的变动率之比,其比例称之为点弹性,表现为需求曲线上某一点的弹性。

若两个经济变量间的函数关系为 $Y = f(X)$,则弧弹性的计算公式为:

$$E = (\Delta Y / Y) / (\Delta X / X) = \frac{(Y_2 - Y_1) / [(Y_2 + Y_1) / 2]}{(X_2 - X_1) / [(X_2 + X_1) / 2]} \tag{2-4}$$

式中,ΔY、ΔX 表示因变量和自变量的变化程度,Y_2、Y_1 分别代表本期和上期的因变量的值;X_2、X_1 分别代表本期和上期的自变量的值,E 表示弹性系数。

点弹性的公式为:

$$E = Lim(\Delta Y / \Delta X) \cdot (X / Y)$$

$$\Delta X \to 0 = (dY / Y) / (dX / X) = (dY / dX) \cdot (X / Y) \tag{2-5}$$

式中,Y、X 分别表示因变量和自变量的基数值。

二、卫生服务需求的价格弹性

(一)卫生服务需求价格弹性的概念

影响卫生服务需求的因素很多,弹性分析可以用来明确各种因素对需求量的影响程度,这里主要介绍需求量变动与价格、收入和相关服务(商品)价格变动之间的关系,即需求的价格弹性、收入弹性和交叉价格弹性。其中最重要的是需求的价格弹性,所以,一般所说的需求弹性就是指需求的价格弹性。

卫生服务需求的价格弹性是指卫生服务需求量变动对价格变动的反应程度。若以卫生服务需求量变动率与价格变动率来表示,卫生服务需求的价格弹性系数为:

$$卫生服务需求价格弹性系数(E_{dp}) = \frac{该种卫生服务需求量变动率}{某种卫生服务价格变动率} \tag{2-6}$$

由于价格与需求量间呈负相关,价格上升,需求量下降;价格下降,需求量上升。因而公式中弹性系数的值为负,负号反映价格与需求量的变动方向相反。通常使用绝对值来比较卫生服务需求价格弹性的大小,如说某种服务的需求价格弹性大,是指其弹性系数的绝对值较大。

（二）卫生服务需求弹性的种类

根据需求价格弹性系数绝对值的大小,需求价格弹性可分为五类:

$|E_{dP}|>1$,称为富有弹性,表示需求量的变动率大于价格的变动率,需求曲线比较平坦。

$|E_{dP}|<1$,称为缺乏弹性,表示需求量的变动率小于价格的变动率,需求曲线比较陡峭。

$|E_{dP}|=1$,称为单一弹性,表示需求量的变动率等于价格的变动率,需求曲线为双曲线。

$|E_{dP}|=0$,称为完全无弹性,表示价格的变动对需求量变动无影响,需求曲线与横轴垂直。

$|E_{dP}|=$无穷大,称为完全弹性,表示任何价格的微小变动都会引起需求量的无限变动,需求曲线与横轴平行。

从弧弹性的角度看,富有弹性的需求曲线相对比较平坦,缺乏弹性的需求曲线相对比较陡峭(图2-4)。图中,P 表示价格,Q 表示需求量。

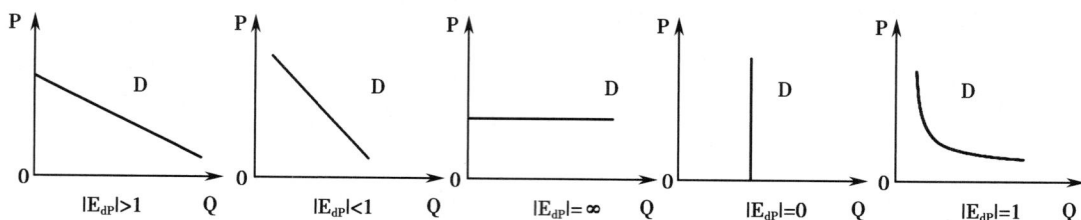

图2-4
卫生服务需求价格弹性的种类

（三）影响需求弹性的因素

由于卫生服务关系到人的生命安危,绝大多数经济学家们证实卫生服务的需求价格弹性很小。Newhouse 等学者调查发现医疗服务的价格弹性是 0.22;学者 Eichner 估计的价格弹性是 0.62~0.75。尽管测算差距较大,大多数卫生服务需求弹性系数的绝对值一般在 0.1~0.7 之间。Manning 等学者估算的住院价格弹性在 0.1~0.2 之间;学者 Cornwell 和 Mitchell 估算外科医疗服务价格弹性在 0.14~0.17 之间;学者 Stano 估算医师服务价格弹性为 0.16。因此,不同的卫生服务其需求弹性系数可以不同,而影响卫生服务需求弹性的因素,主要包括以下几个方面:

1. 卫生服务的替代品获得的难易程度　某项服务可替代的服务越多、服务的功能和性质越接近,该服务的需求价格弹性越大,反之,则需求价格弹性越小。例如,相对于外科而言,内科服务更容易找到替代性治疗措施,因此,内科服务需求的价格弹性往往比外科服务需求的价格弹性要大。

2. 卫生服务的费用水平在消费者收入或总预算支出中的比例　如所占的比例越大,其需求弹性也越大,反之,则需求弹性就越小。例如挂号费在消费者预算中所占的比重很小,故挂号费的变动不会引起很大的门诊量的变动。而 CT 检查费在消费者预算中所占的比重较大,故 CT 检查费的变动会引起该项检查需求人数较大的变动。

3. 卫生服务需求的紧迫性、必需性　紧迫的、必需的服务,其需求弹性小,反之,需求弹性大。当卫生服务涉及消费者的生死存亡时,无论价格如何变化,一般而言,消费者都将尽力获得其所需要的服务,因而,这类卫生服务需求的价格弹性比较小。而对于一些保健性卫生服务,由于需求不十分紧迫,其需求的价格弹性比较大。

4. 卫生服务持续的时间长短、疾病的迁延性　当卫生服务持续时间短,消费者就很难在短期内找到替代性卫生服务,其需求的价格弹性较小,如急诊服务。当卫生服务持续时间长,如慢性病的治疗等,由于慢性病迁延时间较长,消费者就较容易在长期内找到替代性卫生服务,还可以选择时间接受服务,因而其需求的价格弹性较大。

三、卫生服务需求的收入弹性

在商品价格不变的条件下,消费者收入的变动将引起需求量的变动。需求的收入弹性反映需求量变动对于收入变动的反应程度。其计算公式为:

$$需求收入弹性(E_I) = \frac{卫生服务需求量的变动率}{消费者收入的变动率} = \frac{\Delta Q}{\Delta I} = \frac{I}{Q} \tag{2-7}$$

具体计算时,需求的收入弹性也可用点弹性和弧弹性进行计算。

不同服务的需求收入弹性不同。在价格不变的条件下,收入的提高一般会引起消费者对服务需求的增加,因而,需求收入弹性一般为正值($E_I > 0$)。在经济学中,需求收入弹性为负值的产品称为低档产品或劣质品,需求收入弹性在 0~1 间的产品称为正常品,需求收入弹性大于 1 的产品称为高档品。一般而言,生活必需品的收入弹性较小,而高级消费品和奢侈品的收入弹性较高。

对卫生服务而言,不同收入水平的消费者的需求收入弹性也有所不同。对收入较低的消费者,收入的增加被更多地用于购买满足消费者最基本的生产和生活所必需的物品上,对卫生服务投入的增加量往往低于收入的增加量,因此,其收入弹性<1;对收入较高的消费者,由于其最基本的生产和生活所必需的物品已得到满足,因此,他们可以将更多的收入用于购买更多的高质量的卫生服务,如购买更多的非治疗性的保健服务,他们对卫生服务投入的增加量往往高于收入的增加量,因此,其收入弹性>1。

四、卫生服务需求的交叉弹性

服务的需求量会受到相关服务价格变化的影响。需求交叉弹性反映一种商品(服务)Y 的需求对另一种商品(服务)X 价格变动的反应程度。卫生服务需求的交叉弹性系数计算公式为:

$$需求交叉价格弹性(E_{P_x}) = \frac{卫生服务 Y 需求量变动率}{卫生服务 X 价格变动率} = \frac{\Delta Q_y}{\Delta P_x} \times \frac{P_x}{Q_y} \tag{2-8}$$

式中:E_{P_x} 是服务 Y 的交叉价格弹性;P_x 是指服务 X 的价格;Q_y 是指服务 Y 的需求量。需求交叉价格弹性同样也可用弧弹性和点弹性进行计算,其值的大小反映两种服务(商品)间相互关系的程度。两种服务(商品)相互间有三种关系,可以通过其交叉弹性值来反映。

需求交叉价格弹性为正值($E_{P_x} > 0$),表示服务 X 价格变动与服务 Y 的需求量变动方向一致,说明两种服务间具有替代的功能,即两种服务可以相互替代来满足消费者同种需求。如需要理疗服务的患者,可以使用中医的按摩法,也可以使用红外线烤灯照射的方式,此两种方式互为替代品。

需求交叉价格弹性为负值($E_{P_x} < 0$),表示服务 X 价格变动与服务 Y 的需求量变动方向相反,说

明两种服务间具有互补的功能,即某些服务(物品)必须共同使用才能满足消费者的需求。例如,注射液必须与注射器同时使用才能完成注射任务,两种物品为互补品。

需求交叉价格弹性为零($E_{p_x} = 0$),表示卫生服务 X 价格的变化对服务 Y 的需求量不发生影响,说明两种服务间互相独立、互不相关。

五、卫生服务需求弹性分析的应用

弹性分析的用途广泛,在卫生经济学理论研究、政府和卫生机构决策等方面发挥重要的作用。

弹性分析是卫生经济理论研究的一种定量分析的工具。当需要比较精确地和具体地从数量上研究卫生服务需求与价格及其他影响因素的相互关系时,弹性分析成为重要的分析工具。在研究卫生服务供求对价格形成以及有效利用价格调节等方面,弹性分析也是非常有价值的。

卫生服务需求弹性对于政府政策的制定也有重大影响。在考虑卫生服务筹资与补偿政策、制定卫生服务价格时,可以针对不同服务的需求价格弹性、需求收入弹性、交叉价格弹性等,对其采取不同的策略。

卫生服务需求弹性分析对于卫生服务机构的经营管理等方面也有重要的用途。在当前社会主义市场经济的条件下,卫生服务机构在确定其服务价格时,先需根据服务的需求弹性的大小,将服务归类;然后,针对不同种类的服务实现不同的价格策略。在考虑调整服务的价格时,除了需考虑某项服务自身价格弹性外,还需考虑相关服务(替代品、互补品)的弹性。在考虑调整服务量时,还需考虑需求的收入弹性问题。弹性分析还被用于财务分析、收益平衡分析等方面。

第三节　卫生服务消费者行为分析

卫生服务利用的结果,一方面减轻疾病给消费者带来的疼痛和不适,让消费者感受到健康的恢复,得到心理的满足,因而,卫生服务是一种消费;另一方面通过接受卫生服务,消费者健康恢复使其能从事更多的生产,因而,卫生服务的消费也是一种劳动力的投资。这使得卫生服务的消费者的行为与其他商品的消费者行为产生不同。

一、消费者行为理论

根据经济学理论,消费者在进行消费时追求效用的最大化。效用是用于衡量消费者在消费某种商品(服务)时所感受到的心理满足程度的指标。效用是消费者自身的一种主观评价,其大小取决于商品(服务)在多大程度上满足消费者的需要。由于效用是消费者自身的一种主观评价,因此即使是同一种商品(服务),其效用的大小也会因人因时因地而异。卫生服务作为一种特殊的商品,同样给消费者带来效用。经济学中有两种衡量效用的基本方法:基数效用分析法(边际效用分析法)与序数效用分析法(无差异曲线分析法)。

(一)基数效用分析法

1. 总效用与边际效用　基数效用分析法是假设卫生服务作为一种商品,消费者有能力判断这种商品消费的效用值的大小,即可用一定的数值加以测量。我们把在一定时间内,消费者消费卫生服务总的满足程度之和称之为总效用。如果用 T_U 表示总效用,用 Q 表示卫生服务消费量,则可以用一个总效用函数来表示两者的关系,即 $T_U=f(Q)$(表2-3)。

表2-3　卫生服务的总效用与边际效用

卫生服务消费量(Q)	总效用 T_U	边际效用 M_U
0	0	0
1	12	12
2	18	6
3	21	3
4	22	1
5	22	0
6	20	−2
7	16	−4

从表2-3中数据可以看出,当所消费的卫生服务数量 Q 增加时,总效用 T_U 也随之增加;当卫生服务消费增加到一定程度时,总效用 T_U 达到最大值,如果再增加卫生服务消费量,总效用 T_U 反而下降。我们可以用图2-5中的总效用曲线来表达这种关系。

从表2-3中卫生服务消费增长幅度与总效用变动幅度看,两者是不同步的,这里就引入一个边际效用的概念。边际效用(marginal utility)是指卫生服务消费量每增加(减少)一个单位,所引起的总效用的增加(减少)量。总效用(T_U)和边际效用(M_U)是进行效用分析时最重要的两个概念,两者的特点和相互关系如下:

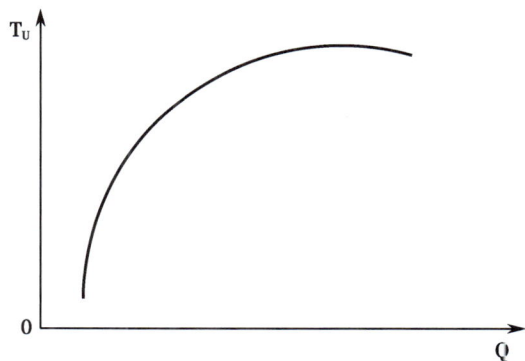

图2-5
总效用曲线

(1)总效用随着卫生服务消费量的增加而增加,当消费量增加到一定程度时,总效用达到最大值,此时若继续增加消费量,总效用则下降。

(2)边际效用为零时总效用最大,边际效用小于零时,总效用开始减少。

(3)边际效用是总效用曲线上各点切线的斜率。

分析效用的目的在于揭示消费者在卫生服务市场上的购买行为,消费者之所以愿意付出一定代价购买卫生服务,是因为卫生服务可以给消费者带来一定的效用。消费者愿意付出的代价取决于卫生服务给消费者带来的边际效用,边际效用越大,消费者愿意付出的代价也越大。

2. 边际效用递减规律　从表2-3中的第三列数据可以看出,边际效用呈递减趋势。即在其他条件不变的情况下,消费者每增加一个单位商品或劳务的消费,其相应的总效用增量 ΔT_U 比前一个消费单位增加所引起的总效用增量 ΔT_U 要小,这就是经济学中的边际效用递减规律。该规律可以用边际效用曲线来表示(图2-6)。

边际效用递减规律的特点：

（1）边际效用的大小与消费者欲望的强弱成同向变化。

（2）边际效用的大小与消费量呈反向变化关系。

（3）边际效用的大小与特定时间有关,边际效用的递减是有时间性的。

（4）边际效用为正值。正常情况下,消费者不会花钱购买给自己带来负效用的消费品。

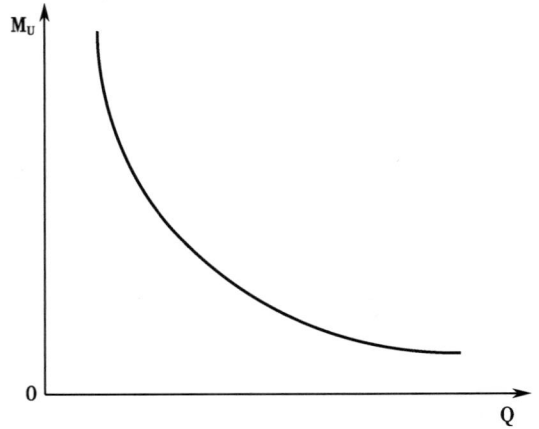

图 2-6
边际效用曲线

3. 效用最大化原则　假设价格在一定时期内不变,那么消费者在固定的收入范围内,必须决定所购买商品（服务）的组合。根据微观经济学理论,每个消费者在选择商品（服务）组合时总是遵循效用最大化（maximize utility）原则。在消费者购买的所有商品（服务）中,当消费者所消费的多种商品（服务）的边际效用均相等时,消费者效用达到最大化。效用最大化的条件为：

$$M_{Uq}/P_q = M_{Uz}/P_z \tag{2-9}$$

式中,M_{Uq} 表示购买的最后一个单位医疗服务 q 所获得的边际效用,M_{Uz} 相当于从所有其他服务 z 中的最后一个单位获得的边际效用。

（二）序数效用分析法

由于效用作为心理上的满足程度,极难测量,一个人在消费某种商品（包括卫生服务）时很难确定某单位消费量对自己产生多大效用值,不同消费者使用某种商品（服务）的效用也很难比较。为了解决这个问题,经济学家采用了序数效用分析方法,也叫消费者无差异曲线分析法。用这种方法时,不需要对不同商品（服务）的效用进行测量,而只是用序数（第一、第二、第三、……）来表示满足程度的高低与顺序。理论上讲,用序数衡量消费者效用更有益。

假设把消费者所有消费商品（服务）分为两类。一类是卫生服务 H,另一类为非卫生服务商品 X。卫生服务 H 的价格为 P_H,非卫生服务商品的价格为 P_X。让消费者选择这两类商品（服务）H 和 X,那么在一定时期内,可以列出消费者对两类商品（服务）购买的不同组合,而每一组合给消费者带来的总效用是相同的。

1. 无差异曲线　无差异曲线是反映在一定时间、一定环境和技术条件下,消费者消费不同组合的两种商品（服务）所获得的满足程度的曲线（图 2-7）。无差异曲线上任意一点的斜率等于消费者愿意用一种物品代替另一种物品的比率。这个比率称为边际替代率（marginal rate of substitution, MRS）。

无差异曲线有以下特征：

无差异曲线是一条凸向原点且向右下方倾斜的曲线,其斜率为负值,这是由边际替代率递减规律决定的,表明在收入一定的条件下,为了获得同样的满足程度,增加一种商品（服务）的消费就必须减少另一种商品(服务)的消费，两种商品(服务)不能同时增加或减少。在现实生活中，消费者对两种可替代商品的需求是多种多样的，所以无差异曲线有许多条。但是，任何两条无差异曲线不能相交，而且离原点越远，表示消费者获得的效用越大。至于为何无差异曲线是一条凸向原点的曲线，需要用边际替代率来说明。消费商品(服务)的边际替代率是指消费者要保持相同满足程度时，增加一种商品(服务)数量必须放弃另一种商品(服务)数量。如为了增加卫生服务 H 的消费，就必须放弃非卫生服务 X 的消费。放弃的 ΔX 与增加的 ΔH 之比就是边际替代率，用 MRShx 表示，MRShx = ΔX/ΔH。边际替代率呈递减的规律，即连续增加某一商品(服务)时，消费者愿意牺牲的另一种商品(服务)的数量是递减的。这是因为随着某种商品(服务)的增加，它的边际效用是递减的，而随着另一种商品(服务)的减少，它的边际效用增加，所以某种商品(服务)能替代另一种商品(服务)的数量越来越少。边际替代率实际上就是无差异曲线上点的切线的斜率，边际替代率递减，说明斜率逐渐减小，于是形成了一条凸向原点的曲线。

2. 消费预算线　消费预算线(consumer's budget line)表示在消费者的收入与商品(服务)的价格既定条件下，消费者所能够买到的两种商品(服务)数量的最大组合点的轨迹。

在现实生活中，对某一消费者来说，在一定时期内的收入水平和他所面临的两种物品的价格都是一定时，他不可能超越这一现实而任意提高自己的消费水平。

3. 消费者均衡分析　无差异曲线表示了消费者的消费愿望；消费者预算线表示了消费可能性。卫生服务需求的实现是以消费者拥有的支付能力为前提的。因此，无差异曲线分析的目的就是研究在一定的预算范围内，使所购买商品(服务)的组合给消费者带来最大的效用。如将两者放在一个图中，就可以确定预算内哪个购买组合才能给消费者带来最大的效用。

如图 2-8，X_1H_1 为消费可能线，I_0、I_1、I_2 分别为三条无差异曲线，表示不同的满足程度，即效用水平。无差异曲线上的任一点的总效用相同，无差异曲线间不能相交，离原点越远的无差异曲线所代表的效用越大。对消费者的满足程度而言，$I_2<I_0<I_1$，其中，E_0 点为 I_0 与 X_1H_1 切点。

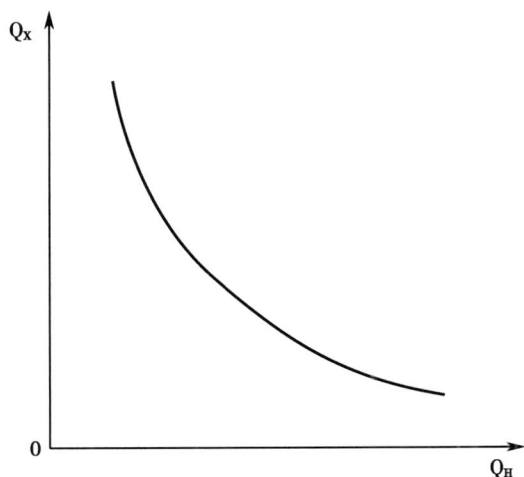

图 2-7
无差异曲线

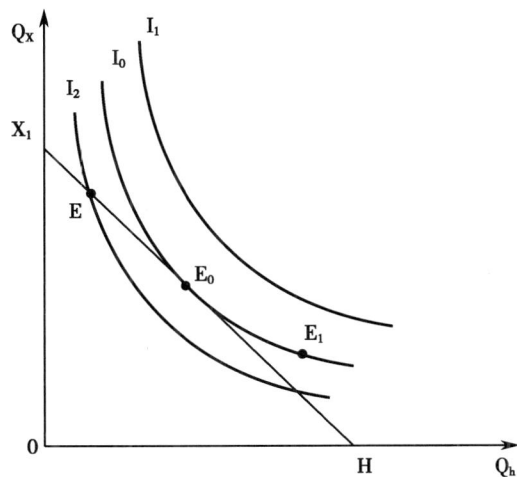

图 2-8
消费者均衡

从图 2-8 中可以看出,E_0 点是最佳点,在这一点上,消费者用现有收入,在现行价格水平下,获得了最大满足。除了这一点,其他点都不是最理想水平。比如:E_1、E_2 两点,在 E_1 点,此时的商品(服务)组合虽然获得的满足程度与点 E_0 相同,但该点超出了现有收入水平,显然这种组合达不到;E_2 点在 I_2 上,而 I_2 在 I_0 的下方,即满足程度不如 E_0。因此,只有 E_0 点是最理想的,达到最大效用,我们也称这点为消费者均衡点。

二、家庭健康生产需求理论

经济学从整体与个体两个方面来看待健康。在整体方面,健康在社会经济发展中所扮演的角色是劳动力(labor)与资本(capital),是社会经济体系中最主要的生产要素。因此,一个国家整体的生产函数可以简化为:$Q = F(L, K)$,式中 Q 代表产量;L 代表劳动生产要素;K 代表资本生产要素。在个体方面,健康在社会经济领域所扮演的角色是 Michael Grossman 利用 Gary Becker 所提出的人力资本概念,即将健康视为能提高消费者满足程度的耐久资本财富。健康资本能增加消费者满足程度的原因,是因为其可生产"健康时间"。

1993 年诺贝尔经济学得主 Gary Becker 将厂商生产函数的观念应用到家庭的消费活动上,在 1965 年提出家庭生产函数:消费者从市场上购买各种物品,并结合自己的"时间"生产可获得效用的消费品(consumption commodities)。

美国纽约市立大学教授 Michael Grossman 从 20 世纪 70 年代至 2000 年为期 30 年的努力极大地推进了人力资本模型在健康方面的应用,他的研究已成为比较完善的医疗需求理论(1972, 2000)。Michael Grossman 认为,大多数影响健康的行为,如寻求医疗服务,其价值在于对健康的作用,而不是行为本身。对影响健康的卫生服务利用及其他行为的需求来源于对健康的需求。所构建的家庭健康的经济学模型,主要基于下述观点:人们重视良好的健康;行为的选择将影响健康状态;选择是在个人、经济、社会、文化和政策等方面的影响下形成的。

Grossman 将 Becker 提出的人力资本观念应用到健康领域,将健康视为能提高消费者满足程度的耐耗资本品,健康资本增加消费者效用的原因在于能够生产健康时间,它和其他资本一样存在折旧的问题。Grossman 认为消费者可以通过生产健康的方式来补充健康资本的消耗,健康生产要素包括医疗保健服务、生活方式、环境教育等。基于此他提出健康生产函数(health-production-function)的概念:消费者在市场上购买各种医疗保健服务,并结合自己的时间生产健康。健康生产函数的一般形式:

$$H = f(M, LS, E, S) \tag{2-10}$$

式中:H 代表消费者的健康;M 代表医疗服务;LS 代表消费者选择的生活方式;E 代表教育和环境;S 代表社会经济因素等。在健康生产函数的概念下,要达到同样的健康产出水平,可以通过不同健康生产要素之间的替代,降低生产健康的成本支出。从生产要素的分类:$H = f(M, LS)$ 看出,通过改变生活方式(如减少酒后驾车、吸烟和酗酒等)来代替医疗保健服务,可以达到同样的健康水平。从生产要素的再分类中:$H = f(M_1, M_2 \cdots \cdots)$ 还可以看出,不同的医疗服务之间也有替代性,如 M_1 可以代表 surgery(外科),M_2 可以代表 drug(药物)。从生产要素的细分类中:$H = f(D_1, D_2 \cdots \cdots)$ 还可以看出,在只看药品对特定疾病患者健康的影响时,不同药品的投入之间也可以有替代性,如 D_1 可以代表专利药, D_2 代表通用名药。

消费者生产健康的主要生产要素是医疗保健服务。此外,生活方式、环境与教育等,也是消费者健康的主要投入要素。因此,经济学将健康生产函数表示为: $H=f(M,LS,E,S)$ 。健康生产函数的政策意义是:在健康生产函数的概念下,消费者购买医疗服务的目的并不是需要医疗服务本身,而是需要"健康"。医疗服务只是消费者用于生产健康的投入要素,因此,经济学将医疗保健需求看成是消费者对健康需求的"引申需求"。换言之,提供医疗服务只是"手段",达到健康才是"目标"。在健康生产函数中,各种生产要素之间具有替代生。因此,政府可借助改变各种生产要素的相对价格,引导消费者选择最低成本的生产要素组合。

同时,Grossman 利用投资理论的概念,将个人健康视为随着年龄增长而折旧的资本存量,初始存量的质量部分是先天的,另一部分则是后天的。Grossman 的理论模型指出,至少在一定年龄之后,年龄的增加意味着健康资本折旧率的提高,使消费者必须增加投资来补充健康资本存量的不足,因此,消费者对医疗服务的需求会随着健康资本折旧率(年龄)的提高而增加。

Grossman 称之为健康的"人力资本价值",反映了一种理念:像其他商业资本一样,健康也对我们提高生产力有帮助,健康的价值是其内在价值与人力资本价值的总和,健康资本是人力资本的组成部分,也是人类生产力的具体体现。

人们促进健康的需求,主要取决于他们对健康相对于其他目的所赋予的价值,即健康的相对价值。健康的相对价值,一部分是日人们的健康状况所影响其活动能力来决定,一部分则是由人们对医疗服务的科学与社会态度所决定。人们对其有关的事物与健康一样都会判断其价值。用于改善与促进健康的货币和时间资源是以放弃实现其他目标为代价的,经济学家常用效用方程来表示这种价值系统。投资效用函数可以表示不同形式的价值与偏好。健康可以认为是其他物品的互补品,良好的健康可以促进或提高人们享受其他活动与商品的能力。人们的价值与偏好也可能会直接受到某些与健康有关的行为的影响,如喜欢吸烟,尽管这一行为对健康有副作用。

另外,效用函数也反映了目前消费和对未来投资之间的交换关系,如预防保健服务的利用主要取决于人们对未来健康价值的判断。

卫生经济学家认为,对医疗服务的需求实际上是一种健康的派生需求。根据迈克·格罗斯曼(Michael Grossman,1972)的理论,消费者对于健康的需求出于两个方面的原因:一是将健康视为一种消费品,健康状态可以使消费者感觉良好;二是健康又可以作为一种投资品,其货币的价值便是对健康投资的回报。医疗服务作为一种健康的派生需求,主要是因为,一方面人们提供消费医疗产品和获得卫生服务,能够抵消由于年龄的增加所导致的健康存量的加速贬值;另一方面通过增加医疗保健支出,实际上是对健康增量的物质资本投入,将会获得更高的人力资本回报。

由健康需求派生的医疗服务需求一股来说主要取决于三种因素:其一是社会因素,如疾病发病率、文化教育、人口、婚姻状况等。其二是经济因素,当医疗保健需求转变为实际的支出时,家庭就将受到可利用资源的限制。家庭收入、医疗产品和服务的价格以及时间的机会成本便决定着人们有效地获得医疗需求及其满足程度。决定医疗服务需求除了上述两类因素外,还有一种与其他商品需求不同的、由医疗服务的提供者所创造的诱导需求。

此后,Phelps 在 Grossman 模型的基础上建立了不确定性条件下的医疗保健需求函数与医疗保险需求函数,Newhouse 在 Grossman 纯粹投资模型中引入共保率,Rand 实验研究小组则采用经验数据估算了健康保险对于医疗保健的效用。尤其重要的是,Grossman 和 Joyce 拓展了家庭内部时间分配对家庭成员健康影响的分析,他们发现妻子的时间是丈夫健康生产函数的一项重要投入(Grossman et al,1974)。另外,Grossman 在对儿科保健需求的研究中,强调了时间的价值、质量调整的价格以及收入的效应,并且应用 TSLS 的估计方法对价格与医疗服务的数量进行了新的估算。

对于 Grossman 模型的现代拓展主要包括 Bolin 等人将家庭内部的博弈机制引入了家庭健康生产函数的分析(Bolin et al,2000)。他的结论是家庭内部专业分工的不同会导致家庭健康状况的不同,离婚对于孩子的健康影响是不确定的。其他诸如 Gruber 对成本效益分析方法的拓展都极大地提高了卫生经济学对于主流经济学的理论贡献(Gruber,1996)。

三、卫生保健需求模型

该模型主要引用 Gertler and Van der Gaag(1990)的卫生服务需求的模型。它是一个静态模型。它指出效用主要依赖于对健康和除医疗保健之外的其他商品的消费。当一个人患病或受伤后,首先决定是否寻求医疗,消费医疗保健的目的是为了改善健康状况,同时由于医疗费用的开支会减少患者对其他商品的消费。因此患者在决定是否寻求医疗的同时,还要决定去哪一级别的医疗机构接受治疗。因为在他们面前有一系列可供选择的医疗机构包括自我保健,每个医疗机构都有其质量和对应的价格,其中价格包括货币价格和非货币价格,诸如看病在路上和等待所花时间。这些机构对他们的健康有着不同潜在的影响,这个影响取决于患者的个人特征和一些反映医疗保健效用的随机项。所以患者在权衡不同医疗机构的信息和他们自己的收入后,选择一所使他们的预期效用达到最大的医疗机构就医。

让患者在获得特定机构的医疗保健后的预期效用函数为:

$$U = U(H, Y-P) \tag{2-11}$$

式中:U 指患者在特定医疗机构获得治疗后的效用;H 指患者在得到治疗后的预期健康状况;Y-P 在这里是指消费,它用患者的收入减去所支付的医疗费用,因此收入和医疗费用经过消费概念进入效用函数方程,患者的收入在这里假定为外生变量。方程(2-11)代表患者到某一医疗机构接受治疗后得到的效用,可是当患者面前有许多可供选择的医疗机构时,他们就面对许多可能的效用,每个效用对应一个备择的医疗机构。假定某人面对 J+1 个可行的备择医疗机构(当 J=0 时是自我保健),他要从中选择一个能使其预期效用最大的那个,这样最大预期效用函数为:

$$U^* = \max(U_0, U_1, \cdots, U_J) \tag{2-12}$$

U^* 指最大效用,U_j 定义为:

$$U_j = U(H_j, Y-P_j) \qquad j = 1, 2, \cdots, j \tag{2-13}$$

患者在综合各个机构的质量、价格和自己的收入后,选择一个能使其预期效用达到最大的机构。效用来自对健康和除医疗保健外的其他商品和服务的消费。换句话说,患者选择机构 i,当且仅当

$$U_i > U_j \qquad j \neq i \qquad (2\text{-}14)$$

方程(2-14)就是我们要估计的对不同级别医疗机构需求的决定因素。

模型的具体分解:

方程(2-14)产生的结果是一系列以被选择的医疗机构的概率形式出现的需求函数。某一医疗机构被选择到的概率等于该被选中的医疗机构在所有可被选择的医疗机构中产生的效用最高的概率。例如,在我们模型中有 5 种可被选择的机构,如果某人选择了第 2 种机构,那么该概率 $P_r(2) = P(U_2 > U_1, U_2 > U_3, U_2 > U_4, U_2 > U_5)$,对他来说第 2 种医疗机构能给他产生的预期效用最大。需求函数的形式取决于条件效用函数的形式和一些随机变量的分布。

由于我们无法观察到与患者选择相关的所有因素,所以我们假定患者在某一医疗机构接受治疗后所获得的效用由可观察变量 V_j 和不可观察变量 μ_j 这两部分组成,则:

$$U_j = V_j + \mu_j + \varepsilon_j \qquad j = 1, 2, \cdots, j \qquad (2\text{-}15)$$

式中:V_j 是选择医疗机构 j 所对应的可被观察到的那部分效用,如净消费(Y-P)和个人特征;而决定个人健康状态的个人属性项,μ_j 则是一个观察不到的变量,诸如遗传性体质、个人的生活行为方式等;ε_j 是随机变量分布。

通过对以上的描述,我们可以发现不同人因为有不同的 μ_j 值而选择不同的医疗机构,但不同被选择的医疗机构其可被观察到的那部分效用是相等的。因此在方程(2-14)中,当患者选择医疗机构 i,我们用概率来观察这一事件就是:

$$\begin{aligned} P_i &= P_r(U_i > U_j) \qquad j \neq i \qquad (2\text{-}16) \\ &= P_r(V_i + \mu_i > V_j + \mu_j) \\ &= P_r(\mu_i > \mu_j + V_j - V_i) \end{aligned}$$

为了估计产生这些概率的未知参数,我们进一步设定 V_j,μ_j 和 ε_j。我们让 V_j 为:

$$V_j = \beta_j X + \alpha_1(Y-P) + \alpha_2(Y-P)^2 \qquad j = 1, 2, \cdots, j \qquad (2\text{-}17)$$

方程(2-17)是间接效用函数方程,其中净消费的二次方 $(Y-P)^2$ 是为了看收入的边际效用的变化;方程(2-17)中的人口特征变量的系数 β_j 是随被择医疗机构的改变而改变的,而在经济学变量前的系数 α_1 和 α_2 在各种被择医疗机构中是常数;除自我保健之外的选择的条件效用函数的分布是相互独立的。

用方程(2-17)进行估计。在该模型中有 5 种可供的选择,多项变量 X 前共有 5 个系数 $\beta_1, \beta_2, \beta_3, \beta_4, \beta_5$,条件变量 $(Y-P_1, Y-P_2, Y-P_3, Y-P_4, Y-P_5)$ 及 $[(Y-P_1)^2, (Y-P_2)^2, (Y-P_3)^2, (Y-P_4)^2, (Y-P_5)^2]$ 前共有 2 个系数 α_1, α_2,被选择到的医疗机构一定是效用最高的。假如某人选择第 3 种医疗机构,那么对他来说,$V_3 > V_1, V_3 > V_2, V_3 > V_4, V_3 > V_5$。我们还假定联合分布 μ_j 和 ε_j 呈极端值分布特征,这样被择机构的误差项之间就互不关联了。我们把选择 0 定为自我保健,选择 1~4 为各种被选择的医疗机构,McFadden 已证明了选择自我保健的概率公式为:

$$\text{Prob}(\text{Choic}=0) = \frac{\text{exp}V_0}{\text{exp}V_0 + \sum \text{exp}V_j} \tag{2-18}$$

选择各种不同医疗机构的概率公式为：

$$\text{Prob}(\text{Choic}=i) = \frac{\text{exp}V_0}{\text{exp}V_0 + \sum \text{exp}V_j} \qquad i=1,\cdots,4 \tag{2-19}$$

$$\sum P_r(\text{Choic}=i) = 1 \tag{2-20}$$

这样我们就能用模型对图 2-9 所示从下至上进行参数估计。分析消费者就医行为。

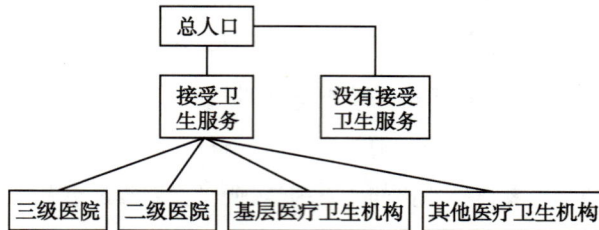

图 2-9
消费者就医行为

通过对模型参数的估计,就可以知道影响消费者卫生服务需求的行为改变的因素是哪些,然后再对这些因素进行具体分析,为政策制定者制定和修改政策提供可靠的参考依据。

第四节　卫生服务需求的影响因素

卫生服务需求的影响因素源自卫生服务消费者、供给者和卫生服务筹资方以及各方间的相互作用。主要包括:消费者自身的人口、文化特征、健康状况、所享有的健康保障制度、经济水平、消费偏好、时间价值等;供给者提供卫生服务的价格、提供服务的能力、质量和目的、所提供卫生服务产品的相关性等因素。综合起来,影响卫生服务需求的因素主要包括下面的内容。

一、健康状况

健康是人们利用卫生服务、产生卫生服务需求的原始动力。随着社会经济发展、科学技术进步、居民生活及文化水平提高,人们对健康和疾病的认识在不断深化和发展。世界卫生组织宪章中对健康所下的定义:健康是指身体、心理和社会适应能力的健全状态,而不仅仅是指没有疾病或身体虚弱。Michael Grossman 认为,影响健康的卫生服务利用及其他行为的需求来源于对健康的需求。当人们健康状态下降,如发生疾病时,人们会感受到疾病所带来的痛苦和不适,而且,疾病影响其可利用的时间量,影响其参与工作和社会活动,影响其享受闲暇时光。因而,当人们的健康状况下降或存在影响人们健康的因素时,出于健康的需求,消费者需要投资于健康,通过利用卫生服务,改善健康状况。一方面使消费者生理功能得以康复,能更有效地投入生产和活动,为家庭和个人创造更多的收入;另一方面,使疾病所造成的心理方面的压力(如疼痛)减轻,带来心理上的满足感;再者,使消费者有更多的机会参与社会活动,享受生活的乐趣。所以当个体和人群的健康状况发生变化时,其对卫生服务的需求将发生改变。

二、社会人口文化因素

在影响卫生服务需求因素中,社会人口文化因素包括许多方面,如人口的数量、人口年龄别构成、性别、受教育程度、住房条件等。

从人口学角度考虑,在其他因素不变的情况下,人口的数量是决定卫生服务需求最重要的因素之一。人口数量的增加,必然导致卫生服务的利用增加,也就是说卫生服务随人口数量的增加而增加。不同年龄别构成对卫生服务的需求不同,需求的服务种类也有显著的差别。人口中老年人的构成比例增加,会使卫生服务需求增加,这主要由于老人患病频率以及患病种类与青壮年不同,老年人的患病率较高,慢性病较多,其卫生服务利用也相对较多。青壮年人口由于身体素质都较其他组人口好,而其社会竞争的压力也较其他组人口大,所以对精神卫生服务的需求也较多。人口构成中婴儿抗病能力低,发病率高于青壮年,对卫生服务利用也相对较多。因此,单纯从绝对人口数量变动来看对卫生服务需求的影响是不够的。

性别对卫生服务需求的影响是不确定因素。从男性从事职业特点来看,有些危险性或有职业毒害的工作多由男性来从事,因此,男性遭受生产性灾害和职业病的机会较多。但从女性生理特点来看,养儿育女也会增加卫生服务需求,当然这主要是针对育龄妇女来说。仅就住院率来看,一些研究结果表明,男性住院率高于女性,而女性平均寿命又比男性长,女性一生的卫生服务需求时间自然也会延长。在其他条件不变的情况下,女性由于寿命比男性长,因此,潜在的卫生服务需求也较多。另一些研究结果表明,由于女性对疾病的敏感性较强,因此,在同样的健康状况下,会比男性更多地利用卫生服务。

婚姻状况对卫生服务需求有一定的影响。独身、鳏寡、离婚者比有配偶者的卫生服务需求多。尤其当家庭病床能够代替住院的条件下,有配偶者的住院时间缩短,陪同去门诊治疗代替住院或需要在家疗养的人增多。另外独身、鳏寡、离婚者中一部分由于身心受过伤害,比有配偶者更易发生身心疾病,使得卫生服务的利用增加。

在人口较多的大家庭里,其成员间如果相互扶持,关系密切,会使卫生服务需求减少,家庭的温暖、亲人的关心对患者是一种极大的安慰,这有助于患者更快地康复。当然在卫生服务体制不健全的情况下,一人看病全家服药的现象会造成从表面上看卫生服务利用次数较少,掩盖了消费者对卫生服务的实际需求。

教育程度对卫生服务的需求的影响存在着两种不同的结论。受过较高教育的人,其更注重预防保健和早期诊疗,因此,会增加对卫生服务的需求;但由于他们掌握更多的预防保健知识,会更多地采用自我医疗,也可能减少了对卫生机构卫生服务的利用。受教育较少的人,其预防保健和早期诊疗的知识较少,因此,对一般卫生服务的需求也较少,一旦有了健康问题则往往较严重,对卫生机构卫生服务的利用也会更多。

消费者住房布局、结构、规模等条件对卫生服务需求也会产生影响。住房条件差,如:背光、通气性差、潮湿、阴冷等情况下的居住条件,消费者易患维生素 D 缺乏病(佝偻病)、哮喘等疾病,也容易得传染病,导致对卫生服务利用的增加。

三、一般经济因素

根据经济学消费者行为理论,卫生服务需求受到卫生服务的价格、个人主观偏好、收入、相关商品(服务)价格、对未来商品(服务)供应情况的预期,以及货币的储蓄等因素的影响。

1. 卫生服务价格　如前所述,卫生服务的需求受卫生服务价格的影响。价格越高,需求量越少;价格越低,需求量越多。

2. 需求者收入　当需求者收入水平改变时,需求者的购买能力就会改变,这将会影响到消费者对卫生服务的需求。收入越高,消费者对卫生服务的购买力越强,对卫生服务需求也越多;反之,收入越低,消费者对卫生服务的购买力越弱,对卫生服务需求也越少。

3. 互补品(服务)和替代品(服务)　一般来说,商品(服务)的需求量与其替代品价格成正向变动,如维生素 A 缺乏症患者,当富含维生素 A 食品价格升高,消费者可能会更多地使用维生素 A 药品。商品(服务)的需求量与互补品(服务)的价格呈反向变动,互补品(服务)价格上涨,对卫生服务的需求量就会减少。例如,注射器作为注射液的互补品,注射液价格上涨,将会影响注射器的需求量。

4. 对未来商品(服务)供应情况的预期　对未来商品(服务)供应情况的预期也影响着现在的需求量。如果消费者预计到今后的医疗费用有可能上升,他们将会增加对现在的卫生服务需求。例如在我国开展"个人账户加大病统筹"的医疗改革地区,由于消费者预期到今后将要自付更多的医疗费用(个人账户),因此,在改革之前的原有报销体制下,就会增加其对卫生服务的消费,甚至还要多开一些储备的药品,从而增加了对现在的卫生服务的需求量。

5. 货币的储蓄　既定收入的消费者,储蓄多了,对物品(服务)的购买力就会下降,需求也会相应减少。

6. 医疗消费偏好　消费者对各类卫生服务有各自的主观评价。如城市地区和农村地区的消费者对中医和西医服务的偏好就有可能不同。在城市看西医的消费者比重就比农村要大。而在农村,则有更多的消费者利用中医服务。当然消费者的这种偏好也会随着时间发生变化。

四、时间价值

影响卫生服务需求一个很重要的因素是时间价值。消费者的时间可以被认为是获得医疗服务的成本之一。因为疾病时间具有机会成本,时间是有限的,应当被视为消费者的有限资源之一,在商品(服务)的消费中不仅要算财务成本,而且要把时间成本计算在内,这样才能使我们准确地解释和预测消费者的需求。

卫生服务需求中的时间因素包括两个方面:一是医疗服务网点的布局与消费者居住地的距离是否适宜,在寻医路途上花费的时间是消费者考虑的第一个时间因素;二是到医疗机构后就诊过程中的时间消费是否适宜,这是消费者考虑的第二个时间因素。在居民获得卫生服务过程中,许多时间被用在就诊往返途中及候诊室等待之中,例如:牙科诊所某项服务价格为 10 元,时间成本为 20 元,那么总的就诊价格为 30 元。因此,某种卫生服务利用的时间成本大小也直接影响卫生服务需求。

在免费或基本免费的卫生服务体制下(如我国的公费、劳保制度),对消费者来说,货币价格较低,而时间成本就可能在这种卫生服务中占较大比例。

时间成本对卫生服务需求具有重要影响,这一发现具有三方面的政策意义:①随着服务的货币价格减少,卫生服务需求将对时间成本更为敏感。如果提供的卫生服务量未能足够满足消费者的需求,其可能的配给方法就是把卫生服务分配给能够有时间候诊的人。低时间成本的人比高时间成本的人更有可能接受卫生服务。②要想增加某些人口对卫生服务的利用,除了降低货币价格外,还要通过降低他们的时间成本以增加他们对卫生服务的利用。如将诊所或医院设在更接近这些人群的地方以减少就诊往返时间;再如在诊所中多设诊室以减少他们的候诊时间。③在制订卫生服务体制时,除了卫生服务收费价格,即货币价格外,还应把消费者的时间成本考虑进去。如医保合同单位,至少应当选择离单位或家庭较近的医疗机构。否则单从供方考虑或者仅从各个单位利益考虑,虽然有利于降低医院的成本,如以少数规模较大的医院为定点医疗机构,以降低医院成本,但给患者增加了往返时间成本,必然影响到消费者对卫生服务的需求量。

五、卫生服务供给者

在非卫生服务市场中,消费者可以根据自己的意愿和支付能力来挑选自己喜欢的商品,但是,在卫生服务这一特殊的领域中,消费者是被动消费,主动权掌握在医务人员手中。所以,卫生服务需求直接受卫生服务供给者的影响。医务人员虽然会考虑消费者的利益和承受能力,但在中国目前卫生服务价格普遍偏低和卫生投入没有到位的大环境下,由于受经济利益的驱动,同时出于自我保护的需要,以避免因可能的误诊导致不必要的医疗纠纷,卫生服务供给者总是尽可能向消费者提供更多的检查治疗服务以及药品,其中包含诱导需求。如:不必要的外科手术。

六、医疗保险对卫生服务需求的影响

不同的医疗保障制度对卫生服务需求的影响不同,免费医疗、部分免费医疗与完全自费医疗患者相比较,前者由于不需要支付就医所需的全部医疗费用或只是部分支付医疗费用,因而,通常会更多地利用卫生服务。实际上不同的医疗保障制度是间接的通过改变卫生服务价格改变其卫生服务消费行为的,进而对卫生服务需求产生影响。医疗保险常采用设置起付线、封顶线、按比例补偿或全额补偿等方式对需方进行补偿,只是有的采用其中的一种方式,而大多数情况下是多种方式相结合。我国的城镇职工基本医疗保险采用设置起付线、封顶线、比例补偿相结合的方式对需方进行补偿。城镇居民基本医疗保险则坚持以收定支、收支平衡、略有结余的原则,合理制定起付线、支付比例和最高支付限额,完善支付办法,合理控制医疗费用。新型农村合作医疗在农民自愿参加的前提下,制定恰当的起付线、支付比例和最高支付限额,合理控制医疗费用。关于医疗保险补偿等内容将在第九章医疗保险中详细阐述。

(于洗河)

本章小结

卫生服务需求是指卫生服务的消费者（患者）在一定时期和一定的价格水平下，愿意购买且有能力购买的卫生服务及其数量。构成卫生服务需求必须有两个充分必要条件：一是消费者必须有卫生服务需要，即有意愿购买；二是消费者能够购买卫生服务，即有支付能力。卫生服务需求弹性可分为需求价格弹性、需求收入弹性和需求交叉弹性。其中最重要的是需求价格弹性。分析卫生服务需求价格弹性类型、影响因素以及与总收益的关系，对卫生服务的提供者和卫生政策的制定者具有重要的现实含义。卫生服务消费者行为理论主要通过基数效用论和序数效用论来分析。经济学中的生产什么和如何消费的问题，主要应用前者的边际效用递减规律和后者无差异曲线来分析确定消费以实现消费效用的最大化。

思考题

1. 试述卫生服务需要和需求之间的区别和联系。卫生服务需求具有哪些特点？卫生服务需求的影响因素有哪些？

2. 什么是需求交叉价格弹性？需求的交叉价格弹性为+6.5是什么意思？你认为它们是替代品还是互补品？

3. 简述价格弹性的类型及其所反映的价格与需求量之间的关系。

4. 卫生服务需求具有哪些特性？

第三章

卫生服务供给

【本章提要】 本章在学习经济学供给的基本理论与方法的基础上,介绍卫生服务供给的概念与特点及其影响因素。要求掌握卫生服务供给的定义和特点、卫生服务供给曲线;熟悉卫生服务供给弹性的特点及其影响因素;了解卫生服务供给者行为理论。

在经济学中,供给与需求是密不可分、相辅相成的;同时,卫生服务供给与卫生服务需求也是相互对应的。在学习了卫生服务需求之后,我们需要学习卫生服务供给的基本理论,这两个部分是卫生经济学理论的重要根基。在了解了一般商品和服务的供给的基本理论之后,将进一步学习卫生服务供给的特点和卫生服务供给者理论。

第一节 卫生服务供给概述

一、卫生服务供给的定义

(一)供给

经济学理论中的供给(supply)是在一定时间、一定价格条件下生产者愿意并且能够提供的产品或服务的数量。

经济学意义上的供给反映的是价格与其对应的供给量之间的关系。根据供给的定义,其构成必须有两个条件同时存在。第一,生产者必须有生产和出售的愿望;第二,生产者必须有供应能力。如果对一种产品生产者虽然有出售的愿望,但是如果没有出售的能力,不能构成供给。

供给可以分为个别供给和市场供给,个别供给是指个别企业在一定时期内,在每一个价格水平上愿意而且能够出售的某种商品的供给;而市场供给则是指在一定时期内市场上全体企业在每一价格水平上愿意而且能够出售的某种商品的供给。本章所阐述的主要是个别供给。

(二)卫生服务供给

尽管与一般的商品或服务比较,卫生服务是一种具有特殊性的服务,但在其定义上仍具有一般商品或服务供给的属性。卫生服务供给(supply of health care)也应具备前面所提到的一般商品或服务供给的两个条件:其一是提供者具有提供卫生服务的愿望;其二是提供者具有提供卫生服务的能力,例如掌握提供卫生服务的技术、具有相应的辅助人员和提供卫生服务所需要的基本设施、条件等。

二、卫生服务供给的特点

（一）卫生服务供给的目的

对于企业或者一般的商品或服务的生产者而言,供给的主要目的是产量最大化或者利润最大化。

不同于一般的商品或服务的生产,卫生服务供给的目的则并非为获得产出最大化,或者利润最大化。通常,卫生服务供给的目的是通过卫生服务的提供,承担起保护生产力和人们身心健康的社会职能,保护和增进人群健康。但是,应注意到卫生服务供给目的的多元性,即不同的卫生服务提供者具有不同的供给目的。例如,营利性卫生机构与非营利卫生机构的生产和供给目的是不同的,前者类似一般的商品生产者,其提供卫生服务的目的是为了获得更多的利润,即利润最大化;而后者则不以营利作为主要生产目的,其获得更大的发展与生存空间目的是为了更好地满足人民医疗保健的需要,实现其社会职能,以达到社会效益最大化。

（二）卫生服务供给的特点

卫生服务是一种不同于一般的产品的特殊消费品;因此,卫生服务供给既包含了一般产品供给的特征,也有其特定的特征。

1. 垄断性　卫生服务是具有专业性和技术密集性的服务,不同于其他商品和服务的提供者,可相对自由进入供给市场。中国提供卫生服务的机构大多为政府办的公立性机构,多按照区域规划设置和进行资源分配,承担一定的社会职能。在一定程度上这些机构卫生服务的供给并非可以完全由其他机构所替代,因此,卫生服务供给者具有一定的供给特权和区域垄断地位。

2. 不确定性　不确定性是卫生服务供给的一个突出特征,由于服务对象的个体差异和致病因素的不同,使疾病的发生、发展具有较大的随机性和不可预见性。同时,即使对于相同类型的病症,也可能病情不同,也不可能采取相同的治疗手段和方法,必须因人、因病情而异,针对具体情况对症治疗,而不可能像一般商品那样进行批量生产和出售。

卫生保健不确定性是诺贝尔奖获得者肯尼思·阿罗(Kenneth Arrow,1963)关注的一个主要研究领域。他认为不确定性既有需求方又有供给方的。消费者在某段时间内对其健康状态和卫生保健的需要存在不确定性,供给方也存在不确定性。传统的经济分析通常假设购买方完全掌握产品的特性以及产品所带来的满意度;然而对于卫生保健而言,如果没有医生的建议,消费者通常不知道各种治疗方案的预期结果;事实上,在许多情况下,医生自身也难以确定病情的转归和治疗方案的结果。

3. 公共产品　卫生服务供给不完全等同于一般商品的供给,其中一些卫生服务属于公共产品,具有非排他性(在技术上或经济上不可能把不支付费用而需要消费的人排除在外)和非竞争性(无论增加多少消费者,都不会减少其他人的消费)的特点,例如公共卫生服务的提供。从某种程度上说,不具有足以刺激生产者进行生产以实现利润最大化目的的价格。

4. 外部性　同一般商品和服务不同,卫生服务是一种特殊的劳务,使卫生服务供给具有外部性的特征。这种外部性包括正外部性和负外部性,其划分取决于个人是否无偿地享有额外收益,或者是否承受了不是由个人导致的额外成本。正外部性是指卫生服务提供者的生产行为对他人产生了积极有利的影响,但自身并未从中获得相应的收益(如传染病的预防);这将导致具有正外部性的产品在市场上可能会供给不足。负外部性是指那些供给者的生产行为对他人产生了不利的影响,使他人为此付出了代价而并未得到补偿(如滥用抗生素);如果缺乏政府的有效干预,具有负外部性的产品在市场上可能会供给过量。

5. 主导性和信息不对称　　卫生保健服务的不确定性产生的部分原因是缺乏信息。有时,某一方知道的所需信息多于其他方知道的信息。例如,对于某种疾病的治疗方案和转归等,卫生服务提供者掌握这些信息,而患者则知之甚少;因而,出现了信息不对称问题。如消费者可能不知道哪家医院诊治的质量更好,哪个医生医疗水平更高;一旦患病可能不知道应到哪里就诊。在生产和提供卫生服务的过程中,由于信息不对称,卫生服务的消费者缺乏足够的信息,使其对卫生服务的需求难以拥有主导地位;卫生服务供给者处于主导地位。缺乏信息使得消费者有时只能依靠卫生服务提供者作出决定,从而形成一种特殊的委托-代理关系。

6. 技术性　　卫生服务供给数量与质量直接关系到人的健康和生命,因此,一方面,要求卫生服务的提供者必须具备医学及其相关专业知识和技术能力,只有经过专门的医学教育与培训并取得资格证书,具备良好的技能和职业道德,并且获得卫生行政部门认定的准入资格者才能成为卫生服务的提供者。另一方面,对卫生服务供给的质量和准确性具有较高的要求,以避免由于提供了低质量和不适宜的卫生服务而危及人的健康和导致生命的损失。

三、卫生服务供给曲线

(一)供给曲线

1. 供给曲线　　供给曲线(supply curve)是表示产品供给量和价格之间函数关系的一种几何图形。和需求曲线一样,供给曲线也是一条光滑的曲线,它建立在价格和供给量的变化是连续假设的基础上。供给曲线有多种形状,本章所介绍的是经济学中最常使用的图形,曲线向右上方延伸,斜率为正,它表示生产者在每个价格上愿意生产和出售的某种产品或服务的数量。一般来说,随着价格的上升,厂商愿意生产更多的产品或服务,因此,供给曲线向上倾斜。

供给曲线有多种形状,即价格和供给量的关系可以是线形关系或非线形关系。当价格和供给量为一元一次线形函数时,两者为线性关系,供给曲线为直线型。非线性关系是指供给函数为非线形函数时,供给曲线为曲线型。

图 3-1 显示的是经济学中最常使用的一种供给曲线,图中的纵轴 P 表示每单位商品或服务的价格,横轴 Q 表示单位时间内供给的商品或服务的数量。在该曲线的任何一点都有相对应的价格与产品供应数量。

图 3-1 就是根据表 3-1 的价格及对应的供应量得出的供给曲线。从图中可以看出,供给曲线表明价格与供给之间存在着同方向变动的关系,即在其他条件不变的情况下,供给量随着价格的上升而增加,随着价格的下降而减少。

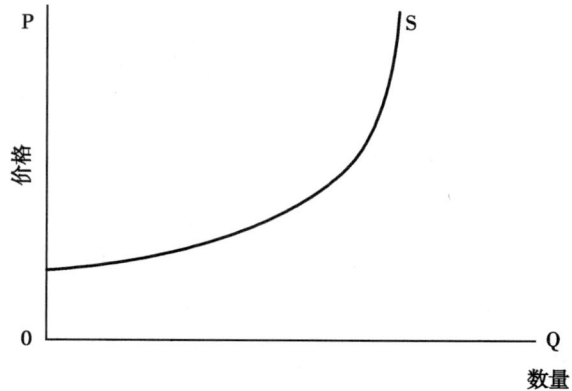

图 3-1
供给曲线

表 3-1　某种产品或服务的供给表

	P（价格）	Q（供给量）
A	5	18
B	4	16
C	3	12
D	2	7
E	1	0

从这个供给表中，可以发现，生产者在价格较高时比价格低时更愿意生产并出售更多的产品。这是因为供应商是产品价格的收付方，对他们而言价格代表着收入，提高收入是生产和销售产品的动机所在。价格越高，收入就会越多，供给量就越大。

2. 供给函数　价格与供给量之间的关系还可以运用供给函数式来表达。若把影响供给量的因素作为自变量，把供给量作为因变量，用 Q_S 代表供给，用 a,b,c,……,n 代表影响供给的因素，则供给函数为：

$$Q_S = f(a,b,c,……,n)$$

假定其他因素不变，只考虑商品或服务自身的价格与该商品或服务的供给量的关系，以 P 代表价格，则供给函数可写为：

$$Q_S = f(P)$$

如果商品或服务的供给量与其价格为线性关系，供给函数是线性的供给函数，供给曲线是一条直线。

$$Q_S = c + d \cdot P$$

如果供给量与价格之间是非线性关系，供给函数就是非线性供给函数，供给曲线是曲线。非线性供给函数表达为：

$$Q_S = \lambda P^{\beta}$$

式中，c、d、λ 和 β 为数值为正的常数。

（二）供给曲线的移动

在学习卫生服务供给时，应了解和区分供给与供给量的变化。供给变化与供给量变化是完全不同的。

供给是一个函数或一条曲线，供给的变化意味着整个函数的变化，表现为整个供给表的变化，即在几何图形上表现为整条曲线的移动。供给增加使曲线 S_1 右移，供给减少使曲线 S_1 左移。如图 3-2，供给增加使曲线 S_1 右移为 S_2，供给减少使之左移至 S_3。供给变化的原因是一个或多个影响供给的因素发生了变化，通常是指某种商品或服务价格不变的情况下，其他因素的变化所导致的该商品或服务供给数量的变化，例如，生产成本的变化、生产技术的变化以及相关物品价格的变化等。

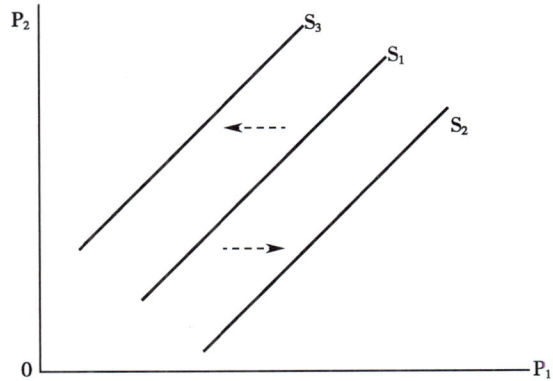

供给量的变化则是指在其他条件不变的前提下，某种商品或服务的价格变化而引起的该商品或服务供给数量的变化。供给量的变化为在一条固定的供给曲线上由一点移动到另一点，即同一供给表中价格数量组合的移动，在几何图形上表现为同一供给曲线上的点的移动。

图 3-2
供给曲线的移动

移动的原因是该产品的价格发生了变化。如某种药品的价格由每盒 5 元降到 3 元，将会使这种药品的供给量由 2 亿吨减少到 1 亿吨；这是供给量的变化，不是供给的变化。供给是价格与数量关系的整个函数表，当价格变化时，该函数表并不发生变化。

四、供给与卫生服务供给的决定因素

一个或多个供给因素的变化都将使供给曲线向右或左移动。右移表示供给增加，供应商在每一可能的价格下都将供给更多的产品；左移表示供给减少，供应商在每一可能的价格下都将供给更少的产品。

供给的决定因素很多，既有经济方面的因素，也有非经济方面的因素。

第一，生产者的目标。在经济学中，一般假定生产者的目标是利润最大化。在此假定条件下，生产者供给量的多少往往取决于这些供给能否给其带来最大利润。如果生产者的目标并非利润最大，而是产量最大或效用最大，则会产生不同的供给水平。

第二，生产成本的变化。生产成本的变化是决定供给曲线移动一个主要因素。当一种物品的生产成本低于市场价格时，对于厂商来说供给大量这种物品就会盈利。当生产成本高于价格时，厂商就会减少生产，而转向生产其他的产品，或者可能停产。

生产成本主要由"投入的价格"和"技术的改进"所决定。生产产品所需的"投入的价格"（例如劳动力、能源或者机器的价格）对既定产出的生产成本具有重要的影响，一种商品或服务的供给量与生产其所用的投入的价格负相关。如果投入品的价格下降，则会出现供给曲线右移的状况。例如由于中药材变得便宜了,降低了生产这种中药制剂的成本,其供给曲线则会向右移动;即在相同价格上,愿意提供更大的供给量。

对生产成本同样重要的另一个决定因素是"生产技术的改进",它能够减少生产同样产出所必需的投入的数量。例如在近三十年中,计算机工业正是由于技术进步,使市场供给曲线向右移动。

第三,产品的价格。产品本身的价格也是决定商品和服务供给量的因素之一。我们知道价格与供给量正相关,当其他条件相同时,一种产品的价格上升,供给量就相应上升;价格下降,供给量则相应下降。价格与供给量这种特殊的关系称为供给法则。

除此之外,影响供给的因素还有:

1. 其他相关物品的价格 制造某种产品(如西药)的生产者可以利用其设备和人力资源生产其他产品(中药)。中药的价格越高,就越有可能促使生产者改为生产西药为中药,使西药的供给量下降。

2. 价格预期 一种商品或服务的供给量取决于对未来的预期。例如,如果认为预期的汽车价格将上升,可能企业会把现在生产的一些汽车储存起来,并减少目前的市场供给。

3. 市场上的供给者数目 一般地,其他因素不变,供应商越多,市场供给越大。随着更多的生产者的加入,其供给曲线将向右侧移动。反之,供应商越少,市场供给就越低。

此外,税收和补贴也可以影响供给。对一般商品而言,销售税或财产税的增加将使生产成本上升,从而使供给下降。相反,补贴则是一种"反向税",如果政府补贴一种商品或服务的生产,实际是降低了该产品的生产成本,从而增加了供给。

卫生服务供给的决定因素与一般产品和服务的供给有许多是相同的,例如,一个地区卫生服务提供者的增加,可能这个地区卫生服务供给量也会有所增加。但是,卫生服务供给的决定因素还有一些自身的特征,如对卫生服务提供者的支付方式、健康保障制度覆盖率与共付率、卫生服务提供能力与水平等都会影响卫生服务供给量的变化。例如,通常健康保障制度覆盖率高的地区,其对卫生服务供给量的需求就会大于覆盖率低的地区。

第二节 卫生服务供给弹性

为了测定供给量对价格变动的敏感程度,经济学中采用了一种供给的价格弹性的测量方法。供给弹性包括供给价格弹性、供给交叉弹性,本节主要介绍供给的价格弹性。通常,供给的价格弹性简称为供给弹性。

一、卫生服务供给的价格弹性

经济学分析关注的是两个或多个经济变量的关联性。弹性指自变量变化一个百分比引起的因变量变化的百分比。

(一)供给弹性

供给弹性(supply elasticity)表示某一商品或服务的供给量变化对价格变化的反应程度,表示价格变动与数量变动之间的相对关系,而不是绝对关系。

如果以 Es 表示供给弹性,以 Qs 表示供给量,以 P 表示价格,则供给的价格弹性可表达为:

$$Es = \frac{dQs}{dP} \times \frac{P}{Qs}$$

供给弹性可分为点弹性和弧弹性。

供给的点弹性表示某种服务供给曲线上某一点的弹性,用点 Es 表示,q 表示供给数量,p 表示价格,则公式为:

$$点\ Es = \frac{dq}{dp} \times \frac{p}{q}$$

供给的弧弹性是某种服务供给曲线上两点之间的弧的弹性,用弧 Es 表示。

$$弧\ Es = \frac{\Delta q}{\Delta p} \times \frac{p}{q}$$

(二)卫生服务供给弹性及其特点

根据经济学供给价格弹性的定义,可以界定卫生服务的供给弹性。卫生服务供给的价格弹性是指价格每变动 1% 所引起的卫生服务供给量的变动百分比。

由于不同商品和服务的供给数量对价格的敏感程度的差别,不同类型的商品或服务的供给弹性是各不相同的。通常,如果价格上升 1% 将引起供给增加在 1% 以上,则认为供给曲线是有弹性的;如果价格上升 1% 引起供给增加在 1% 以下,则认为供给曲线是缺乏弹性的。有些商品和服务价格上升很小就会引起供给数量的较大变动,即富有弹性;而有些商品和服务价格上升很大幅度但供给数量却只产生很小的变动,即缺乏弹性。通常,与一般的商品或服务比较,卫生服务从总体上是属于缺乏弹性的。

不同类型的卫生服务其供给弹性也有所不同。对于急诊医疗、外科手术等医疗服务,其供给量对价格的灵敏程度不高,属于供给的价格弹性相对小的服务。例如心脏移植手术,即使价格增加或减少,并不会对心脏移植手术数量的变化有较大的影响。也就是说,并不会因为心脏移植手术价格的变化,而使其供给量有较大的变动。这是因为心脏移植手术的需求价格弹性很小(极端的状况可以为零),即使在零价格上,消费者也不愿消费更多;而在很高价格上,消费者也拒绝消费更少,因此价格的变动对这类服务供给量的变化影响很小。对于某些预防保健服务和一些具有公共产品性质的卫生服务的提供,如健康教育、环境卫生监测等,由于其需求弹性相对小,因此也属于缺乏供给弹性的卫生服务。

另一方面,某些卫生服务价格的变动将对其需求量和供给量的变动产生相对大的影响。通常,与急救医疗服务比较,一般性医疗服务的供给弹性相对大;与特殊需要医疗服务比较,基本卫生服务的供给弹性也相对较大。

(三)卫生服务供给弹性系数

卫生服务供给弹性系数是反映卫生服务供给数量对价格变动反应程度的指标。和需求弹性不同,供给弹性系数为正值,即供给量和价格通常按照同方向变化。

可以用供给量变动的百分比除以卫生服务价格变动的百分比来计算卫生服务供给的价格弹性。采用下式:

$$卫生服务供给弹性 = \frac{卫生服务供给量变化的百分比}{卫生服务价格变化的百分比}$$

卫生服务供给弹性的应用:既然供给弹性能够衡量供给量变动对价格变动的反应程度,就可以测算价格上升时卫生服务供给量所发生的变化。如某种服务的供给弹性为 0.5,意味着该种卫生服务价格上升 10%,会引起供给量增加 5%。如某种卫生服务的供给弹性 1.5,则意味着该种服务的价格上升 10% 将引起供给量增加 15%。

现以一个具体例子来显示卫生服务供给弹性的计算过程。假定每提供一次某项卫生监测的价格从 300 元上升到 330 元,监测中心将可能从每年监测数量 1000 次增加到 1150 次。我们可以计算其供给的价格弹性。

首先计算价格变动百分比:

$$价格变动百分比 = (330-300)/300 \times 100 = 10\%$$

再计算供给量变动百分比:

$$供给量变动百分比 = (1150-1000)/1000 \times 100 = 15\%$$

由此,计算供给价格弹性:

$$供给价格弹性 = \frac{15\%}{10\%} = 1.5$$

在这个例子中,供给弹性为 1.5,大于 1,说明该项卫生监测供给量变动的比例大于价格变动的百分比,这项服务的供给是富有弹性的。

二、卫生服务供给弹性的种类

前面已经提到,对于不同的产品或服务,其供给弹性是各不相同的。按照供给弹性系数的数值,可把供给弹性分成五个种类(表 3-2):

(1)Es = 0:表示完全无弹性,说明价格变化对供给量无影响。

(2)Es < 1:供给弹性系数小于 1,表示弹性不足或缺乏弹性,供给量的变化率小于价格的变化率。

(3)Es = 1:供给弹性系数等于 1,表示等 1 弹性,即单位弹性,反映出供给量变化率等于价格的变化率。

(4)Es > 1:供给弹性系数大于 1,表示弹性充足或富有弹性,供给量的变化率大于价格的变化率。

(5)Es = ∞:供给弹性无穷大,表示完全弹性或无限弹性,说明价格变化导致供给量的无限变化。

表 3-2　供给的价格弹性

弹性	特性	价格上升 1% 对供给量的影响
Es = 0	完全无弹性	零
Es = 0~1	缺乏弹性	上升小于 1%
Es = 1	单一弹性	上升 1%
Es > 1	有弹性	上升大于 1%
Es = ∞	完全弹性	无限上升

图 3-3 反映了这五种供给弹性的几何图形。

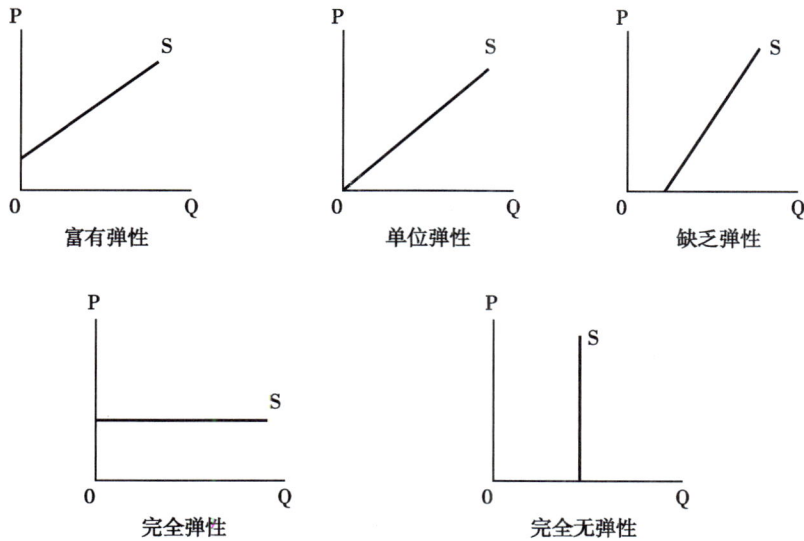

图 3-3
供给弹性的类型

三、卫生服务供给弹性的影响因素

前面阐述了供给弹性的类型,那么,哪些因素决定了供给弹性的不同数值? 或者说,弹性系数的大小是由什么决定的? 经济学家认为,决定供给弹性系数的主要有三方面因素:产品调整的伸缩性、时间因素和替代品。

(一)产量调整的伸缩性

决定供给弹性的一个主要因素取决于卖者改变其生产产品或服务产量的伸缩性,即卖者能否易于增加产量。与此相比,诸如汽车和电视等产品则属于产量增减具有伸缩性的,因为生产这些产品的企业可以对其价格的上升作出积极反应,决定对产量进行调整,增加该产品的生产,这些产品的供给显然是富有弹性的。

其他自然资源(例如土地)的供给曲线通常都是垂直的,大自然决定着其可利用的数量,而不是价格。厂商绝不能使生产数量增加在 Q^* 之上;但它们不论价格如何,都愿意提供 Q^* 数量的产品。在此,供给曲线具有零弹性,即不论价格是否变化,也不论价格变化有多大,都不能改变生产的数量。此时,热衷的消费者对不变的供给竞相出价,需求的移动只引起价格的变化。

(二)时间因素

时间因素也是供给弹性大小的一个关键决定因素。在大多数市场上,对于一般产品而言,所考虑的时间长短对供给弹性的影响十分重要。通常,一种产品在短期内供给弹性较小,在长期内供给弹性较大。如果时间很短,生产者不能轻易地改变工厂的规模来增加或减少一种物品的生产,因此,在短期中供给量对价格是不敏感的。但是,在长期中,随着时间的推移,企业可以建立新工厂,吸收新的劳动力;此外,新的企业也可能被组建并进入市场,旧企业也可以关闭。因此,在长期中供给量可以对价格作出较大的反应。

（三）替代品

替代品也是影响供给弹性的因素之一，包括替代品的数目和替代品的相似程度。对于一般商品或服务来说，替代品数目越多，相似程度越大，弹性系数就越大。假定生产一种商品或服务所用的投入的价格上涨，因此，生产者不用这种投入而用其他投入来替代。当这种商品由于投入的价格上涨而提高价格时，原来用于生产其他商品的投入就会被转用来生产这种商品；由此可提高这种商品的供给量。在这种情况下，供给弹性系数就大。反之，供给弹性系数就小。

同时，替代品的使用也与时间有关。一般地，生产者不可能因为生产一种产品的某一投入价格的上涨而很快用其他投入来替代。然而，时间越长，生产者用其他投入来替代这种投入的可能性就越大；当这种产品因其投入价格的上涨而提高价格时，就会大大增加供给量。

影响供给弹性的因素还有生产成本的高低和产品生产周期的长短。通常增加产品供给量所引起的成本上升越多，供给弹性就越小。产品生产周期越长，供给弹性也越小。因为这两种情况下价格的上涨都不大可能引起供给量的大量增加。

第三节　卫生服务供给者行为理论

供给的基础是生产，要研究供给行为必须从研究生产开始。在生产理论中，生产函数是最为重要的。在这一节中，我们将始于生产函数的学习，并依次学习生产要素的组合、成本函数，以及卫生服务供给者行为理论。

一、生产函数

（一）生产函数的概念

1. 生产要素　生产者要实现利润最大化，就必须最佳地使用各种生产要素，生产出尽可能多的产品。在经济学中，认为生产过程实际上就是从生产要素的投入到产品的产出的过程。如前所述，生产要素的投入量和产品或服务的产出量之间的数量关系，即生产函数。

生产要素（factors of production），又称生产因素，指进行生产经营活动时所需要的各种社会资源。劳动、土地和资本是西方经济学传统的生产三要素，在进行生产时，劳动、土地和资本这三类生产要素可以相互代替或不能相互代替，这主要取决于所采用的生产方法。除了经典的传统经济学中划分的三类要素外，后来马歇尔在其《经济学原理》一书中，又增加了一种生产要素即企业家才能，发展为"生产的四要素"。企业家才能（entrepreneurship）指企业家经营企业的组织能力、管理能力与创新能力。企业家才能指的是产品或服务的生产和提供者在生产过程中，将各种生产要素进行组合，使其发挥作用的能力，即组织与管理生产活动的能力。只有具有这种能力才能将上述三类生产要素最佳的组合，发挥出更大的效能。

在社会经济发展的历史过程中，生产要素的内涵日益丰富，不断地产生新的生产要素，如，现代科学、技术、管理、信息、资源等进入生产过程，在现代化大生产中发挥各自的重大作用。

在经济学的生产理论中,投入和生产要素被看作是同义语,其不同之处在于投入的含义比生产要素更为广泛。生产者在生产过程中使用的一切都可包括在投入之中。投入可分为原始投入和中间投入。原始投入是指劳动、土地、资本;中间投入是指那些不是用于消费,而是用于生产过程的中间产品,如原材料、半成品等。

投入又可分为不变投入和可变投入。生产者需要有一定的投入量才能开始生产。例如一所医院在开业之前,可能需要病房楼、设备和管理者。这些要素往往被称为不变投入(fixed input),因为它们与生产的水平无关。也就是说不变投入是指在所考察的一段时间内数量不随着产量的变化而变化的投入。可变投入(variable input)是指在所考察的这段时间内数量随产量的变化可以变化的投入,例如医生、护士等;即随着生产水平的增减而增减的投入。

这里说的所考察的一段时间在经济学中称为"生产的时间周期"。经济学中将生产周期分为短期和长期。短期(short run)是指生产要素(如厂房和设备)等来不及随着产量的变化而变化的那段时间,即厂房和设备等保持不变的那段时间。这种短期并不是规定相同的一段时间,而是根据具体情况来确定。长期(long run)是指生产者可以调整生产要素的时间周期;在长期中,所有投入的生产要素的数量都可以改变。

2. 生产函数　在经济学中,生产函数(product function)是一个非常重要的概念。对生产函数的研究与分析有助于我们回答四个经济学基本问题中的两个问题:"应该生产什么商品或服务? 生产多少?"和"应如何生产这些商品或服务?"

生产函数表示在一定时间内在技术条件不变的情况下,生产要素的投入同产品或服务的最大产出之间的数量关系。例如,一所医院购买的设备、流动资金、聘用的医生及其土地等,构成了其提供医疗服务的生产要素的投入,而这些投入所能生产的最大产量就是医疗服务的产出。需要说明的是,生产函数表示在一定的技术条件下的这种投入和产出之间的数量关系;也就是说,生产函数是以其生产的技术水平不变的条件为前提,研究在既定技术水平上生产要素的最优组合与最大产出的关系。一旦技术水平发生改变,就会形成新的生产要素投入组合与产出的关系,因而产生新的生产函数。

一般来说,在生产理论中,经济学家假定生产者的目标是使它的利润最大化;但是,近年来西方经济学家已经开始探讨假定目标不是利润最大化的生产者模型。他们认为,虽然对于分析来说这种模型是有用的,但是利润最大化仍然是经济学中的标准假定。因为经济学理论认为利润最大化是一个最接近实际的反映价格体系如何产生作用的经济模型。

经济学家之所以对利润最大化的理论感兴趣,是因为这种假定为那些想使利润最大化的生产者提供了行动的准则。同时,即使对不想使利润最大化的生产者来说,这一理论也是有用的;因为这种分析有助于呈现给生产者如果采取其他目标会损失多少。

经济学中所说的生产,不仅包括有形的物质产品的生产(例如粮食、钢铁等),还包括一些无形的劳务或服务的生产,例如医院提供的医疗服务等。但是,对于提供产品或服务的经济组织来说,无论生产什么,都必须有投入;或者说,都必须拥有生产要素;同样,也必然存在产出。

从这个概念上来看,生产函数不仅存在于营利组织(如企业),也存在于任何一个非营利的经济组织中,包括以提供服务为主的组织机构。因此,对于卫生系统,无论是提供医疗服务的医院,还是提供公共卫生服务的农村卫生机构,都可以运用经济学中的生产函数的理论进行研究和分析。

另一方面,还应该看到,卫生系统毕竟不同于完全竞争市场中的企业,其生产目标是健康最大化,并非是利润最大化。因此,在学习生产函数的时候我们有必要了解经济学基本理论中的生产理论的内涵和精髓,并充分考虑和分析卫生部门生产的特征,以及如何将其应用于卫生系统中。对于卫生系统而言,研究健康的生产函数要研究卫生保健投入和健康状况之间的关系。

在本章后部将讨论卫生系统的生产目标,但是无论卫生系统的生产目标是什么,在学习卫生服务供给的过程中,都有必要考察经济学中经典的生产理论。

（二）生产函数的测量

生产函数是指在一定时期内和一定技术水平下,生产要素的投入量和生产的产品或提供的服务的产出量之间的关系。它表明一定数量的投入要素能产出的最大产量。

生产过程中,生产产品或服务往往需要几种不同的投入,例如劳动力、设备等,由此,生产函数可表达为:

$$Q = f \quad (X_1, X_2, \cdots\cdots, X_n)$$

式中,Q 为生产某种产品或服务的数量,即代表产出;$X_1, X_2, \cdots\cdots, X_n$ 分别代表各种投入要素的数量。

卫生系统最终的产出是健康,它的生产问题可表述为是一种"健康的生产"(health production),这既可对人群的健康生产而言,也可指个体健康的生产。但是,在卫生服务的供给中,许多产出是一种中间产出,例如,许多医疗服务的供给都属于这种中间产出。如对于医院放射线科来说,X 线服务的提供为其产出,这种产出所需要的投入包括放射线技师、护士等人力,以及仪器设备,例如 X 线机、计算机和胶片等。

作为研究生产函数发展过程中应用最早的模型之一,柯布-道格拉斯生产函数(Cobb-Douglas form)是生产函数模型应用中最为广泛的。它取自于两个开发者的名字:美国数学家 C. 柯布(Charles Cobb),和经济学家 P. 道格拉斯(Paul Douglas)。他们根据 1899—1922 年美国工业生产统计数据,提出了这个著名的模型。虽然之后许多其他的生产函数也逐步被开发和应用,但是 Cobb-Douglas 生产函数是最常用于教学来阐述生产过程的模型。该模型表达为:

$$Q = AL^\alpha K^\beta$$

式中,Q 为产出,A 为常数项,L 为劳动的数量,K 为资本的数量。其中,当劳动量与资本量增加 λ 倍时,产量也增加 λ 倍,因此,柯布-道格拉斯生产函数为线性齐次生产函数。α 和 β 分别表示劳动和资本的产出弹性系数。产出弹性系数表示,当其他因素不变时,投入增加1%所引起的产量增加的百分比。劳动产出弹性是指产量变化对劳动量变化的反应程度,即当劳动增加1%所引起产量变化的百分比;资本产出弹性则为产量变化对资本变化的反应程度。

α 和 β 的经济含义是使我们了解各种生产要素对产出量的贡献。当 α+β = 1 时,两者分别表示劳动和资本在生产过程中的相对重要性,也就是说,它们反映了由劳动和资本所产生的产出量分别占总产量比例的大小。一般,劳动力对产出量的贡献大于资本,柯布和道格拉斯曾计算出劳动对全部产量的贡献约为四分之三,资本为四分之一。

　　根据劳动和资本的产出弹性系数（α 和 β），我们可以通过卫生机构的规模收益状况，对各种生产要素投入量的变化所导致产出量的变化进行经济分析，以确定是否应增加或减少卫生服务的投入。

　　通常规模收益有三种状况：

　　（1）α+β>1，表示规模收益递增（increasing return to scale）。

　　（2）α+β=1，表示规模收益不变（constant return to scale）。

　　（3）α+β<1，表示规模收益递减（decreasing return to scale）。

　　规模收益递增是指卫生机构中卫生服务产出量的增加幅度大于投入量的幅度，即此时增加投入可能会带来产出量的增加。例如投入增加一倍，产量的增加大于一倍；因此，在这种状况下，可以增加卫生机构的生产要素的投入量。

　　规模收益不变是指卫生服务产出量的增长幅度等于其投入量的增长幅度。假如投入增加一倍，产量也相应增加一倍；这意味着卫生服务生产规模扩大时，每单位投入的收益（产量）固定不变。

　　规模收益递减是指卫生服务产出量的增长幅度小于其投入量的增长幅度。假如投入增加一倍，产量的增加将小于一倍。也就是说，目前卫生机构的规模已经过大，此时每单位投入的产量，随着生产规模的扩大反而减少，即增加投入导致生产效率降低。因此，在这种状况下不宜再增加生产要素的投入量。

　　以医院 X 线服务的生产为例来讨论 Cobb-Douglas 模型的运用。如果 X 线生产的各种投入可以表达为资本 K 和劳动力 L（假定为 X 线技师），则可通过下式进行其生产函数的测算：

$$Q=L^{0.8}K^{0.2}$$

　　表 3-3 显示了 K 保持在 5 个单位不变情况下，随着 L 的变化相应的产出变化。在此，如同任何一个生产函数一样，对于任何投入的组合将有特定的产出最大化。

表 3-3　X 线服务的生产表

K	L	Q	MP	AP
5	0	0.00		
5	1	1.38	1.38	1.38
5	2	2.40	1.02	1.20
5	3	3.32	0.92	1.11
5	4	4.18	0.86	1.05
5	5	5.00	0.82	1.00
5	6	5.79	0.79	0.97
5	7	6.54	0.75	0.93

引自：Folland. The Economics of Health and Health Care. 3-d ed. The United Stated of America：Upper Saddle River，2001.

　　在这个例子中，可以看到相对于 L（X 线技师）的变化相应的产出 Q（提供的 X 线服务量）的变化。具有同样 K 的水平下，增加更多的 X 线技师将提供更多服务量（劳动力的正向的边际产出）；例如，两个技师比仅有一个技师所增加了服务量的提供。然而，需要注意的是，在此这种与一个单位的

L 的变化相连接的产出的变化是劳动力的边际产出（MP）。当随着技师逐步增加,边际产出可能随着 L 的增加而下降。这种递减的边际产出证明了前面我们所介绍的收益递减法则。最后一列是每个技师的平均产量（AP）,即通过计算 Q/L 而获得。

（三）一种可变投入的生产函数

1. 总产量、平均产量、边际产量　总产量（total product,TP）是指企业在一个给定时期内一种可变投入所生产的产品的总量。在除了生产要素外其余所有生产要素的数量都保持不变的情况下,随着可变投入使用量的变化,总产量也将发生变化。

除了总产量的概念外,一种可变投入的平均产量和边际产量也是非常重要的概念。

一种可变投入的平均产量（average product,AP）是总产量除以为了生产这一总产量所使用的该种可变投入的数量,即单位可变投入的总产量。如果可变投入是劳动,当生产者使用的劳动量为 L 时,总产量是 TP,此时劳动的边际产量可表示为：

$$AP = \frac{TP}{L}$$

一种可变投入的边际产量（marginal product,MP）是指当其他投入的数量保持不变时,可变投入增加一个单位所带来总产量的增加量。如果用 ΔL 表示可变投入（劳动）的增加量一个单位,用 ΔTP 表示产量的增加量,则增加的这一单位劳动的边际产量用公式表示：

$$MP = \frac{\Delta TP}{\Delta L}$$

这种与一个单位的 L 的变化相关联的产出的变化是劳动力的边际产出。在 K 不变的情况下,更多的 L（如技师）将生产出更多的 Q（劳动力的正向的边际产出）,但是随着机器变得更多,边际产出可能随着 L 的增加而下降。这种对于每个技师的平均产量 AP = Q/L。

2. 生产的三个阶段　通过图3-4的图形中的总产品曲线、平均产品曲线和边际产品曲线,我们可以发现总产量、边际产量和平均产量之间的重要关系及其特点：

（1）当总产品曲线（TP）以递增的增长率上升时,边际产品曲线（MP）和平均产品（AP）曲线均呈现上升状态。

（2）当总产品曲线（TP）开始以递减的增长率上升时,边际产品曲线（MP）达到了最高点,之后开始下降,平均产量曲线（AP）继续上升。

（3）在总产品曲线（TP）继续以递减的增长率上升,边际产品曲线（MP）和平均产品曲线（AP）相交时,平均产品曲线（AP）达到最高点,在这一点,AP = MP。

（4）当总产品曲线（TP）达到最高点时,边际产品曲线（MP）与横轴相交（即 MP = 0）,而平均产品曲线（AP）继续下降。

（5）当总产品曲线（TP）下降时,边际产品曲线（MP）达到横轴的下方,（即边际产品为负值）,平均产品曲线（AP）继续下降。

由图可见,AP 与 MP 曲线相交的 c′点为平均产品的最大值,过了 c′点之后,平均产品下降。图中的 d 点则表示边际产品达到了最大值;过了 f 点之后,边际产品为负。

由此,我们得知 AP 与 MP 之间的关系:当 AP 上升时,MP>AP;在 AP 达到最大值时,MP=AP;当 AP 下降时,MP<AP。根据上述总产品曲线、平均产品曲线和边际产品曲线之间的这种关系,经济学将生产分为三个阶段:①收益递增阶段;②收益不变阶段;③收益递减阶段。

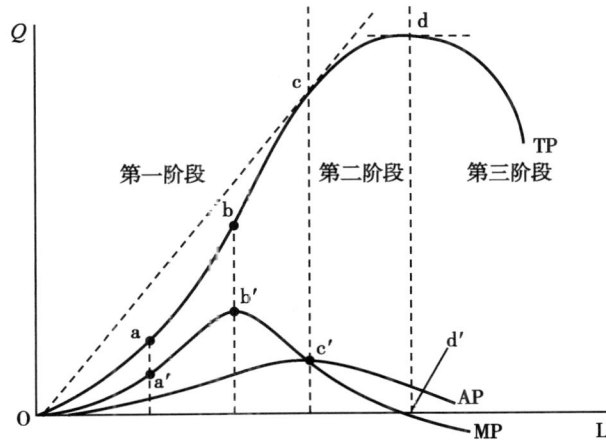

图 3-4
一种可变投入生产函数的产量曲线

第一阶段:收益递增阶段。在这个阶段,可变投入的平均产量递增。这意味着此时每增加一个单位的可变投入都能够提高平均产量,因此边际产量高于平均产量。这反映出与可变投入相比较,不变投入太多,即生产处于一种很不经济的状态。在这一阶段,增加产量是有利的,因此,有理性的生产者应该增加可变投入,扩大产量。

第二阶段:收益不变阶段。有理性的生产者既不会选择第一阶段,也不会选择第三阶段,显然,第二阶段的生产范围应成为他的最佳选择。由图可见,第二阶段的起点为 AP=MP,此时平均产量达到最大值;在第二阶段的终点 MP=0,此时,总产量达到最大。有理性的生产者往往会选择这一阶段。

第三阶段:收益递减阶段。在这个阶段,可变投入的边际产量为负值。这意味着此时每减少一个单位的可变投入都可能提高总产量,反映出在这一阶段,与可变投入相比,不变投入太少,生产也处于一种很不经济的状态。在这一阶段,减少可变投入是有利的。有理性的生产者也不应选择这一阶段内的任何产量上,而应减少可变投入。

但是,在第二阶段的产量中,生产者究竟选择哪一产量的问题并不是仅通过生产函数分析就能够解决的。经济学认为,进行产量的抉择不仅取决于生产函数,还取决于成本函数。经济学正是通过一种可变投入的生产函数的分析,从而获得了著名的"边际产品递减规律"。

3. 边际收益递减规律　边际收益递减规律(the law of diminishing marginal return),是指在其他投入固定不变的情况下,随着一种可变投入的增加,总产品的增量(即边际产品)在超过某一点之后出现递减态势(图 3-5)。

如前所述,如果等额增加一种要素,而使其他要素的数量保持不变,产量的增加额一开始可能会上升,但超过了某一点后,等额增加该种要素带来的产量增加额就会下降,即这种可变要素的边际产量会递减。

在学习边际收益递减规律时,需要了解其几个基本特征。第一,边际收益递减规律假定至少有一种要素的数量是保持不变的,它不适用于所有要素的数量都等比例增加的情况。第二,边际收益递减规律是建立在假定技术保持不变的基础上,因此,它不能预测在技术发生变化的条件下,增加一个单位的可变要素,总产量会发生什么变化。第三,在使用或分析边际收益递减规律时,要求所使用的各种生产要素之间的比例必须是能够改变的。因为只有这样,才能实现在一种要素的数量保持不变的情况下,增加其他要素的数量,从而改变固定要素与可变要素的比例。

现在仍以某医院 X 线检查的投入与产出为例。表 3-4 反映了一种可变投入的生产函数的所表示的投入(X 线技师)与产出(X 线检查次数)的关系。第一列的"技师数"代表一种可变投入的数量,第二、三和四列分别反映的是总产量、平均产量和边际产量。

表 3-4　一种可变投入的生产函数表

X 线技师数 （L）	总服务量 （TP）	平均检查次数 （AP）	边际检查次数 （MP）	生产的 三个阶段
1	8	8	8	第一阶段
2	20	10	12	
3	36	12	16	
4	48	12	12	第二阶段
5	55	11	7	
6	60	10	5	
7	60	8.6	0	第三阶段
8	56	7	−4	

引自:高鸿业,吴易风.现代西方经济学.北京:经济科学出版社,1995.

当该医院由原来的一名 X 线技师陆续增加到第三人时,随着技师(L)的增加,总产量(TP)递增,每名技师平均检查次数和边际检查次数均呈递增状态;但是增加至五名技师时,虽然总服务量增加,但每名技师的平均检查次数和边际检查次数均出现下降;甚至边际检查人次为零和出现了负值。

同时,可以发现,当技师增加到 4 人时,AP = MP,平均检查人次达到最大值,即生产第二阶段的起点。当技师增加到第 6 人时,为第二阶段的终点,此时总服务人次达到最大值;而后随着技师的继续增加,总检查人次停止增加并出现下降。

（四）两种可变投入的生产函数

经济学认为,一种可变投入的生产函数只是现实中的一种情况;在现实社会中,很多产品的生产需要有两种以上的投入。

两种可变投入的生产虽然比一种可变投入的生产函数更为复杂,但它的含义仍然表示在技术条件不变的情况下,一定时期内各种生产要素的组合与产品或劳务的最大产出之间的数量关系。不同之处在于其产量不是一个变量的函数,而是两个变量的函数。

假定生产者在生产过程中使用两种投入（X_1 和 X_2）来生产一种产品（Q）。需要说明的是这两种

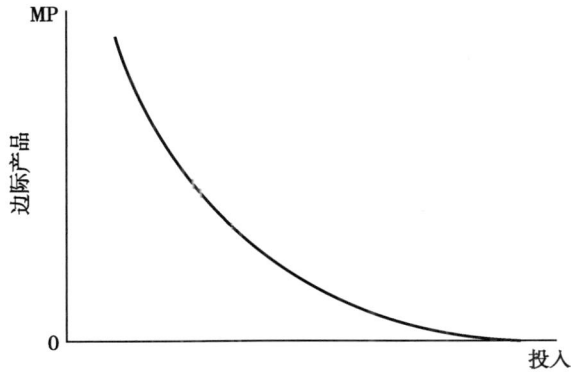

图 3-5

边际收益递减

投入的生产函数是两种可变投入的生产函数,即短期生产函数。则两种可变投入的生产函数可表达为:

$$Q = f(X_1, X_2)$$

此式表示,产量 Q 是这两种可变投入的函数,它随着可变投入 X_1 和 X_2 的变化而变化。

如果在生产过程中使用的两种可变投入是劳动和资本,那么,两种可变投入的生产函数就是劳动和资本的函数,表示产量随劳动和资本的变化而变化。

按照两种可变投入的生产函数,生产者可以对两种可变投入进行各种不同的组合,由这种不同的组合获得不同的产量。采用这种方法我们可以通过表 3-5 生产函数表中找到两种可变投入(医生和病床)的各种组合所提供的产量(医疗服务数量)。

通过这个生产函数表可以显示每一种生产要素的边际产量,我们可以找到任何一种投入每增加一个单位所增加的产量,即增加一个单位的生产要素所得到的医疗服务数量。

同时,该表可以印证两种投入的生产函数边际产品递减规律:一个可变投入量改变而其他投入量固定不变时(假定生产函数表中的资本不变),仅改变劳动这一投入要素,就会出现劳动的边际产品递减。例如,当病床保持在 4 张时,如果医生数量从 4 人增加到 5 人,则边际医疗服务人次将由 26 人次减少到 20 人次。

需要注意的是,在有两种可变生产投入的情况下,要分析一种投入的边际产量,就必须使另一种投入的数量保持不变。例如,当医生为 4 人,病床的使用量由 1 张增加到 2 张时,病床的边际产量为 1 张床提供 51 人次医疗服务;当使用 2 张病床,医生数量由 3 人增加到 4 人,劳动(医生)的边际产量为 1 名医生提供 20 人次的医疗服务。

如果用总医疗服务量除以使用的医生或病床数量,可以算出劳动(医生)或资本(病床)的平均产量。

从两种可变投入的生产函数表中,还呈现了不同的可变投入的组合生产同一产量的结果。例如,80 个医疗服务人次的提供既可以通过使用 4 名医生、2 张病床来获得,也可以通过使用 3 名医生、3 张病床来获得。通常,这种生产函数表只包括了高效率的投入组合,生产既定产量的许多低效率的投入组合并没有完全包括进来。

表 3-5　某所医院两种可变投入的生产函数表

医生数（人）	医院病床（张）			
	1	2	3	4
1	5	11	18	24
2	14	30	50	72
3	22	60	80	99
4	29	80	115	125
5	34	84	140	145

引自：魏颖，杜乐勋．卫生经济学与卫生经济管理．北京：人民卫生出版社，1998.

二、生产要素的最优组合

（一）等产量线

1. 等产量线　等产量线（equal-product curve）是从生产函数中得出的。假定产量既定，为 Q^0，两种可变投入的生产函数可表达为：

$$Q^0 = f(X_1, X_2)$$

根据这一生产函数，可以绘出等产量线。在经济学教科书中往往运用两种投入和一种产出的关系来说明等产量线。

假定生产者在生产某一数量的产品时，使用两种投入。这两种投入可以互相替代，即可以增加一种投入的使用量而减少另一种投入的使用量。这样，为了生产一定的产量，生产者可以对两种生产要素或投入进行不同的组合。

等产量线表示生产技术不变时生产同一产量的两种投入或生产要素的各种不同组合的轨迹，或者说，它表示两种生产要素的不同组合所带来相等产量的一条曲线。现在用图 3-6 加以说明。

图中的横轴表示投入 X_1，纵轴表示投入 X_2，这两种投入可以进行多种组合。现在假定生产者要在既定的生产技术水平下用 X_1 和 X_2 来生产产量 Q_2（假设 $Q_2 = 15$ 单位产品）。这个生产者可以选择 A，B，C 等各种投入组合。在图形中，每一个组合是坐标平面上的一个点，将这些点连接成一条曲线，得到等产量线 Q_2。由于这条曲线的各点所表示的 X_1 和 X_2 的组合都给生产者带来同等的产量 Q_2，因而叫做等产量线。

等产量线指同一条等产量线上任何一点所表示的投入或要素组合都生产相等的产量。但

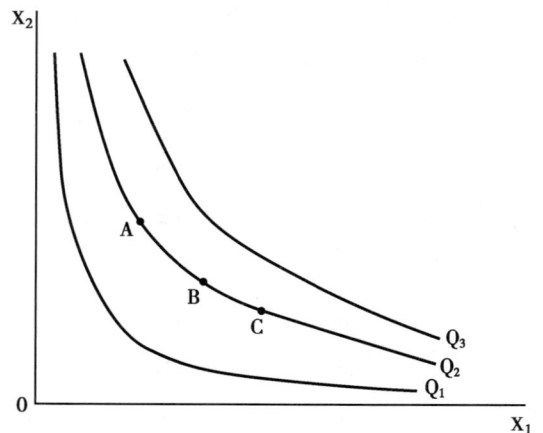

图 3-6
等产量线

是，不同的等产量线（相当于不同的 Q 的数值）代表的产量是不等的。在图 3-6 中有三条等产量线：Q_1，Q_2 和 Q_3。其中，等产量线 Q_1 的产量比 Q_2 低，Q_3 的产量比 Q_2 的高（假设 $Q_1 = 10$ 个单位产品，$Q_3 = 20$

个单位产品）。

等产量线与无差异曲线非常相似。根据无差异曲线的性质，就可以知道等产量线的性质：

（1）等产量线是一条向右下方倾斜的线，斜率为负值。由此表明，在生产者的资源与生产要素价格既定条件下，为了达到相同的产量，如果增加一种生产要素，必须减少另一种生产要素。

（2）在同一坐标平面上，任何两条等产量线不能相交。因为在相交点上，两条等产量线所代表的是相同产量。

在同一坐标平面上，可以有无数条等产量线。同一条等产量线代表相同的产量，不同的等产量线（相当于不同的 Q 的数值）则代表不同的产量。等产量线位置越高，代表的产量越大；越是接近原点，代表的产量越小。

（3）等产量线凸向原点，斜率递减。这是由边际技术替代率所决定的，等产量线的斜率就是边际技术替代率。

通过介绍等产量线的概念与特征，我们知道，等产量线上各点的投入组合可以生产出同等产量；即在同一条等产量线上，不同的点上意味着不同的投入组合，有的投入量多，有的则投入量少。那么，对于有理性的生产者来说，显然是不会选择在生产同等产量时数量多的投入组合的。

我们仍以 X 线服务为例来说明等产量线，并介绍技术替代率的概念。表3-6呈现了生产十个单位既定产出的几种投入组合。由表可见，两种投入（放射线技师和资金）的不同组合生产同等的产出（100 次检查次数）。

等产量线的斜率表示在保持既定产量的情况下，增加一个单位的一种投入（X_1）时所必须减少的另一种投入（X_2）的数量，也就是用 X_1 替代 X_2 的比率。这一比率称为技术替代率。用 RTS 表示，可写成下式：

$$RTS = -\frac{dX_2}{dX_1} \approx -\frac{\Delta X_2}{\Delta X_1}$$

表 3-6　X 线服务的等产量表

组合方式	服务量（次）	技师（人）	资金（元）
组合 A	100	1	10 000
组合 B	100	5	160
组合 C	100	7	42
组合 D	100	8	24
组合 E	100	10	10

从等产量表的数值中，可以看到，在生产 X 线检查的过程中，增加每一单位的放射线技师将会节省多少资金（包括 X 线机器、胶片、计算机的消耗），即资金与技师的"边际技术替代率"（$MRTS_{LK}$）。

2. 边际技术替代率　边际技术替代率反映当劳动的变化很小时，单位劳动量的变化量引起的资本的变化量。边际技术替代率等于劳动的边际产量（正在下降）除以资本的边际产量（正在上升），随着劳动对资本的替代，边际技术替代率一定下降；即在变化相等产量水平时，减少一种生产

要素的数量,与增加另一种生产要素的数量之比。表达为:

$$\text{MRIS}_{LK} = \Delta K / \Delta L$$

式中,ΔK 代表资本的减少量,ΔL 代表劳动的增加量,MRIS_{LK} 为以劳动代替资本的边际技术替代率。

例如,表 3-5 中显示,如果放射线技师从 1 人增加到 5 人,可以大大减少资金的投入。但是当继续增加技师的数量,例如,对于组合 D,将技师从 8 人增加到 10 人,能够减少的资金数量明显下降。这一规律说明这两种投入是可以相互替代的;但是,由于边际技术替代率的存在,当一种投入继续增加时,它所替代的另一种投入的数量会出现越来越少的状况。

边际技术替代率反映了边际收益递减规律。随着劳动量的增加,其边际产量在递减;即每增加一定数量的劳动所能够代替的资本量越来越少;即 ΔL 不变时,ΔK 将越来越小。这将有利于我们对卫生服务供给中选择不同投入组合提供重要参考。

（二）等成本线

生产要素或投入的价格是生产者生产产品的成本。因此,生产者在选择生产要素或投入组合时,通常将成本作为重要的选择依据。

等成本线(equal-cost curve)又称企业预算线,它表明生产者在既定成本下所购买的两种生产要素的最大组合。

等成本线具有以下特征:①向右下方倾斜,斜率为负;②同一坐标上可有无数条等成本线,但是,不同的等成本线代表不同的成本;③等成本线离原点越远,表示生产者要购买的投入要素的支出总额越大;④等成本线上的不同点表明生产者购买的两种要素的不同数量组合,尽管两种要素的数量组合不同,但生产者花费的成本是相同的。

等成本线反映了生产者进行生产的限制条件,即它所购买的生产要素的花费不能大于或小于所拥有的既定成本。显然,大于既定成本是无法实现的,而小于既定成本又难以实现产量最大化。

当生产要素或投入的价格是可以确定的,生产者愿意支付的成本已知时,就可以得到等成本线。假定以 T_C 表示两种可变投入的总成本,L,K 分别表示技师和仪器的使用时间,P_L,P_K 表示单位时间技师和仪器的使用价格,则:

$$T_C = P_L \times L + P_K \times K$$

图 3-7 呈现了等成本线图形,它表示等量成本所购买的两种投入的各种不同组合的轨迹。横轴上的截点表示全部成本能买到的投入 X_1 的数量,纵轴上的截点表示全部成本能够买到的投入 X_2 的数量。图中 C_1、C_2 和 C_3 为三条等成本线,C_2 高于 C_1,C_3 高于 C_2。

（三）生产要素的最优组合

前面已经提到,一种可变投入和两种可变投入的生产函数并没有解决最优选择问题;生产者的最优选择不仅取决于生产函数,还取决于成本函数。我们在学习了等产量线和等成本线之后,现在可以讨论生产要素的最优组合问题。

根据生产理论,为了获取利润最大化,理性的生产者追寻以最小的成本来生产最大的产量;这相当产量既定时使成本最小,或者成本既定时产量最大。由于投入要素是可以替代的,当产量一定时,要使成本最小,应选择其投入为最低成本的投入组合。当成本一定时,要达到产量最大化,应选择使其能够实现最大产量的投入组合。

无论是产量既定时使成本最小,还是成本既定时使产量最大,表现在图形上均为等成本线和等产量线相切的点,这一点就是最优要素(投入)组合。

1. 产量既定成本最小的要素组合　图 3-8 中,给出了既定产量,图中有三条等成本线。由于产量既定,因此图中只有一条等产量线 Q_2,它可与许多等成本线相交,但只与一条等成本线 C_2 相切。三条等成本线中,对于一确定的 Q_2 的生产,显然,C_3 成本太高,是不经济的;而 C_1 又不可能;因此,只有成本 C_2 既是最经济的,又是可能实现的。

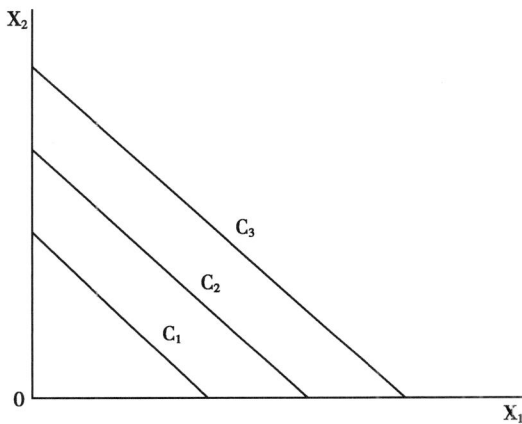

图 3-7
等成本线

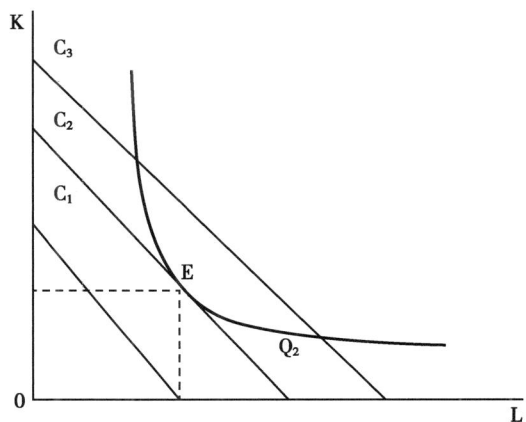

图 3-8
产量既定成本最小的要素组合

等成本线和等产量线的切点 E 称为生产者均衡点。其经济学意义在于它是产量既定时的最小成本组合,它意味着生产者选择的投入组合既在等产量线上,又在可能的最低的等成本线上,是以最小成本生产最大产量的最优要素组合。在这一点上,生产者达到了运用最小的成本来生产最大的产量的目的。

2. 成本既定产量最大的投入组合　假定生产者可以得到两种要素,一种是资本,一种是劳动,如果想在既定的成本水平下使产量最大化,那么应该选择怎样的资本与劳动组合呢?

假定单位资本的价格为 P_K,单位劳动的价格为 P_L,既定的成本水平为 R,从既定的总支出 R 中能够得到的生产要素(投入)组合可以表示为:

$$R = P_L L + P_K K$$

其中,L 表示劳动投入的数量,K 表示资本投入的数量。

如果成本既定,可只有一条等成本线 C_2。既定的成本线可以与许多等产量线相交,但是只与一条等产量线相切。由此,我们可以确定哪一种投入组合能够在成本既定的条件下使产量最大化。在图 3-8 中,E 点是等成本线与等产量线曲线的切点。显然,该点所表示的投入组合是总成本支出为 R 时产量最大化的要素组合,即用成本 C_2 进行产量 Q_2 的生产是最经济的,也是可能的(图 3-9)。

（四）扩展线

扩展线（expansion path curve）是连接各生产者均衡点的曲线,也可称为规模曲线（图 3-10）。扩展线是在生产要素的价格不变的条件下,生产者扩大生产规模的途径。它反映了生产要素价格不发生变化时使产量变化而发生的两种生产要素比例的变化。在扩展线上,既可以用既定的成本生产最大产量,也可以用最小的成本生产既定产量。

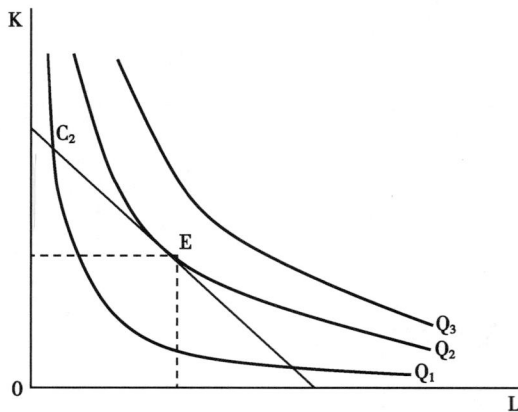

图 3-9
成本既定产量最大的要素组合

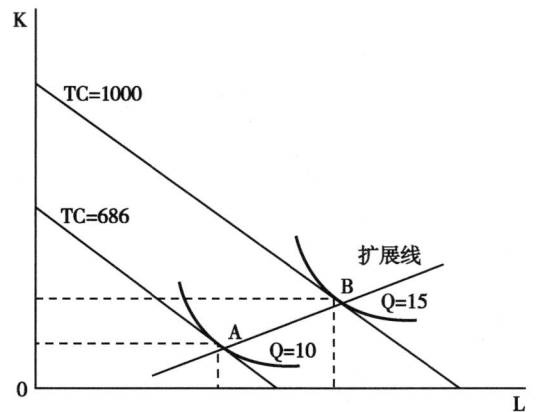

图 3-10
扩展线（成本最小化或产出最大化）

下面以一个例子加以说明。假定某医院为了达到营利最大化,希望以最小化的成本提供既定的 X 线检查服务的数量。在这一假设下,卫生服务提供者希望达到生产这一既定产出的最小化成本目标。

以 TC 代表 X 线服务的总成本,w 为技师的成本（工资、补贴其他相关收入）,r 为提供 X 线服务过程中购买医疗仪器设备的成本,由此,可获得总成本:

$$TC = wL + rK$$

在此,L 和 K 是在 X 线服务生产过程中所运用的投入的数量,即需要的技师数（劳动力）和 X 光机器数量（资本）。如果 w = 50,r = 20,运用 30 个小时的技师和 10 台机器的总成本为:TC = 1700 = （50×30）+（20×10）。这个等式有助于决定既定成本水平下的所有 L 和 K 的组合。对于此例,假定医院提供此项服务的成本已确定为 1000 元,则方程为:

$$1000 = 50L + 20K$$

为了便于计算,将资本 K（或者劳动力 L）放到方程左边而改变方程:K = 50-2.5L。如图所示,TC 的等成本曲线为 686 元。通常,方程可以写成:

$$K = TC/r - (w/r)L$$

在上面的例子中,如果提供者希望以成本最小化来提供 X 线服务,那么,他可能会选择低的无差异曲线,即生产 10 个单位的产量,即 A 点。

另一方面,假定提供者的预算允许为 686 元,希望达到产出最大化,同样,他可以获得 10 个单位的产量;即在此例中成本最小化和产出最大化的结果是相同的。而假定提供者的预算提高到 1000 元,则可以获得 15 个单位的产量。

三、成本函数

（一）成本函数的概念

前面我们学习的生产函数和等产量曲线的重要性在于它们会影响成本。生产函数描述了投入和产出之间的关系，成本函数则描述了产出与成本之间的关系。

在介绍生产者函数时已提到成本函数（cost function），生产者的最优选择不仅取决于生产函数，还取决于成本函数。现在，讨论成本函数的基本概念及其在卫生服务供给中的作用。

生产者为了进行生产必须购买投入或生产要素，为此而支付的代价为生产的成本。表示成本与投入的关系的方程就是成本方程，即：

$$C = P_1 X_1 + P_2 X_2$$

式中，假定 P_1 和 P_2 是两种生产要素 X_1 和 X_2 的价格，为已知常数；成本 C 是生产要素 X_1 和 X_2 的函数，即对各个最优组合的要素价格所支付的成本，也就是扩展线上各点所表示的成本。

另外，扩展线上的各点的成本都对应于一定的产量，因此，也可以把成本 C 表示为产量 q 的函数，即成本函数。成本函数表示总成本和产量之间的关系，公式为：

$$C = F(p, q)$$

式中，q 是产量，C 是为生产 q 所需的最低的总成本（TC）。总成本是生产一定产量所必须支付的全部成本。

（二）等成本曲线与成本最小化

等产量曲线表示的是多种可行的投入和产出组合。等产量曲线本身并没有描述生产给定产出所需的最低投入。为了促使卫生保健提供者在给定的产出水平上实现成本最小化的目标，这里介绍等成本曲线的概念。

如前所述，等成本曲线是图 3-11 中向下倾斜的直线；它表示的是总成本相同的所有资本和劳动的组合。

假定某个给定的总成本水平 TC，能够购买到许多可能的资本和劳动组合 K 和 L，其总成本 TC = rK+wL，其中 r 为资本的租金率；w 为劳动的工资率。租金率是指提供者在一段时间中使用资本的成本。等成本曲线公式可以通过代数变换得到一个等成本函数，即：

$$K = TC/r - (w/r) L$$

计划生产某一给定产出水平（如 100 次门诊服务）的卫生服务提供者如果要实现成本最小化，则会通过选择与表示 100 次门诊的等产量曲线相切的最低等成本曲线的方式。如图 3-11 所示，提供 100 次门诊的最小成本出现在等成本曲线 AB 上的点 C，投入要素组合为 L = 20，K = 25。

如果给定投入要素的价格，可以计算产出的成本。比如，令 r = 1200 元，w = 1000 元，则提供 100 次门诊的最小成本为 50 000 元。如果厂商计划生产 150 次门诊服务，最小成本将发生在点 F，需要 30 单位的劳动和 40 单位的资本，总成本为 78 000 元。如果基于成本最小化的假设，将等产量曲线代表的生产函数、等成本曲线代表的成本组合在一起，就会产生一组结果，即点 C、F 和 G。这种把所有可能的切点组成的集合称为扩张路径，即扩展线。

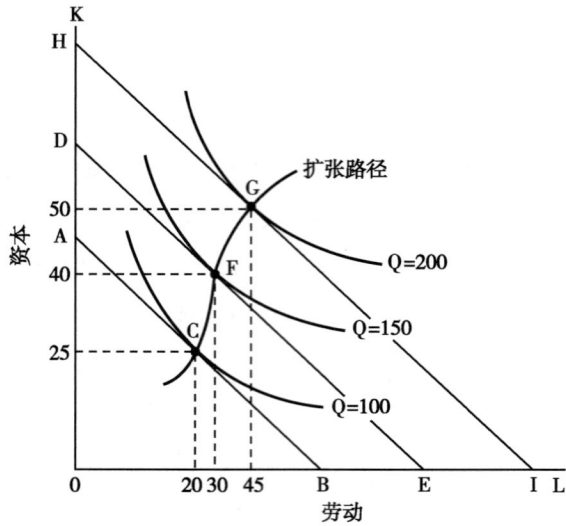

图 3-11

门诊服务的等成本曲线

（三）成本函数的运用：规模经济和范围经济

成本函数是一个边界，它代表了生产给定产出可能的最低成本。在现实中，厂商的运行可能是无效率的。因而成本函数将使我们关注处于边界之上的成本水平，有助于分析卫生保健提供者在其成本边界上运行还是在其之上运行。

规模经济（economies of scale）：运用成本函数，可以得到卫生服务提供者是否具有规模经济的结果。仍以前面的例子进行分析，图 3-12 所示的长期总成本函数的结果变换为我们提供了该提供者规模经济的相关信息。如果将给定的成本除以相应的门诊次数，就可以得到该提供者的平均成本。如图 3-12 所示，得到了长期平均成本（long-run average cost，LRAC）。

如果卫生服务提供者的长期平均成本随产出增加而下降，那么提供者处于规模经济之中；例如，图 3-12 中所示的提供者在 AB 区间表现出具有规模经济的特征。反之，当长期平均成本随产出的增加而上升时，则提供者处于规模不经济之中，如图 3-12 中处于 BC 区间的情形。

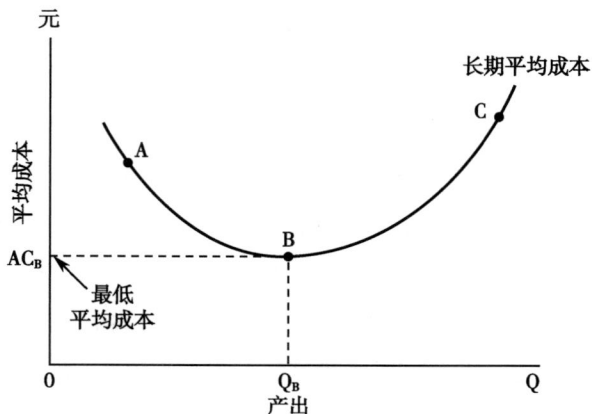

图 3-12

长期平均成本函数

在这种情况下,追求利润的提供者会选择什么样的产出水平呢?一般容易认为它会选择产出 Q_B,此处的平均成本最低(AC_B),但是在卫生系统的现实中并非如此。通常卫生服务提供者追求的并不是成本最小化;如果其如同其他追求利润最大化的厂商一样,卫生服务提供者总是希望实现利润最大化,它们就会缺乏内在的动机将产出保持在平均成本最低的水平上;除非在满足成本最小化的产出同时能带来利润最大化时。

一个卫生系统中规模经济的典型是医院的规模,通常医院的床位规模。几十年前,曾有研究发现医院的最优规模250张病床;近年最优规模扩展到700~800张。然而,在现实中,一些已达到千张床位的医疗机构仍急于扩大医院规模,其动机主要是收入最大化;此时并没有考虑成本最小化的问题。从规模经济的角度,医院规模过大,可能存在某种程度的规模不经济;而对于医院规模过小的医院则不存在规模经济。

范围经济(economies of scope):范围经济是当生产多种产品存在不同的卫生服务提供者才会产生。如果共同生产两种或更多种商品比分别生产这些商品更便宜,就存在范围经济范畴的问题。由于许多卫生保健提供者是生产多种产品的,因此,范围经济的概念与卫生保健是高度相关的。

假设有两家医院,一家医院只提供儿童保健服务,另一家只提供妇女保健服务。如果将两家医院合并起来可能会比两家医院分别提供各自的服务更有利于实现规模经济的目标,从而降低总成本。

范围经济的意义在于,联合生产多种服务与独立生产方式相比,前者的生产成本较低;尤其是在一个医疗卫生机构通常生产一些相互之间有关联的服务产品,当联合生产时,成本较低。

从公共政策的角度来看,每个卫生服务提供者的生产满足平均成本最小化将是最优选择。根据完全竞争理论,竞争力量会迫使厂商在长期内必须在平均成本最低处经营;也就是说,竞争性厂商通过竞争,保持低成本以服务社会的需要。但是大多数卫生保健提供者不是在完全竞争市场上运营的,因此,完全竞争的力量未必能迫使它们在最有效率的规模上运营,这是卫生系统供给的一个基本特征。在学习了规模经济和范围经济概念后,有助于我们更好理解其在卫生系统的发展变革中的重要性和意义,例如区域卫生规划、医院合并等均是基于追求规模经济的目的。

四、卫生服务供给者的行为

在研究卫生服务供给者行为理论时,西方卫生经济学家认为,医院是最应加以分析的卫生机构。因为,医院支出占个人卫生支出的40%,位居首位,并以每年10%的速度递增;并且,医院作为多投入、多产出的生产部门,其供给行为也是最为复杂的。因此,在卫生服务供给者行为中,重点介绍医院行为理论。

目前,对医院行为理论的有关认识有以下几个方面。

1. 不同角色的最大化目标 一方面,不同类型医院的目标与行为是有差别的。例如,我们将在后面讨论的营利与非营利医院的生产目标是不同的;由此,卫生服务供给理论中利润最大化、效用最大化等模型,分别研究和分析不同的医院行为模式。另一方面,在一个医院的内部,对于医疗服务供给目标,不同角色也有不同的认识。许多卫生经济学家认为,医院是一个复杂的组织,拥有大量独立的决策者,并非是单一的决策者;包括决策者、医生和护士、财产与业务管理者。这提示我们在分析医院行为时应关注不同角色对最大化目标的不同追求。

2. 医生的特殊作用   与其他生产者相比,医院中提供医疗服务的医生的特殊作用是值得关注的。医生处于一种不同寻常的位置,对决策起重要的作用。经济学家福克斯曾提出,"不认识医生的作用,就不可能理解医疗保健方面的问题"。西方经济学家认为,在普通企业,管理部门决定各种投入的组合及产品价格。在卫生系统中,医生对投入的选择有相当大的自主权,这种选择通常依赖于他的诊断和主观判断。并且,医生的主导作用并不仅仅是对医疗费用的影响,还在于对整个医疗过程的控制。

3. 服务质量的影响   对于医院来说,医疗服务的质量是举足轻重的。哈佛大学经济学家 Newhouse 认为,质量是影响医院管理者和消费者的关键因素。首先,医疗质量将影响医院成本。医院可以产生任何水平的他们所期待的质量,但是质量越高成本越高。如果没有成本控制,医生将为病人提供最高质量的服务,但给病人这种高质量的服务意味着将花费最大量的成本;同时,将意味着刺激医生利用高投入来不断提高服务的质量。因此,医院的平均成本曲线将取决于所提供的服务质量。并且,服务的质量还影响所提供的服务的数量。既然高质量需要更多的生产要素和投入,那么,例如,英国国家卫生服务(NHS)对公立医院的预算是固定的,因此,公立医院的卫生服务供给过程中,提高服务的质量将可能降低服务提供的数量。

在中国医院体系中非营利性医院是主体。即使在美国,非营利性医院(短期综合医院)仍占据首位,超过 55%,人员占 67%;其提供的住院病人数占总数的 69%。因此,医院行为理论中,主要是对非营利医院行为的研究。其中,影响最大的是效用最大化模型和利润最大化模型。下面我们将分别加以介绍。

(一)效用最大化模型

经济学家研究非营利医院行为的过程中,提出了效用最大化(maximization of utility)或利润最大化模型。效用最大化是由 Newhouse 在 1970 年提出的,主要用于阐述非营利生产者行为。

在该模型中,假定医院决策者追求两个目标:服务数量与质量的最大化。他把服务质量与医院的声誉联系起来,并将其取代利润作为医院决策者的目标。假定随着服务质量的提高,卫生服务需求曲线上移。他认为,医院目标是决策者效用最大化。生产者的效用与消费者效用的含义是类似的;它是一个决策者偏好的指标,可以用来衡量满意度。

在此基础上,Newhouse 进一步提出医院效用受工资、信誉和工作是否舒适等因素的影响。影响效用的因素又取决于医院的目标,每个医院管理者都有相应的目标。假定医院管理者关注两件事情:服务的数量与质量。此时,医院的决策具有效用最大化模型:

$$U = U(N, S)$$

这里,N 为治疗的病人数量,S 为服务质量。医院可以产生任何水平的他们所期待的质量,但是质量越高成本越高。

在 Newhouse 的模式中,医院追求的是产出的数量与质量。不同的人对产出有不同的衡量标准。一些高层决策者对服务质量很看重;而其他人可能更强调医生和护士的技术;有的人重视在医院医疗社区中的声誉;还有一些人则关注所提供服务对象的关爱程度与同情的质量。

图 3-13 呈现了医院数量与质量的权衡。在该模式中,医院决策中将选择效用最大化,即 A 点。这个模型也阐述了医院对服务质量与数量的权衡。一方面,假定医院对数量的偏爱。那么,医院行

为为数量最大化,即 B 点;这是 Long(1964)提出的医院数量最大化理论。另一方面,假定医院偏好服务质量,即质量被决策者认为是至高无上的,即图中的 C 点;这类似于 Lee(1971)提出的理论,认为医院作为一个超群的生产者理论,医院选择提高声望的生产技术,例如心脏搭桥或者脏器移植术。

非营利性医院决策人员有自己的目标,但不一定把成本最小化作为目标,即决策人员的目标未放在成本最小化上。

(二)利润最大化

该模型首先假定非营利性医院的行为与营利性医院相同,即谋求利润最大化;但是这个"利润"将归属于社区,而不是医院自身。从经济学理论中我们得知,利润最大化的原则是边际收益等于边际成本。为了谋求利润最大化目标的实现,医院应选择的价格在需求曲线上,即其边际成本曲线与边际收益曲线相交点的价格。

如图 3-14 所见,P_1 和 Q_1 分别是医院获取最大利润的价格和产出。医院获取的利润值为 P_1 与其对应的平均成本曲线点之间的差值与 Q_1 的乘积。利润最大化模型显示,随着需求的增加,或者投入要素价格的增高,医院都会提高服务的价格。

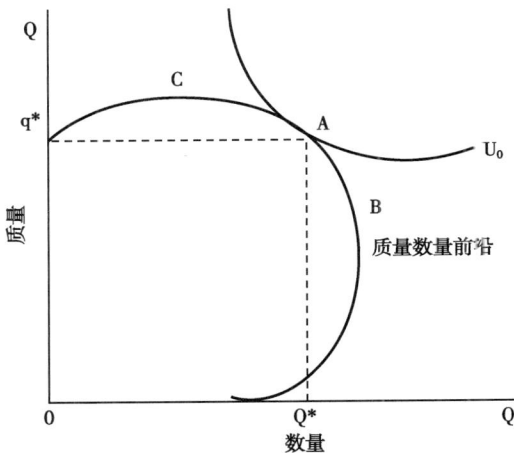

图 3-13
医院质量与数量的权衡

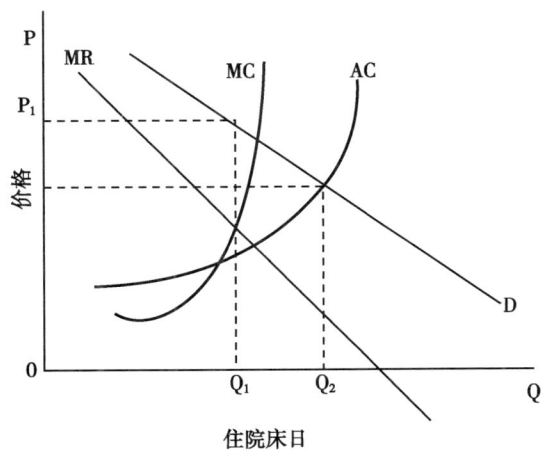

图 3-14
利润最大化医院的价格和产出

并且,该模型提出医院在追求利润最大化的同时,还谋求成本最小化。即医院不仅是一个最大的利润谋求者,还追求其成本最小化;因为高成本意味着减少了利润。

由于卫生行业的自身特点,不能以追求最大利润为目标,同时不能完全遵循成本最小和产出最大这一两重性原则。但是,一些西方经济学家认为,医院虽然不完全等同于以追求最大利润为目标并遵循成本最小化原则的企业,并且生产理论在卫生服务领域的应用上还具有一定局限性;但是在竞争的环境中,一所医院为了自身的生存与发展需要,应该确立自身的经营目标。这意味着医院或者应选择最节约的成本,即成本最小化;或者选择产出最大化。

(三)医生收入最大化

此方面主要的模型是医生控制模型,以及医院作为医生的合作者(the hospital as a physicians cooperative),主要由 Mark Pauly 和 Michael Redisch 于 1973 年提出。此模型假定,医院被医生所控制,他们管理医院以利于他们的净收入达到最大化,即医生净收入最大化。

　　该模型假定医院的总收入将分配给医生和医院。医院的收入将由消费者需求决定,并取决于由医生合作者提供的服务数量;而所提供的服务数量和病人数量取决于高层决策者(医生)所选择的投入的数量。医院运营目的是为了每位医生(M)净收入(NR)最大化,即NR/M。

　　随着医生数量的增加,最初医生的收入是增加的,但最后由于收入增加的百分比小于医生数量增加的百分比,每位医生的收入下降。

　　图3-15显示了最佳的医院人员规模,假定可以控制医院人员规模,或者是"冻结"医院人员的进入。曲线N表明平均医生收入,N始于A点(无收入),在B点达到最大化;然后下降;曲线S是医生供给曲线,它是无限弹性的;M*为最佳规模,在此,曲线N达到了最大化。反之,如果医院对医生的准入是开放的,医生可自由出入,开放状态下医院的均衡点则在C点。

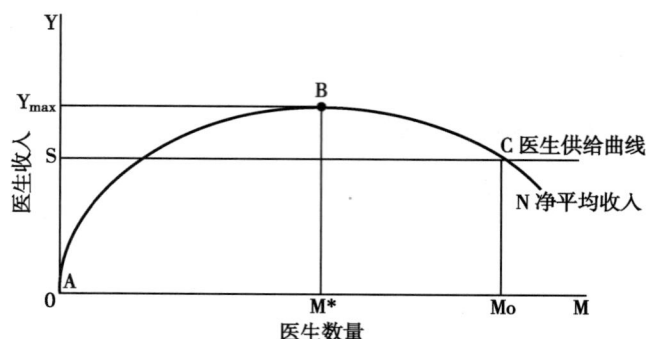

图3-15
医生净收入最大化

　　医生控制模型表明,当医疗服务需求增加时,医生的偏好行为是扩充医院容纳病人的能力,提高生产力。而医院的生产率越高,医生的收入则越高。例如增加实习医生、扩大医院的设施(如病房、手术室)、拓宽医疗服务的能力以减少病人转院,从而提高医生收入。

　　20世纪60年代中期以前,在美国医疗保险尚未覆盖大部分人群时,医生比较关注医院的成本;因为医院的成本越高,付给医生的钱就会越少。但随着在医疗保险覆盖率的增加,由于支付医院的方式主要是以医院的费用为基础,使医生对提高医疗服务的价格变得有些漠然。

　　当病人支付医疗服务的费用呈下降趋势时,医生会赞同医院利润最大化的定价方针。因为这种价格会给医院带来较大的利润,由此医生也可以根据自己的偏好进行院内再投资。例如医生要求在医院设立门诊部,以避免承担低收入住院病人的费用风险,并可以保证他们将更多的时间用于收治高收入的患者。

　　另外,医生的数量也会影响医生的收益。Pauly-Redish的医生控制模型假定:医生数量封闭的医院模型与医生数量开放的医院比较,前者医生的收入更高。这是因为在封闭医生数量的条件下,医院可以雇佣一些辅助人员。而人员开放的医院,由于医生数量较多,其收入必然相对低。因此,这可能会促使医生参与医院的聘用决策,进而限制医院的雇佣权。

　　在效用最大化模型中,认为非营利组织作为一种手段,使医院的管理者凭借这种手段获得自身的收益。但在医生控制模型中,认为医生是医院真正的决策者。并认为医院的非营利形式对医生是有利的。营利医院必须支付各种税收,股东的股息等,其余额已所剩无几;而非营利医院的医生无须用自己的资产进行投资,却能够拥有并控制医院的权力。同时非营利医院能够获得政府的补贴,并可以接受社区和一些慈善机构的捐赠,这些都使得非营利医院的成本比营利性医院的成本更低。

对医生来说,非营利医院的另一个优点是能够在内部使用剩余基金。与营利医院比较,由于非营利医院无须对股东负责,容易在重复的服务和设施上投资。因此,该模型认为医生控制医院投资的结果,造成了医院生产技术的低效率。

以上介绍了国外对医院行为模型的一些主要的理论与认识,可作为学习卫生服务供给的参考。但需要提出的是,这些理论并非完全适用于中国的医院行为和卫生服务供给者行为,我们应该在学习和研究的基础上,探索和发展适合于中国的卫生服务供给行为理论。

第四节 供给者诱导需求

一、供给者诱导需求的概念及其产生

供给者诱导需求(supplier-induced demand,SID)是指卫生保健提供者为了其自身的利益,使用他们拥有的知识优势来影响需求。SID现象的产生是因为医生具有双重角色:既是医疗卫生服务的提供者,同时又作为病人代理人,因此也是医疗服务需求水平的决定者。

SID最基本的假设是医生滥用病人代理人的角色来获得自身经济利益,这包括临床不需要的医疗保健以及由此导致的过多随访、过多的医学检查或者不必要的手术治疗以及药品的使用。如果当医生与病人平等地接受信息,或者医生始终作为良好的代理,即他只以关心病人的福利为出发点的状态时,SID是不存在的。然而,现实中,医疗服务提供者有时滥用了他们的影响来制造和产生需求,使他们的行为超出规范中的医生的职能。

经济学家瑞哈特(Uwe Reinhardt,1989)曾明确提出:SID的产生与卫生保健市场是否可以按照标准的供需模型行使市场功能有关。在标准的模型中,消费者是至高无上的,物品和服务生产的数量和种类是对满足消费者需求作出的反应。然而,由于卫生服务领域供给者诱导需求现象的存在,消费者需求很大程度上受提供者的影响。

谢恩和罗默(Shain and Roemer,1959)以及罗默1961年的研究发现,短期综合医院每千人床位数和每千人住院天数之间存在正相关关系;即在一个国家医院床位的突然增加,在其他因素都不变的情况下,会导致利用率的急剧上升;这种现象被称为"只要有病床,就有人来住",也称为罗默法则(Romer Law)。

在类似竞争市场中的SID提出了一些主要问题:诱导需求的动因是什么? 为什么一些提供者在某一些时期一定程度上出现诱导需求,而另一时期又无此行为? 为什么并非始终有这种诱导需求? 诱导需求的机制究竟是什么? 诱导变化怎样能增加供给? 为了回答这些问题,经济学家开发了SID的几种模型。

二、价格刚性与供给诱导需求

价格刚性的模型是一种阐述在竞争市场环境中诱导需求的方法,价格刚性是指价格并非随着需

求或供给的变化发生变化的现象。

假定价格并未随着供给的增加而从原来均衡的 P_1 而出现下降(图 3-16)。在新的供给曲线中，S_2 超过了 P_1 的供给，如果医生继续提供原有的服务数量，就会存在供给过剩。供给过剩意味着在现存的价格上，至少有一部分医生没有提供他们按目前价格愿意提供服务的数量，显然，他们存在诱导额外服务数量的动因。

诱导需求的能力取决于给医生的诱导行为提供机会的代理人职责。然而，这种能力的动因和程度取决于对额外提供中的相对收益与额外诱导活动中的成本的权衡等因素。除了直接成本，还将发生时间成本(劝说患者需要花费更多的服务时间)。

因此，尽管需求最终可能变更到右侧，但在理论上并不能决定会到右侧的何处，这取决于沉没盈余与沉没诱导成本之间的关系。如果沉没诱导成本相对大(严重损害了医生的声誉)，那么，我们可以判断几乎没有或少有诱导。如果易于劝阻病人消费更多服务，并且，专业上和伦理上的限制很少，则需求的变化可能会较大。经济学家认为，尽管需求从不会变化达到 D_2 的水平，仍存在过度的需求。在这一点上，即需求量超过供给者愿意提供的量在 P_1 点上。

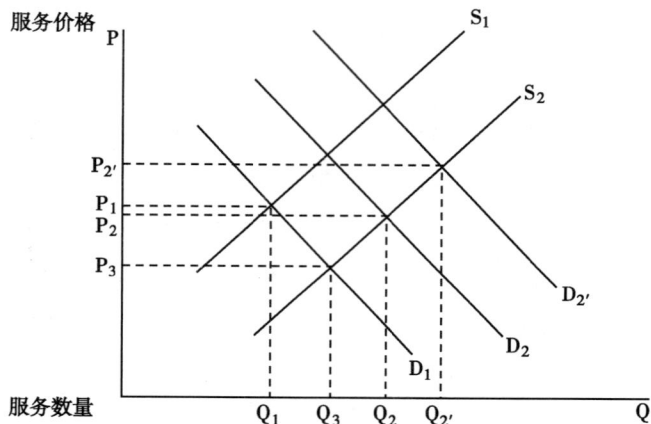

图 3-16
供给者诱导需求

三、供给诱导需求的目标收入模型

供给诱导需求的目标收入模型经常被用以解释 20 世纪 60—70 年代间的医生收费迅速增长的现象。在目标收入假定下，医生人数增长并不导致更低的收费标准和医生个人收入，相反，它导致了更高的收费以维持医生个人收入不变。

当收费受到控制时，在 20 世纪 70 年代年增长率控制在 2.5% 以内；此时，医生的行为支持了目标收入的假定。研究者发现，在价格控制的条件下，利用率有上升倾向，符合目标收入模型。赖斯(Rice，1983)研究发现，城市医生收费的相对下降，导致了外科手术、辅助性检查、内外科保健服务增加。

埃文斯(Evans，1974)将医生看作是一个追求效用最大化的提供者，其效用函数为

$$U = U(Y, W, D)$$

Y 是净收入,W 是工作时间,D 表示自行改变需求的能力。这个模型的关键特征是,改变需求行为的变价无效用递增的假设。根据他的理论,医生们偏好不诱导需求,因为随着诱导行为的增多,其边际不愉快感增强;只有当这种不愉快感被获得的收入所抵消时才存在诱导需求。但是当竞争造成收入下降时,医生可能会增强诱导行为以补偿收入的损失。

四、供给诱导需求的控制

卫生经济学家瑞哈特曾指出,医生诱导需求是当代卫生政策中一个重要的挑战。如前所述,在现实中,这种 SID 状况的产生是由于医生既是病人的咨询者又是服务的提供者的双重角色;提供者为了自身的利益,经常滥用他们的优势影响来产生需求。

对于供给诱导需求如何控制?需要从供给诱导需求的动因着手。当医生和病人具有同等完善的信息或者医生始终作为一种只关心病人福利的好的代理人,那么 SID 就不会发生。因此,一方面,可以通过对消费者提供医疗服务信息的方式;另一方面,可以通过对供方行为的规制与诱导需求的引导与控制;例如通过改变提供者支付方式的途径。

（任 苒）

本章小结

卫生服务供给应具备前面所提到的一般商品或服务供给的两个条件：提供者具有提供卫生服务的愿望；提供者具有提供卫生服务的能力。 卫生服务供给的目的不同于与一般的商品或服务的生产。 卫生服务供给的目的是通过卫生服务的提供,承担起保护生产力和人们身心健康的社会职能,保护和增进人群健康。 卫生服务供给既包含了一般产品供给的特征,也有其特定的特征。 生产函数表示在一定时间内在技术条件不变的情况下,生产要素的投入同产品或服务的最大产出之间的数量关系。 生产函数描述投入和产出之间的关系,它不仅存在于营利组织,也存在于任何一个非营利的经济组织中。 因此,卫生系统可以运用经济学中的生产函数的理论进行研究和分析。 成本函数主要描述产出与成本之间的关系。 其意义在于促使卫生保健提供者在给定的产出水平上实现成本最小化的目标。 最优要素（投入）组合,是指当无论产量既定时使成本最小还是成本既定时使产量最大;图形上为等成本线和等产量线相切的点。 规模经济指的是扩大经营规模可以降低平均成本的情形,长期平均成本随产出增加而下降,则提供者处于规模经济中。 范围经济指的是共同生产两种或更多种商品比分别生产这些商品更便宜的情形。 规模经济和范围经济理论在卫生系统的运用,有利于指导医院保持最优规模或适度规模;在区域卫生规划的指导下,整合医疗资源的配置,提高健康产出效率。 供给者诱导需求是指卫生保健提供者为了其自身的利益,使用他们拥有的知识优势来影响需求。 供给诱导需求的控制需从供给诱导需求的动因着手。

思考题

1. 与一般商品的供给特点和规律比较，卫生服务供给有何特点和规律？
2. 请阐述生产函数的概念与意义，并思考在卫生系统中应用的意义。
3. 请思考成本函数的意义，规模经济和范围经济的含义以及在卫生系统的用途。

第四章

卫生服务市场

【本章提要】 通过对卫生服务市场的特征、卫生服务领域市场与政府作用等方面知识的学习,掌握有关卫生服务市场的基本概念及卫生服务市场特征,掌握卫生服务市场中市场机制失灵现象出现的原因及政府干预的必要性;深刻认识市场机制和政府干预在卫生服务领域的作用;熟悉中国卫生服务市场的发展。

纵观世界各国,尽管各国的社会经济制度不同,但在影响卫生服务领域经济运行方面都朝向同一个方向发展:即在卫生服务领域中,加强市场机制与政府作用的有机结合,影响卫生服务领域经济的运行和资源配置,只是在不同的国家和地区,政府干预的方式和程度、市场机制发挥作用的力度和领域有所差异。

卫生服务费用的持续增长、资源配置的不公平性及效率的低下、人们卫生服务需求的不断增长、对卫生服务期望的上升与卫生资源的有限性间的矛盾,以及整个世界在社会、政治、经济、人口、技术、疾病的变化,都给各国带来很多新的问题,促使各国对卫生服务领域加强改革。在改革中,如何充分促进市场机制与政府作用的有机结合、发挥市场与政府作用成为关键问题之一。本章主要的研究内容,就是在市场经济基本理论的基础上,分析在卫生服务领域市场机制和政府作用各自可在哪些方面发挥作用、如何在卫生服务领域引入市场机制、两者作用如何有机结合等问题。

第一节 卫生服务市场概述

一、市场与市场机制

(一)市场与市场结构

1. **市场** 市场(market)是与商品经济联系在一起的概念,哪里有商品生产和商品交换,哪里就有市场。狭义的市场概念是指商品交换的场所,广义的市场概念是指商品交换关系的总和。社会分工的存在决定了各生产经营者之间相互交换产品的必要性,而生产资料及产品分属于不同的所有者,则决定了必须采取在市场进行商品买卖的交换形式。所以只要有上述条件存在,商品经济关系必须通过市场,借助于市场机制的调节才能得到实现。因此,市场是商品经济关系得以实现的必然途径和基本形式,是商品经济的必然产物。

市场的基本要素有五种:商品交换的场所;商品交换的媒介货币;市场需求和供给;以价格为核心的各种市场信号;以及作为市场活动主体的商品提供者和消费者。商品交换的场所指商品交换的地点和区域;商品交换的媒介货币指买卖双方得以实现交易的媒介手段;市场需求是指商品或劳务的消费者在一定价格水平上对商品及劳务有支付意愿和支付能力的需求量;市场供给是指在一定时间内商品的生产者在一定价格水平上,愿意向市场上提供的商品的数量;以价格为核心的各种市场信号是指市场自身运转的信息系统。内容上包括商品的价格,以及各种生产要素商品(资本、劳动力、技术等)的价格信号;市场活动主体的商品提供者和消费者指他们从自身利益出发,依据市场各种信号在经营、投资和消费上采取供求行为的当事人。

2. 市场结构　市场结构是指市场在组织和构成方面的一些特点影响企业的行为和活动。商品市场的价格是由供给和需求共同决定的,但是,在不同类型的市场中,供给和需求的变化规律是不同的,产品价格的决定也各不相同。根据市场中竞争和垄断的程度不同,可以将市场分为完全竞争市场、垄断竞争市场和寡头垄断市场、垄断市场。

完全竞争市场(perfectly competitive market)是一种竞争不受任何阻碍、干扰和控制的市场结构。在完全竞争市场中,市场的价格由市场的供给和需求共同决定,每一个供给者和需求者都是价格的接受者。价格引导供给者和需求者行为改变,而使市场供给与需求趋于平衡,资源的配置达到最有效率的状态。完全竞争市场必须同时具备四个方面的条件:有大量的买者和卖者、企业生产的产品同质、行业可以自由进出、信息充分。

垄断市场(monopoly market)是指整个行业的市场完全处于一家企业的控制状态。垄断市场中,企业就是行业、产品不能替代、价格由企业独自决定。企业为了获得利润最大化,会使产品产出量控制在边际成本与边际收益相等处,此产出量低于效率产量,价格是垄断产量上的高于生产者成本的价格。垄断形成的主要原因包括:关键资源的独家拥有所产生的垄断、政府管制所创造的垄断、生产过程中能以低于多数企业生产成本的方式进行产品供给所形成的自然垄断等。

垄断竞争市场(monopolistic competitive market)是指一种既有垄断又有竞争的市场结构。在垄断竞争市场中,产品之间存在差别、市场上有较多的彼此之间存在激烈的竞争的企业、企业进入市场比较容易。

寡头垄断市场(oligopoly market)是同时包含垄断和竞争的因素,但更接近于完全垄断的市场结构。市场上企业很少,且相互依存,市场的进出存在一定的困难。寡头垄断的企业,有的采取联合的方式、而有些采取相互竞争的方式共存。

(二)市场机制

1. 概述　市场上的各种要素相互作用、相互制约所构成的经济运行的内在机理即市场机制(market mechanism)。市场机制是商品经济条件下,社会经济运行和资源配置的基础性调节机制,是商品经济的普遍规律即价值规律的具体表现和作用形式。市场机制的价格机制、利益驱动机制及竞争机制的作用,决定了经济运行中生产什么、如何生产、为谁生产的问题,也影响资源的配置效率及生产者的生产效率。

在一般商品市场的经济运行中,消费者和生产者是基本参与者。消费者和生产者通过产品市场和要素市场相互作用,而价格和利润是要素市场中调节货币和资源流动、产品市场中调节货币和产品流动的信号。消费者为了满足对商品的消费需要而产生需求,并通过向产品市场支付费用,使生产者了解市场的需求和市场价格信息;生产者为了获得利润而对市场信息作出反应,生产消费者需求的产品,并通过向产品市场提供产品进而使消费者消费商品,以此获得收入和利润。在交换过程中,生产者的生产技术、生产要素价格和拥有的资本决定了供给的条件,而消费者的偏好、选择和收入决定了需求的条件。供给和需求的相互作用决定商品的价格和数量。产品市场中,供需方在利益驱动和价格的调节下,也解决了经济运行中需解决的基本问题之一——"生产什么"。而生产者为了生产产品产生对生产要素的需求,通过向要素市场支付要素费用,购买生产所需的各种生产要素,要素的价格在要素市场通过供给和需求而确定,要素市场供需方在利益驱动、价格的作用下,解决了经济运行中需解决的另一基本问题,生产者能否以最低的成本进行生产,即"如何生产"。同时,产品市场的供求也决定了如何生产,要素市场的供求也决定了生产什么,也决定了为谁生产的问题。

2. 类型

(1)价格机制:价格机制反映市场商品和劳务的价格变动与市场供求关系变动的有机联系。供求状况的变化会引起价格水平变动,而变动了的价格水平通过对市场主体行为的影响,反过来又会使供求状况发生变化。在价格机制的作用过程中,各市场主体之间围绕着一定的价格水平展开竞争,使供求趋于平衡。使劳动生产率及经济活动效率不断提高,使各种社会资源的配置趋于优化。

(2)竞争机制:竞争机制是市场机制的重要组成部分。竞争有两种类型,即生产同种商品的各生产者的部门内竞争,以及生产不同商品的各生产者部门之间的竞争。除此之外,还存在着供给者和需求者之间的竞争。若市场状态是供大于求,需方在竞争中居于主动地位,即所谓买方市场;若市场状态是求大于供,供方在竞争中居于主动地位,消费者选择余地小,即所谓卖方市场。总之,市场竞争机制是市场实现社会资源优化功能的重要杠杆。

(三)市场机制的功能与作用条件

1. 市场机制的功能　　市场机制最主要的功能是调节社会资源的配置状况,使之趋于合理和优化。如果在一定资源配置状态下,任何一方当事人的经济福利的再增进必然使其他当事人的经济福利减少,这种状态的资源配置就实现了帕累托最优(Pareto optimal),或经济效率。而如果经济上可以在不减少某个人效用的情况下,通过改变资源的配置而提高其他人的效用,则这种资源配置状态称为"帕累托无效率"(Pareto inefficiency),这种改变称为"帕累托改进"(Pareto improvement)。从理论上而言,市场机制是实现帕累托最优的最好办法,但在实际上,由于各种原因,市场机制并不能自发地引导资源配置达到帕累托最优,出现"市场失灵"。

市场机制调节资源配置的作用具体表现在两个层次上:一是使社会资源在国民经济的各部门、各产业中得到合理配置,使市场供求趋于协调平衡;二是使社会资源在各市场主体尤其是生产企业内部和生产企业之间得到合理配置与使用,使资源从劣势企业向优势企业转移,从而导致企业在市场竞争中优胜劣汰,实现在生产企业层次上的资源优化配置。

2. 市场机制作用的条件　　市场机制充分发挥作用的条件假设:①经济信息完全和对称的假设。买卖双方对交易的内容、商品的质量和衡量标准有完全充分的了解和对称的知识。②完全竞争市场的假设。每个经济当事人只能被动地接受市场价格,按价格信号决定自己的生产与消费,而不能以任何手段操纵价格。③规模报酬不变或递减的假设。随着生产规模的增加,单位产品成本只会不变或只减少,不会增加。④企业与个人经济活动没有任何外部经济效应的假设。就是说,经济当事人的生产与消费行为不会对其他人的福利造成任何有利或不利的影响。⑤交易成本可以忽略不计的假设。即人们可能相互达成自愿交易协议,增进彼此的福利。⑥经济当事人完全理性的假设。即个人在作出经济决策时,总是能符合最大限度增进自己福利的目的。

二、卫生服务市场

(一)卫生服务市场构成

1. 卫生服务市场概念　卫生服务领域具备市场的五大基本要素:存在商品交换的场所、有供需双方、有可供交换的商品、以货币作为商品交换的媒介——价格。所以,在卫生服务领域市场客观存在。

卫生服务市场(health service market)是指卫生服务产品按照商品交换的原则,由卫生服务的生产者提供给卫生服务消费者的一种商品交换关系的总和。首先,卫生服务市场是卫生服务商品生产和商品交换的场所,即发生卫生服务的地点和区域;其次,卫生服务市场是卫生服务提供者把卫生服务作为特定的商品并以货币为媒介,提供给消费者的商品买卖交易活动;第三,卫生服务市场是全社会经济体系的一部分,同整个市场体系的运行有着密不可分的联系。

2. 卫生服务市场的构成　卫生服务市场的构成与一般商品市场的构成不同,且其经济活动的流动也与一般商品有区别。狭义的卫生服务市场仅指卫生服务提供市场,而广义的市场以医疗服务市场为例,它是由三个相关市场组合而成,即筹资市场、医疗服务市场、医疗服务要素市场。而医疗服务提供市场的主体除了服务的供需双方外,还有第三方付费人如医疗保险机构,如图 4-1 所示。

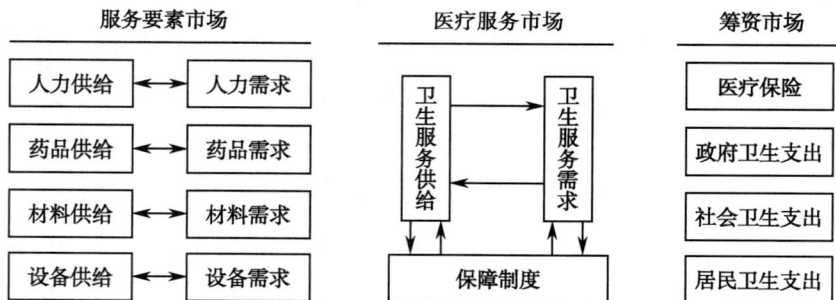

图 4-1
医疗服务市场的构成
(摘自:魏颖,杜乐勋. 卫生经济学与卫生经济管理. 北京:人民卫生出版社,1998.)

(二)卫生服务市场的经济运行

1. 相关市场的影响　相关市场与卫生服务提供市场相互影响、相互作用,影响卫生服务的资源配置及服务提供。

在卫生服务提供市场中,随着医疗保险体系的发展,在医疗服务的市场中增加了另一经济主体——医疗保险机构。医疗保险机构代替消费者向医疗服务提供者购买服务,而这种第三方付费人的参与,改变了需方对医疗服务的敏感性,医疗服务市场的价格不再完全依赖医疗服务供需方决定。由于健康保险的中介作用,价格对需方发挥间接的调节作用,使需方对价格的变动反应不灵敏,需方对价格的认识变"模糊",促进需方对卫生服务的利用,如新型农村合作医疗制度的实施,参合农民的住院服务利用率有了大幅度的提高,根据国家卫生服务调查的结果显示,2013 年农民的住院服务利用率比 2003 年提高了近 2 倍。同时,保险的措施和方案不同对供方的影响产生不同的结果,一种结果是对供方具有监督、管理作用,使供方改善服务,提高效率,而另一种结果是对供方缺乏约束力,导致供方在医疗质量和价格上更加处于主动地位。

生产要素市场与卫生服务提供市场相互作用和影响,卫生服务的供给取决于其他各个要素市场供给的可得性和成本。随着我国经济体制的改革,卫生服务要素市场正在发生着变化。就卫生人力市场而言,在计划经济体制下,卫生人力的供给和卫生人力的需求都服从于政府的计划,工资是作为一种计划分配的手段而不是用来调节供求关系,更不是人力供求改善的市场信号。随着社会主义市场经济的推进,卫生人力市场发生了变化。一方面由于医学院校招生权的下放,卫生人力的供给不再完全服从于政府计划;另一方面由于卫生机构管理权的下放和私有制卫生部门的发展,卫生人力的需求已逐步脱离政府的控制。在人力市场中,工资已不是计划分配的手段,工资收入水平逐渐成为调节人力供求的手段和人力市场供求状态的信号。从材料市场和设备市场看,政府的计划与价格控制已不复存在,市场机制已成为供需调节的基本手段。

在医疗服务市场中还有一个筹资市场,资金筹集的渠道、方式及各渠道来源资金的投入方向,都将影响医疗服务需求者和供给者的行为,影响卫生服务供给者各种生产要素的可得性。在计划经济体制下,卫生机构的资金依靠政府的预算拨款,但在我国由计划经济向市场经济过渡的过程中,政府的预算同卫生机构的实际资金需求之间的差距拉大,为了获取发展资金,卫生机构已开始利用贷款、发行股票等方式筹集资金,卫生服务的资金市场正在逐步形成。

2. 社会经济对卫生服务市场的影响 卫生体制的变迁和卫生系统的组织形式带有很强的政治色彩,受各国政治、经济、社会环境的直接影响。

政党的变迁、政府意识形态的变化将直接影响卫生服务市场。在英国,工党是政治上的激进派,他们将卫生服务视为"公共物品",认为社会有责任组织和提供卫生服务,他们反对卫生部门的私有制,在其执政期间建立了以公共筹资和公有制为基础的、中央集权型的国家卫生服务体制,向全部居民提供免费医疗;但英国保守党强调市场机制的优越性,反对政府过多的干预,所以自撒切尔夫人执政以后,英国在卫生服务领域开始了以引入市场机制、卫生部门放权管理和鼓励私立卫生部门发展为导向的卫生改革。美国的共和党和民主党具有不同的意识形态,前者重视市场的作用,而后者强调政府的干预。在民主党交替执政的过程中,不断强化政府的干预措施,其中 1965 年建立了老年人、残疾人和低收入者的社会健康保险计划,卡特时期建立了医院成本控制法以控制卫生费用,提高经济效率;奥巴马政府进行了以增加健康保险覆盖面和控制费用上涨为目标的卫生改革,不断增加政府干预的力度。

经济体制的改变也直接影响卫生服务市场。20 世纪 80 年代以前,我国为计划经济体制,政府强调集中、计划,反对市场机制,所以包括卫生部门在内的所有经济部门的运行都在国家的集中领导下,几乎不存在市场机制的作用;20 世纪 80 年代开始,以市场为导向的经济改革逐步兴起,社会主义市场经济体制的逐步建立和完善,卫生部门也开始了引入市场机制、放权和多种所有制为特点的卫生改革。

经济水平的变化,将对市场供需双方均产生影响。居民收入的增加,医疗支付能力增强,导致需方对供方的要求更高,从而促进供方改善医疗服务质量和医疗服务管理,使供需达到新一水平上的平衡。

社会环境的变化,如健康水平、人口年龄结构、疾病谱、饮食结构、生活习惯等方面的改变,将影响社会人群卫生服务需要和需求的变化,从而对卫生服务市场产生影响。如中国目前面临的人口老龄化、城镇化、大量人口的流动等直接影响卫生服务需求与供给。

第二节　卫生服务市场的特征与市场失灵

卫生服务市场具有一般市场的特点,但卫生服务在经济上的特殊性决定了其不同于一般的商品交换市场,具有一定的特殊性。同时由于卫生服务市场的特殊性及市场机制本身的局限性,市场机制在卫生领域发挥作用时容易出现市场失灵的现象。

一、卫生服务市场的特征

(一)卫生服务市场结构特征

卫生服务市场是一个不完全竞争的市场,但不同类别的产品其市场竞争性不同、价格机制所能发挥的作用不同。卫生服务市场上存在供需双方信息不对称,供需双方的竞争不完全;而由于卫生服务生产的技术性,导致卫生服务提供者之间所提供服务的差异性,卫生服务供方之间的竞争也经常存在垄断性;市场上存在具有外部性特征产品及大量公共产品等。

(二)卫生服务产品的特性

卫生服务市场与一般商品市场一样,市场里具有可供买卖双方交换的产品。按照卫生服务的内容,可将卫生服务分为四类:预防服务、保健服务、康复服务和医疗服务。按照卫生服务的经济学特征,可将卫生服务产品分为:公共产品与个人产品。其中公共产品可以分为纯公共产品和准公共产品;个人物品可分为必需消费品和特需消费品。

1. 产品的分类

(1)公共产品:公共产品的特征包涵以下几个方面:

1)效用的不可分性:公共产品是向整个社会同时提供的,具有共同受益或消费的特点。其效用为整个社会的成员所享有,既不能将其分割成若干部分,分别归属于某些个人或厂商,也不能按照谁付款谁受益的原则,限定为付款的个人或厂商享用。

2)消费的非竞争性:即同一产品可供所有的人同时消费,任何人对这种产品的消费都不会导致其他人消费的减少。即当增加一个人消费该产品时,并不会导致边际成本的增加。

3)受益的非排他性:受益的非排他性是指一个公共产品一旦被提供了,便会有众多的受益者,大家将共同消费这一产品,不可能将其中的任何人排斥在外。

从经济学的角度来看,公共产品大多具有较高的社会效益和经济效率。这类产品在卫生服务领域有许多,如空气污染的治理、水污染的治理、消灭钉螺等。以消灭钉螺为例,钉螺的消灭,将使所有的人都能享受到避免感染血吸虫的益处,一个人获得此效益并不影响其他人获益,而且无论其是否付费都能享受该服务的效益。

由于公共产品存在的非竞争性和非排他性,作为"经济人"的消费者都会试图"免费搭车",因此,在自由市场经济条件下,作为个人对这类公共产品的需求很小,供给者提供这类产品也不会获得理想的利润,因此,就不会生产这类公共产品。结果在自由市场机制下,公共产品的市场会处于极端的萎缩状态,导致公共产品供给的短缺。

(2)准公共产品:在卫生服务的产品中,有许多并不完全具备非竞争性和非排他性,但却存在一定的外部效应,这类产品称为准公共产品。外部效应是指一部分人对某种产品的消费可以对不消费这种产品的人发生间接的影响。如果这种影响是有益的就称作是正外部效应,如果这种影响是不利的就称为负外部效应。具有正外部效应的产品叫做准公共产品。如计划免疫接种,在一个社区范围内一部分人接种了麻疹疫苗,接种者患麻疹的可能性会大大减少,同时由于社区发病率的下降,传染源的减少,非接种者受到传染的机会也会减少,结果接种者受益,不接种者也受益,这类服务就称为准公共产品。具有外部效应的准公共产品的经济学特点是直接消费者对消费效益的估计要比社会效益小得多,它说明在自由市场机制下,由于个别消费者对消费效益的估计之和总小于总的实际效益,消费者对准公共产品的需求量总小于社会最佳需求量,所以,社会对准公共产品的需求不足,供给也不足。

(3)个人产品:个人产品属于私人产品,具有排他性和竞争性,缺乏外部效应。即一旦产品被人消费,则其他人将无法再消费该产品。个人产品可分为必需品和特需品。

必需品是指那些被社会认为是人人应该得到的卫生服务。这类服务具有以下特点:①从经济学角度,这类服务的价格弹性比较小,也就是说,提高这类服务的价格,需求不显著减少,降低这类服务的价格,需求不显著增加。②必需性卫生服务一般有显著的疗效,成本效益好。如急症就诊、接生、阑尾炎手术等。

特需品是指那些被大多数人认为可有可无的卫生服务,根据人们的消费能力和偏好可自由选择的服务。这类服务具有以下特点:①服务的需求价格弹性大,卫生服务的价格变化会导致需求的明显变化;②没有确切的治疗和防病效果,成本效益差,如美容手术。

2. 卫生服务产品的特性

(1)卫生服务是以服务形态存在的劳动产品,其生产和消费具有时间和空间上同一性。这使它不能像其他商品那样通过运输、流通等环节易地销售,也不能储藏、保存。因而,其生产和消费受到地理范围的影响和限制,其市场范围受接受服务的方便程度的影响,如就诊的距离或可及性等。随着科学技术的发展,通过移动服务、远程服务等方式可以在一定程度上提高卫生服务优质资源的可及性。

(2)卫生服务的产品中有大量的产品为公共产品和准公共产品,而这类产品虽然具有较显著的社会效益和经济效率,但由于其具有的非排他性、非竞争性,导致在完全依靠市场机制调节时个人需求小于社会需求、供给短缺。从这个意义上讲,市场机制在卫生领域中不能完全实现卫生资源的有效配置。

（3）卫生服务的最终产品是人们健康水平的改善。卫生服务关系到人的健康,因而在卫生服务领域,不仅要追求效率的提高,而且必须追求获得基本卫生服务的公平性、健康的公平性。而且由于卫生服务关系到人的健康,许多的卫生服务需求具有紧迫性,如危重疾病、急性伤害必须获得及时的处理和治疗,因而消费者的基本卫生服务需求对价格的敏感性较低。

（三）卫生服务成本与效益外部性

许多卫生服务产品生产与消费的成本和效益存在外部性特征。在卫生服务消费和生产过程中,除了对交易双方产生成本和效益外,对未直接参与交易的其他方也产生了负面或正面的影响,交易产生了外部的成本和效益,从全社会的观点看,这类产品通常表现为生产或消费的不足或过度,妨碍市场资源的最优配置。

1. 需方外部性　当某种产品或服务的边际社会效益偏离边际个人收益时就产生了需方的外部性。正的需方外部性表现为边际社会收益大于边际个人收益,负的需方外部性表现为边际社会收益小于边际个人收益。

吸烟者导致周围人群被动吸烟。吸烟所带来的成本不仅仅是香烟交易过程中的成本以及消费者自己吸烟对其身体的损害,同时对被动吸烟者的身体健康带来危害,产生外在的成本,社会成本大于吸烟者个人成本。这是一种负的需方外部性的体现。因此,在一些国家通过提取香烟附加费（税）,以此影响香烟供需双方生产和消费行为。药物滥用同样也是一种具有负的需方外部性的行为。

免疫接种是一种具有正的需方外部性产品。一个个体接受免疫接种服务,在使其防止疾病的感染的同时,也防止疾病从该个体传播给周围人群,其收益出现外溢。图 4-2 显示正的需方外部性对资源配置的影响。根据消费者行为理论（消费者追求效用最大化）,在自由市场中,当消费者决定是否要进行免疫接种,会将其边际收益和价格相比较,市场于 Q_0 达到均衡,此时边际个人收益等于边际个人成本。但此时,市场中边际社会效益大于边际社会成本,所以该市场资源的配置处于帕累托无效率状态。当资源配置出现于 Q_1 时,边际社会收益等于边际社会成本,达到资源的有效配置。由此可见,当产品出现正的需方外部性时,$Q_0<Q_1$,市场出现产品供给不足的现象。

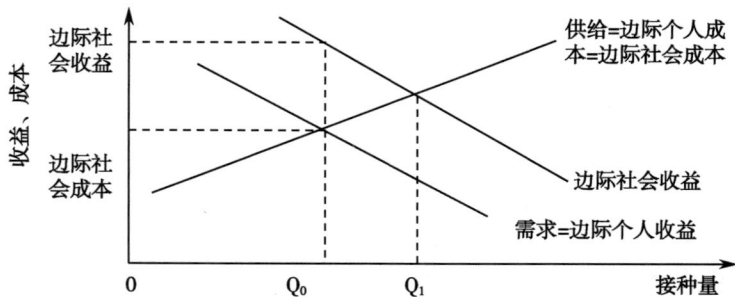

图 4-2
正的需方外部性

2. 供方外部性　当某种产品或服务生产的边际社会成本偏离边际个人成本时就产生了供方的外部性。正的供方外部性表现为边际社会成本小于边际个人成本,负的供方外部性表现为边际社会成本大于边际个人成本。

卫生服务领域同样存在供方外部性情况。在卫生保健服务提供的过程中,会产生许多的医疗垃圾。如某些带有致病性微生物的注射器流失在生活环境中,会带来公众感染疾病的危险。从医院的角度,直接将垃圾丢弃,带来的医院边际成本很小,但从公众的角度,有害医院垃圾的成本使公众感染疾病的危险增加。此时,边际社会成本大于边际个人成本,而社会边际成本大于社会边际收益。市场出现过度生产的现象。如图 4-3 所示。医院在服务提供过程中,主要考虑边际个人成本等于边际个人收益,所愿意提供的服务量为 Q_1,但是边际社会成本大于边际个人成本,从社会角度,合适的均衡数量应该是 Q_0 的水平。因此,在出现负的供给外部性时,导致供给的过度,妨碍资源的最优配置,如医院抗生素的过度提供是一种突出的表现。在 2003 年 SARS 期间,医疗机构提供服务边际个人成本大于边际社会成本,出现正的供方外部性,如果完全依赖市场机制调节,会出现资源供给不足,资源配置低效,如图 4-4 所示。

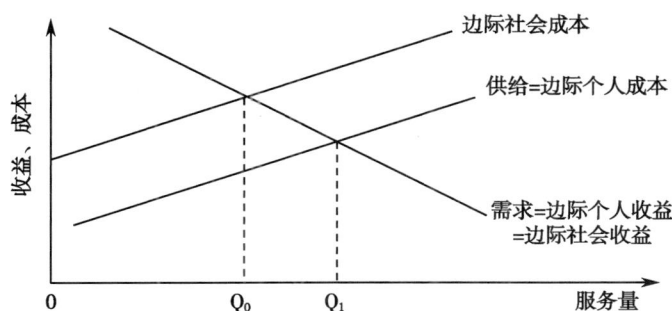

图 4-3
负的供方外部性

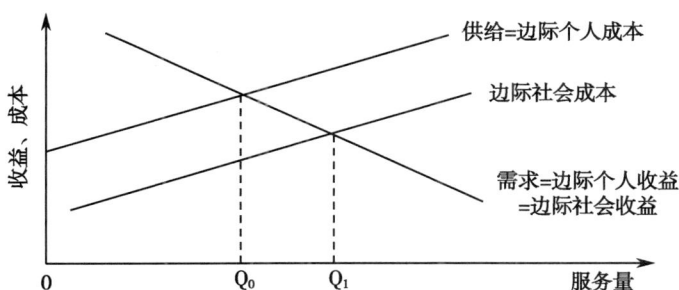

图 4-4
正的供方外部性

（四）医疗服务市场的特点

1. 医疗需求与供给的不确定性   就个人来说,疾病和事故伤害带有偶然性,很难对个人的疾病进行预测,因而个人的医疗需求具有不确定性。而且,由于个体的差异,即使具有相同病症的人,所应获得的服务及服务的效果也有很大的不同,导致卫生服务供给的效果具有不确定性。

2. 供需双方信息不对称   在卫生服务市场里,由于消费者缺少医疗保健等知识,难以完全判断自己是否需要医疗服务,以及医疗服务的数量、质量和价格。决定医疗服务数量和质量的是掌握专门知识的医生——卫生服务的提供者。由于供需双方信息的不对称,使得卫生服务需求者处在一种被支配地位,被动需求,卫生服务产品的交换双方不是处在平等的地位。

3. 在医疗服务市场中存在垄断和诱导需求

(1)法律限制造成的垄断:由于医疗卫生服务关系到人的健康,为了保证服务的质量,医疗服务市场不是任何人都可自由进入的,而必须是受过专业教育并经有关部门审查认可的人才能进入。由此可见,医疗服务供给必然受到医学教育程度的制约和行医许可制度的法律限制。

(2)由于供需双方信息不对称造成的垄断:由于消费者缺少医疗保健等知识,导致供需双方信息不对称,消费者的主权不充分,医疗服务市场被具有行医资格的医生或医疗服务机构所垄断。

(3)技术权威造成垄断:卫生服务领域是一个高技术性的行业,拥有一定技术的医务人员和机构很容易形成技术垄断,如民间秘方、农村地区一个县的县医院所拥有的设备和技术在当地都形成技术上的垄断。

(4)诱导需求的存在:由于供需双方信息不对称,医疗服务的提供者在代表消费者作出医疗服务消费的选择时,可能会受到自身经济利益的影响,而产生诱导需求。

4. 医疗服务需求弹性小　医疗消费虽有许多层次,但是在总体上属于维护生命健康权利的基本消费,许多属于个人必需品范畴。价格变动对于医疗需求,特别是对基本医疗需求的调节不灵敏。

5. 医疗服务价格不是经充分竞争形成的　一般商品经济市场上价格是通过市场的经济主体的充分竞争形成的。而由于医疗服务产品的特殊性,消费者又存在个体差异,造成同类医疗服务供给的异质性和比较上的困难。因此,医疗服务价格不可能通过充分竞争来形成,只能由有限竞争形成,即同行议价或协议议价或指导定价。

6. 医疗服务市场的主体特征　在一般商品市场中,生产者和消费者是市场的经济主体,而在医疗服务市场中,随着医疗保险业的引进,市场拥有三个经济主体,即卫生服务的需求者——家庭、卫生服务的提供者及第三方付费人——医疗保险机构。医疗保险机构的介入,打破了医患双边关系,市场的信号——医疗价格的变动在这里对供需双方的调节不灵敏,特别是医疗消费者对价格的变化反应迟钝,价格对消费者的约束变弱。

7. 提供者不是追求利润最大化　按照市场经济理论,商品的提供者是追求利润最大化的,把商品的成本降到最低限度。但是大多数的卫生机构并不以追求利润为目的,而是把社会效益、救死扶伤放在首位。经营亏损部分通过政府补贴、捐赠等来弥补。

二、卫生服务市场失灵

卫生服务市场是一个不完全竞争的市场,存在信息的不对称、效益的外在性、一定程度的垄断等问题,导致市场机制的作用难以有效发挥,而同时,由于市场机制自身的缺陷,导致卫生服务领域存在市场作用的失灵。卫生服务市场失灵(market failure)是指市场机制无法有效率地分配和使用卫生资源以及带来分配不公平的情况。

(一)信息不对称导致市场失灵

市场经济的有效运行,靠的是价格的调节。然而,价格调节最重要的一个前提就是完全信息,即生产者和消费者均拥有作出正确决策所需要的全部信息。消费者清楚地知道商品的性能、质量、用途和价格,以及自己的偏好,从而能作出最合理的选择;而生产者也知道各种可供选择的生产技术、知道生产要素的生产能力、知道所用要素的价格和生产出来的产品的价格,因而也能作出优化的选择。而在卫生服务领域存在几个方面的信息不对称:患者和供方;患者和筹资机构;供方和筹资机构;患者和管制者;筹资机构和管制者;供方和管制者;不同卫生服务机构间。这些信息的不对称,造成市场作用的失灵(图4-5)。

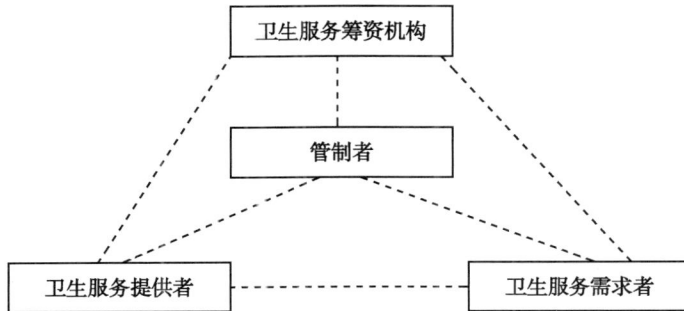

图4-5
卫生服务领域各方的信息不对称

1. 卫生服务提供者与需求者的信息不对称　由于卫生服务的需求者对于卫生服务信息的缺乏,导致供需双方在卫生服务利用的过程中信息的不对称。信息的不对称,引起机会主义和道德损害。如"看病贵"的重要原因之一在于卫生服务的提供者有机会利用其在信息上的优势,出于自身经济利益的驱动而提供过度的、不合理的服务。卫生服务供需双方信息不对称导致的市场失灵意味着资源配置没有达到最优的经济效率,因而,政府需对卫生服务的提供者的权利和活动实现管制。

2. 卫生服务需求者与卫生服务筹资机构的信息不对称　卫生服务需求者与卫生服务筹资机构之间存在的信息不对称,一方面带来消费者的道德损害,另一方面带来逆向选择。在卫生服务需求者与筹资者间,需求者比筹资者更了解自己的健康状况。患者对疾病治疗的不确定性,导致保险方具有风险去支付患者的超常费用,如果被保险人——卫生服务需求者面对完全的消费补偿,而消费水平又不受任何限制时,就会发生消费者道德损害。如果消费者可以选择不同的受益计划,健康状况差的消费者(保险机构可能无法判断)可能会选择综合性的保险计划,致使这些保险合同的保险金增加,同样健康状况好的投保人会离开这些保险计划。

3. 卫生服务提供者与管制者的信息不对称　由于个体的发病的不确定性、疾病治疗的方案有很大的差异,导致医疗保健需求和供给的不确定性,而且卫生服务供给结果也由于个体的差异存在不确定性,卫生干预的效果也是不确定的,个体因疾病所伴随的疾病负担也同样存在不确定性。同时,由于卫生服务需求与供给在时间和空间上的同一性等特点,导致卫生服务提供者容易提供过度的、不合理的服务。这些导致卫生服务的提供者和管制者间存在信息的不对称,这种不对称影响管制的效率和效果。

（二）效益的外在性影响市场机制调节对资源最优配置的效力

在卫生服务领域,许多的服务为公共产品或准公共产品,这些服务具有效益的外在性。在外部不经济的情况下,即存在负的外部效应的情况下,某服务提供者或消费者的一项经济活动给社会上其他成员带来了危害,但他自己却并不为此而支付抵偿这种危害的成本,此时这个人为其活动所付出的私人成本就小于该活动所造成的社会成本。例如,医疗废弃物的不合理处置会影响居民健康、抗菌药物的不合理提供导致耐药性问题加重。对于医疗机构而言,可以降低成本、获得更高的收益,然而社会由于承受了这种有害的外部影响而受到损失,社会成本大于私人成本,影响卫生资源的有效配置。

在外部经济的情况下,即存在正的外部效应的情况下,某生产者或消费者的一项经济活动给社会上其他成员带来了好处,但他自己却不能由此而得到补偿,这时,这个人从其活动中得到的私人利益就小于该活动所带来的社会利益,在市场经济中,生产者的产量决策只根据私人利益,不根据社会利益,这样生产者往往就会较少地生产对社会有益的产品,使其产量少于社会最优的产量而导致资源配置不能达到最优效率。例如,一个机构对其所雇佣的工人进行培训,而这些工人可能转到其他单位去工作,而该机构并不能从其他单位索回培训费用或其他形式的补偿。在这种情况下,产品的社会利益要大于私人利益。

由于外部影响扭曲了价格机制,使价格体系无法传递正确的信息,结果使整个经济的资源配置不可能达到帕累托最优状态,"看不见的手"在外部影响面前失去了作用。

(三)垄断带来低效率和技术进步受限

市场竞争的一个显著特点就是优胜劣汰。劣者在竞争过程中不断被淘汰,而优者在竞争过程中则不断壮大。而一旦有了垄断,竞争将不存在或不完全,垄断者就能影响价格,并从中得到好处。在完全竞争的市场中,市场的均衡点在 A 点,均衡价格为 PC,而均衡数量为 QC。而当市场中存在垄断,假设市场的需求与机构生产的成本不变,垄断机构的利润最大化点在于 C 点,即均衡数量为 QM、均衡价格为 PM。图 4-6 中 ABC 形成的区域就是由于市场中垄断的存在而造成的社会福利的损失。

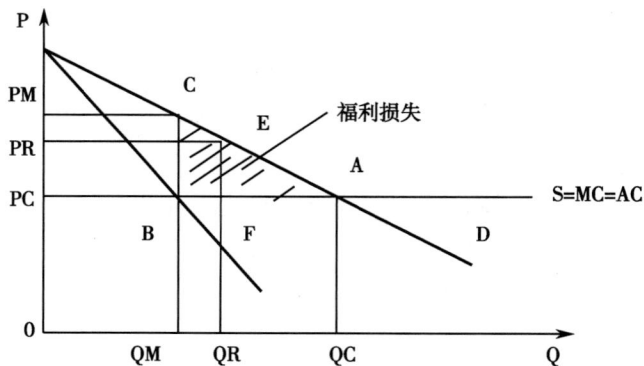

图 4-6
垄断的福利损失

垄断的存在会大大降低市场配置资源的效率,使整个经济处于低效率之中。如前所述,在卫生服务领域由于供需双方信息的不对称、卫生服务关系人的健康甚至生命,因而卫生服务的需求者总是处于被动的地位,供方处于主导的地位,造成供需双方的不平等竞争,形成垄断;另外,卫生服务领域的法律限制、技术权威都导致卫生服务领域垄断的存在。卫生领域中垄断的存在,影响市场机制在卫生服务领域作用的发挥,出现"市场失灵",导致资源配置及资源使用效率的低下、技术进步受限,也带来卫生资源可得性、卫生服务质量等方面的问题。

（四）市场调节带来不公平的问题

市场运行机制不能解决贫富悬殊、不能兼顾公平和效率,是市场的痼疾。经济学家认为,收入分配有三种标准:第一种是贡献标准,它是安生产要素的价格,即按社会成员的贡献来分配国民收入;这种分配标准能保证经济的效率,但由于社会成员在能力和机遇上的差别,这种分配标准又会引起收入分配上的不平等。第二种是需求标准,它是按社会各成员对生活必需品的需要来分配国民收入。第三种是平等标准,它是按公平的准则来分配国民收入。后两个标准虽然有利于收入分配的平等化,但不利于经济效率的提高。如果我们只强调效率而忽视平等将会影响社会的安定,反之如果只强调平等而忽视效率,就会限制经济的增长,导致普遍的贫穷。可以说在资源的配置与收入分配上,平等与效率是一个两难的选择、难解的矛盾。市场竞争是天然有利于强者,不利于弱者,其结果必然是两极分化,带来收入分配的不公平。

在 1979 年《阿拉木图宣言》中提出"人人享有健康的权利",每个人都有获得基本的卫生服务的权利。然而,没有管制的卫生服务市场,是以支付能力和支付意愿为基础来配置资源。由于人们的收入水平、支付能力的差异,导致卫生服务的利用、健康水平等方面的不公平性,尤其是贫困人口、脆弱人群的基本卫生服务的需要难以得到保障;在医疗保险市场,则会出现医疗保险机构的"风险选择"和"撇奶油"现象,将一些支付能力弱、健康水平差的居民排斥在保险体系外。

（五）市场机制不能解决宏观总量的平衡问题

现代市场经济学普遍认为,仅仅通过自由市场机制的自动反应不能实现市场总需求与总供给的均衡。在卫生服务领域,不能指望依靠市场机制就能够实现卫生资源的拥有量与卫生服务总需求之间的总体平衡。这个总体平衡只有依靠政府制订区域卫生规划、由政府业务主管部门实行全行业系统管理来加以实现。

（六）市场机制不能解决卫生可持续发展的问题

市场机制的调节是自发性的、事后的调节。而在卫生服务领域,存在各种卫生问题,需要按照一定的计划,逐步解决。所以政府必须继续承担中长期卫生计划的任务,只不过这个计划的实现主要不是靠指令性计划,而是通过信息预报、项目预算、行业管理、立法控制、价格引导、实现指导性的区域卫生规划。

第三节　卫生服务市场政府作用

由于市场机制本身的缺陷及卫生服务市场的特征,使得卫生服务市场失灵。针对市场失灵,政府的干预将发挥重要的作用。

一、政府的功能

为了促进社会和经济的运行,政府作为社会公共权威,具有多种功能。促进公平、提高效率、确保稳定是其最基本的、最主要的功能。

（一）提高效率

政府在提高效率方面的作用,主要是针对微观经济领域的市场失灵而言的。政府在这方面的主要行为是制定相应的政策,规范卫生服务市场,弥补市场机制的缺陷。这些政策主要包括以下几种:一是制止不正当竞争、防止垄断的政策;二是提供或资助公共物品生产的政策;三是与处理外部性相关的政策;四是与处理信息不对称有关的政策。政府为了提高经济效率而采取的各种政策、法规和措施,通常称为微观经济政策,也叫做政府管制。

（二）促进公平

公平和效率是一对矛盾。市场对效率能起到较好的作用,但对公平问题却束手无策。这必须由政府加以干预,以促进社会的公平。在市场经济中,收入分配的基本依据是市场对生产要素供给多少的一种评价和报酬,每个社会成员都是生产要素的供给者,他们相应地从市场取得报酬。市场是根据各个生产要素的稀缺程度和它们提供的经济效率的高低付给报酬的:在稀缺程度不变的前提下,经济效率越高,市场给予的报酬就越多,个人得到的收入也就越高;反之,经济效率越低,市场给予的报酬就越小,个人得到的收入也就越少。由此导致收入分配的严重不均。如果收入分配不均等程度过于严重,就有可能引起一系列社会问题,因而必须设法解决。政府所起的作用是可以通过它的权威对收入进行适当再分配,主要是通过税率调整,对高收入者多收税,对低收入者少收或不收税,然后通过社会福利救济的方式或失业补助方式,把收入再分配给那些自己不能通过竞争的方式而生活的人。

（三）确保稳定

拥有一个稳定的社会环境是发展经济的前提。这里的稳定既包括经济上的,也包括社会的、政治的稳定。政府在这几个方面都能发挥重要的作用。在经济上,政府的主要任务是采用各种手段促进经济健康、持续、稳定的发展,千方百计地降低失业率,逐步提高人民的收入水平。在政治和社会方面,建立和完善各种规章制度,促进依法治国,扩大民主,鼓励民众参与,最终形成社会发展的良性运行机制。

二、政府在卫生服务市场的作用

由于卫生服务市场的失灵,在卫生服务领域不能单纯依靠市场机制的作用,必须加强政府的干预,发挥政府的作用。政府在卫生服务领域的作用主要表现为:政府在卫生领域应发挥主导的作用,规范卫生服务市场,提高卫生资源配置和使用的效率,促进公平和稳定。政府干预可以采取多种手段,主要的手段有:制定规则规范卫生服务市场、实现政府直接管制、提供公共卫生服务、为基本卫生服务的提供筹集资金、通过税收和补贴解决公平问题。

（一）规范市场主体行为

通过管制手段规范卫生服务市场各主体的行为,促进市场有序运行是政府的责任之一。管制是运用非市场的方法对投入市场的商品的数量、价格和质量进行调节。由于卫生服务市场是一个竞争不完全的市场,缺乏政府的管制,将导致市场的无序竞争,资源难以达到优化配置。为了保障对人民大众提供基本的保护、确保人人获得基本的卫生保健来提高社会公平、纠正市场的失灵,政府通过制定规则和管制措施来影响资源配置。

医疗机构是政府管制的重点对象。政府应转变职能,加强对医疗机构的监管。管制策略包括控制医疗服务的价格与服务提供的数量、医疗服务的质量规范、医疗服务提供人员和机构的资格准入、医院投资的审核、对医院的支付系统改革、服务结果的监控等。

在医疗保险市场,缺乏管制的结果是导致需方的"逆选择"、供方的"风险选择"、不合理收费、不合理利用卫生服务等"道德损害"问题存在。政府通过制定强制参保的措施控制需方的"逆选择",通过对保险机构的偿付能力的监控及最低资本量、盈余标准的限制、财务报告制度等保护参保人的权益,通过风险选择规范解决承保人的"风险选择";政府对保险公司、不同地区的疾病基金会或不同保险计划之间进行风险调整;引入共付率,使投保者更注重医疗费用的节约,合理利用卫生资源;为了保护弱势人群,政府可进行直接和间接的补助,以提高医疗保险的覆盖率或补助某些服务的成本。

要素市场的管制也是政府管制的重要领域。而药品市场的管制是当前各国要素市场管制的重点。药品具有潜在毒性,政府有责任保护消费者获得安全的药品,药品的安全性是新药管制的源动力,政府通过建立严格的新药审批制度来保障大众获得药品的安全性。药品价格是影响医疗服务成本的重点,实现对药品价格的管制控制医疗服务价格的不合理增长。

反垄断。经济学界对垄断问题存在着争议,有的学者赞成垄断,认为机构的联合比单个机构更能展开有效的竞争,更能从事大规模生产,更能进行研究与开发工作。但更多的人则反对垄断,认为垄断有许多弊端,主要表现在垄断机构通过控制产量提高价格的办法获取高额利润,使资源配置和收入分配不合理;垄断造成经济和技术停滞;垄断导致产业和政治的结合只会有利于大企业而不利于社会。因此他们认为必须反对垄断,推动竞争,让'看不见的手'发挥作用。在卫生服务领域,政府的反垄断策略主要表现在两个方面:①实现价格管制;②引入市场竞争机制;③增强需方理性选择权等。

(二)为公众提供或购买公共卫生服务

公共卫生服务是具有较高社会经济效益的服务,单纯依靠市场调节会产生供给短缺。为了提高卫生资源的效率,通常由政府提供公共卫生服务。但是,由于各种原因,造成政府提供公共卫生服务效率的低下。主要原因:①由于政府部门在生产和经营公共卫生服务时,往往处于垄断的状态,没有私人部门与其竞争,而垄断导致低效率;②政府部门的公共卫生服务机构是非营利性的机构,提供的公共卫生服务是为大众服务,机构和卫生服务人员缺乏利益驱动激励;③政府部门提供公共卫生服务的支出来自于政府的财政预算,不同的部门为了各自的利益考虑,往往会强调本部门所生产和经营的公共物品的重要性,尽可能地扩大预算的比例,结果势必造成某些部门的过度供给,损害效率。

为了提高政府部门提供和经营卫生服务的效率,有些专家建议:分散政府部门提供公共卫生服务的权力;政府从提供服务转向购买服务。因为权力过分集中,容易产生腐败和不正之风,而规模过于庞大,运行起来自然不会灵活,工作也就缺乏效率,所以,可以在分散政府部门权力的同时,让私人部门参与竞争,利用招标方式让私人部门投标承包公共卫生服务的生产。这样,通过私人部门之间的相互竞争,将使政府部门以较少的成本购买同样数量的公共卫生服务,从而提高公共卫生服务生产和经营的效率。

（三）治理外部效应

市场会倾向向产生外部成本的领域配置过量资源,向有外部收益的领域配置更少资源,外部效应会使市场机制不能达到有效率的帕累托最优状态,因而政府通过执行一定的政策来解决这一市场失灵问题。经济学家建议,政府干预的原则是使外在成本或外在效益内部化,以便使企业的产量决策能够符合资源合理配置的要求。这里所说的外在成本和外在效益分别是指社会成本与私人成本以及社会利益与私人利益之间的差额。政府可以通过行政手段、经济措施和法律规范,缩小生产者成本与社会成本、私人收益与社会收益之间的差距,从而使市场竞争有序、规范。

在实施策略上,政府可以通过管制手段、财政手段和法律手段来实现对外部效应的治理。管制手段包括进入管制、数量管制、提供服务管制、设备管制和价格管制等。财政手段包括征税和补贴两种方式,如对造成外部不经济的企业（比如环境污染）,国家应该征税,其数额应该等于该企业给社会其他成员造成的损失,以便使企业的私人成本和社会成本相等,从而实现最有效率的状态。在存在外部经济的情况下,国家则可以采取补贴的办法,使得企业的私人利益与社会利益相等,这样可以促使机构增加产量,使资源配置达到最优。政府建立法律秩序能够实现外部效应内在化,对经济运行会产生巨大的约束力。

为了解决卫生服务领域中外部性的问题,政府有两个方面的作用:第一,它必须确定外部效益和外部成本的确切的性质和大小;第二,确定将如何为外部性筹资,即要补偿谁,向谁征税。如空气污染将外部成本强加给了其他人,政府应当确定其外部成本的性质和大小,然后对造成空气污染的特定产品的生产者征收特定的税。

（四）促进市场信息传递

在卫生服务市场上,卫生服务的供给者拥有更多于需求者的信息,存在信息的不对称性。在这种情况下,伪劣服务就会堂而皇之进入市场,在局部市场甚至会排挤优质产品而占据市场的主角,使消费者的效用和正当生产者的利润都受到损失,这叫"劣品驱逐优品"现象。对于该现象,一方面,作为优质服务的提供者当然不会甘心被伪劣商品逐出市场,为了让消费者发现并相信自己提供的确是优质服务,优质服务的提供者可以采取"信号显示"的方法。通过发送信号,优质服务的提供者就能够在伪劣产品中脱颖而出。作为信号,必须具备这样的特点:伪劣产品的生产者无法提供,或者他们提供信号的成本非常高,在提供信号后,伪劣产品与优质产品相比在成本上已不再具有任何优势。在卫生服务领域,卫生服务的质量品牌在消费者心中尤其重要,为此他们愿意支付高价来取得质量保证。另一方面,政府的作用在信息的传递效果中十分重要。政府通过建立、完善法律、法规,如药品广告规定等;通过加大对假冒伪劣产品、无证行医的打击力度,切实维护消费者权益;通过信息的公开透明,如价格公开、服务质量和费用水平公开等,促进市场信息正确的传递。

（五）促进公平和稳定

各国政府收入分配政策的目标,都是力图既要有利于经济效率,又要增进平等,促进社会稳定。一般说来,多数国家是以贡献标准作为收入分配的基本准则,而卫生领域卫生筹资、卫生服务利用及健康的公平性则成为国家卫生资源分配的重要准则。收入分配的平等化促进及社会的稳定等问题则主要是通过以下政策来实现的。

1. 税收政策 通过税收方式筹集卫生资源是卫生筹资的一种主要形式。个人所得税是税收的一项税,对低收入者按低税率征税,以调节社会成员收入分配的不平等状况。在卫生领域,政府的税收减免有利于提高社会资本对卫生的投入,更好地满足居民对卫生服务的需求;而在社会医疗保险制度中,根据投保者收入的不同,交纳不同的保险额,以提高卫生筹资的公平性。

2. 财政投入政策 政府通过财政投入来调整卫生资源的配置。政府通过对基层卫生机构、贫困地区、贫困人口给予更多的财政投入,以保障居民卫生资源可得性的公平性。

3. 社会福利政策 税收政策是要通过对富人征收重税来实现收入分配平等化,而社会福利政策则是要通过给穷人补助来实现收入分配平等化。在卫生服务领域,政府通过转移支付,通过建立社会医疗保障系统等方式,来解决贫困人群基本卫生服务需要的满足。

三、政府失灵与矫正

卫生服务领域存在市场机制的失灵,要求政府通过干预来促进市场机制作用的充分发挥。然而,政府的调节机制存在着内在的缺陷,也存在着"政府失灵"。由于政府决策具有权威性、全局性等特点,决定了政府失灵往往会比市场失灵造成更大的资源浪费。

(一)政府失灵

政府失灵(government failure)指政府在弥补市场机制的缺陷、干预经济运行过程中,由于自身的局限性和其他因素的制约无法达到资源配置的有效、公平的状况。政府的失灵从过程而言包括决策的失误、执行过程的失误,导致结果偏差;从政府干预的领域而言体现出政府的缺位、越位和错位等问题。新医改前所存在的政府失灵问题主要表现为:政府投入不到位、卫生服务市场监管不到位、政府职能转换不到位、利用市场机制不到位、市场机制调节与政府干预的对立等。

1. 政府决策的科学性受限 在政府决策的过程中,存在许多困难和障碍,导致政府决策的失误。具体体现在:

(1)信息的有限性:市场信息不足是造成市场失灵的一个因素。政府的决策也需要有充分的、准确的信息作为决策的科学依据,然而,由于医疗服务系统是相当复杂的,政府也很难充分掌握决策所需要的各种信息,所以政府"犯错误"就在所难免,不断的修改自己的决策甚至否定过去的做法也是常事。

(2)公共决策的局限性:政府的决策具有普遍性、权威性,但真正作出决策的只是少数人。一方面决策人自身作出决策的能力影响决策的科学性,另一方面决策人在决策时会自觉或不自觉地倾向于自己所代表的阶层或集团的偏好和利益。即使通过选举产生的决策人也往往服务于特定的利益集团,而一旦既得利益集团形成后,这种格局就很难打破。一旦出现"寻租"现象,政府的干预是为了保护特殊利益集团的利益,不可避免地会导致经济资源配置的扭曲,造成政府干预的失灵。

2. 政府决策实施过程的不确定性 即使政府能够作出正确的决策,但在决策具体实施过程中,也经常会因受到各种因素的干扰而无法达到预期的目的。其主要原因在于:决策方式本身的缺陷;庞大的政府机构难以协调;干预对象复杂多变,使得政府难以采取针对性的措施;"时滞"的作用以及效果的不确定性;政府官员的利益和监督等问题。

3. 官僚主义　官僚机构效率低下是众所周知的,其主要原因在于:①官僚机构垄断公共物品的供给,缺乏竞争,造成产品提供和使用效率的低下。②官僚机构的官员缺乏追求公共利润的动机。由于政府官员不能把利润据为己有,所以与机构管理者追求利润最大化不同,政府官员通常会追求规模最大化,以此增加自己升迁的机会,扩大自己的势力范围。而这又必然会导致机构臃肿、人浮于事、效率低下。③缺乏对政府官员的有效监督。在现代政府管理体制中,作为监督者的公民常常成了被监督者,即政府官员的监督对象,完全可能受到他们的操纵,因为政府官员的地位可以使他们制定某些有利于自身利益而不利于公共利益的政策措施。

4. 政府权力的制约与监督不足　政府拥有强大的公权力,在其决策与政策执行过程中对其权力的制约和监督不足,将滋生权力机关的不作为、乱作为、腐败等问题,导致社会公共资源的低效配置与使用。如在药品集中招标采购过程中所出现的腐败、低效等问题,与对政府相关部门权力的制约与监督不足直接相关。

（二）政府失灵的矫正

在卫生服务领域,矫正政府失灵的主要策略:一方面引入市场机制,另一方面提高决策的科学性。

1. 提高决策的科学性　提高政府卫生决策的科学性,一方面需要为决策者提供可靠的、充分的信息,使其决策具有科学的依据;另一方面,需加强决策者的决策能力和素质的培养,提高其决策的水平。在中国2009年医改政策的制定过程中,决策部门充分学习国内外改革经验,听取社会各界及专家的建议,并将医改政策进行公示,广泛听取各界意见,在此基础上出台相关政策;在政策的执行过程中,加强信息系统的建设及信息的开发和利用、开展监督监测,医改内容的推进采取先试点后推广的策略,以降低改革的成本。

2. 在公共部门引入市场机制　经济学家们设想通过在公共部门引入市场机制来消除政府的低效率。如:借用私营部门的奖惩机制,根据政府高级官员的工作实绩给予特别"奖金";政府通过购买服务和产品的方式,依靠市场经济来生产社会所需的公共物品。此外,还可以采取加强和鼓励地方政府之间的竞争来提高地方政府的工作绩效。

3. 建立有效的制约与监督机制　建立有效的制约与监督机制,一方面在于提高政府决策、政策执行的透明度与民众的参与度,使社会监督作用得以有效发挥,如在新型农村合作医疗制度发展中建立新农合监督机构,其中参合农民必须占30%的比例,而且对新农合信息进行公开公示,接受社会监督;另一方面完善政府机关监督机制,完善制度,提高违规成本,有法必依、执法必严、违法必究,维护制度权威性。

第四节　卫生服务领域市场机制与政府作用的结合

卫生服务领域引入市场机制有利于促进卫生资源配置和使用效率的提高,但必须创造市场机制可以发挥作用的条件。因此,在卫生服务领域,为了提高效率、促进公平,一方面需引入市场机制,另一方面,需加强政府的主导作用,使市场机制与政府作用的有机结合。

一、市场机制在卫生服务领域的作用

（一）提高卫生资源配置效率

市场机制作用的最大优势在于调节资源配置效率。在价格机制作用下,卫生服务的生产者通过卫生服务市场的需求信息,直接感受到市场变化,在市场引导下,直接根据市场需求,灵活调整服务活动,达到市场供求的均衡;从自身经济利益的角度出发,在卫生服务要素市场中,作为需求者购买其所需要的资源。在竞争机制的作用下,引导卫生资源更多流向优势的、效率高的机构,提高卫生资源的使用效率;以此,使资源的配置符合市场的需求,提高资源的配置效率。但市场机制在调节资源配置时,完全根据需求配置资源,会造成资源在经济贫困地区的短缺、公共卫生服务产品供给的短缺,也不能解决规模布局、总量控制等问题,而导致不公平和效率低下问题。因此,在微观的卫生经济活动中,市场作用大。但在资源的总体配置上需与政府干预相结合。

（二）提高卫生机构的生产效率

在卫生机构的经营与管理中引入竞争机制是利用市场作用最主要的措施。竞争是市场机制的最主要的特征之一,竞争出效率,竞争出质量,这是大家的共识。在政府对医院有一定补贴的条件下,如果服务价格大于变动成本,医院获得营业剩余的能力取决于医院竞争的能力(这里竞争能力是指占有市场的能力)。要想竞争顾客(病人),多提供服务以降低成本,医院必须减少浪费,提高质量,同时还可以降低服务价格的方法(如 CT 价格,这种服务价格可提前知道)来吸引更多的病人。另外,为了降低成本,医院还可以进行技术革新,加强对固定资产的利用,通过加强管理等手段减少浪费。因此,引入竞争机制有利于提高社会卫生资源的使用效率。在管理卫生事业的过程中,卫生决策者应能利用政策措施,为卫生服务部门创造竞争的环境和条件,通过合理竞争提高卫生服务的经济效率。在卫生服务领域,引入竞争机制的主要策略包括:

1. 权力下放　激励卫生服务机构和人员行为的因素在于:决策权、市场化程度、剩余补偿权、责任落实和社会功能。因此,在卫生服务领域引入竞争机制,增加卫生服务机构的自主权,如采取分权经营与承包,以项目竞争的方式获得政府的资助(如计划免疫,初级卫生保健)改变常规拨款的方式等,尽量减少政府的不必要干预。

2. 改革对卫生服务机构的支付制度　引入竞争机制是要改革对医院和医生的付费方式(如改为按人头付费和按病种付费等),取消医生和医院靠诱导需求赚钱的经济机制,而代之以靠提高质量,降低价格来争取更多消费者以提高自身的盈利能力。

3. 向消费者提供信息　引入竞争机制的另一个措施是加强消费者对卫生服务的理性选择。消费者由于缺乏医学知识,往往不能作出理性选择,因而不能有合理的竞争,但通过向消费者提供信息,可以纠正这种信息失灵现象。第一种办法是要求卫生服务机构对主要卫生服务项目明码标价,建立医疗服务项目收费宣传栏,让消费者尽可能地了解各种具体服务项目的价目;第二种办法是政府部门负责公布各种基本药物的价格,报告卫生服务机构的提供卫生服务的费用以及卫生服务质量;第三种办法是让掌握信息的医生或组织代替病人选择,例如:英国通过全科医生为病人购买专科和住院服务,促使保险部门和医院的竞争。

4. 增加消费者的选择权　引入竞争机制的另一个措施是在医疗保险实施的过程中,允许消费者选择卫生机构,这样可导致公立部门的竞争,通过竞争提高效率。

（三）提高卫生筹资的效率

1993 年《世界银行发展报告——投资于健康》中提出:投资于健康应促成一种能改善居民健康的环境;改善政府对医疗卫生的投入的策略;促进多样化和竞争。而促进竞争和多样化应在筹资方面吸纳更多的社会资源投资于健康;容许私营机构提供健康服务;在各种机构间形成竞争;鼓励对基本一揽子服务以外的临床服务开展社会和私人保险等。在卫生筹资中利用市场机制,主要措施为:使用者付费;多渠道筹集资金。

1. 使用者付费　在采取免费或低收费提供卫生服务的发展中国家,都面临着三个基本问题:①对高效率公共卫生项目投入不足。由于政府试图包揽一切,而政府的财力又极其有限,资金需要同实际投入之间有相当大的缺口。②资源的浪费。由于服务是免费的,人们倾向于多利用、而且利用高层次或高价格的服务,造成服务过度利用、病人不合理的流动,导致卫生资源使用的低效。③资源分配不公平。尽管理论上讲是提供免费的服务,但不公平的现象依然严重,城市居民所占有的卫生资源远高于农村居民,高收入者往往比低收入者从低收费中获得更多好处。为了解决这些问题,许多国家已将使用者付费和卫生服务价格改革作为重要的卫生改革政策措施之一。首先,通过使用者付费,可以筹措到更多的资金,加强医院的成本回收能力,政府可以将资金重点投入到高效率的公共物品和准公共物品以及必需消费品性的卫生服务中去;其次,收费可以减少人们过高的不必要的需求和药物的浪费,同时用大医院价格高于基层医院价格的办法分流病人,达到提高效率之目的;再次,收费和提高收费标准可筹集资金,使政府拿出更多的财力支持农村卫生事业的发展。同时利用高收费的办法,解决卫生服务分配的不公平问题。

为了提高效率、增进公平,对不同的服务、服务对象以及服务提供者应区别对待。为了提高效率,对公共物品和准公共物品应采用公共筹资的办法,其余卫生服务均可不同程度地利用个人筹资;对特需卫生服务,低疗效卫生服务采用高标准收费或按有管理的市场价格收费;为了提高公平程度,对高收入者和有保险者采用较高收费政策,而对低收入者和无保险者采用低收费政策;如果私立卫生机构提供基本医疗,应实行计划价格,如果提供特需医疗,可以采用有管理的市场价格。为了提高卫生资源的使用效率,社会健康保险最好只提供那些高效率的、必需性的卫生服务,而将特需性服务排除在外。为了避免道德损害导致的过多的利用,还要采取共同支付的方法限制需求,减少浪费。

2. 多种筹资模式并存　许多国家将私立健康保险作为补充性的卫生筹资措施。例如英国是以公共筹资为主的国家卫生服务制,但英国允许发展私立健康保险作为国家卫生服务制度的补充筹资方式。其主要思路是:国家只管提供高效率的、基本的卫生服务,对于那些特殊的、成本很高、没有良好疗效的服务,国家将限制免费提供;为了满足具有支付能力的居民的需求,可以发展私立健康保险,使他们在享受社会健康保险的同时,也能享受到自己出钱加入的私立健康保险。这样既能保证基本医疗的公平可及性,又能增加人们的选择机会。德国的社会医疗保险体系由多个基金会组成,基金会之间的竞争促进保险效率的提升。

总之,在卫生资源的配置、卫生服务机构的经营管理及卫生筹资中,都可以借鉴市场机制。但市场机制的引入是有条件的,而且市场机制也不是万能的。在卫生服务领域,市场失灵是大量和普遍存在的。因此,在卫生服务领域,需适当的引入市场机制,作为对政府宏观调控的补充。

二、政府作用与市场机制在卫生领域的结合

(一)政府主导并引入市场机制

卫生服务市场是一个复杂、特殊的市场,既要保障筹资、服务利用及健康的公平性,同时需要提高卫生资源的配置与使用效率、服务质量、保护居民疾病经济风险得以分担。因此,在卫生服务领域,政府具有重要的筹资责任、宏观调控责任、培育市场的责任等。

在卫生服务领域,加强政府的主导和有效利用市场机制不是对立的,而是互相补充、互相配合、互相促进的。政府加强卫生服务市场的规范和监管,有利于促进卫生服务市场的有序竞争,市场机制作用得到有效发挥;政府干预与市场机制在资源配置、卫生筹资、满足居民卫生需求等方面各司其职,将有利于卫生领域公平、效率、质量、风险分担等目标的实现。

(二)在卫生资源配置中的结合

市场调节是基础性调节,市场的调节有利于资源按照社会的需求进行配置,达到配置的最优化,但在卫生服务领域,不是完全竞争的市场,而且,作为卫生服务领域,资源的分配不仅要考虑效率问题,同时也要考虑公平问题。人人享有健康、人人需要获得基本卫生服务的问题在市场机制调节下,难以达到,这也是市场机制调节的最大缺陷。因而资源的配置中,市场机制起基础性调节,完成第一次配置的任务,政府通过计划的手段,制定和实施区域卫生规划,在卫生产业的整体宏观调控、总量控制、结构调整、规模布局等方面发挥作用,以解决重大的资源配置与利益调整,完成第二次的配置。

(三)在满足居民不同卫生服务需求方面的结合

将卫生服务的专业与其经济特性相结合,组成一个卫生服务矩阵(表4-1)。在这个矩阵中从上到下分别为预防服务、保健服务、康复服务和医疗服务,从左到右分别为公共物品、准公共物品、必需消费品和特需消费品。矩阵将卫生服务分为16类,其中每一类都具有不同的专业及经济学特点。一般地说,预防服务所含有的准公共物品及公共物品较多,特需性消费品较少;而医疗服务中所含有的准公共物品及公共物品较少,属于个人消费品的较多。由于准公共物品在市场机制下很少有需求与供给,公共物品的供给也达不到最佳需求量,再由于这类卫生服务的社会效益较高,所以,如欲提高卫生资源的使用效率,政府必须采取干预措施,采取公共筹资或政府提供的办法刺激人们的需求。由于必需消费品的效率较高,而且获得这类性质的卫生服务被认为是一种基本权利,所以,政府应该视经济的发展情况尽力保证这类卫生服务对全体公民的可及性,特别是对那些缺乏支付能力的人群要通过特殊的补贴政策(如社会保险、低收费、直接补贴等),保证他们对基本卫生服务的利用。那些属于特需消费品的卫生服务公益性较低,而且费用高、效果差,靠公共筹资和政府提供去刺激人们对这类服务的利用不仅不利于提高卫生资源的使用效率,也缺乏可行性。因此,对这类卫生服务应该更多地利用市场机制,限制人们对这类服务的消费,政府可以将有限的资金投入到具有较高的经济效率的卫生服务中去。从表4-1中可以看出,从左到右政府发挥作用的必要性降低,而市场发挥作用的必要性增强;因此,越靠表左上方的卫生服务越需要政府计划与干预,越靠右下方的卫生服务

越应该减少政府的计划与干预,越需要引入市场机制,让市场发挥资源的配置作用。这样,在卫生资源有限的条件下,既可以提高卫生资源的使用效率,又可以保证居民对基本卫生服务的可及性,改善卫生服务分配的公平程度。

表4-1　卫生服务分类与卫生服务产品矩阵

←政府作用增强

	公共物品	准公共物品	必需消费品	特需消费品
预防服务	公共预防产品	准公共预防产品	必需预防产品	特需预防产品
保健服务	公共保健产品	准公共保健产品	必需保健产品	特需保健产品
康复服务	公共康复产品	准公共康复产品	必需康复产品	特需康复产品
医疗服务	公共医疗产品	准公共医疗产品	必需医疗产品	特需医疗产品

市场作用增强→

摘自:魏颖,杜乐勋.卫生经济学与卫生经济管理.北京:人民卫生出版社,1998.

(四)在其他领域中的结合

从不同所有制卫生机构看,国有的医疗卫生机构,主要是由国家投资兴办,集中了较先进的技术装备,较高水平的卫技队伍,在整个卫生系统中占主导地位。国家对它下达一定的防病治病计划指标,在预算拨款、基建投资等方面还存在计划管理。对其服务收费也是实行计划价格,所以计划机制的作用较突出。市场机制则在特需服务等医疗服务和个体医疗等医疗机构方面发挥作用。

从地区看,对农村,特别是贫困农村的卫生服务,要加大政府干预的力度,以确保这些地区基本医疗的提供。而对经济发达地区,由于其人民医疗支付能力强,地方财政能力强,应逐步在部分服务项目上引入市场机制。

从卫生服务项目看,满足基本预防保健的卫生服务,应采取强计划、弱市场的形式;高层次的医疗服务和保健需求,高层次的生活设施服务项目,应以市场机制作用为主。

从价格控制上看,当市场发育不完善时,政府应对价格加以控制和管理;当市场发育较为成熟时,政府可放宽对价格的控制,让市场机制发挥作用。

从政府的转移支付来看,政府需要积极建立健全医疗保障制度,参与卫生筹资,减少地区间、城乡间、不同人群间的不公平,改善人群的健康水平。

三、中国卫生服务市场的政府干预与市场机制结合

随着中国经济体制从计划经济向社会主义市场经济体制的转变,中国卫生服务市场的调节模式经历了以政府干预为主体的计划经济模式向以政府主导与市场调节相结合的模式转变。

1. 新医改明确要求卫生服务领域以政府主导与市场机制相结合　2009年3月17日《中共中央-国务院关于深化医药卫生体制改革的意见》明确提出深化医药卫生体制改革的基本原则包括:坚持以人为本,把维护人民健康权益放在第一位;坚持立足国情,建立中国特色医药卫生体制;坚持公平与效率统一,政府主导与发挥市场机制作用相结合;坚持统筹兼顾,把解决当前突出问题与完善制度体系结合起来。也明确提出:"强化政府在基本医疗卫生制度中的责

任,加强政府在制度、规划、筹资、服务、监管等方面的职责,维护公共医疗卫生的公益性,促进公平公正。同时,注重发挥市场机制作用,动员社会力量参与,促进有序竞争机制的形成,提高医疗卫生运行效率、服务水平和质量,满足人民群众多层次、多样化的医疗卫生需求。"2016 年8 月,习近平主席在全国卫生与健康大会上明确指出:"要坚持正确处理政府和市场关系,在基本医疗卫生服务领域政府要有所为,在非基本医疗卫生服务领域市场要有活力。"

　　新医改政策充分体现出中国政府在卫生服务领域改革的方向之一是政府的干预与市场机制调节相结合来影响卫生服务市场的发展运行。一方面强调政府在卫生领域的职能,加大政府投入力度,建立基本医疗卫生保健制度,使全体居民公平享有,另一方面,引入市场机制,通过价格机制、竞争机制、利益驱动等机制的作用,促使卫生服务供需双方合理利用卫生资源,以提高有限卫生资源的效率,同时,加强政府宏观管制,规范和培育卫生服务市场,形成卫生服务领域的有序竞争,弥补市场机制的不足。

　　2. 卫生服务体系的构成中体现出政府干预与市场结合　为了促进医疗服务市场的竞争性、满足人们不同层次的卫生服务需求,政府通常在整体规划的基础上,采取减免税收、适当补贴、放开价格管制等方式,鼓励和引导社会资源进入卫生系统。新中国成立以来,中国的医疗服务体系都以公立机构为主,自上一轮医疗卫生体制改革开始,医疗卫生机构的所有制结构从单一公有制变为多种所有制并存。自新医改以来,社会资本大量进入医疗卫生领域,民营医疗服务体系得到快速发展。在宏观卫生资源配置中,政府利用其规划的手段制定了卫生服务体系发展的规划,并且,政府加大基层卫生服务体系的投入力度,加强基层卫生服务能力建设,体现公立卫生机构的公益性。另一方面,通过社会资源的广泛介入,医疗服务领域的供给能力得到全面提高,医疗服务机构的数量、医生数量以及床位数量有了明显的增长,图 4-7 显示了中国医疗机构市场结构的变化,卫生服务总体供给能力得到改善,同时,民营体系的发展,增强了医疗服务市场的竞争性。

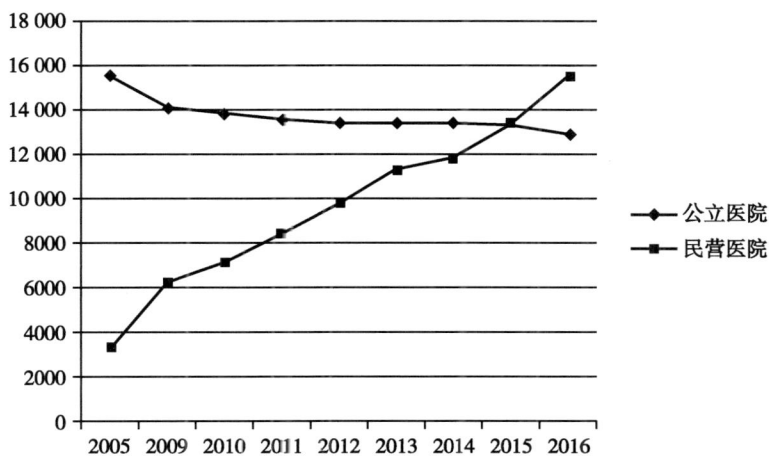

图 4-7
不同属性医院数量的变化趋势
注:资料来源于各年中国卫生计生统计年鉴

3. 卫生筹资领域体现出政府主导与市场结合　加大政府投入的力度，建立基本医疗保障制度。中国卫生筹资的结构从 2001 年的个人筹资占 60% 发展到目前个人筹资占 30% 以下，体现出卫生筹资中以政府筹资、社会筹资及使用者付费相结合，而且以政府筹资为主导。

政府组织开展社会医疗保险体系的建立，并支持商业医疗保险体系的发展。通过政府、社会、个人等多渠道共同筹资的方式，建立起中国居民基本医疗保障制度，并将其纳入法制化管理的轨道。在社会医疗保险体系发展的进程中，商业性的医疗保险体系作为一种补充也得到发展，同时，社会医疗保险体系利用商业保险体系的再保险开展大病保险，提高其参保对象的受益水平和抵御高疾病经济风险的能力。在医疗保险市场的发展中，政府通过法律法规，强制要求符合条件的城镇职工进入社会医疗保险体系，并通过参保人共付、对医疗机构支付方式的改革及对保险各相关主体的监管，规范各方行为，促进卫生资源的有效使用。

4. 政府在规范卫生服务市场中的作用　药品市场是要素市场的重要组成部分。由于旧的医药生产流通体制存在种种弊端，药品领域混乱现象可见于药品的生产、销售、购买、使用及管理等各个环节。新医改通过建立基本药物制度、改变药品价格形成机制、引导药品市场的有序竞争、加强药品质量的监管、严格市场准入和药品注册审批、规范药品流通领域等策略，促进药品市场的有序运行。

推进公立医院改革是新医改确定的 5 项重点改革内容之一。2016 年 5 月 17 日，《国务院办公厅关于城市公立医院综合改革试点的指导意见》对公立医院改革进行全面部署，从公立医院管理体制、法人治理结构和治理机制、运行机制、支付与补偿机制、人事分配制度、优化城市医院规划布局、促进分级诊疗等多方面加快公立医院改革。

5. 政府在促进社会公平和稳定中的作用　新医改政策提出"把基本医疗卫生制度作为公共产品向全民提供，着力解决群众反映强烈的突出问题，努力实现全体人民病有所医。"具有疾病经济负担费用分担机制的基本医疗保障制度实现了全面覆盖。目前，通过多渠道筹资以及民政部门对贫困人口的支持，城乡居民医疗保险、城镇职工基本医疗保险等社会医疗保险体系已经覆盖 95% 以上的人口，保障水平稳步提升，疾病经济负担得到有效分摊。通过政府筹资实现了基本公共卫生服务均等化制度，其筹资水平从人均 30 元提高到 45 元，基本公共卫生服务均等化的服务项目范围也有所扩展，服务的质量得到提高。

2016 年，国家卫生计生委、国务院扶贫办、国家发展改革委等 15 部委联合印发《关于实施健康扶贫工程的指导意见》提出：坚持党委领导、政府主导；坚持精准扶贫、分类施策；坚持资源整合、共建共享；坚持问题导向、深化改革等原则，通过加大政府对贫困地区卫生投入力度、提高贫困人口医疗保障水平、实现大病和慢性病贫困患者分类救治、加强贫困地区医疗卫生服务体系和服务能力建设等举措，开展农村健康扶贫工作，推进健康中国的建设。

（陈迎春）

本章小结

卫生服务市场是一个不完全竞争市场，其特殊性主要体现在：市场的主体结构由供方、需方及资金的支付方三方构成，服务产品中有大量的公共产品和具有外部效应的产品，医疗服务市场存在信息不对称、垄断、需求的不确定性、需求弹性小等特征。 卫生服务市场存在市场失灵：卫生服务市场的特征导致市场机制不能有效配置卫生资源，而市场机制固有的缺陷，又导致卫生领域资源配置的不公平。 市场的失灵需要政府的干预，以促进社会公平、稳定和资源配置效率的提升。 政府干预的主要手段：规范卫生服务市场、实现政府直接管制、直接提供或购买公共卫生服务、为基本卫生服务筹集资金、通过税收和补贴解决公平问题。 政府干预也存在失灵的问题。 在卫生服务领域需要采取市场机制调节与政府干预相结合的方式来影响卫生领域经济的运行和资源的配置。

思考题

1. 卫生服务市场具有哪些特性？
2. 公共卫生服务为什么不能靠市场提供？
3. 为什么在卫生服务领域，需加强政府干预与市场调节相结合？
4. 在中国正在兴起的医疗联合体的市场结构特征是什么？ 将对卫生资源配置产生什么影响？

第五章

卫生筹资

【本章提要】 介绍了卫生筹资的概念、功能和目标以及卫生筹资来源、分配和使用,同时介绍了卫生筹资系统的评价方法。通过本章的学习,掌握卫生筹资的基本概念、主要目标、相关理论及评价方法,熟悉卫生资金筹集的来源,了解卫生资金筹集、分配和使用的国际经验以及我国卫生筹资的现状,从而加强对卫生筹资的理解及其运用的能力。

随着社会经济的发展,人们对卫生服务的需要会不断增加,而可使用的卫生资源相对需要而言却是有限的,有限的卫生资源与人们对卫生服务的无限需要之间的矛盾是永远存在的。筹集足够的资金并使之有效的分配和使用,是保证卫生服务体系有效运行和发挥其功能的重要途径和手段。卫生筹资不仅涉及卫生资金和资源的筹集,还包括如何分配和有效的利用卫生资源。由于不同时期、不同国家面临的主要卫生问题不同,各个国家根据其自身的历史发展和现状条件以及政治上优先考虑领域和经济可承受能力,采取了不同的筹资策略和方法。本章主要介绍卫生筹资的基本概念、相关理论和评价方法,分析不同国家在卫生资金筹集、分配和使用的策略和方法,以期了解掌握卫生筹资的基本规律和卫生筹资的实践。

第一节 卫生筹资概述

一、卫生筹资的定义

卫生筹资(health financing)是指为提供卫生服务而进行的资金筹集活动。它是为实现一定的社会目标而选择的一种手段。开展卫生筹资研究不仅包括卫生资金筹集的来源和渠道,还包括卫生资金的分配和使用,即不仅要研究卫生资金从何而来、资金来源渠道和各渠道的数量,还要研究资金的去向和数量,即分配流向,以及资金的使用效率、公平性等问题。因此,卫生筹资是研究在一定时期和一定社会环境下卫生领域资金的筹集、合理分配和有效使用。

世界卫生组织(WHO)更是把卫生筹资活动界定为"实现足够的、公平的、有效率和效果的卫生资金的筹集、分配和利用活动的总和"。内涵可以从四个方面理解:①如何为卫生服务筹集足够的资金;②如何提高资金的利用效率;③如何控制卫生费用不合理增长;④对卫生筹资的评价,主要对各种不同筹资方式的评价。

卫生筹资的定义有广义和狭义之分,就广义而言,卫生筹资涉及三个主要方面:第一,卫生资金的筹集;第二,卫生资金在不同地区、不同人群、不同机构和不同医疗卫生服务之间的分配;第三,医疗卫生服务系统的支付机制。也就是说,卫生筹资包括了从资金来源到分配,最后到受益方的全过程。从狭义上看,卫生筹资只包括卫生资金的筹集(图 5-1)。

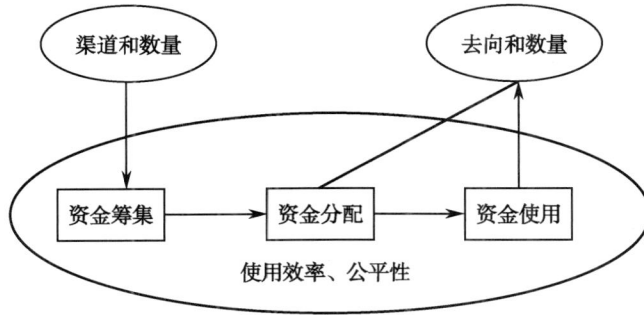

图 5-1
卫生筹资的定义

卫生筹资研究的重要内容之一,是如何使稀缺的卫生资源在卫生事业发展中发挥最大的效益。这里的卫生资源指的是卫生领域占用的社会劳动,是卫生机构在提供卫生服务所使用和消耗的各种生产要素的总称,它主要表现为人力资源和物力资源。而卫生资金是卫生资源的货币表现,通常卫生资源以货币形式流入卫生领域,然后通过各种形式的卫生服务实现其消耗和补偿,从而产出人群健康的改善,我们将这一过程称之为卫生资金运动。因此,从某种意义来说,开展卫生筹资研究就是研究卫生领域的资金运动规律。

二、卫生筹资的功能

WHO 在 2000 年世界卫生报告中提出,卫生筹集具有三个功能:资金筹集、风险共担(pooling of resources)和服务购买。如何发挥卫生筹资的功能对卫生系统功能的体现有重要的意义,因为当前和将来可获得资金的数量决定着人群可获得的基本卫生服务水平和财政保障水平,决定了筹集资金的经济效率,并且影响着人群在经济上和地域上对医疗卫生服务的可及性以及服务的成本效果和分配效率。

资金筹集主要是指卫生服务资金的来源,即居民利用医疗卫生服务所需的资金最终由谁承担,或谁是最终的付款者。资金筹集是卫生系统为各项卫生活动从政府、社会、家庭、商业部门和其他外部渠道筹集所用资金的一种方式。资金筹集的形式包括很多种,如税收、强制性或自愿性的医疗保险、个人现金的直接支付或者募捐。资金筹集的功能与基本原则是要体现公平与高效,既要筹集足够、可持续的资金,满足人群基本医疗卫生服务提供的需要,并足以防范因病致贫和因病而无法得到基本卫生服务,后者也是筹资体系最直接的作用。

风险共担定义为医疗的各种风险要素以某种形式在不同主体之间进行分配。风险共担方式主要有风险集中与风险分散两种。风险集中指风险由一个或少数几个的集体或个人承担;风险分散是由多个团体或多个人承担,但是在风险集中的情况下,主体的风险承担能力有限,所以有效的途径就是分散风险,形成有明确的风险分散形式和保障的风险共担制度。风险共担功能应确保一个国家所选择的筹资方式能够公平有效地用于人群分担风险。通过较大范围人群中的资金收集、积累和管理,形成了一个风险池(pooling),当群体中部分人需要利用卫生服务时,其所发生的财务风险可以被这一群体的所有人所分摊,因而疾病发生时的财务风险不是和个人所联系,而是和群体总体利用卫生服务的需要所联系。这主要包括三个层面：一是风险补贴，即对医疗风险低风险者对高风险者的交叉补贴；二是收入补贴，从富人对穷人的交叉补贴，以体现公平性；三是年龄补贴，从生命周期的生产时段对非生产时段交叉补贴。目前国际上来说，分摊机制已成为各国卫生筹资体系中最基本的一环，同时结合辅以个人的直接现金支付，从而形成一个医疗费用的共担机制。

服务购买是指按照协议约定向特定的卫生机构购买其所提供的服务的过程，间接起到了资源配置的结果。在筹资过程中，"交易"双方（提供方和需求方）按照一定的价格出售和购买服务。购买方如果是患者个人，即是传统的医疗卫生服务"医患交易"行为。如果是政府或公立保险机构，即政府或保险机构代表居民向卫生机构购买符合一定质量和数量的医疗卫生服务，这就是公共购买。购买功能是确保所筹集的基金能够购买卫生保健服务，并改善医疗卫生服务效率和质量。购买既可以是被动过程，也可以是有计划的行为。被动性购买是指遵循预先制定的预算方案购买或仅仅是支付产生的各种账单；计划性购买是指通过确定需要购买哪种干预措施、怎样购买以及从何处购买来持续地寻找能够最大程度发挥卫生系统效能的途径。购买通过不同的手段来对卫生服务的提供方进行支付，包括采用预算的方式。大多数国家采用多种形式相结合的购买方式。

三、卫生筹资的目标

1978 年 WHO 和联合国儿童基金会在《阿拉木图宣言》中提出初级卫生保健（primary health care，PHC）策略，要求各国向居民提供最基本的、人人都能得到的、体现社会平等权利的、人民群众和政府都能负担得起的卫生保健服务。卫生筹资的目标是为卫生系统筹集足够的资金，以确保所有人都能利用卫生服务，同时不会因为这些服务交费而遭受经济困难。卫生筹资的目标包括中间目标和最终目标两类。

（一）中间目标

卫生筹资的中间目标主要包括卫生筹资的公平、效率、风险共担、持续性。

1. 卫生筹资的公平（equity in health financing）　卫生筹资公平性指居民收入水平和支付能力不同，对卫生服务也应有不同的支付额，收入水平高的居民应比收入水平低的居民对卫生服务的支付额高。世界卫生组织对其解释为：如果每个家庭按其支付能力对卫生系统分担了相应的份额，而且分担的份额与家庭成员的健康状况以及对卫生系统的使用是不相关的，则这个卫生系统实现了卫生筹资公平。

卫生筹资的公平可用三种方法来检验：垂直公平、水平公平和代际公平。垂直公平提出了累积性问题及依据支付能力来进行筹资；水平公平提出相同收入水平的人筹资水平相同，强调分担或风险的等分；代际公平则不仅研究成本（支付的保险费），而且研究不同年龄组的收益。

（1）垂直公平（vertical fairness）：垂直公平是以效用的"平等贡献"原则为基础的。由于收入的边际效用随收入的增加而减少，这一原则就要求支付能力越高的人，支付水平越高。比如两个不同收入的人，按照筹资公平的角度来讲，收入多的人比收入低的人所支付的要多。筹资的公平性往往用一个比例来体现，即个人卫生支出占个人总收入的百分比。

（2）水平公平（horizontal fairness）：水平公平是指相同支付能力的人（不论其性别、婚姻状况、职业、国籍等)实际达到的支付水平相同。在实际中,设计筹资体系时应考虑不同人群的不同疾病风险。水平的不公平可能有一系列的原因。在税收筹资体系,水平的不公平性可因体制的一些例外而产生(如某些税收的减免),而在指令性的社会保险体系,不同职业的人群可能适合不同的卫生保险计划,也可以有不同的保险费缴纳程序。

(3)代际公平(intergenerational fairness):代际公平指当代人和后代人在利用资源、满足自身利益、谋求生存与发展上权利均等,是可持续发展战略的重要原则。代际公平是可持续经济学强调的一个资源配置概念,要求人类在发展经济时对自己的后代负责,多考虑后代的生存和发展,把对单纯物质财富的追求和满足转变为对人的全面发展的追求,在经济发展中既满足当代人的需求,又不对后代人的经济发展构成危害。人口老龄化使代际公平问题突显,医疗保险的参保人群结构发生了改变,卫生筹资机制受到挑战。

2. 卫生筹资的效率　卫生资源相对于人们的需求总是有限的。效率就是利用有限的卫生资源投入达到最大的卫生产出。卫生筹资效率是指在收益既定的条件下,通过降低筹资成本、减少筹资风险、优化筹资结构等方式,实现对最终效率的影响。通常,卫生领域涉及的效率问题包括筹资效率、卫生服务供给效率和公共财政效率,以下将对人们经常关注的筹资效率和卫生服务供给效率进行阐述。

(1)筹资效率:影响筹资效率的因素有很多,既有政治方面的、经济方面的,也有社会和人口方面的,例如:卫生资金筹资立法不健全;资金筹集方式效率低;管理体制不科学;筹资管理机构效率低。税收是卫生资金筹集的主要方式,谈到筹资效率就不得不提影响税收收益的税收额外负担。所谓额外负担(也称"自重损失"或"效率成本"),是税收引起的超税负担,这种税外负担的形成主要是因为课税对市场机制运行造成扭曲后形成资源配置非最优化,产生负面效应,从而造成社会福利损失。从税收中支付公共服务,额外负担就转嫁成为公共服务的副产品,从而影响了卫生筹资的效率。不同形式的税收会造成不同水平的额外负担。对于政府来说,要寻找一种既能使额外负担最小化,同时又可达到高公平性的所谓的适宜税收无疑是一种挑战。

(2)公共服务供给效率:经济学家和政策制定者更重视卫生保健体制的需方,然而卫生资源的利用在很大程度上由供方市场决定。因此,为提高效率与公平而采取的供方约束就成为卫生保健体制整体上能够成功的先决条件。

卫生服务供给的效率大体包括配置效率、生产效率(技术效率)和管理效率。

1)配置效率:研究如何在收益最佳的项目上分配有限的资源。它确定哪一种投入能够以最低成本获得特定的高水平产出(如健康)。例如有两个项目,治疗项目和预防项目,当资源的分配能够达到成本最小,产出最高时,就达到了配置效率最优化。

2)生产效率:也称技术效率,是指投入和产出之间的关系。无论各种投入如何组合,它必须能有最大的产出。它引起这样一个问题:"如果某一个活动是值得去做的,那么其实施的最佳途径是什么?"因此,生产效率可以解释为在限定资源水平下追求最大的产出,或以最小成本获得限定的产出水平。

3)管理效率:是指在卫生筹资机制的制约下,激励卫生管理人员利用最少的管理费用和最有效的方法去提高卫生服务的质量。

3. 风险共担   由于疾病风险危害的是人,而这种危害带来的不仅仅是经济上的损失,更重要的是生命和健康的损失,这不是仅靠金钱所能补偿的。疾病对每个家庭、每个人发生频率之高是其他风险无法比拟的。人类的各种风险中,疾病风险是危害严重、涉及面广、直接关系每个人基本生存利益的特殊风险。而有些疾病由于有传染性,还会影响他人。比如,某些传染病患者没有意识到这种疾病的危害性或没有支付能力,就势必影响他人健康,如果根除了传染源,那么受益者就不单纯是患者,而是与之接触的人群乃至整个社会。疾病经济风险,从广义上讲,是指患者及其家庭因疾病发生而引致的现时及未来的经济损失的可能性。这种经济损失并不仅限于患者及其家庭为治疗疾病而支付的现时费用,同时也包括因疾病发生而导致的患者及其家庭获取未来收入的能力的弱化及对未来经济福利带来的危害;从狭义上讲,疾病经济风险仅是指患者及其家庭因诊疗疾病需要而支付一定医疗费用的可能性。此外,卫生服务的提供也具有外部经济效应,即提供卫生服务对他人造成了影响,也就是说出资者可以获益,不出资者也可以获益,因此,卫生筹资要风险共担。

4. 卫生筹资的可持续性   狭义的可持续性指一个体系能使其用户和资金持有者有足够的资源用于继续进行某项有长期受益的活动。研究者提出了可持续性的广义定义:"如果通过某一项目或计划为需方提供服务并取得了长期收益,这一产出可以说服地方和中央政府支持这一项目或计划,并为其提供继续服务所需要的时间、资源和政治支持,这一项目或计划可称为有持续性。"这种筹资的可持续性包括筹资本身的可持续性、政治上的可持续性、组织和管理的可持续性及立法的可持续性。

(1)筹资的可持续性:在经济不稳定的状态下,如何维持稳定的卫生筹资已成为至关重要的问题。目前,建立一种能够不依赖外部投入而自我生存的卫生筹资体系已越来受到关注。筹资的可持续性问题与成本急增和低收入人群的可承受能力密切相关。各国都在为实现可持续性筹资作出相应的努力与尝试,如社会保险、自愿的私立健康保险等。虽然这些机制在实现可持续性方面取得了一定成效,但他们仍受到非政府组织、学术机构和多边机构的批评,其原因是他们造成了意想不到的后果,如对于穷人服务可及性的负面影响、给病人增加不公平的经济负担等。

(2)政治的可持续性:政治决定了可提供的税收的数量以及如何用于卫生保健。而这些政策依赖于政府的稳定和领导人在位的时间。在低收入国家,一些项目由国外资助者和国外贷款机构支持,国际政治会影响这些资金的稳定程度。许多有价值的卫生项目因国内外的政治变化而不能持续下去。

(3)组织和管理的可持续性:虽然足够的资金支持是保持卫生保健制度可持续性的基础,但是卫生计划的成功还要依靠组织管理。组织管理的可持续性不仅有赖于政治与市场力量的变化,还有赖于管理与技术能力和训练有素的卫生专业人员。

(4)立法的可持续性:保证立法筹资的可持续性是政府的责任和义务,大量事实证明仅靠有关职能部门和地方政府的约束力是不够的,不能保证各项政策很好地落实,从而影响了卫生服务目标的实现。只有通过立法,在法律上确保了各方的责任与义务,才能保障卫生筹资的可持续性。

（二）最终目标

卫生筹资的最终目标主要包括健康状况的改善、筹资的风险保障、患者满意度的提高。

1. **健康状况的改善**　健康状况的改善是多种因素共同作用的结果,如人均收入、教育、卫生服务等。健康状况的改善,要保证当人们出现了健康方面的需求时,能及时获得医疗保健的服务,包括预防、治疗、康复等一系列的健康促进服务,也即经常被提及的卫生服务可及性(accessibility)。要保证卫生服务可及性,必须使人们在使用卫生服务时能够负担得起,不会因为经济上无法承受而放弃卫生服务从而影响健康。因此要做到这一点,每个国家必须建立起一个良好的卫生筹资系统,通过多方位的筹资渠道保证人们在有卫生服务需求时能够负担起所需的服务。

2. **筹资的风险保障**　卫生筹资的目的是为了降低人们在寻求卫生服务时产生的风险,并且筹资的效率决定了风险保护的程度。通常来说,卫生筹资体系通过税收、社会医疗保险等形式筹集社会公共资源,在不同健康状况、不同支付能力的人群中进行分摊,并利用这些筹集的资源向卫生服务提供方购买服务。在人们利用卫生服务时,通过筹资体系,所发生费用中的一部分通过筹资的分摊方式被补偿,个人只需要支付一部分费用,这部分费用称为个人现金支付(out-of-pocket payment, OOP)。如果卫生筹资系统内出现较高的现金支付意味着卫生服务更趋向于一种市场商品,富裕者有更高的现金支付能力因而能购买更多服务,贫困人群虽然有相同的需要但可能因为无法负担而放弃治疗,从而降低了该部分人群对卫生服务的可及性,最终导致健康水平的下降。就个人或家庭而言,由于现金支付能力的差异,OOP 比例的增高会导致卫生筹资的不公平,成为造成低收入家庭财务风险的主要障碍,也是造成卫生服务利用不公平的主要决定因素。

3. **患者满意度的提高**　患者满意度是指人们基于在健康、疾病、生命质量等诸多方面的要求而对医疗保健服务产生某种期望,然后对所经历的医疗保健服务进行比较后形成的情感状态的反映,是对所经历的医疗保健服务情况进行的一种评价。患者满意度是评价卫生筹资的重要指标,患者满意度的提高对于提高卫生筹资质量具有重要意义。

第二节　卫生资金的筹集

卫生资金筹集就是要为卫生领域筹集足够多的资金,保障并努力提高国民的健康水平。卫生筹资有不同的方法,每种方法都有其优点和不足,一个国家选择何种卫生筹资方式很大程度上取决于该国的历史、文化、现行体制以及政府在众多国家事务间的权衡,同时政府也会考虑所选的模式是否具有可操作性、是否能达到既定的目标。以下内容主要介绍国际上主要的卫生资金的筹集来源、卫生资金筹集的国际经验和我国卫生资金的筹集。

一、卫生资金筹集来源

从世界各国卫生筹资的种类来看,至少包括政府卫生筹资、社会健康保险、私立健康保险、现金支付及社区卫生筹资。可通过预付制和现付制两种筹资机制完成卫生筹资:预付制一般是指在医疗费用发生之前,政府或保险方按一定的标准将医疗费用预先支付给医疗服务提供方,支付标准在一定时期内是固定的,一段时期后按实际情况的变化再做相应的调整,一般包括政府卫生筹资、社会健康保险、商业健康保险三种形式;现付制是被服务者直接向服务提供者支付费用,主要形式是现金支付。很少有国家只采用单纯的一种筹资形式来进行卫生筹资,通常采用不同形式的组合。

（一）政府卫生筹资

政府卫生筹资是政府作为筹资主体,通过税收与赤字财政、专项税、政府发行彩券和组织赌博业等渠道筹集资金并分配使用于卫生领域的整体过程。

政府获得收入的主要来源是税收,其典型来源包括直接的个体和商业所得税,以及其他直接或间接的税收途径,如进口税、执业税、财产税、销售和贸易税、登记注册税等。在发展中国家,由于大部分的经济活动群体主要是在非正式部门从业,因此通过税收筹资的数额较小。研究表明,在低收入国家,税收占国家收入比重平均是18%（波动幅度在8%~44%之间）,而在高收入国家为48%。尽管在低收入国家,政府对卫生服务的筹资具有同样的重要性,但是低税率往往使得政府筹资能力有限和对卫生服务筹资不足。

一些国家建立了专门用于卫生的税收,比如可以在全国或特定的地区范围内针对某些产品征收专项税用于卫生领域,一般从酒类、烟草、消遣娱乐等方面征收。这些专项税收往往很难实施,也不受欢迎,通常也存在一些消极的影响,如按比例征收,低收入家庭往往承担得更多。该筹资渠道的优点是可以通过建立新税种为某些重要项目筹资。

在许多国家还可以看到政府通过发行彩票、组织赌博业等方式来进行卫生筹资。此外还有通过效率收益（efficiency gains）进行卫生服务筹资。这个领域涉及的范围包括通用药品的竞争性采购、签订合约来购买特定的服务、改变保险下的支付结构、关闭利用不足的卫生机构等。通过这样的改革方式可以提高卫生系统的效率,并获得额外的收益。

政府卫生筹资能实现更大范围的覆盖,通过政府筹资,可以将受益面扩大到更大范围的人群,而且政府筹资对象广泛,可以将筹资负担分散到全人群。此外,政府卫生筹资治理模式简单,并具有实现行政效率和成本控制的潜能,这使得政府在组织卫生系统时更具效率,并减少了交易成本。

政府筹资的缺点有两点。第一,不稳定性。由于卫生系统的资金来源于政府的预算,原卫生部需要同其他部门竞争同一资源,同时易受政治压力或外部冲击的影响,使得政府筹资具有不稳定性;第二,让富人受到更大的益处。由于穷人面临地域可及性问题或时间成本问题而倾向于更少的利用服务,富人往往利用的是成本较高的医疗服务（WHO,2000）。

（二）社会健康保险

健康保险是指通过保险方式对保险人因遭受疾病或者意外伤害事故所发生的医疗费用支出或收入损失提出经济补偿的保险保障制度,主要包括社会健康保险和私立健康保险。社会健康保险覆盖的人群包括来自公立部门的雇员、半国有企业和私人企业中少数特定的工作人员,一般是从雇员的工资中按照一定的比例扣除,这部分由雇员和雇主共同承担,此外,国家也会有一定的补助。

社会健康保险的组织形式包括疾病基金会和工资税筹集两种类型。在疾病基金会形式下,保险计划由非营利性组织建立和实施管理并在严格的监管下相互竞争参保人,在欧洲、拉丁美洲的大部分国家是这种类型。但在加拿大、中国台湾,社会健康保险却由一个单独的半国营机构进行管理。

社会健康保险具有强制性,一个符合社会健康保险条件的群体,其每一成员都必须加入,而且都必须缴纳保险费;其次,社会健康保险缴纳的保险费及所享受的好处都是比私立健康保险容易获得。

社会健康保险并不是全体公民都能享受的一种权利,而只有那些符合有关规定,并且按照规定缴纳了保险费的人群才有权利享受。

社会健康保险能为卫生系统筹集更多的资金,对政府预算的依赖性不强,是更为稳定的筹资来源。另外,在政府没有空间增加卫生费用的投入时,以这种保险形式来为卫生系统筹集资金是较好的选择。社会健康保险将劳动者的保险费筹集在一起,实现高收入和低收入人群、高风险人群和低风险人群的风险共担。

社会健康保险也有缺点。首先,将许多人排除在外,如非正式部门雇员以及老人、儿童等,将这些人群纳入社会健康保险需要较高的成本,此外,由于税收管理方面的制度不够完善(如逃税、漏税现象),向非正式部门雇员收税作为保险费往往较为困难。其次,对经济会产生负面影响,在劳动力市场缺乏竞争的情况下,雇主不可能通过降低雇员的工资来支付增长的保险费,由此导致劳动力成本增加,并可能导致更高的失业率。再次,社会健康保险管理复杂且成本较高,在运作过程中,为了防止对服务的滥用、过度需求和过度服务,提高基金的运作效率,对服务提供者以及就诊患者就医行为进行管理和监管是必要的,所有这些因素导致社会健康保险具有较高的管理成本。

(三)私立健康保险

私立健康保险是由非营利或营利性保险公司提供,消费者自愿选择最适合自己偏好的保险项目,私立健康保险业务面向个体和群体。私立健康保险与社会健康保险相比,主要有两方面的区别:第一,私立健康保险不为较高疾病风险的人群如残疾人和老年人提供健康保险,或被要求支付更高的保险费用;第二,私立健康保险中,保险费的制定不是根据风险共担的原则,而是根据个人的风险性和个体或投保人群中发病的可能性决定,通过保险统计测算出来的。通常情况下,保险的业务费和管理费加上剩余利润约占保险费的40%~50%。由于费用较高,私人保险业最关心的是消费者的逆向选择。在某些社区,存在更高的平均医疗成本,因此收取的保费也更高。

从经济角度考虑,竞争的保险市场将会降低卫生服务的成本。但私人保险市场最令人担忧的是风险选择。保险商倾向于选择健康者参保,有些参保人会隐瞒自己的真实病情,而健康者却不愿参保,最终造成保险业的死循环:健康者退出参保→保险基金损失→保险费率增加→更多的健康者退出→保险服务的运作成本提高→健康和非健康的参保者不得不支付更高比率的保险费,再进入下一轮循环。即经济学所称的"劣币驱逐良币"现象。

私立健康保险有许多不平等的地方,如一些手工业从业人员和一些老雇员有着更高的疾病风险,另外,私立健康保险受经济利益的驱动,其利润是非常可观的。但私立健康保险的管理成本也很高,与社会保险相比,在同样覆盖水平下,私人保险的保费成本将高出25%~40%,在发展中国家,私立健康保险的覆盖水平仅在2%,但是,私立健康保险仍是一种非常有用的筹资补充渠道。

(四)现金支付

现金支付是指病人在接受医疗服务时,直接向服务提供者支付费用。在国际上通常是私立医疗机构使用的方法。使用者付费则是现金支付的一个种类,具体指病人在公立医疗机构就诊时支付的服务费用。多数情况下,使用者付费往往发生在以下问题存在的情况下:公共筹资不足;政府有效分配卫生资源能力缺乏;公立机构提供基本卫生服务的效率低下;卫生服务提供者收入水平较低;人群有意愿自付医疗费用以减少因交通和等待带来的成本损失;诸如药品等关键医疗产品提供不足等。

总体来说,现金支付是一种有效并且很容易进行管理的筹资渠道,可以在一定程度上鼓励人群首先利用初级卫生保健服务,再到医院获取服务,有效抑制了非必须卫生服务的消费,由此提高了卫生服务系统的宏观效率。此外,现金支付可以针对特定人群实施费用的部分或全部免除,防止穷人陷入经济困难,这在许多非政府组织的卫生机构得到了成功的实施。

然而,现金支付同样也存在一些问题。现金支付往往延迟了人们的就诊行为,这影响了公众的健康,并增加了治疗成本;其次,在现金支付存在的情况下,通过实施费用减免来补偿特定的人群,往往操作起来较为困难,以至于达不到期望的效果;再次,如果以现金支付代替政府的预算筹资责任,往往造成初级卫生保健机构资金的匮乏,导致人们绕过初级卫生保健机构去寻求高一级的卫生服务,降低卫生服务提供的宏观效率。因此在用现金支付方式进行筹资时,需要关注贫困人群卫生服务的可及性,对大病的卫生费用支出提供筹资保障,同时通过公共预算(而非现金支付)的再分配,将资金由医院转向筹资不足的初级卫生保健领域。

（五）社区卫生筹资

社区卫生筹资是一个社区中(在一个农村地区、行政区、其他地理区域或者同一个社会经济的或者种族的群体)的各个家庭为既定的一系列卫生服务相关费用筹集或协作筹集资金的一种卫生筹资机制。值得注意的是,社区卫生资金的筹集不仅仅局限于家庭,还有来自中央政府、地方政府、国内或国际非政府组织以及双边援助国的经费支持。现存的社区卫生筹资通常是一种自愿保险形式,人群自愿参与到这个方案中,参与者的多少决定了该方案吸引力的大小,以及该方案的可行性。

社区卫生筹资是卫生筹资体系的一个有用的组成部分,相比于其他筹资途径,社区卫生筹资基于社区而建立,强调社区参与管理。受益者往往是被其他形式的健康保险排除在外的群体。在许多低收入国家,在无法获得其他保险所提供的医疗保障时(如社会健康保险或私立健康保险),社区筹资发挥了重要的作用。

社区卫生筹资通过减少卫生服务直接的现金支付和增加卫生服务可利用的资源,能让低收入的人群获得卫生服务,提高了更大范围人群的健康保险覆盖水平,增加了卫生服务的可及性,比如为农村中等收入者和非正式部门劳动者提供医疗保障。这也是政府发起建立此种筹资方案的原因之一。在某些地区,它也为到私人医疗机构就诊的服务行为筹资。

社区卫生筹资仍面临一些问题。一方面是可持续性问题,筹资规模过小,居民健康状况的地域关联性尤其是疾病流行或自然灾害、自愿参与导致的风险选择以及有限的管理技能都对社区卫生筹资的可持续性提出了挑战;另一方面是贫困者获益有限以及对卫生服务质量或效率的影响有限,社区卫生筹资的受益者往往是相对富裕的人群。有研究表明,如果没有政府或其他合作伙伴的资助,非常贫穷的人无法从该类方案中获益。

二、卫生资金筹集的国际经验

2005 年,世界卫生组织所有成员国提出要实现全民健康覆盖,即人人都应获得他们所需的卫生服务,且无遭受经济损失或陷入贫困的风险。国际经验显示,全民健康覆盖目标的实现与该国的卫生筹资水平息息相关。为此,所有成员国都承诺完善本国的卫生筹资体系。当今全球都在应对经济低迷问题与经济全球化并存的疾病全球化问题及随人口老龄化而来的对慢性病保健的需求日益增加的问题,各国对实现全民健康覆盖和完善卫生筹资体系的需求变得前所未有的紧迫。

通常,卫生筹资水平及筹资公平性往往受到本国经济的影响。处于同一经济发展层面的国家,在卫生筹资方面体现出许多共性。因此,本节主要根据经济状况进行国家分类,分别以印度、墨西哥和新加坡为例归纳不同经济水平的国家在卫生筹资方面的总体情况和特点。分类标准依据世界银行2013年采用的人均国民生产总值(GNI),将全球的国家分为低收入国家(人均GNI≤\$1034)、中等收入国家(\$1035≤人均GNI≤\$12 615)、高收入国家(人均GNI≥\$12 616)。从国际经验看,低收入和中等收入国家在卫生筹资方面面临更多的挑战。相对而言,高收入国家由于在卫生筹资领域有较长的改革历程,因此有一些值得借鉴的经验。

（一）低收入国家

大部分低收入国家面临的严重挑战是为人群提供基本的医疗卫生服务并提供筹资保障。概括起来,低收入国家卫生筹资的共性包括以下几个方面:第一,政府卫生筹资总量不足。实现全民健康覆盖的第一步是保证最贫穷国家拥有健康资金,且经费支持在未来的年份中可以持续增长,从而保证低收入国家可以扩大卫生服务覆盖面。第二,个人现金支付仍是主要的筹资方式。当个人现金卫生支付占主导地位时,贫困人群和脆弱人群不可能被卫生保健所覆盖,即使能够获得卫生服务,也将面临巨大的经济障碍和致贫风险。全球经验表明,如果个人现金卫生支出占卫生总费用的比重超过30%,很难实现基本公共卫生服务的全民覆盖,如果该比例超过30%~40%,将导致灾难性卫生支出和家庭贫困的高发生率。第三,需增加卫生支出的公平性和效率。低收入国家的卫生投资重点应放在覆盖全民的基本服务和公共卫生服务上面,这样可能会对健康结果产生更大、更公平的影响,确保投入的资金物有所值。

印度作为世界上人口第二大国,为世界医疗卫生事业作出了重大的贡献,其成就主要体现在对穷人的关注,特别是对农村穷人的关怀,建立的全民健康保险体系(Rashtriya Swasthya Bima Yojana, RSBY)被认为是世界上最好的医疗救助体系。目前,印度卫生筹资主要通过各级政府税收、非税收收益及社会保险费等形式筹集。其中,医疗保障体系主要有全覆盖的免费医疗保险、面向富人阶层的私人医疗保险、面向部分群体的社会保险和以社区为主的医疗保险。印度的卫生筹资体系得到了国际社会的认可,在世界卫生组织成员国卫生筹资与分配公平性评估排位中居第43位。可见,印度在有限的政府财政支出下达到了较好的公平分配性效果,其主要原因是将有限的投入公平地补给最需要医疗服务的需方。

然而印度卫生筹资还面临巨大的挑战:第一,政府卫生筹资总量不足。截至2013年,印度政府卫生支出占卫生总费用的比重为32.20%,远远低于许多发达国家,如美国(47.10%)、德国(77.00%)、日本(83.60%),也低于部分中等收入国家,如巴西(48.20%)、古巴(93.00%)、越南(41.90%)、泰国(80.10%)。卫生事业是重大的民生事业,政府对卫生筹资领域的供需矛盾具有不可推卸的责任,未来需筹集足够的资金,提高医疗卫生在现有政府支出中的地位,拓宽筹资渠道,从而解决政府卫生筹资总量不足的问题。第二,由于政府分担的卫生支出额较低,自费付款是卫生资金的主要来源。2013 年个人现金卫生支出占卫生总费用的比重超过 30%。第三,卫生筹资体系碎片化现象严重,各个地区依靠自身情况和经济实力建立了名目繁多的基于社区的医疗保险体系,卫生筹资效率低。

（二）中等收入国家

大部分中等收入国家关注的重点是卫生服务的全覆盖、筹资保障和卫生系统的效率问题。概括起来,中等收入国家卫生筹资的共性包括三个方面:第一,许多国家在减少贫穷和提供基本卫生服务方面取得了巨大的成果。经济发展作为基础,中等收入国家有能力提供基本的公共卫生服务和初级卫生保健服务,通常由公立-私立服务体系提供这些服务。第二,中等收入国家也依赖于高水平的个人现金支付方式进行卫生筹资。据统计,现金支付的费用在中低收入国家和中高收入国家各占卫生总费用的 50% 和 35%。第三,一些中等收入国家高度集权的卫生服务体系的筹资结构是低效的,因为预算和对服务的需求不能达成一致。

墨西哥于 2003 年启动卫生筹资体系改革,为非正式就业人员提供补助,保证他们与正式就业人群健康保障筹资水平相同,进而享受同样的卫生服务。1943 年,墨西哥建立 IMSS(the Mexican Institute for Social Security),覆盖私立部门的正式雇员及家庭。1959 年建立 ISSSTE(the Institute for Social Security and Services for Civil Servants),覆盖公共部门雇员及家庭,而大量自由执业者、失业人员及非正式雇佣人员无任何健康保障。这种最初的制度设计将获取卫生保健的权利通过是否有正式工作和收入区分开来,造成了健康保障制度的分裂和碎片化。2003 年改革前,墨西哥卫生系统与大多数拉美国家一样,存在着自付费用较高、公共资源在不同地区和人员之间分配不公平、不同州的筹资责任不公平、基础设施建设投入不足等问题。为保证所有居民均能享有健康保健服务,墨西哥于 2001 年开始建立社会健康保障制度(System of Social Protection in Health, SSPH),于 2012 年实现全民健康覆盖。

尽管改革取得了很大的成效,但依然存在一些问题:第一,自付比例较高。墨西哥健康基金会和卫生部的分析指出,每年有 200 万~400 万家庭(多是贫穷和无保障家庭)遭受灾难性卫生支出和致贫性卫生支出。第二,扩大了健康保障的覆盖范围,但没有消除卫生系统的碎片化。墨西哥三大健康保障制度均有各自的基金来源、风险池、管理机构和服务提供网络,不同健康保障制度之间没有整合,不利于提高卫生筹资体系的服务效率。第三,不同健康保障制度间及不同州之间依然存在不公平问题。因此,未来还需进一步完善卫生筹资体系,同步推进医疗保险制度和卫生服务体系改革,尽快实现不同医疗保险制度之间的一致性,加强不同部门之间的协调,明确各级政府的筹资责任。

（三）高收入国家

高收入国家在卫生筹资改革方面经历了由基于社区层面的自愿保险到正规公共保险,再到社会或全民健康保险筹资体系的演变。除美国外,几乎所有高收入国家都实现了全民健康覆盖或接近全民健康覆盖。总的来看,高收入国家卫生筹资的共性包括:第一,基于社会健康保险进行卫生筹资的方式更为普遍;第二,在经济增长的同时,政治意愿对实现全面健康覆盖也至关重要;第三,由于大部分高收入国家已经实现全民健康覆盖,改革的重点主要是通过服务购买的制度安排来实现效率产出。

新加坡的卫生筹资模式是储蓄基金型的代表,本质上是一种由国家强制实施的社会契约储存制度。新加坡的卫生筹资系统以高效著称,被世界卫生组织(WHO)评为亚洲最有效的医疗卫生系统,在世界上排名第六位。截至2014年,医疗卫生支出仅占新加坡GDP的4%,却能覆盖绝大多数新加坡公民和永久居民最基本的医疗保障。究其原因,是新加坡力图通过政府、市场和个人等多层次、多渠道、多主体的卫生筹资体制,来应对卫生服务成本增长的负担,成为各国实现全民健康覆盖目标的成功典范。

然而储蓄型的卫生筹资模式也存在突出的问题:第一,过分强调个人责任,尚未形成社会统筹和风险共担机制,如果个人账户存款不足时,自费补差或以未来储蓄偿还,缺乏保险型的共济作用即劫富济贫的"罗宾汉效应";第二,高额的医疗储蓄会给雇主带来沉重的负担,加大企业的生产商品的成本,从而使企业在国际竞争中处于不利地位;第三,过分强调储蓄有可能会导致医疗保障需求的减弱,从而降低国民的医疗消费水平,也不利于医疗卫生事业的发展和技术更新。

三、我国卫生资金的筹集

从新中国成立初期到20世纪80年代初,我国处于计划经济时期,卫生资源由政府通过计划手段进行配置。卫生资金的筹集渠道比较单一,卫生资金主要来源于政府拨款,国有企业和集体企业卫生保健经费支出和农村集体经济卫生支出。医疗服务费用几乎由政府、全民所有制企业和集体经济包揽。在当时经济不发达的情况下,以较少的卫生投入获得了较大的健康产出,让绝大多数国民享受到了预防服务和初级卫生保健。

随着计划经济体制向市场经济体制转变,我国逐渐形成了多渠道、多层次、多主体的卫生筹资体制。政府一方面鼓励公立医疗机构依靠使用者付费来维持其运转,另一方面则重点建立基本健康保险制度。

(一)我国卫生资金筹集渠道和现状

根据现行体制和卫生政策分析需要,从出资者角度,我国卫生筹资的主要来源包括政府卫生支出、社会卫生支出和个人卫生支出。

1. 政府卫生支出　政府卫生支出指各级政府用于医疗卫生服务、医疗保障补助、卫生和医疗保障行政管理、人口与计划生育事务性支出等各项事业的经费,包括上级财政拨款和本地区财政拨款。上级财政拨款是指上级政府财政部门或卫生部门对自身或下级政府所属卫生机构进行的财政预算补助。本级财政拨款是指本级政府对所属卫生机构进行的财政预算补助。政府卫生支出的费用主要来自于税收。在社会保险、商业保险及其他多种筹资途径无法覆盖大部分人群时,税收仍是重要的筹资来源,尤其是在卫生领域许多公共卫生和基本医疗等面临市场失灵的部分,更强调政府筹措资金的责任。截至2014年,政府卫生支出占卫生总费用的比例达到29.96%。

2. 社会卫生支出　社会卫生筹资是指政府预算外社会各界对卫生事业的资金投入。主要包括社会健康保险(如城镇职工基本医疗保险、城镇居民基本医疗保险和新型农村合作医疗)、私立健康保险(如商业保险)和社会其他保险中的医疗卫生费用(如失业保险、工伤保险、生育保险等社会统筹基金中按规定支付的医疗卫生费用)。除此之外,还有非卫生行政事业单位办医支出、企业医疗卫生支出、农村乡镇企业职工医疗卫生经费、卫生预算外基本建设支出(如来自社会各界、各部门及个人无偿捐赠、国内外捐赠、赠款及部门或单位兴办的以副补医、科技开发等创收活动筹集的资金）、私人开业医生初始投资、公共卫生机构预算外资金收入（如公共卫生机构在开展业务活动时所获得的政府补助外的事业收入，包括对企业、餐饮业、旅馆和旅游业等服务行业的卫生监督、罚款收入及由个人负担的学费、培训等资金收入）、村集体经济卫生投入等。

3. 个人现金卫生支出　个人现金卫生支出指城乡居民自己可支配的经济收入，在接受各类医疗卫生服务时的现金支付。改革开放之初，我国居民个人现金卫生支出在卫生统筹系统中仅处于补充地位（占卫生总费用的20%）。但是，随着公共卫生筹资力度的下降，各种筹资渠道发展不平衡，导致卫生筹资结构严重失衡，居民个人现金卫生支出经济负担加重。1978年，居民个人现金卫生支出占卫生总费用的比重为20.43%，2000—2008年居民个人现金卫生支出占卫生总费用的比重均超过40%（2001年最高达60%）。由于医疗保障制度不够完善，政府投入不足，医疗机构主要业务收入特别是药品加成收入维持机构运营，导致医疗费用上涨过快，个人经济负担过重，人民群众对此反映强烈。为此，21世纪初，我国大力推进城镇职工基本医疗保险制度改革，在城乡先后实施城镇居民基本医疗保险制度和新型农村合作医疗制度，政府卫生支出和社会卫生支出占卫生总费用的比重均呈上升趋势。居民个人现金卫生支出虽占卫生总费用的比重有所下降，但仍未达到"十二五"卫生事业发展规划设定的"小于30.00%"的目标，2014年占31.99%。表5-1、图5-1为我国卫生筹资结构情况，表5-2为卫生筹资来源的国际比较。

表5-1　我国卫生筹资结构　　　　　　　　　　　单位：（亿元）

年份	卫生总费用	政府卫生支出		社会卫生支出		个人现金卫生支出	
		总额	占卫生总费用比重（%）	总额	占卫生总费用比重（%）	总额	占卫生总费用比重（%）
1978	110.21	35.44	32.16	52.25	47.41	22.52	20.43
1990	747.39	187.28	25.06	293.10	39.22	267.10	35.73
2000	4586.63	709.52	15.47	1171.94	25.55	2705.17	58.98
2001	5025.93	800.61	15.93	1211.43	24.10	3013.88	59.97
2002	5790.03	908.51	15.69	1538.38	26.59	3342.14	57.72
2003	6584.10	1116.94	16.96	1788.50	27.16	3678.67	55.87
2004	7590.29	1293.58	17.04	2225.35	29.32	4071.35	53.64
2005	8659.91	1552.53	17.93	2586.41	29.87	4520.98	52.21
2006	9843.34	1778.86	18.07	3210.92	32.62	4853.56	49.31
2007	11 573.97	2581.58	22.31	3893.72	33.64	5098.66	44.05
2008	14 535.40	3593.94	24.73	5066.60	34.85	5875.86	40.42
2009	17 541.92	4816.26	27.46	6154.49	35.08	6571.16	37.46
2010	19 980.39	5732.49	28.69	7196.61	36.02	7051.29	35.29
2011	24 345.91	7464.18	30.66	8416.45	34.57	8465.28	34.77
2012	28 119.00	8431.98	29.99	10 030.70	35.67	9656.32	34.34
2013	31 668.95	9545.81	30.14	11 393.79	35.98	10 729.34	33.88
2014	35 312.40	10 579.23	29.69	13 437.75	38.05	11 295.41	31.99

注：资料来源于《2015年中国卫生总费用研究报告》

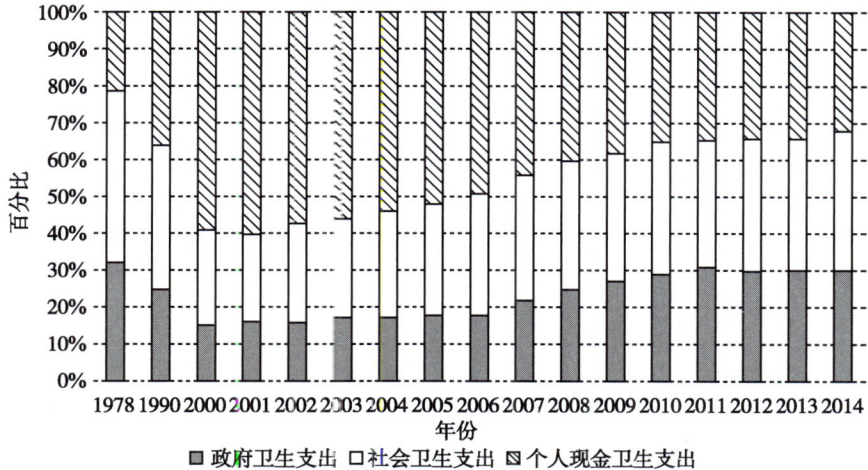

图 5-2

我国卫生筹资结构变化情况

注：资料来源于《2015 年中国卫生总费用研究报告》

表 5-2　卫生筹资来源的国际比较　　　　　　　　　　　　　　单位：（%）

国家	卫生总费用占GDP 比例		政府一般性卫生支出占卫生总费用的比例		个人现金卫生支出占卫生总费用的比例		政府一般性卫生支出占政府总支出的比例	
	2006 年	2012 年	2006 年	2012 年	2006 年	2012 年	2006 年	2012 年
中国	4.6	5.4	40.7	56.0	59.3	34.3	11.1	12.5
低收入国家	4.3	5.1	36.2	38.8	63.8	77.6	5.4	9.0
中低收入国家	4.5	4.1	43.2	36.4	56.8	86.7	7.9	6.2
中高收入国家	6.3	6.0	55.1	56.2	44.8	74.2	9.1	11.6
高收入国家	11.2	11.6	60.7	60.6	39.3	38.5	16.0	16.8
全球平均	8.7	8.6	55.6	57.6	42.4	52.6	13.7	14.1

注：资料来源于《世界卫生统计》

（二）我国卫生筹集存在的主要问题和挑战

1. 我国政府卫生筹资面临的问题及挑战

（1）政府卫生筹资总量不足：政府卫生支出规模直接影响卫生事业发展的速度。虽然我国政府卫生支出的绝对数呈逐年上升的趋势，但其占卫生总费用的比重并没有明显增加。1978 年政府卫生支出为 35.44 亿元，在卫生总费用中所占比重为 32.16%。截至 2014 年，政府卫生支出增长为 10 579.23 亿元，而在卫生总费用中所占比重由 2013 年的 30.14% 降至 29.96%。基于国际卫生领域的相关经验及我国财政收入增长的速度与规模，我国政府卫生支出占 GDP 的比例、政府卫生支出占财政支出的比例仍处于较低水平，还存在较大的增长空间，因此需要采取相关措施保障政府预算卫生支出的不断增加。

（2）政府卫生筹资地区差异大：从政府卫生支出占财政支出比重看，地区间差异较大。截至 2014 年，经济发达地区未超过 7.00%，如上海为 5.59%，辽宁为 5.70%，而中部省份该比重普遍接近 10.00%，如广西达到 10.32%、河南为 10.16%、河北为 9.81%、安徽为 9.32%、江西为 9.25%，对这些地区来说,未来继续增加卫生投入的财政压力较大,卫生筹资可持续性面临挑战。

（3）政府卫生筹资模式单一:国际经验表明,尽管政府主导和增加财政卫生投入能够解决卫生领域的主要问题。但仍需进一步拓宽筹资渠道,如设计专项税等,改革和完善单一的税收筹资与财政卫生投入模式,以保障卫生事业的可持续发展。

2. 我国基本医疗保险筹资面临的问题及挑战

（1）基本医疗保险制度全民覆盖仍需进一步深化:国际经验表明,真正的全民覆盖至少应该包括制度覆盖、服务覆盖和经济覆盖。目前我国仅是基本实现了医疗保险制度的全覆盖,并且是"低标准、广覆盖",还需要在服务全覆盖和经济风险保护能力的全覆盖方面努力,从而完善医疗保险筹集保障机制。

（2）医疗保障体系呈碎片化特征:总体来说,我国医保制度建设走的是一条"制度分设、自下而上、由点扩面、增量推进"的改革路径,这种"渐进式"模式有利于减轻改革阻力,保证平稳推进,但也不可避免地产生了制度"条块分割严重、碎片化现象突出、政策制度缺乏衔接"的问题,使得不同人群待遇水平相差较大,区域之间、城乡之间医疗保障事业发展失衡。同时,医保分属不同的行政部门管理,管理资源分散,既影响了经办效率,增加了管理成本,又给群众带来了不便。此外,统筹层次较低,国际经验表明,统筹水平越低,风险共担、合作共济的能力就越弱。

（3）医保还未能切实发挥"第三方购买"的功能:从实施社会医疗保险制度的有关国际经验看,医保机构的重要职责是对服务提供方形成有效的监管和约束,主要手段既包括医保支付制度的不断调整,如实施总额预付、按病种付费等,也包括对临床路径、价格以及服务质量的全面监控,以约束服务机构行为,提高保障效率。相比而言,受管理相对粗放、统筹层次低等一系列因素影响,我国有关医疗保险在对供方监管方面的作用还不够,不仅影响参保者权益,也不利于医疗保险基金的安全。

3. 个人现金卫生支出面临的问题及挑战

（1）较高的居民个人现金卫生支出:个人现金卫生支出较高,居民卫生费用负担并未实质性减轻。个人现金卫生支出占卫生总费用的比重是衡量居民疾病经济负担是否真正减轻、群众是否真正得到了改革实惠、是否有可能实现全民健康覆盖的一个至关重要的指标。如果人们由于必须立即支付服务费用而遭受经济困难或者不能使用卫生服务,居民卫生费用负担并未实质性减轻。在直接付费体系下,人们无法在年轻和健康的时候储蓄他们变老和需要的时候提取的健康基金,那么遭受经济困难和贫穷的风险很高,全民覆盖也不可能实现。近年来随着卫生筹资政策的进一步调整,个人现金卫生支出占卫生总费用比重呈大幅下降趋势,2014 年已降至 31.99%,但该比例仍处于较高水平,居民卫生费用负担并未实质性减轻。

（2）城乡之间卫生负担差异较大:我国城乡居民人均医疗保健支出逐年增长,但是城乡差距大。2000 年城乡居民人均医疗保健支出分别为 318.07 元和 87.57 元,截至 2014 年分别为 1305.06 元和753.90 元。近年来农村居民人均医疗保健支出占农村居民人均纯收入的比重、人均医疗保健支出占农村居民人均生活消费支出的比重均呈逐渐增长趋势,农村居民医疗卫生负担相对较重。2000年农村居民人均医疗保健支出占农村居民人均纯收入的比重、人均医疗保健支出占农村居民人均生活消费支出的比重分别为 3.89% 和 5.24%,截至 2014 年分别增长为 7.19% 和 8.19%。同期城镇居民人均医疗保健支出占城镇居民人均可支配收入的比重、人均医疗保健支出占城镇居民人均生活消费支出的比重均呈下降的趋势。

4. 外部环境因素面临的问题及挑战

（1）人口老龄化趋势明显：我国是世界上人口老龄化程度比较高的国家之一，老年人口数量最多，老龄化速度最快，应对人口老龄化任务最重。到 2015 年底，中国 60 岁及以上老年人口数量达到 2.2 亿人，占总人口比例达到 16.1%，中国已经进入老龄化社会，而且老龄化程度还在持续加剧。到 2025 年将超过 3 亿人，2040 年将达到 4 亿人。2080 年之前，中国都将是世界上老年人口最多的国家。失能老人、半失能老人也在增加。人口老龄化对我国医疗卫生服务体系、医疗保障体系和卫生筹资体系提出了严峻的挑战。

（2）疾病模式的转变：过去 30 年来我国经历了显著的流行病学转变。虽然以法定报告传染病的发病率和死亡率为代表的指标显著改善，但慢性非传染性疾病负担给国家医疗卫生系统和卫生筹资体系带来了巨大的挑战。2013 年全球疾病负担、伤害及危险因素研究（GBD2013）中我国数据进行分析后发现，我国 27 个省的首要死因是脑血管疾病，5 个省为缺血性心脏病，香港为肺癌。道路伤害上升为中国大陆所有省份的前十位死因。2013 年最常见的慢性非传染性疾病，包括缺血性心脏病、卒中、慢性阻塞性肺疾病（COPD）和恶性肿瘤（肝癌、胃癌、肺癌）等对寿命损失年（YLL）的影响最大。此外，疾病模式的转变也存在城乡差异。以肿瘤、高血压、糖尿病等病种为主的慢性病和生活方式导致的疾病已成为城市居民的主要疾病，而农村居民正面临着传染性疾病与慢性病的双重负担。

（3）社会变迁：城乡二元结构体制是我国经济和社会发展中存在的一个严重障碍，在城市化进程中，城乡之间的户籍壁垒限制给我国城乡医疗保障制度特别是卫生筹资模式的改善带来了较大的难度。

（三）我国卫生筹资的发展方向和展望

世界卫生组织提出，有三个最基本的、相互关联的问题限制了各国实现全民覆盖。第一是卫生服务的可获得性；第二是过度依赖人们在获取卫生服务时的自付费用；第三是卫生资源使用的效率低下和不公平。未来我国需要筹集足够的资金，减少对卫生服务自费支付的依赖，并改善卫生服务的效率和公平性。因此，我国卫生筹资的发展方向包括以下几个方面：第一，通过增加国家征税的效率、调整政府预算优先顺序、改革筹资途径及卫生发展援助等方式为健康筹集足够的资源；第二，减少对患者直接支付方式的依赖，整合城乡医疗保险制度，鼓励风险共担，继续深化支付制度改革，实施预付费，建立统筹基金；第三，促进卫生筹资公平性，缩小不同地区、不同人群之间卫生筹资的差异，尤其加强对特殊人群和脆弱人群的倾斜；第四，提高卫生筹资的效率，引入竞争机制，注重市场在卫生筹资中的作用。

第三节　卫生资金的分配和使用

卫生资金是卫生资源的货币表现，卫生资源是卫生机构在提供卫生服务过程中使用和消耗的各种生产要素的总和。通常卫生资源以货币形式流入卫生领域，然后通过各种形式的卫生服务实现其消耗和补偿，从而产生人群健康的改善。当筹集到资源后，接下来的任务是怎样使用，以及为谁使用,这些都决定了谁能获得卫生服务,获取何种类型的卫生服务,以及确保服务的数量和质量。需要进行资源分配起源于这样一个令人沮丧的事实:人类的需求超过了可获得的资源。为分配资源,我们需要作出抉择;需要选择为卫生服务支出多少费用,并使支出的费用能获得最大可能的结果。政府需要考虑在哪些部门投入,以及在一个部门中应为哪些服务项目投入。

一、卫生资金分配和使用

(一)卫生资金的分配

卫生资金的分配是通过政府的宏观调控和市场调节,科学合理地对所筹集到的卫生资金进行优化配置,分配到卫生服务系统的各个领域,以提高其使用效率。卫生资金的分配处于资金筹集和使用的中间层次,对卫生资金的筹集来源和使用消耗起着制约作用。卫生资金的分配结构描述了卫生资源将最终流向哪些机构、项目或地区。根据卫生资金的机构流向,我国卫生资金的分配划分为医疗机构费用、公共卫生机构费用、卫生发展机构费用。医疗卫生条件是卫生资金分配的最直接产出,它能清晰的体现一国现在的医疗卫生是什么样的水平,是反映一个国家卫生服务提供能力的重要指标。

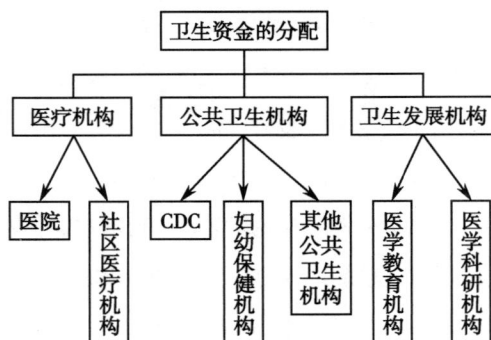

图 5-3
卫生资金分配

(二)卫生资金的使用

卫生资金的使用是卫生服务的各个领域将分配到的资金合理运用到各个项目上,追求以最小的成本达到最大和最优的卫生服务产出。卫生资金使用的主体包括医院、社区卫生机构和公共卫生机构,他们既是卫生费用的支付对象,也是卫生服务相关产品的提供者。资金支出的形式有诊疗费、检查费、医药费、健康教育费、预防保健费和突发公共卫生机构建设费等。

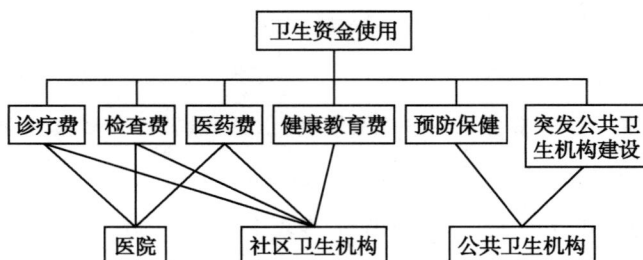

图 5-4
卫生资金使用

二、卫生资金分配和使用的一般理论

(一)经济效率

卫生资金应当以一种有效率的方式进行配置进而有效地满足人民的健康需求。一旦资源被分配给群体或某些类型的服务后,卫生服务随后便流向个体。效率问题的产生来自于人们必须为卫生服务支付高昂费用。要实现卫生服务效率,首先宏观上需要卫生服务供给和社会健康需达到相对的动态平衡。如果总供给大于总需求,就会造成社会资源的浪费;如果总供给小于总需求,又会造成物价上涨,引起经济生活的不稳定;其次微观上要实现"帕累托效率",即不可能再进行任何对双方都有益的改变。

(二)社会公平

卫生资金配置的公平性是指人人都能享受医疗保健服务,至少都能享受到基本的医疗卫生保健服务;从资金利用角度来看,卫生资金配置公平强调资金利用的机会公平,即卫生服务应以需要为导向。卫生服务产品的性质不同,其生产方式与提供方式不同,政府、社会和个人也相应承担着不同的责任。合理配置有限的卫生资源,实现配置过程中的公平是满足人们医疗卫生服务需求的重要保障。不管基于何种道德价值,人们达成的共识是政府应重点考虑为公众筹资,把资金分配到一些公共卫生和预防等值得分配资源的项目,如妇幼卫生等。除了在最大的健康效益和筹资风险保障间的权衡外,政府也希望将有限的资源分配到可实现最大可能的公平的领域。平等主义哲学表明,政府最基本的责任是要以最有效果和效率的方式来为每一个公民(无论是穷人还是富人)的健康动员必要的资金。

三、卫生资金分配和使用的国际经验

(一)调节卫生支出,更多地采用预付和风险共担的方法

通过调节卫生支出来提高效率,实现卫生资金的更大价值。卫生资金分配的重点应放在健康结果上,同时解决不公平、效率及质量低下的问题。同时,更多地采用预付和风险共担机制可以提高公平性、可及性以及避免生病带来的经济风险。通过采用风险共担的预付制来扩大人群覆盖面的战略性行动包括:

1. 通过平衡一级、二级和三级医疗之间的资源配置来改善健康结果和实现全民覆盖。

2. 及时、高效和公平地将资源分配给初级卫生保健及其他基本服务,确保覆盖贫困和脆弱人群以及缺医少药的偏远地区。

3. 确定包括社会保险在内的预付方案,有公平的缴费和福利,并制定可行的政策、目标和行动计划。

4. 加强政府对有效的预付及融资机制的承诺,实施通过税收、社会保险和其他预付机制相结合的方法扩大覆盖面和可及性的行动计划。

(二)改进供方支付方法

卫生服务的支付方式是卫生筹资体系中固有的影响服务效率的关键因素,供方支付方式可用来指导卫生服务的构成,控制供给侧的成本,调整消费者需求。不同的卫生体系中,对医院、医疗设施以及医生、护士等实行的制约机制存在很大差异,很多机制限制了低收入人群获得需要的卫生服务,同时造成了高收入人群过度利用卫生服务,最终导致卫生服务的低效率现象。合理的混合型支付方式比单一支付模式更有效率,在这一假设下,混合支付制度已在一些国家和地区开展,其强调将供方

支付方式的改进作为一种重要的购买机制来影响供方和需方的行为并改善卫生系统绩效。战略行动包括：

1. 评价目前的供方支付方法及其对卫生体系和筹资的影响。

2. 对供方支付下的激励机制进行评估,以有效地让私营部门参与进来。

3. 实施支持性的政策且有监管部门,保护穷人的利益。

4. 将供方支付方式纳入收集、监测和评价服务中。

（三）加强针对贫困和脆弱人群的安全网机制

社会安全网机制旨在通过减少贫困和脆弱人群获得卫生服务的障碍来加强社会保护。这些障碍可能是经济、政治、社会和文化方面的,或是上述各种因素综合作用的结果。加强社会保护及安全网机制的行动包括:

1. 收集并分析关于健康筹资及社会决定因素的证据。

2. 确保计划好的安全网机制有充分的资金保障。

3. 强化法律和规制框架体系,在建立筹资机制中确保满足特定脆弱人群或者特殊社会目标人群的需要,如针对被忽视的少数民族孕产妇的卫生保健或女性赋权活动。

4. 定期检测和评价针对贫困及脆弱人群的资金和社会保护。

四、卫生资源分配和使用的国内实践

我国新医改提出了"基本医疗保障制度全面覆盖城乡居民,基本药物制度初步建立,城乡基层医疗卫生服务体系进一步健全,基本公共卫生服务得到普及,公立医院改革试点取得突破,明显提高基本医疗卫生服务可及性,有效减轻居民就医费用负担,切实缓解'看病难,看病贵'问题"的目标。从卫生资金可以看出其分配是否合理、是否能实现公平的目标、是否具有效率。从全社会筹集到的卫生资金,主要流向各级各类医疗卫生机构,形成机构的财政补助和业务收入,并以不同比例分布于不同地区、不同领域、不同层次的机构。

（一）卫生资金的分配

1. 不同机构的卫生资金分配 从机构角度划分,卫生资金的分配具体表现为医疗机构费用、公共卫生机构费用、药品零售机构费用、卫生行政管理机构费用及医学科研机构费用等。政府对医疗机构的投入主要是预算经费和一些专项投入。从卫生资金的机构流向结构来看,医疗费用（包括医院费用、门诊机构费用、药品零售机构费用）是卫生资金分配的主要组成部分,与此形成鲜明对比的是,公共卫生费用（包括公共卫生机构费用、卫生行政管理机构费用）只占相当小的比例。2014 年,全国医疗机构费用占卫生费用分配总额的 77.39%,公共卫生机构费用占 7.26%。由于公共卫生机构主要提供一些关于疾病预防和防治方面的服务,其筹资的主要来源往往是财政预算,此外各类机构也会开展一些属于各自业务范围内的活动,以此获得属于公共卫生机构预算外的资金。

2. 不同区域的卫生资金分配 从我国卫生资金分配的地区结构来看,卫生总费用在城乡间、省份间的分布极不均衡。从城乡差距来看,2014 年我国城镇人均卫生总费用为农村人均卫生总费用的 2.5 倍;从省际差距来看,各省级行政单位居民人均卫生总费用的差距同样较大,以人均卫生经费为例,2014 年全国 31 个省级行政单位中北京市人均卫生经费是贵州省人均卫生经费的 4 倍多。不仅如此,在我国现行卫生投入体制下,公共财政多被用于城市,包括大中型医院的建设、城市居民医疗补助等;而农村,容纳着我国大多数的人口,卫生资源占比却极小,与其人口比重出现严重偏差。

3. 基层与非基层的卫生资金分配　　无论是城市还是农村,基层医疗机构分配的资金都显著低于非基层医疗机构的。2014 年医疗机构费用中医院和基层医疗机构分别占 77.39% 和 14.49%。虽然基层医疗机构在数量方面占据主体,但超过 70% 的卫生总费用流向了二、三级医院,且近年来持续增长,而基层医疗卫生机构费用占医疗机构费用总额的比例不升反降。全国各地观察看来,经济越是发达的地区,医疗机构费用占比越高,但其中的基层医疗机构费用占比往往越低。

(二)不同人群的卫生资金使用

我国是一个典型的城乡二元社会,农村卫生事业的发展与城市卫生事业的发展存在显著差距,利用卫生费用数据评价卫生资金在城市及偏远地区的使用结构具有重要意义。总体来讲,在卫生资金的使用过程中,城市人群比农村人群受益更多,发达地区比欠发达地区人群受益更多。我国卫生资源使用过程中用于药品的开支过高,医院药品收入占医院总收入的 50% 以上,占卫生费用的 40% 以上。在我国这样一个复杂的、贫富差距极为显著的社会,人群的卫生资金使用存在较大的不公平性,如:城市人群比农村人群受益更多,富人比穷人受益更多,有医疗保障人群比无医疗保障人群受益更多。由于不同人群在获取卫生服务方面存在不公平,往往强调政府责任的重要性,以确保人群平等享受卫生服务。如针对贫穷农村地区进行专项拨款、针对穷人进行医疗救助、针对无保障人群提供其他类型的医疗保障或以某些专项资金帮助进行医疗救助,或通过资助帮助其参加既有的医疗保障等。总之,关注所有人群的健康,确保公平实现,需要国家、社会和个人共同努力,最终达到的目标是让所有的人群能平等受益,分享经济发展带来的成果。

第四节　卫生筹资系统的评价

卫生筹资系统的运行效果可以从宏观和微观两个方面进行评价和分析。卫生筹资系统的宏观评价指利用卫生总费用信息工具,分析一个国家或地区卫生筹资的总体水平、筹资结构、卫生总费用发展趋势,对该地区卫生筹资体制及其政策目标的实现程度进行客观评价;卫生筹资系统的微观评价是指利用居民家庭卫生服务调查资料,在家庭和个人层面,测量不同经济水平家庭卫生筹资负担状况、政府卫生补助的受益状况以及卫生筹资系统对人群卫生服务利用(风险保护)的影响。

一、卫生筹资系统的宏观评价

卫生筹资系统的宏观评价主要关注卫生资金的筹资总额、筹资结构以及经济风险的保护能力,评价指标主要包括卫生总费用占国内生产总值的比例、政府卫生投入占政府总费用的比例、政府卫生投入占国内生产总值的比例、个人患者直接支付部分占卫生总费用的比例等。

（一）卫生总费用占国内生产总值（GDP）中的比例

该指标反映了资本的可用性，因为卫生总费用在 GDP 中所占比例一般会随着人均 GDP 的增长而增加。世界卫生组织东南亚区域和西太平洋区域的国家制定了 4% 的目标，不过这一目标可能不足以满足资金需求。全球约有 40 个国家人均 GDP 在 1000 美元以下，这些国家达不到卫生支出的最低资金需求水平。2014 年我国卫生总费用占国内生产总值的比例为 5.55%。

（二）政府卫生支出占政府财政支出的比例

该指标显示了政府对卫生的承诺。撒哈拉以南非洲国家制定的目标是将政府财政支出的 15% 分配给卫生领域。世界卫生组织东地中海区域的成员国 2010 年讨论将政府财政支出中的 8% 分配给原卫生部。2014 年我国政府卫生支出占财政支出的比例为 6.98%。

（三）政府卫生支出占国内生产总值的比例

该指标体现了政府为人民承担医护费用的能力和决心。如果该指标在 GDP 中所占比例低于 4%~5%，就很难接近全民覆盖目标，而且对很多中低收入国家来说，在短期内，即使想要达到 4%~5% 的比例也只是一种渴望，需要进行长期的规划。而我国 2014 年该比例仅为 1.66%。

（四）卫生总费用中个人患者直接支付部分所占的比例

经验证据表明，卫生总费用中个人患者直接支付部分所占的比例与灾难性医疗支出的发生率以及因病致贫发生率之间存在密切联系。如果卫生总费用中个人患者直接支付部分所占的比例低于 15%~20%，灾难性医疗支出的发生率以及因病致贫发生率就非常小。许多国家的这一比例要高于此数据，世界卫生组织西太平洋区域的国家制定的目标为 20%~30%。我国 2014 年这一比例为 31.99%。

二、卫生筹资系统的微观评价

从卫生筹资功能的角度出发，利用居民家庭卫生服务调查资料从微观层面对卫生筹资系统进行评价，内容包括卫生资金筹集的公平、卫生资金分配受益公平和卫生筹资风险保护等三个主要方面。

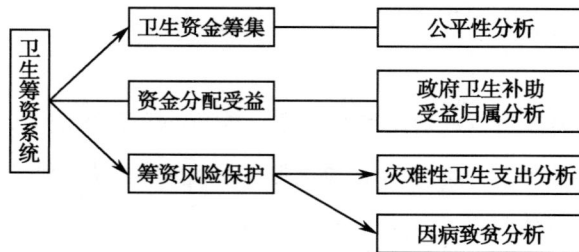

图 5-5
卫生筹资系统微观评价

（一）卫生资金筹集

1. 家庭卫生筹资额　家庭卫生筹资额是卫生资金筹集公平性分析的基础，在测算卫生筹资公平性前需要采用家庭各种消费性支出数据测算每个样本家庭在各种卫生筹资渠道上的总支出。家庭卫生筹资包括四个主要渠道:家庭税收卫生支出、社会医疗保险卫生支出、商业医疗保险支出和家庭直接现金卫生支出。

(1)家庭税收卫生支出:长期以来,各国的税收均被作为卫生支出的主要来源。我国的税种类型虽然很多,纳税人形式多样,但最终都可以将各种税收分摊到家庭,以家庭作为所有税收最终的承担者。家庭负担的税收主要是直接税和间接税,然而由于家庭所缴纳的直接税和间接税并不是全部用于卫生支出,所以在得出每一个家庭的税收后,还要乘以一个比例。这个比例的确定可以是政府卫生支出占所有税收的比例。

(2)社会医疗保险卫生支出:目前,我国城市地区主要以城镇职工基本医疗保险和城镇居民基本医疗保险为主,农村地区主要以新型农村合作医疗保险为主。对于城镇职工基本医疗保险参保人来说,需要将入户调查获取的个人账户数额与样本城市职工医保个人账户占工资的比例相结合,推计算个人应承担社会医疗保险的支出,进而根据家庭进行汇总。对于城镇居民医疗保险和新型农村合作医疗参保居民来说,其个人缴费部分的保费是家庭直接现金支付,该部分费用即为自付的医疗保险支出。

(3)商业医疗保险卫生支出:商业医疗保险卫生支出为居民参加商业医疗保险所自付的保险费用。

(4)家庭直接现金卫生支出:家庭直接现金卫生支出指在调查期内,家庭成员接受各种医疗卫生服务时所支付的现金。

2. 家庭可支付能力(ability to payment,ATP)　关于家庭可支付能力(ATP)的含义,研究学者们提出两种观点:一种观点认为家庭可支付能力是指有效的非生存性收入,即在家庭可支付能力中不应该包括家庭在食品、最低限度的衣物及住所等方面的基本需要的支出;另一种观点则认为家庭可支付能力应该涵盖家庭的所有财富,即家庭各项消费总支出。无论是哪一种观点,均明确指出在计算家庭可支付能力时必须包括一个家庭的全部卫生支出、所缴纳的税收和社会保险支出。对卫生筹资的评价,一般采用第二种观点,即家庭可支付能力为家庭的生活标准加上家庭缴纳的直接税和社会保险支出。由于家庭的消费性支出是反映家庭生活标准的最佳指标之一,故家庭可支付能力用下式计算:

家庭可支付能力(ATP)=家庭消费性支出+家庭缴纳的直接税+家庭社会医疗保险支出。

3. 卫生资金筹集的公平　卫生资金筹集的公平主要体现为人们按照其实际的支付能力来支付卫生服务费用。当前,卫生筹资公平性研究主要有两个研究体系,一个是WHO所采用的方法,另一个就是欧盟所采用的方法。

(1)WHO卫生筹资公平性研究体系:该体系主要是运用卫生筹资公平性指数(fairness of financing contribution,FFC)进行筹资公平性分析。该指数最早由WHO公布于《2000年世界卫生报告》,用以评价一个国家或地区卫生筹资公平性大小,通过样本家庭的卫生筹资负担贡献率(health financing contribution,HFC)计算获得。家庭卫生筹资负担贡献率指家庭卫生总支出占家庭可支付能力的比重。卫生筹资公平性指数的取值在0~1之间,越趋近于1,表明该国家或地区的卫生筹资系统越公平,当等于1的时候就是绝对公平。

（2）欧盟卫生筹资公平性研究体系:该体系主要集中于垂直公平性,普遍使用家庭水平的数据去评价各种筹资机制下的费用支付方式,运用卡克瓦尼指数(Kakwani index)、集中曲线等,探讨与支付能力相关的因素,以及筹资机制先进性等问题。主要是对各种卫生筹资渠道进行累进性分析,即相对于收入和消费水平来说,评价某种筹资渠道究竟是累进的还是累退的,累进或累退的程度如何,通过这些分析可以量化一个国家或地区的卫生筹资垂直公平性程度。

（二）卫生资金分配受益公平

卫生资金分配受益公平主要体现在政府卫生补助的受益方面。作为实现再分配的手段,政府卫生补助应该向低收入人群和脆弱人群倾斜,起到缩小社会贫富差距的作用。卫生补助受益归属分析(benefit incidence analysis,BIA)是评价政府公共补助受益分布公平性的分析方法,该方法描述政府卫生补助在不同经济水平人群间的分布,通过衡量补助的受益者中贫困人群占优势的程度来分析政府卫生投入分配的公平性。

受益归属分析基本上可以分为两类,一类是静态受益归属分析(static benefit incidence analysis),通常称之为标准/经典受益归属分析,研究在一段时期内政府补助在个体和群体间的分布情况。另一类为动态受益归属分析(dynamic benefit incidence analysis),即将历史比较和边际受益的计量经济学评价结合起来,分析政府支出的受益归属。目前,应用最多的是静态受益归属分析,简称为受益归属分析。

进行政府卫生补助的受益归属分析主要包括 4 个基本步骤:①按照经济水平对个体或家庭进行分类。具体为按经济水平对人群从低到高进行排序,在此基础上进行分组(五等分组或十等分组)。②描述与经济水平相联系的公共补助卫生服务利用。政府的卫生补助是通过服务转移给接受者的,因此,需要测量个体接受政府补助的卫生服务数量,此类数据通常来自家庭入户调查。③测算个体和群体接受的政府卫生补助值。计算个体在利用每一单位服务时获得的政府补助数量,结合个体卫生服务数量,测算个体接受的政府卫生补助值。个体接受政府卫生补助的总额等于个体从其所利用的各类卫生服务中获得的补助之和。④比较分析不同经济水平人群的政府卫生补助受益归属情况,即通过比较各等分组人群的政府卫生补助占总补助的比重来判断其受益归属状况。

（三）卫生筹资风险保护

卫生筹资风险保护的目的是在人群中实现风险共担,避免居民因为就医花费而导致严重的经济困境,具体包括两方面分析标准:一是卫生筹资系统中不应有因卫生支出而导致家庭正常消费结构受到严重影响,从而导致灾难性的结果,即发生灾难性卫生支出;二是卫生筹资系统中不应该出现个体或家庭因卫生支出而陷入贫困或加深贫困程度的现象。筹资风险保护分析主要采用微观家庭数据,内容包括家庭灾难性卫生支出分析和因病致贫分析。

1. 家庭灾难性卫生支出（catastrophic health care payments）   家庭灾难性卫生支出由WHO 提出,被定义为家庭现金支付的医疗卫生费占家庭消费的比例超过一定的界定标准。家庭在一定时期内的医疗卫生支出占其消费性的比例不应过大,一旦超过了某个预先规定的界定标准,这种卫生支出就应当被界定为"灾难性卫生支出"。灾难性卫生支出的内涵是由于家庭成员患病产生的大量医疗费用导致家庭食品、服装、住房、交通、教育、文化等其他消费性支出受到灾难性的影响,从而对家庭生活水平造成不可预见的沉重打击。

分析灾难性卫生支出需要两个基本变量：一是家庭支付的医疗卫生费变量。指家庭成员以现金方式直接支付的门诊、住院、护理以及其他医疗保健费用，但应扣除由各种医疗保障制度所支付的补偿金。二是家庭生活水平变量。家庭生活水平可以用家庭消费（consumption）、家庭支出（expenditure）、家庭收入（income）或家庭财务指数（wealth index）来衡量。

灾难性卫生支出界定标准是根据家庭现金支付的医疗卫生费占家庭消费（一般是非食品性消费）比例确定的，并没有统一规定。WHO 建议，当一个家庭的整个医疗卫生费占家庭的非食品性消费的比重达到 40% 即作为灾难性卫生支出发生的界定标准。

灾难性卫生支出的研究意义在于：首先，借鉴国际研究方法和经验，确定灾难性卫生支出的界定标准，讨论我国家庭消费中平均支付多大比例的医疗费用才算合理；其次，计算灾难性卫生支出的发生率，测算有多少家庭因为支付医疗费用而陷入灾难性境域之中；第三，研究家庭消费低于界定标准的家庭距离标准的差距有多大，反映家庭遭遇灾难性卫生支出打击的严重程度；最后，分析灾难性卫生支出发生的主要影响因素，有针对性地采取相应政策和措施，降低灾难性家庭的实际发生率。

2. 因病致贫　因病致贫是指居民因疾病而发生的现金医疗卫生支出直接导致家庭陷入贫困，或加剧其贫困的程度。避免居民因医疗卫生支出而陷入贫困或者加深贫困的程度，是卫生筹资系统的一个重要的目标。对于因病致贫，主要是通过比较医疗卫生支出前和支出后居民贫困发生率和贫困程度的变化而进行分析。具体的分析需要考虑一条线、两个变量和三个指标。

一条线指贫困线，在进行因病致贫分析前需要确定贫困线。贫困线是区分贫困人口和其他人口的标准，基于对贫困的不同理解，关于贫困线的定义也是从不同角度展开。世界银行认为：贫困线是一个基本生活的标准，低于这个标准的人群为穷人。也有学者认为，贫困线是在一定的时间、空间下，处于一定社会发展阶段，人们维持基本生存必需的物品和服务的最低费用或价值。贫困线的测算方法有多种，主要包括恩格尔系数法、市场菜篮法、收入比例法、马丁法和经济计量模型法等。目前，世界银行公布的按购买力平价计算的最新国际贫困线标准是每人每天 1.9 美元（2015 年）。由于我国是典型的经济二元型社会，城乡经济发展水平相差很大，我国政府公布的贫困线特指农村地区的贫困线，为每人每年 2300 元（2011 年）。由于我国城市间经济发展差异较大，城市贫困线一般由地方政府根据当地居民收入和生活消费水平，考虑各影响因素测算，城市的贫困线实际是发展贫困线。

两个变量是指居民的个人现金卫生支出变量和发生卫生支出人口的生活水平变量。医疗费用支付前通过对生活水平变量和贫困线进行比较来分析居民是否陷入贫困和贫困的程度；医疗费用之后通过对剔除现金卫生支出后的生活水平变量和贫困线进行比较来分析居民是否陷入贫困和贫困的程度。这两个变量的测算方法与家庭灾难性卫生支出中家庭支出的医疗卫生费和家庭生活水平变量的测算方法一致，不同的是需要进一步将家庭医疗卫生费和家庭生活水平转换为个人医疗卫生费和个人生活水平。

三个指标是指贫困发生率（poverty headcount）、贫困距指数（poverty gap）和森的贫困指数（Sen poverty index），分别反映贫困的广度、深度和强度，贫困主要由这三个指标来测量。贫困发生率指所有贫困个体人数之和占总人口数的份额，是从贫困人口在其人口总体中所占比例的角度反映贫困现象社会存在的面或发生率。贫困距指数指贫困人口消费或收入低于贫困线的程度,该指标侧重从经济收入或差额的角度衡量贫困的程度,反映个体或社会离"脱贫"目标的差距,包括平均贫困差距(average poverty gap)、相对贫困差距(mean positive poverty gap)和标化贫困差距(normalized poverty gap)。森的贫困指数用来分析不同经济水平贫困人群间的收入分配状况,反映穷人间相对贫困的程度。

（周忠良）

本章小结

　　卫生筹资的定义有广义和狭义之分,就广义而言,卫生筹资包括卫生资金的筹集、分配和使用。 卫生筹资的来源包括政府卫生筹资、社会健康保险、私立健康保险、现金支付及社区卫生筹资等,筹资机制可分为预付制和现付制。 卫生资金的分配是指通过政府的宏观调控和市场调节,对所筹集到的卫生资金进行优化配置。 卫生资金的使用是指卫生服务的各个领域将分配到的资金合理运用到各个项目上,追求以最小的成本达到最大和最优的卫生服务产出。 卫生筹资系统可以从宏观和微观两个方面进行评价。 宏观评价指利用卫生总费用信息工具,分析生筹资的总体水平、筹资结构、卫生总费用发展趋势等;微观评价是指利用居民家庭卫生服务调查资料,测量不同经济水平家庭卫生筹资负担状况、卫生补助受益状况以及卫生筹资系统的风险保护状况等。

思考题

1. 卫生筹集的定义是什么? 卫生筹资有哪些功能?
2. 卫生资金筹集的来源及我国主要的卫生筹资渠道有哪些?
3. 卫生资金分配和使用的国际经验有哪些? 我国卫生资金在分配和使用时存在哪些问题?
4. 卫生筹资系统的微观评价方法有哪些?

第六章

卫生费用

【本章提要】 通过本章学习,掌握卫生费用的基本概念、核算口径、主要结果与分析指标,熟悉卫生费用核算的基本框架和常用方法,了解中国卫生费用总体水平及筹资构成,国内外卫生费用核算进展状况。

第一节 卫生费用概述

一、卫生费用基本概念

卫生费用是指一定时期内为保护人群健康直接和间接消耗的社会资源,包括一切人力、物力和财力消耗,以货币来计量。卫生费用不仅是政府调整和制定卫生经济政策的宏观经济信息,同时也是评价社会对健康重视程度,分析卫生体制公平与效率的重要依据。目前,卫生费用最常用指标是卫生总费用,指一个国家或地区在一定时期内(通常是一年),全社会为提供卫生服务所消耗经济资源的经济价值,卫生总费用又可以进一步分为经常性卫生费用和固定资本形成费用。

经常性卫生费用是指核算期内居民最终消费的所有医疗卫生产品和服务的货币价值,反映居民对医疗卫生服务提供机构所提供医疗卫生用品和服务的最终消费。固定资本形成费用是指核算期内卫生服务提供机构获得的资产(扣除同类资产的处置价值),即在卫生服务提供过程中重复使用或者使用期限在一年以上的资产的总价值,反映卫生服务提供机构提供医疗卫生用品和服务的资本性投入。

卫生费用具有以下基本特点:

(一)卫生费用是一种信息工具

卫生费用作为一种经济信息已经在世界各国得到了广泛应用。实践证明卫生费用是分析和评价卫生系统公平和效率的有效工具,其作用是通过建立卫生费用核算体系,核算一个国家或地区的卫生支出,从不同层次和不同角度反映卫生系统资金运行的全过程,评价卫生资金的筹集、分配和使用效果,为政府卫生决策提供重要信息和客观依据。

(二)卫生费用是一个全社会的概念

卫生费用反映全社会的卫生保健支出。卫生费用不仅包括卫生部门内部的资金运行,还包括卫生部门以外的行政事业单位,国有企业,城镇和农村集体经济单位,部队、武警、公安、司法等特种部门的医疗卫生支出,以及城乡居民个人支付的卫生费用,同时还包括社会各界、国际组织等对卫生事业的无偿援助和捐赠。

（三）卫生费用需要动态了解和把握

卫生费用研究卫生领域的资金运行全过程。卫生资金从各种筹资渠道流入卫生领域，从出资者角度表现为各类卫生支出，主要为政府、社会和居民个人卫生支出；卫生资金流入卫生领域后，又表现为各级各类卫生机构的收入，即财政补助和业务收入；在卫生机构提供各种医疗卫生服务的过程中，卫生资金表现为卫生机构各项业务活动支出和基本建设支出；在卫生资金在不同服务项目和功能的使用上，则表现为医疗、卫生监督、疾病控制、孕产妇保健等费用支出。卫生资金在其运行过程中，经历了卫生资金筹集、分配、使用和资金补偿等运行过程，这种运行过程不断的循环往复，需要动态地了解和把握。

（四）卫生费用是卫生政策基础性研究

卫生费用的意义和价值在于服务卫生决策。如果卫生费用不能在卫生政策支持方面不断取得进展，就有沦为一种形式的危险，也就失去了进一步开发和研究的价值。从全球范围看，国际组织对这一领域研究工作十分重视，各国卫生政策制定者也特别重视卫生筹资信息，都在努力发展本地区卫生费用核算。卫生政策的影响来自多方面，很难单纯从卫生费用或卫生经济的角度来完全解释。虽然卫生费用研究无法回答政策决策者提出的所有问题，但是毫无疑问可以回答许多卫生经济相关的问题。

二、卫生费用核算的目的和意义

（一）为制定卫生发展规划和战略提供宏观经济信息

卫生费用核算结果包括全社会卫生资金总额及其在国内生产总值（GDP）中所占比重等重要评价指标，向政策制定者展示一个国家或地区在一定时期内全社会卫生保健筹资水平，从宏观角度反映了一定社会经济条件下全社会卫生资金的投入规模和力度，以及全社会对全民健康的重视程度。因此，卫生费用核算结果和相关分析能够为各级政府制定卫生筹资政策和发展规划及战略提供重要的宏观信息。

（二）卫生政策执行和效果监测评价的重要工具

2009年3月《中共中央国务院关于深化医药卫生体制改革的意见》中明确提出逐步提高政府卫生投入占卫生总费用的比重，使居民个人基本医疗卫生费用负担减轻；政府卫生投入增长幅度要高于经常性财政支出的增长幅度，使政府卫生投入占经常性财政支出的比重逐步提高等要求。"十二五"时期卫生发展的总体目标之一就是到"十二五"末，使全国个人卫生支出比例降至30%以下。卫生总费用中政府卫生支出水平、个人卫生支出占卫生总费用比重等相关信息已成为监测医改相关政策措施执行情况和对改革效果进行评估的重要指标，也是分析卫生筹资机制、卫生机构经济运行和政府卫生投入效率等关键政策问题的重要工具。

（三）分析卫生发展对经济转型升级作用的信息依据

随着市场经济体制的逐步建立和卫生改革的不断深入，我国卫生筹资渠道不断拓宽，卫生行业在国民经济中的作用也越来越大。当前，我国正在推动经济结构转型升级，其中发展服务业是重要途径之一。国际经验表明，医疗卫生行业作为服务业的重要组成部分，在扩大服务业规模、推动经济转型升级方面具有重要作用。在经济核算领域,卫生总费用实际上是医疗卫生行业经济总产出,卫生总费用占 GDP 比重反映了医疗卫生行业在国民经济中的规模,采用功能法和机构法测算的卫生费用结果反映了不同医疗卫生服务和不同机构的经济产出。因此,卫生费用信息是衡量和分析卫生服务业发展对经济转型升级影响的重要信息,对于客观反映卫生行业在国民经济全局中的作用具有重要意义。

（四）服务于卫生经济政策的制定和调整完善

卫生费用数据特别是时间序列数据是各级政府科学制定卫生经济政策不可或缺的客观依据。卫生经济政策包括卫生筹资政策、卫生资源配置政策、卫生保障体系各项政策、卫生服务价格政策及卫生机构经营管理政策等具体政策。总体来看,各项经济政策都会体现在卫生费用筹资来源、机构流向和实际使用等结果上。卫生费用筹资结构、资源分配和费用消耗等方面的数据信息将敏感地反映各项卫生经济政策的效果和合理性。

（五）为区域卫生发展提供卫生费用信息支持

随着我国区域卫生规划的进一步实施,在进行区域卫生规划的前期调研时愈发需要区域性的基础数据和卫生经济信息。卫生费用是区域卫生经济信息中最基本和最重要的内容,是制定区域卫生规划以及健康服务业发展规划不可缺少的数据基础,也是对各类项目进行社会和经济效益评价的重要信息基础。

（六）开展卫生筹资国际比较的重要信息基础

目前,许多国家尤其是经济合作与发展组织(OECD)成员国已经开始全面、系统地核算卫生费用,OECD 建立了统一的数据库,由各国政府提供历年卫生费用数据,并定期发表卫生费用结果和分析报告。世界卫生组织(WHO)已经将世界各国卫生费用相关数据公布在其年度报告中。我国每年按照国内传统指标体系和国际指标体系核算卫生费用,并将结果上报世界卫生组织用于国际比较。

三、卫生费用核算的发展过程

（一）国外发展概况

卫生费用核算研究始于 20 世纪 50 年代,当时许多国家采用《卫生资金筹集与支出》的调查方法,全面、系统地研究卫生领域的经济活动。1963 年英国卫生经济学家艾贝尔·史密斯受世界卫生组织委托,率先在国际上进行跨国卫生总费用核算研究,第一次使用标准化的调查表对 6 个国家的卫生资金筹集与支出状况进行比较全面系统的调查,分析一些发达国家和发展中国家的卫生费用。1967 年,艾贝尔·史密斯在对调查表进行修正的基础上,完成了第二次规模更大的国际性调查研究,研究涉及了 29 个国家,其中包括 21 个发展中国家。

世界卫生组织对卫生费用核算工作一直给予高度重视,1978 年专门召开研究小组会议,讨论卫生事业筹资问题,会后在波兹瓦纳进行了第二次卫生资金筹集与费用支出调查。经济合作与发展组织长期关注成员国卫生保健筹资问题,为进行卫生费用国际对比,在 20 世纪 80 年代初期开发了一套卫生费用核算体系,建立了比较稳定的数据收集统计制度和数据库,对卫生费用数据进行系统的收集和整理,定期发表卫生费用测算结果,并进行国际间比较。OECD 开展的卫生费用核算挂靠于联合国的国民核算制度(SNA)和欧洲综合经济核算制度(ESA),其核算标准与联合国国民经济核算系统十分相似。

1993 年,世界银行(WB)采用 OECD 卫生费用核算方法,对全球卫生费用进行了大规模的系统研究。《1993 年世界银行发展报告》第一次向全世界提供了世界各国卫生费用估计值。1990 年全世界卫生总费用为 17 030 亿美元,占全球 GDP 的 8%,其中,发达国家卫生总费用为 14 830 亿美元,占全世界卫生费用总额比例为 87%,中国卫生总费用占全世界卫生费用总额比例为 0.76%。

世界卫生组织也日益重视卫生总费用的研究工作与信息发布。WHO 在《2000 年世界卫生报告》中,首次向世界各国公布了所有成员国 1997 年卫生总费用占其国内生产总值(GDP)比重及其内部构成。2003 年,WHO 出版了《国民卫生费用核算指南》一书,主要用于指导中、低收入国家建立本国的国民卫生账户,促进各国卫生费用核算体系、指标与口径的统一,便于进行不同国家或地区之间卫生费用核算结果的比较。

卫生费用核算研究逐步走向系统化和规范化。2001 年经济合作与发展组织(OECD)在历经 15 年研究和实践的基础上完成出版了《国际卫生总费用核算数据收集制度》(SHA1.0)一书。该指导手册提出了卫生费用核算国际分类新标准和一套综合性、系统性、灵活性的核算制度,为各国建立卫生总费用核算统计报告制度奠定了理论基础。近年来,为了进一步满足分析人员和决策者对卫生费用信息日益增长的需求,使卫生费用核算更加标准化,2007 年 OECD、欧盟统计局(EUROSTAT)和WHO 组成国际卫生费用核算专家组,开始对 SHA1.0 进行修订,在 SHA1.0 已有基础上新增了核算维度,更加强调不同维度数据间的矩阵平衡分析,于 2011 年修订完成《卫生费用核算体系(2011)》(SHA2011)。

（二）国内发展概况

中国卫生费用研究与核算始于 20 世纪 80 年代初,1981 年世界银行派专家对中国卫生部门进行考察,引进卫生总费用概念,介绍国际卫生总费用核算方法,中国政府开始与世界银行合作,首次运用筹资来源法估算中国卫生总费用。

1993 年,受原卫生部规划财务司委托,原卫生部卫生经济研究所承担国家级卫生费用核算工作,并对外公布核算结果。1995 年,世界银行派专家代表团来中国,对中国卫生费用核算方法和核算结果进行全面系统深入考察,考察后向中国政府提交了《中国卫生总费用评估报告》。报告肯定了中国卫生费用筹资来源调查方法和核算口径,同时建议继续完善筹资来源法,开展卫生费用实际使用法的研究,并且将筹资来源法和实际使用法的核算结果以矩阵表形式进行综合平衡。

在此基础上,中国卫生费用核算不断学习与借鉴国际先进经验,结合中国卫生改革实践,不断完善卫生费用筹资来源法,基本形成了中国卫生费用筹资来源法的指标体系和测算方法,其测算结果已成为中国政府决策参考依据之一。卫生总费用占国内生产总值比重已经成为一个发展指标和控制指标被写入《中共中央、国务院关于卫生改革与发展的决定》(中发〔1997〕3 号)中,《决定》指出:到 20 世纪末,争取全社会卫生总费用占国内生产总值 5%左右。

随着国际卫生费用核算研究的发展和国内卫生政策的需要,以及我国加入世界贸易组织(WTO)后卫生部门面临的机遇和挑战,需要进一步加强我国卫生费用核算信息系统建设,并建立规范的官方信息发布系统。2002年4月,国家统计局正式发函,将卫生费用纳入国家统计局法定报告系统。2002年《中国统计年鉴》公开发布卫生费用核算结果与主要评价指标,标志着卫生费用已经正式纳入国家信息发布系统。

自2020世纪90年代以来,全国各省、自治区、直辖市的卫生费用测算工作已经相继开展,福建省、浙江省、甘肃省、天津市等地区基本建立了本地区规范的卫生费用核算体系,并能定期公布本地区卫生费用核算结果。2003年以来,中国政府不断加强中国卫生管理信息系统能力建设,2008年4月建立了全国性、跨地区的卫生费用核算研究协作组,并于2013年实现省级卫生费用核算全覆盖。2014年,我国建立了国家级卫生费用核算监测点,应用国际最新的《卫生费用核算体系(2011)》(SHA2011)首次研究产出了中国基于SHA2011的卫生费用核算结果,在全球处于领先水平。

第二节　卫生费用核算体系

一、卫生费用核算体系基本概念

卫生费用核算体系(system of health accounts,SHA),是按照国民经济核算的体系和原则,以整个卫生系统为核算对象建立卫生费用核算框架和指标体系,专门研究卫生系统的资金运行过程。利用该核算体系可以核算一个国家或地区的卫生费用,以及以此为指导进行卫生账户核算,如疾病费用、不同年龄人群费用、公共卫生费用和药品费用等。

卫生费用核算体系是国民经济核算体系(system of national accounts,SNA)的重要组成部分,是国民经济核算在卫生领域的进一步延伸。卫生费用核算属于国民经济核算的卫生卫星核算,以整个卫生领域为核算对象,专门研究卫生系统的资金运行状况、资金来源和卫生产品与服务的提供,反映卫生领域特定的经济活动内容和客观规律。

二、卫生费用核算口径

(一)服务口径

卫生费用核算体系中,卫生服务活动是指以提高和维持人体健康状况和减轻不健康影响为首要目标,通过利用有资质的医学和卫生学知识(医学、辅助医学和护理知识和技术,传统的、补充的和替代医学)提供的产品和服务,主要包括用于疾病诊断、治疗和康复的治疗性服务、促进健康和预防疾病的预防性服务以及保证卫生系统运行的卫生行政和筹资管理服务。

从国际上来看,不同国家卫生系统的筹资结构、组织形式以及卫生服务活动的范围存在差异。为提高各个国家之间卫生费用数据的可比性,需要按照通用的标准来界定纳入卫生费用核算范围的卫生服务活动范畴,界定标准按照重要性顺序依次如下:

(1)活动的首要目标是提高和维持个人及人群的健康状况,防止健康水平恶化,减轻疾病影响。

（2）活动执行过程中应使用有资质的医疗卫生知识和技术，或在具备上述资质的人员或机构的监督下执行的活动，或是卫生行政和筹资管理功能。

（3）消费是居民对卫生服务产品和服务的最终使用。

（4）存在卫生服务或产品交易。

虽然卫生费用核算口径可以通过上述界定标准进行判定，但是由于现实生活中对健康产生影响的诸多活动既包括卫生系统内的，也包括卫生系统外的。例如，饮水问题涉及社会公共供水设施建设，也涉及卫生部门开展的为预防疾病进行的改水项目。前者不能被界定为卫生费用核算范围，而后者应该包括在核算范畴之内。很多国家实施的食品和营养活动项目也要进行这样的区分，包括在特定机构喂养营养不良的儿童、营养健康教育和咨询、学校午餐补助，以及对基本食品的公共补助项目等。如果活动的基本目标是健康促进，如为治疗急性营养不良而采取的康复喂养项目，就应包含在核算范围内。当项目目标仅是一般的对基本食品的公共补助则不能纳入在卫生费用核算范围内。但是，没有纳入卫生费用核算范围的某些项目可能也会产生一些健康效应，如政策分析需要，也可将这些费用单独进行核算，如环境卫生、饮用水卫生、公路安全等。

在核算口径判定中，不应单纯依据服务提供机构性质确定某一类活动是否属于卫生费用核算范围。例如，卫生部门所属机构可能提供非医疗卫生性质的活动，不是以健康促进作为根本目的，则不应该包括在卫生费用核算范围内。世界卫生组织明确提出，上述活动的界定不考虑卫生服务提供机构和实体的种类。从传统医疗服务提供机构购买和接受的商品和服务，可能不使用西方医学或对症医疗技术，但也应该包括在卫生费用核算范围中。

（二）时间口径

卫生费用核算的时间口径包括两方面：

1. 明确各项特定活动所发生的时期，通常是一个财政年度或一个公历年度　这种选择看起来简单，但是在实际操作中会产生一些问题。例如有的国家政府机构可能按照财政年度报告费用情况，而私立部门按公历年度报告费用。这就需要调整不同来源的数据，尽可能统一数据报告时期。中国的财政年度和公历年度基本一致。

2. 区分卫生服务活动和相应费用支付发生的时间　在操作过程中，需要进行权责发生制（accrual accounting）与收付实现制（cash accounting）的选择。卫生费用核算原则上应该使用权责发生制，费用记录在发生经济价值的时期内，而不是使用收付实现制，即现金收支发生后才记录费用。例如，如果住院日发生在上一个核算年度的最后一个月，但支付是在新核算年度的第二个月，那么这项业务应当记入上一个核算年度。在获得的各种数据中，可能会遇到不同的记录方法，要求尽可能将所有的数据统一转换为权责发生制。

（三）空间口径

卫生费用核算覆盖一个国家的全部卫生资金活动过程，其核算范围不应该仅仅局限于在国家境内发生的活动。准确地说，它被定义为全国的公民或居民的卫生活动，即卫生费用核算除本国公民外，还应包括那些暂时居住在国外的公民或居民的卫生服务费用，但是不包括外国公民在本国发生的卫生费用。在实际操作过程中很难做到准确计算，如果其所占比重很小，一般情况下可以忽略。

三、卫生费用核算框架

卫生费用核算体系按照医疗卫生服务的消费、生产和筹资三个环节将卫生费用核算的维度划分为核心维度和扩展维度。核心维度包括服务功能、服务提供机构和筹资方案三个维度,主要回答三个基本问题:一是消费了什么样医疗卫生服务和产品;二是哪些卫生服务提供机构提供了这些医疗卫生服务和产品;三是什么筹资方案对这些医疗卫生服务和产品进行补偿。扩展维度中的筹资环节主要进一步回答筹资方案的资金是从哪里来的以及如何进行筹资的;生产环节进一步回答卫生服务提供机构在生产医疗服务和产品时所消耗的资源成本和资本投入有哪些;消费环节进一步回答卫生服务是被谁消费了,包括卫生费用的疾病别、年龄别、性别、地区及经济水平分布等(图 6-1)。

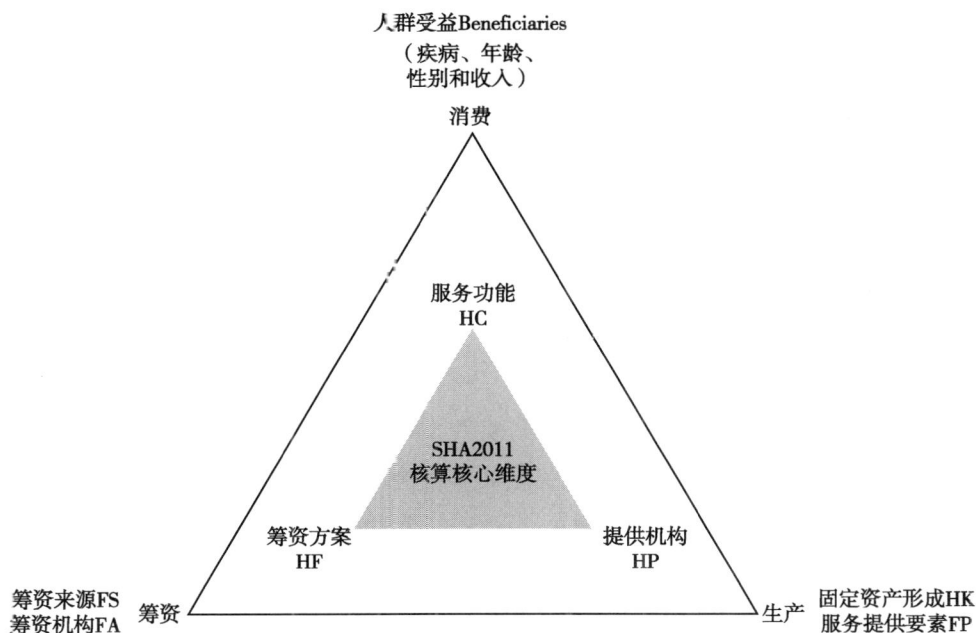

图 6-1
SHA2011 核算框架

（一）卫生费用来源核算

卫生费用来源核算(来源法)是以卫生服务过程中的资金运行为核算对象,按照卫生资金的筹集渠道与筹资形式收集整理卫生总费用数据,核算全社会卫生资金投入总量及内部构成的方法。该方法用来反映一个国家或地区在一定时期内(通常为一年)为开展卫生服务活动从全社会筹集的卫生资金总额,分析与评价在一定经济发展水平条件下,该区域内政府、社会、居民个人对健康的重视程度和费用负担情况,以及卫生筹资模式的主要特征和卫生筹资的公平合理性。

（二）卫生费用机构流向核算

卫生费用机构流向核算(机构法)是从机构角度出发,核算一个国家或地区在一定时期内,从全社会筹集到的卫生资金在各级各类卫生机构的分配。其运行主体是卫生机构。从机构角度划分,卫生总费用具体表现为不同级别的医疗机构费用、公共卫生机构费用、药品零售机构费用、卫生行政管理机构费用及医学科研机构费用等。反映从全社会筹集的卫生资金在各级各类卫生机构的分配使用,分析与评价卫生资源配置状况。

（三）卫生费用功能核算

卫生费用功能核算(功能法)是根据卫生服务活动的功能进行划分,测算消费者接受各类卫生服务时所发生的费用。功能法结果反映卫生费用在不同功能服务中的分布。它的运行主体是消费者(包括政府和个人)。从卫生服务功能和卫生服务产品使用角度看,卫生总费用表现为治疗与康复费用、公共卫生费用、卫生行政和筹资管理费用和其他卫生费用,反映消费者对不同类型卫生服务的利用程度和费用水平。

（四）卫生费用支出核算

卫生费用支出核算是根据卫生服务提供要素进行划分,测算卫生服务提供机构在生产卫生服务和产品时的投入情况。核算期间的卫生服务提供要素总值等于卫生保健货物和服务提供过程中使用的现金或实物性资源的总价值。

（五）其他维度卫生费用核算

其他维度卫生费用核算主要是人群受益核算,是基于功能法核算结果,进一步分析经常性卫生费用在不同年龄、性别、疾病、经济水平人群中的分布以及地理分布等,以分析资源配置的公平性,分析疾病控制的优先领域和重点人群等。

（六）卫生费用矩阵平衡核算

卫生费用矩阵平衡核算是采用棋盘式表格,按照规定顺序分别在行和列上体现不同核算维度,不仅使每个维度的账户在总额上平衡,而且相互对应,各账户之间体现严密的数量衔接,综合反映卫生资金的循环流程及内在联系。从国际卫生费用核算的发展趋势看,不论是 WHO 出版的《卫生费用核算指南》,还是 OECD 的《卫生费用核算体系》,均强调卫生费用核算的最终结果要用矩阵式平衡表格体现。卫生费用平衡核算的基本形式为二维矩阵表格,通过交叉分析,清楚反映各种费用的来源与去向(表6-1)。

表6-1 NHA 平衡核算表格结构(例)

功能维度	来源维度				
	来源 1	来源 2	…	来源 n	来源合计
功能 1	费用 11	费用 12	…	费用 1n	费用 1
功能 2	费用 21	费用 22	…	费用 2n	费用 2
…	…	…	…	…	…
功能 m	费用 m1	费用 m2	…	费用 mn	费用 m
功能合计	费用 1	费用 2	…	费用 n	总费用

根据卫生费用核算体系,可以在任意两种核算维度之间建立平衡核算表格。在卫生费用核心的三个核算维度中,可以建立三种基础的平衡核算表格:来源与机构、来源与功能、机构与功能。

按来源和机构分类的卫生费用平衡核算表反映资金不同来源向不同卫生服务提供机构的流动过程,主要回答卫生系统内"谁资助了谁"的问题,即哪类支付者和购买者出资给卫生系统中哪类卫生服务提供者。

按来源和功能分类的卫生费用平衡核算表反映谁为哪类服务筹资,突出强调了一些卫生政策必须考虑的重要的资源使用问题。同时,可以看到不同筹资主体在卫生服务功能和活动上的相对重要性。

按机构和功能分类的卫生费用平衡核算表反映了不同卫生服务功能的费用是如何通过各类卫生服务提供机构分配的,以及不同机构费用主要用于哪些功能的服务。

在此基础上,我国已经完成卫生费用所有核算维度的矩阵平衡核算,如疾病和来源、疾病和机构、疾病和功能的平衡核算表格等。

四、卫生费用核算基本原则

(一)政策相关性与制度性

卫生费用核算具有较强的应用性,其三要目的是服务国内卫生政策,为政府制定和调整卫生政策,制定卫生规划和管理决策提供经济信息和科学依据。卫生费用核算需要加强制度化建设,包括核算常规化、数据收集规范化、信息发布制度化等。不论是国家级还是地区级的卫生费用核算,原则上都应建立卫生费用的年度报告制度,由官方定期发布卫生总费用数据信息,并且使卫生费用核算范围和口径、数据来源、指标分类和测算方法保持相对稳定,必要时进行统一调整和修订以保证核算结果的一致性。卫生费用核算的重要意义是可以提供统一口径的时间序列信息,并运用这些数据进行趋势分析,监测各项卫生改革政策对卫生筹资、卫生资源配置和使用效果的影响。

(二)数据可比性

在确定卫生费用核算范围和口径时,除了要考虑满足国内政策需求外,还需确保数据的国际可比性,遵循和反映现存的国际标准和惯例。例如,中国卫生费用核算来源法需要建立国内、国际两套指标体系,国际体系与 WHO、OECD 的指标分类与含义保持一致,保证核算结果的国际可比性。国内各地区之间卫生费用核算也按照统一的国内指标体系和资料来源收集和整理数据,确保不同地区、不同时期核算口径和方法的一致性,以实现国内卫生费用数据可比性。进行时间序列分析时,考虑到价格因素对各年卫生费用的影响,需要使用平减指数对各年数据进行修正。

(三)可靠性

卫生费用核算的一个重要原则是在设计核算指标和核算数据时尽量做到既不遗漏也不重复,这是保证核算结果可靠的首要前提。卫生费用核算的数据来源应最大限度保证其权威性,尽可能使用公开发布或常规统计报表提供的数据。对测算中所使用的数据应进行仔细比对,核实统计口径,避免重复计算。如果所获数据不能满足核算需要,可以通过对卫生服务提供机构、筹资者、相关部门、消费者进行访谈或抽样调查等方式补充。调查需进行科学的抽样设计,控制误差以保证数据的真实、可靠,避免给决策者提供错误或虚假信息。

(四)时效性

政府决策部门进行政策分析和决策时,需要大量最新数据和决策信息。卫生总费用作为宏观经济信息应该具有及时性。特别是当前我国正处于深化医改的关键时期,医疗保障制度逐步建立和完善,各项医药卫生改革措施陆续出台,对卫生费用核算提出更高要求。因此,在保证数据质量的前提下,应该尽量缩短卫生费用核算和核算结果发布的时间,满足政策时效性要求。

(五)可行性

卫生费用核算各项指标和数据来源都应具有可行性。卫生费用核算范围的界定和指标分类要从中国的具体国情出发,并监测常规统计报表口径的变化情况,根据相关变化及时调整数据收集计划和指标体系,以免影响卫生费用核算工作的正常进行。为保证核算口径的可比性,对暂时无法找到数据来源的指标,不应随意放弃,可以通过其他方法进行估计和推算。当遇到精确性和可行性发生矛盾时,卫生费用核算工作不能因为某个细节数据的阻碍而停滞,而应该在两者之间作出衡量和取舍。

五、卫生费用核算数据收集方法

(一)充分利用与开发现有资料

卫生费用核算首先以现有公开发表的各类社会经济统计资料(中国统计年鉴、中国劳动统计年鉴、中国市场统计年鉴、中国农业统计年鉴等),以及卫生计生部门公布的卫生统计年报资料和卫生财务年报资料等常规信息数据作为主要数据来源进行测算。这类数据资料具有权威性和连续性,而且数据来源和质量可靠。

(二)典型调查

在常规信息数据不充分,难以获取现成数据的情况下,可以将典型调查作为补充,抽取有一定代表性的调查点,取得相应指标的数据作为测算依据。

(三)机构调查

卫生总费用核算的部分常规信息数据,还可以通过政府其他相关部门和单位直接获取,例如统计局、财政部、劳动部、残疾人联合会、民政部、人寿保险公司、扶贫办、中国人民解放军总后勤部、武警总部、公安部、司法部以及各类医疗保险管理部门等。

(四)现场调查

对卫生总费用核算中的一些"盲点"问题,即只知道费用的发生,但没有资料来源,可以建立稳定的费用监测点和经常性的报告制度,周期性的进行现场调查,保证数据的准确性和连续性。

第三节 卫生费用核算方法

一、来源法卫生费用核算

(一)定义

来源法卫生费用核算是按照卫生资金的筹集渠道与筹资形式收集、整理卫生费用数据,测算卫生费用的方法。

卫生费用(来源法)是指某地区在一定时期内(通常指一年)为开展卫生服务活动从全社会筹集

的卫生资金总和,是从卫生筹资角度分析与评价卫生资金运行。

卫生费用(来源法)是以卫生服务活动为主线,根据卫生资金来源进行分类,测算全社会卫生资源投入总量及其内部构成。从宏观上反映一个地区在一定时期内卫生筹资水平和主要筹资渠道,分析与评价在一定经济发展水平条件下,该地区政府、社会和居民个人对健康的重视程度和费用负担情况,卫生筹资模式的主要特征及卫生筹资的公平程度。

（二）指标分类

目前,国际上根据资金来源主要划分为四个卫生筹资渠道:税收、社会健康保险、商业健康保险、个人现金支付。如果根据筹资机构的性质划分,国际上一般将卫生费用分为广义政府卫生支出(general government expenditure on health)和私人卫生支出(private expenditure on health)。广义政府卫生支出包括狭义政府卫生支出(territorial government expenditure on health)和社会医疗保障支出。狭义政府卫生支出也称"税收为基础的卫生支出"(tax funded government expenditure on health),是指中央政府、省级政府以及其他地方政府对卫生的支出,但不包括政府对社会保障的财政投入。私人卫生支出是指商业健康保险和家庭现金付费等非公共性质的卫生支出。

根据我国现行体制和卫生政策分析需要,来源法卫生费用中从出资者角度将卫生费用指标体系分为三部分:政府卫生支出、社会卫生支出和居民个人卫生支出。

1. 政府卫生支出   政府卫生支出指各级政府用于医疗卫生服务、医疗保障、行政管理事务、人口与计划生育事务等各项事业的经费。包括上级财政拨款和本地区各级财政拨款。此外,政府卫生支出中还包括其他政府性基金卫生投入。

(1)医疗卫生服务支出:医疗卫生服务支出指政府财政用于补助各类医疗卫生机构提供相关卫生服务的经费。主要包括对公立医院、基层医疗卫生机构、公共卫生、中医药、食品和药品监督、医学科研以及其他医疗卫生服务的支出。

公立医院支出反映政府财政用于各级各类公立医院的支出,包括综合医院、中医(民族)医院、传染病医院、职业病防治病院、妇产医院、儿童医院、精神病院、福利医院及行业医院等。

基层医疗卫生机构支出反映政府用于基层医疗卫生机构方面的支出,包括城市社区卫生机构和乡镇卫生院等。

公共卫生支出反映政府在公共卫生方面的支出,包括疾病预防控制机构、卫生监督机构、妇幼保健机构、精神卫生机构、应急救治机构、采供血机构、基本公共卫生服务、重大公共卫生专项、突发公共卫生事件应急处理、其他专业公共卫生机构及公共卫生支出等。

中医药支出反映政府在中医(民族医)药的专项支出和其他支出。

食品和药品监督支出反映政府在食品药品监督管理业务方面的支出,包括食品药品及医疗器械检验、注册评审、认证、评价、药品保护、安全、执法办案等支出。

医学科研支出反映卫生部门获得的用于科学技术的专项支出。

其他部门卫生支出反映政府用于红十字会等机构中开展与医疗卫生服务相关的支出。

其他医疗卫生支出反映除上述项目以外其他用于医疗卫生服务方面的支出。

(2)医疗保障支出:医疗保障支出反映政府用于各类医疗保障项目、基本医疗保险基金补助、残疾人康复以及财政对下岗失业人员的医疗保险补贴的支出。

医疗保障项目支出反映政府用于行政单位医疗、事业单位医疗、公务员医疗补助、优抚对象医疗补助、城市医疗救助、新型农村合作医疗、农村医疗救助、城镇居民基本医疗保险和其他医疗保障项目的支出。

其中行政事业单位医疗是指各级政府为部分人群提供的医疗保障基金。包括尚未参加社会基本医疗保险的行政事业单位职工公费医疗经费;已参加社会基本医疗保险的职工按政策规定由财政集中安排的医疗保险缴费经费;按国家规定享受离休人员、红军老战士待遇人员的医疗经费等。财政对基本医疗保险基金补助反映财政直接对城镇职工基本医疗保险基金的补助支出。残疾人康复反映在残疾人事业中,由各级残疾人联合会管理,政府投入用于残疾人康复的费用,包括白内障复明、低视力康复、残疾人辅助器具供应等。财政对下岗失业人员的医疗保险补贴反映财政用于符合条件的下岗失业人员再就业的医疗保险补贴。

(3)行政事务管理支出:行政事务管理支出反映政府用于卫生相关的行政事务管理的支出,主要包括医疗卫生管理事务支出、医疗保险管理事务支出以及食品和药品监督管理事务支出。

(4)人口与计划生育事务支出:人口与计划生育事务支出反映政府对人口与计划生育的支出,包括生殖健康促进工程、计划生育免费基本技术服务、计划生育避孕药具经费、人口和计划生育宣传教育经费、人口规划与发展战略研究、流动人口计划生育管理和服务、人口和计划生育目标责任制考核等。

(5)其他政府性基金卫生投入:其他政府性基金卫生投入反映在各级政府预算内资金外,政府性基金对各项卫生事业的投入,一般出现在当年临时发生或需要追加资金时,主要用于补助城乡居民参加各类基本医疗保险。

2. 社会卫生支出   社会卫生支出指政府外的社会各界对卫生事业的资金投入,包括社会医疗保障支出、商业健康保险费、社会办医支出、社会捐赠援助、行政事业性收费收入等。

(1)社会医疗保障支出:社会医疗保障支出反映各类社会医疗保障项目当年筹集的资金总额,但不包括政府对其直接投入和补助。社会医疗保障支出包括城镇职工基本医疗保险基金、城镇居民基本医疗保险基金、新型农村合作医疗经费、补充医疗保险基金、企业职工医疗卫生费、其他社会保险医疗补助以及其他社会医疗保障费用。

城镇职工基本医疗保险基金指根据国家有关规定,由纳入城镇职工基本医疗保险范围的缴费单位和个人,按国家规定的缴费基数和缴费比例缴纳的基本医疗保险基金,以及通过其他方式取得的形成基金来源的款项,如利息收入等。但是不包括机关和财政供养事业单位缴纳的费用、财政对基本医疗保险基金补助、财政对下岗失业人员的医疗保险补贴。

城镇居民基本医疗保险基金反映在实行城镇居民基本医疗保险的地区,居民个人根据一定筹资标准缴纳的保险资金,以及保险基金的利息收入等其他收入。

新型农村合作医疗基金反映在实行新型农村合作医疗制度的地区,农村集体经济组织、农民个人根据一定筹资标准,缴纳的合作医疗资金以及新型农村合作医疗基金的利息收入和其他收入。

补充医疗保险主要包括公务员医疗补助、职工大额医疗补助和其他补充医疗保险基金收入。

企业职工医疗卫生费反映各类企业按照规定为离休、退休、退职人员支付的医药费用;尚未参加城镇职工基本医疗保险的企业,参照以往劳保医疗卫生费水平和已参保职工医疗保险金水平,为本企业在职职工及供养的直系亲属支付的医药卫生费;已参加城镇职工基本医疗保险的企业,在保险补偿之外,从企业职工福利费中为患大病职工额外补偿的医药卫生费。

其他社会保险医疗补助指在基本养老保险、失业保险、工伤保险、生育保险的社会统筹基金中,为参保人群负担和补偿的部分医疗卫生费用。

(2)商业健康保险费:商业健康保险费反映城乡居民家庭成员自愿参加各种形式的商业健康保险,当年所缴纳的保费总额,包括财产保险中的健康险保费和人寿保险中的健康险保费。

(3)社会办医支出:社会办医支出反映除政府外的社会各界对各级各类医疗卫生机构的直接投入,包括企业办医支出、机关事业单位办医支出、社会卫生固定资产投资、乡村集体经济卫生支出等。

企业办医支出反映企业根据自身经济承受能力,对其所属医疗卫生机构的资金投入,经费来自本企业的职工福利费,主要用于企业办医疗卫生机构的人员经费,但不包括企业对所属医疗卫生机构的固定资产投资。

机关事业单位办医支出是指机关单位和事业单位办诊所、医务室、卫生所和护理站的支出,主要用于诊所、医务室、卫生所和护理站的人员经费。

社会卫生固定资产投资反映卫生部门、中医部门所属的医疗卫生机构的财政性投入以外的基本建设投资,以及工业及其他部门、营利性医疗卫生机构的基本建设投资。主要是各类医疗卫生机构通过社会各界、各部门及个人无偿赞助、国内外捐赠款、贷款等形式筹集的资金。

乡村集体经济对村卫生室投入主要反映乡村集体经济组织对村卫生室的补助。

(4)社会捐赠援助:社会捐赠援助反映非营利性机构筹集或医疗卫生机构接受的,直接用于医疗卫生服务或救助家庭医疗费用的资金,主要来自国内外社会各界的捐赠,但不包括用于基本建设的资金。主要包括红十字会、民政部门和慈善总会及残疾人联合会等筹集的社会资金。

(5)行政事业性收费收入:行政事业性收费收入反映卫生行政事业单位收取的各项行政事业性收费,主要来自企业等单位所交纳的各项费用,应剔除已经实施收支脱钩和归并预算管理的行政事业性收费。包括卫生行政事业性收费收入和食品药品监督事业性收费收入。

3. 个人卫生支出　个人卫生支出指城乡居民在接受各类医疗卫生服务时由自己负担的费用,包括享受各类医疗保险制度的居民就医时的自付费用。

(三)数据来源与测算方法

来源法卫生费用核算的原始数据主要依据现有卫生统计信息系统和社会经济统计资料,包括《卫生财务年报资料》《卫生统计年报资料》《社会经济统计年鉴》《劳动统计年鉴》和《农村统计年鉴》等。有些数据需要到相关部门进行调查或访谈,调查或访谈部门主要包括:财政部门、人力资源和社会保障部门、统计部门、卫生部门、民政部门、红十字会、残疾人联合会以及慈善总会等。

来源法卫生费用核算本身并不复杂,根据收集获得的原始数据利用基本数学方法就可以完成主要测算工作。但个别数据需要进行现场典型调查,或利用现有资料及相应的参数进行估算。

来源法卫生总费用结果表见附表6-1。

二、机构法卫生费用核算

（一）定义

机构法卫生总费用是指某地区在一定时期内（一般指一年），从全社会筹集到的卫生资金在各级各类卫生机构分配的总额，它反映了卫生资金在不同部门、不同领域和不同层次的分配。

机构法卫生费用核算范围包括各级各类医疗机构、公共卫生机构、药品及其他医用品零售机构、卫生行政和医疗保险管理等机构的费用。

机构法卫生费用核算卫生服务的最终产品价值，而医疗卫生服务的中间产品价值，如药品生产企业、医疗器械生产企业的产品价值在最终产品的价值中已经体现，因此在核算时应避免重复计算。

（二）指标分类

按照 OECD 卫生费用核算体系并结合我国现有卫生服务提供体系，我国机构法卫生费用核算中，根据机构类别的不同，分为以下六类：医院费用、门诊机构费用、药品及其他医用品零售机构费用、公共卫生机构费用、卫生行政和医疗保险管理费用及其他卫生费用。

1. 医院费用　医院费用指流入某地区各级各类医院的卫生资金总额。医院指已经登记注册，主要由医护人员从事诊断、治疗服务的卫生服务提供机构，包括各级综合医院、专科医院、中医院等，所提供的服务主要包括门诊服务、住院服务等。核算机构法卫生费用时，医院又区分为城市医院、县级医院、社区卫生服务中心（含街道卫生院）、乡镇卫生院和疗养院。

2. 门诊机构费用　门诊机构费用指流入某地区各级各类门诊部、诊所、护理站、医务室、卫生室等机构的卫生资金总额。门诊机构主要提供门急诊病人的诊断、治疗服务和社区家庭卫生保健服务，一般不提供住院服务。核算机构法卫生费用时，门诊机构可细分为门诊部、诊所、卫生所、医务室、护理站、社区卫生服务站和村卫生室。

3. 药品及其他医用品零售机构费用　药品及其他医用品零售机构费用指流入某地区药品及其他医用品零售机构的卫生资金总额。药品及其他医用品零售机构指主要面向个人或家庭消费，对公众提供药品和其他医用品零售服务的机构。

4. 公共卫生机构费用　公共卫生机构费用指流入某地区各级各类公共卫生机构的卫生资金总额。公共卫生机构指提供疾病控制、预防保健、监督监测、妇幼保健、药品检验、计划生育、采供血和其他提供公共卫生服务的专业机构。

公共卫生机构主要包括专科防治机构（如结核病、职业病、口腔病、眼病、寄生虫病、血吸虫病、地方病、精神病、麻风病、性病等防治所、站）；疾病控制中心（防疫站）；卫生监督所；卫生监督检验机构；妇幼保健机构（包括妇幼保健院、所、站）；采供血机构；健康教育机构；食品和药品监督管理机构；计划生育机构；其他卫生事业机构（如急救中心（所、站）、临床检验中心、麻风村、精神病收容所、乡防保所、农村改水中心等）。机构法卫生费用核算中对这些机构费用应分别进行核算。

5. 卫生行政和医疗保险管理机构费用　卫生行政和医疗保险管理机构费用指流入某地区卫生行政和医疗保险管理部门，用于开展卫生和医疗保险管理服务的卫生资金总额。卫生行政管理机构指主要从事卫生部门管理工作以及全局性卫生政策工作的机构；医疗保险管理机构包括社会医疗保险管理机构和商业医疗保险管理机构,其中社会医疗保险管理机构主要指从事城镇职工基本医疗保险、城镇居民基本医疗保险和新型农村合作医疗管理工作的机构。

6. 其他卫生费用　其他卫生费用指上述项目未包括的卫生机构费用。主要包括各级各类卫生机构的固定资产投资、干部培训机构费用、医学科研机构费用和其他部门费用。

（三）数据来源和测算方法

机构法卫生费用核算主要依据卫生部门《卫生统计年报资料》和《卫生财务年报资料》,部分数据来自有关年鉴资料或现场访问调查。

在进行机构法卫生费用核算时,需要测算卫生部门以外的工业及其他部门卫生机构费用。由于工业及其他部门许多卫生机构不是独立核算单位,没有财务数据积累和常规统计报表,资料来源不规范,工作难度很大。因此,一般情况下采用卫生部门卫生机构财务数据作为测算参考数据,对全社会卫生机构费用总额及其分布进行推算,估算全社会卫生总费用。

机构法卫生费用核算结果表见附表6-2。

三、功能法卫生费用核算

（一）定义

功能法卫生费用核算是根据卫生服务活动的功能进行划分,测算消费者接受各类卫生服务时所发生的费用,其结果反映卫生费用在不同功能服务中的分布。

功能法卫生费用核算反映卫生服务消费者在一定时期内对不同卫生服务的利用程度及费用水平。它的运行主体是消费者,包括政府和个人,按照卫生服务的基本功能分类测算卫生总费用,是卫生总费用核算体系中的一个重要组成部分,可以用来分析与评价卫生资源利用的受益情况,以及完善资源使用的公平性和合理性。

（二）指标分类

按功能分类,卫生服务主要包括治疗服务、康复服务、长期护理服务、辅助性卫生服务、门诊医疗用品、预防和公共卫生服务、卫生行政和医疗保险管理服务。

1. 治疗服务　治疗服务的目的是缓解伤病的症状,减少病伤损害的严重性,防止危及生命或正常功能的病伤并发症和进一步恶化。根据服务提供模式,治疗服务又可以分为住院治疗服务、日间治疗服务、门诊治疗服务和家庭治疗性服务。

2. 康复服务　康复服务是指那些侧重于改善病人的功能水平的服务,功能的限制可能是由最近的病伤引起,或由过去的伤病复发。根据不同的提供模式,康复服务可以分为住院病人康复服务、日间康复服务、门诊康复服务和家庭康复服务。

3. 长期护理服务　长期护理服务是指由于慢性损伤或日常生活和活动能力下降造成的需要持续帮助的病人接受的护理和照顾。一般的长期护理包括医疗服务和社会服务,在卫生费用核算中仅包括前者。根据服务提供模式可以分为住院病人长期护理、日间长期护理和家庭长期护理。

4. 辅助性卫生服务　辅助性卫生服务是指由医疗辅助人员和医疗技术人员操作的支持性服务,主要包括临床实验检验、影像诊断、病人的输送和急救等。

5. 门诊医疗用品　门诊医疗用品是指提供给门诊病人的医疗商品以及与商品提供有关的服务,包括药店及其他医疗用品零售商提供的医疗用品,如零售药品和其他医疗用品、设备的装备服务等,但不包括提供给住院病人用于治疗的商品和服务。

6. 预防和公共卫生服务　预防和公共卫生服务是指用于促进人群健康状况的服务,区别于修复人体机能的治疗性服务。具体类别包括妇幼卫生、计划生育和咨询、学校卫生、传染性疾病预防、非传染性疾病预防、职业卫生等。

7. 卫生行政和医疗保险管理　卫生行政和医疗保险管理包括卫生行政管理和医疗保险管理两大类。卫生行政管理包括卫生政策、计划、方案和预算的制定、管理协调和监督等;医疗保险管理包括社会医疗保险基金和商业健康保险基金的管理运作和维持。

（三）数据来源和测算方法

功能法卫生费用核算在我国缺少常规性统计资料,主要依赖现场调查获得相关数据和参数。医疗费用核算主要基于不同卫生服务的数量和收费水平,医疗服务收费水平的理论依据是消费者购买某种卫生服务产品时是否经过市场支付费用,经过市场以商品交换方式获得的卫生服务产品有明确的市场价格;公共卫生费用核算主要基于成本核算方法。

1. 现场调查　各类医疗服务收费水平通过省(市)级的卫生费用监测点,采用对卫生机构调查的方法获得各类医疗服务数量和相应的收费水平,然后结合全社会服务数量和卫生费用总量控制指标测算得到医疗费用。公共卫生费用数据同样基于现场调查,主要采用抽样调查方式了解相关机构总体收支状况,从事公共卫生服务的科室、人员,所提供服务的类别、卫生服务提供人员职称、人时投入等。

2. 成本核算　部分公共卫生服务项目公益性较强,没有直接的市场价格或者其价格远低于成本,不具有经济意义。但是在提供这类卫生服务时同样消耗了卫生资源,因此需要计算影子价格。在具体测算过程中,采用成本核算方法测算相关公共卫生服务的费用。

3. 服务人口法　部分公共卫生服务项目没有明确的服务量作为核算依据,但有比较明确的服务人口,此类公共卫生服务根据服务的目标人口测算公共卫生服务费用。

四、支出法卫生费用核算

（一）定义

支出法卫生费用核算是根据卫生服务提供要素进行划分,测算卫生服务提供机构在生产卫生服务和产品时的要素投入情况。核算期间的卫生服务提供要素总值等于卫生保健产品和服务提供过程中使用的现金或实物性资源的总价值。

（二）指标分类

卫生费用核算体系中卫生服务提供要素主要分为五类:雇员补偿、自我雇佣者的报酬、材料和服务使用、固定资本消耗和其他投入要素支出。

1. 雇员补偿　雇员补偿包括卫生服务提供在一个核算年度内根据员工的工作表现支付的所有报酬,包括工资和薪金,也包括各种形式的福利,以及加班费或夜间工作额外补偿、奖金、津贴以及其他实物报酬,如向医务人员提供制服。

雇员指机构所有工作人员,包括非专业卫生人员。为医院生产过程贡献劳动的学生,例如实习工人、实习护士和实习住院医师等,应视为雇员,不论他们在获得作为实物形式报酬的培训之外是否获得对其工作的现金补偿。对于在医院工作,同时获得股息外报酬的股东或所有者,应视为雇员。另外,任何承包的服务,如医院里的清洗和餐饮服务,应视为购买服务,所涉及的员工的工资和薪金不包括在雇员报酬中。

2. 自我雇佣者的报酬　自我雇佣者的报酬是指独立开展卫生服务的自我雇佣的专业人员的报酬,包括独立从业者酬劳,受薪卫生人员通过独立执业获得的补充的或额外的收入以及不受薪自我雇佣专业人员的收入。非受薪的自我雇佣卫生专业人员的收入是指补偿工作中其他成本以后的工作报酬。

3. 材料和服务使用　材料和服务使用包括在提供卫生服务和产品(非家庭性生产)中所消耗的从其他提供机构或行业购买的产品和服务的总价值。所有的材料和服务都将在生产活动周期内被消耗。

材料是指卫生系统中各种生产活动所需要的卫生和非卫生的投入。从卫生材料,如药品和临床实验室检测材料,到一般用途的物品,如纸笔,包括材料磨损、丢失、意外损害或被盗。如果材料的使用超过一个生产周期,如设备仪器等,则归为固定资本消耗分类。

使用的服务是指购买由其他机构提供的服务,通常是指非卫生行业提供的一般性服务,例如安保、房屋和设备的租金以及它们的维护和清洁等,也包括卫生服务,例如实验室、影像服务和患者运送。

4. 固定资本消耗　固定资本消耗是指在核算期内卫生服务提供机构的固定资产包括房屋、设备和其他资本物品,由于物理磨损、预见性老化、正常或意外的损害造成的现值减少的成本的总称。但由于战争或自然灾害造成的损失不包括在固定资本消耗中。在核算中,固定资本消耗是一种经济概念,应当与法律概念的固定资产折旧区分开。固定资本消耗反映生产活动中作为生产要素的隐含的资本使用。

5. 其他投入要素支出　其他投入要素支出包括所有的金融性成本,如借款利息、缴纳税费、政府罚款及处罚、非寿险保费和理赔等。

（三）数据来源与测算方法

支出法卫生费用核算,主要依据卫生部门《卫生统计年报资料》和《卫生财务年报资料》,部分数据需要进行现场调查。

五、其他维度卫生费用核算方法

其他维度费用核算是基于功能法核算结果,收集整理患者年龄和性别等人口学信息以及经济水平和地理位置等信息,分析经常性卫生费用在不同疾病、年龄和性别上的分布,在不同经济水平的人群和地区中的分布,以及不同地理位置的地区中的分布。目的是明确卫生资源的流向,了解功能法中各项服务(治疗、康复、长期护理、医疗用品、预防、卫生行政管理等)费用主要用于治疗哪些疾病,以确定疾病防控和费用控制的优先领域;确定费用发生的重点人群和地理位置,以采取有针对性的干预措施。

第四节　卫生费用分析与评价

卫生费用分析与评价是卫生经济分析的重要组成部分,是运用宏观经济统计分析方法对卫生领域经济活动诸方面的反映、判断、分析和评价,其基本特点是综合性、系统性和时效性。卫生费用分析评价一般选择以年作为周期,在年度综合分析的基础上,可以突出某一方面进行重点分析,例如突出反映成就、问题剖析、未来预测与展望,还可以突出计量经济模型、预警监测方法在宏观经济形势分析中的应用。

一、卫生费用筹资分析与评价

卫生费用筹资分析通过卫生筹资水平、筹资结构和发展变化趋势,反映一个国家或地区的卫生筹资状况,从宏观角度分析与评价全社会卫生投入规模和力度,以及全社会对居民健康的重视程度,为卫生经济政策制定和调整完善提供基础数据和经济信息。

(一)卫生费用筹资水平

1. 卫生总费用(卫生筹资总额)　卫生总费用(筹资总额)是反映一个国家或地区卫生资金筹集总量的重要指标,用于评价全社会卫生投入水平。卫生总费用通常使用当年价格和可比价格来表示。当年价格,也称现行价格,是指报告期内的实际市场价格。按当年价格计算的卫生总费用可以反映当年卫生筹资水平和比例关系,但由于受价格变动因素影响,在不同时期缺乏可比性,在进行不同时期比较时需要将其调整为可比价格。按当年价格计算,中国卫生总费用由 1990 年的 747.39 亿元增长为 2014 年的 35 312.40 亿元,增长了 46.25 倍。扣除价格因素影响,按可比价格计算(2014 年 = 100),卫生总费用由 2538.69 亿元增长为 35 312.40 亿元,反映实际卫生投入量增长了 12.91 倍。

2. 人均卫生总费用　人均卫生总费用是消除人口增长因素对卫生总费用绝对值的影响,反映人均卫生费用水平的重要指标。20 世纪 90 年代以来,按当年价格计算,我国人均卫生总费用由 1990 年的 65.37 元增长为 2014 年的 2581.66 元,按照当年官方汇率折算,由 13.67 美元增长为 420.27 美元。

3. 卫生总费用占国内生产总值百分比　卫生总费用与国内生产总值的比例关系是衡量各国卫生事业与国民经济是否协调发展的综合性评价指标。对于一个国家或地区卫生总费用在国民经济发展中占多大比重才算合适,目前没有公认的确切答案,通常需要根据各个国家、各个地区经济发展水平及其他多种社会因素确定。根据中国基本国情,中国政府曾提出到 20 世纪末,我国卫生费用占国内生产总值比重要达到 5% 左右,这意味全社会要有 5% 的经济资源投入到医疗卫生领域。1990—2014 年,中国卫生费用相对于国内生产总值比重由 3.96% 上升为 5.48%。

4. 弹性系数　弹性系数是世界各国用来衡量卫生发展与国民经济增长是否协调的又一评价指标。弹性系数是指卫生费用增长率同 GDP 增长率之间的比值。1978—2014 年,中国卫生费用年平均增长速度 11.59%,国内生产总值年平均增长速度 9.73%,弹性系数为 1.19,即 GDP 每增长 1%,卫生总费用增加 1.19%。从总体趋势上看,卫生总费用增长略快于国民经济增长。

（二）卫生总费用筹资结构

根据我国卫生费用指标体系,卫生资金主要来源于政府卫生支出、社会卫生支出、居民个人卫生支出。政府、社会和居民个人卫生支出在卫生总费用中所占比重的变化趋势,是考察卫生事业是否公平、可持续发展的重要指标。我国医改"十二五"规划中明确提出,"十二五"期间要将个人卫生支出占卫生总费用比重降到 30% 以下。

1. 政府卫生支出占卫生总费用百分比　　政府卫生支出占卫生总费用百分比能够反映政府各部门对卫生工作的支持程度和投入力度,体现政府在卫生领域中的重要作用。《中共中央、国务院关于深化医药卫生体制改革的意见》中要求,逐步提高政府卫生投入占卫生总费用的比重,使居民个人基本医疗卫生费用负担明显减轻;政府卫生投入增长幅度要高于经常性财政支出的增长幅度,使政府卫生投入占经常性财政支出的比重逐步提高。

我国政府卫生支出绝对值逐年增加,从 1990 年的 187.28 亿元增加到 2014 年的 10 579.23 亿元。但从 2020 世纪 80 年代以来,政府卫生支出占卫生总费用比重逐年下降,从最高的 38.86%（1982 年）下降到 15.47%（2000 年）,之后开始回升,2014 年达到 29.96%。

2. 社会卫生支出占卫生总费用百分比　　社会卫生支出占卫生总费用百分比是衡量社会各界对卫生服务贡献程度的重要指标,反映多渠道筹集卫生资金的作用程度。

20 世纪 90 年代以来,社会卫生支出由 1990 年的 293.10 亿元增长为 2014 年的 13 437.75 亿元,2001 年之前,社会卫生支出占卫生总费用比重总体呈逐年下降趋势,由 1990 年的 39.22% 下降为 2001 年的 24.10%,随着各项社会医疗保险制度的推进,社会卫生支出占卫生总费用比重开始呈现上升趋势,并在 2014 年达到 38.05%。

3. 居民个人卫生支出占卫生总费用百分比　　居民个人卫生支出占卫生总费用百分比是衡量城乡居民个人对卫生费用负担程度的评价指标,各地区不同人群个人卫生支出占卫生费用比重反映了不同地区不同人群受卫生服务的公平程度。

20 世纪 90 年代以来,我国居民个人卫生支出增长较快,个人卫生支出占卫生总费用比重由 35.73% 上升为 2001 年的 59.97%,之后该比重开始回落,2014 年已降到 31.99%,体现出我国卫生筹资结构政策调整的成效。

二、卫生总费用机构流向构成分析

2014 年在机构法卫生总费用中,医院费用占 62.53%,其中,城市医院、县医院、城市社区卫生服务中心、卫生院分别占 39.95%、14.29%、2.38% 和 5.81%,其他医院约占 0.09%。门诊机构费用占 6.96%,药品零售机构占 12.59%,公共卫生机构占 4.66%,卫生行政管理机构费用占 4.51%,其他费用大约占 8.75%。

1990—2014 年,城市医院所占比重基本保持上升趋势,县医院所占比重略有下降;卫生院和门诊机构费用占机构法卫生总费用比重均有明显下降,卫生院所占比重从 10.62% 逐年下降到 5.81%,

门诊机构所占比重从 20.93% 下降到 6.96%；公共卫生机构所占比重先呈下降趋势，2000 年达到最低点 5.07%，之后逐年上升，2013 年达到 7.38%，2014 年下降为 4.66%。主要原因是 2013 年以来卫生计生机构合并后，原归入公共卫生机构的计生费用部分调整到卫生行政管理机构费用中。药品零售机构费用所占比重逐年上升，从 2.23% 增加到 12.59%。

国际研究结果表明，居民 80% 的卫生问题可以在基层卫生机构得到解决。但是我国卫生资源配置倒三角的问题比较突出，这提示未来应进一步加强对基层医疗机构的资金投入力度，提高城乡基层医疗卫生服务能力，改善卫生费用机构间配置结构。

三、卫生总费用功能使用分析

2014 年我国卫生总费用为 35 312 亿元。其中经常性卫生费用为 31 695 亿元，占 90%；资本性卫生费用 3618 亿元，占 10%。人均经常性卫生费用为 2318 元。在经常性卫生费用中，治疗费用为 23 563 亿元，占 74.3%；零售药品及医用品费用、公共卫生服务费用、卫生行政和筹资管理费用分别为 3450 亿元、2507 亿元和 2150 亿元，分别占 10.9%、7.9% 和 6.8%。总体来看我国医疗费用在卫生费用中占比最高，治疗费用和零售药品及医用品费用占比合计超过 90%，而预防费用占比相对较低。

四、疾病和人群卫生费用分析

2014 年我国医疗费用中费用排名前五位的 ICD 疾病分类分别为循环系统疾病（占 19.46%）、呼吸系统疾病（占 11.97%）、消化系统疾病（占 10.65%）、肿瘤（占 8.06%）和损伤类疾病（占 7.41%），五种疾病费用合计占比超过一半，从控制费用的角度应成为未来疾病控制的重点。从疾病类型看，非传染性疾病费用为 15 533 亿元，占 65.9%，显示慢性病已经成为我国医疗费用的主体，应对慢性病防控给予足够重视。

从不同年龄人群医疗费用看，65 岁及以上人群发生的人均医疗费用为 5021 元，是 0~14 岁人群的 6 倍，15~64 岁人群的 3 倍。未来我国老龄化将进一步加快，老年人卫生费用将给卫生费用增长带来较大的压力。

五、卫生保健需求对国民经济增长的贡献程度

卫生保健需求与国民经济增长的关系可以从两个方面进行分析，即经济增长对卫生保健需求的影响和卫生保健需求对经济增长的拉动。

经济增长必然带动医药产业的发展，使医疗设备、医疗器械和医疗药品的产品不断更新换代，增加适销对路产品，为开拓医疗保健市场提供物质基础。同时，经济增长也使城乡居民个人收入增加，购买力增强，刺激人们产生新的消费欲望，改变人们的消费倾向，促进卫生保健需求增长。

卫生保健需求对经济增长的拉动作用，可以利用消费需求贡献率进行分析。消费需求贡献率是从消费需求与经济增长的关系方面，分析消费需求增长对经济增长的拉动作用，反映消费需求在多大程度上拉动了经济增长。

卫生保健需求贡献率是反映医疗卫生需求变化对国民经济增长的影响程度。医疗卫生需求贡献率是指一定时期内医疗卫生消费需求增量与国内生产总值增量的比值。一般使用可比价格计算两个经济增量的实际值，反映医疗卫生消费实际增长量对经济增长量的实际影响。

$$医疗卫生消费贡献率＝医疗卫生消费增长量/GDP增长量$$

六、卫生费用预测

卫生费用预测可以根据预测周期的长短区分为短期预测、中期预测和长期预测。短期预测的价值在于其预测的准确性。中长期预测的价值在于支持政策制定和决策，即基于现在的趋势预测未来的发展方向，并为决策者提供改变事件进程的机会。因此，卫生费用预测的核心价值不在于未来一定按照预测的结果演化，而是通过预测影响卫生政策从而改变未来。

卫生费用预测模型的选择以及预测选用的变量和时间水平，取决于所要回答的政策问题，数据的可得性也会限制模型的构建。根据研究的人群范围大小、预测的费用水平宏微观程度不同，可以将卫生费用预测模型分为经典的三大类：微观模拟模型、宏观模拟模型和基于组分模型。微观模拟模型关注微观个体水平的卫生费用，将个体的卫生费用加总得到总的卫生费用；宏观模拟模型结合宏观经济因素，将卫生总费用作为宏观经济的一部分进行预测；组分模型侧重于人群水平的卫生费用，如不同年龄组的卫生费用或不同疾病的卫生费用，总的卫生费用可以通过不同构成部分的汇总来得到。

七、卫生费用监测预警

预警是在需要提防的危险或风险发生之前，根据以往总结的规律或观测得到的可能性前兆，向相关部门报告危险情况警告，以避免危害或风险在不知情或准备不足的情况下发生，从而最大限度地减低危害所造成的损失的行为。预警体系的基本要素一般包括警情、警源、警兆和警度。在卫生费用预警方面，可以按照《亚太卫生筹资策略》等倡议提出的"建立充足、公平、有效、可持续的卫生筹资系统"发展目标，对照我国卫生总费用存在的问题和挑战，卫生费用监测预警系统采用世界卫生组织确定的框架，确定卫生费用监测预警的四个维度警情包括：一是卫生投入充足性风险，二是卫生筹资公平性风险，三是卫生筹资效率风险，四是卫生筹资可持续性风险。卫生费用警源包括内生和外生警源两大类，内生警源主要指卫生费用规模、结构等内部作用影响机制，如卫生需求量的增加、医疗费用的快速增长等；外生警源是指对卫生总费用发展有重要影响的宏观经济形势和政策、外在环境等外部因素相互作用的效应，如政府财政收入、国家卫生政策变化等。

在预警系统构建上，可以综合运用多元线性回归模型、组分模型、平均趋势外推、结构预测等多种预警模型，构建多维度的预警模型体系，并结合定性分析方法对卫生总费用、治疗费用、政府卫生支出、个人卫生支出、预防和治疗费用等进行全面的预测，并在此基础上结合卫生改革发展目标进行预警。

附表 6-1

来源法卫生总费用核算结果表（2014 年版）

指标	单位	年份
来源法卫生总费用	亿元	
一、政府卫生支出	亿元	
占卫生总费用比重	%	
（一）医疗卫生服务支出	亿元	
（二）医疗保障支出	亿元	
（三）行政管理事务支出	亿元	
（四）人口和计划生育事务支出	亿元	
（五）其他政府性基金卫生投入	亿元	
二、社会卫生支出	亿元	
占卫生总费用比重	%	
（一）社会医疗保障支出	亿元	
（二）商业健康保险费	亿元	
（三）社会办医支出	亿元	
（四）社会捐赠援助	亿元	
（五）行政事业性收费收入	亿元	
三、个人卫生支出	亿元	
占卫生总费用比重	%	
（一）城镇居民个人卫生支出	亿元	
（二）农村居民个人卫生支出	亿元	
卫生总费用相对于地区生产总值比重	%	
人均卫生总费用	元	

附表 6-2

机构法卫生费用核算结果表（2014 年版）

单位：万元或亿元

指标	年份
机构法卫生总费用	
一、医院费用	
1. 城市医院（包括城市中医院）	
2. 县医院（包括县中医院）	
3. 城市社区卫生服务中心	
4. 乡镇卫生院	
5. 疗养院	
二、门诊机构费用	
1. 门诊部	
2. 诊所、卫生所、医务室、护理站	
3. 社区卫生服务站	
4. 村卫生室	

续表

指标	年份
三、药品及其他医用品零售机构费用	
四、公共卫生机构费用	
1. 疾病控制机构	
2. 卫生监督机构	
3. 妇幼保健机构	
4. 食品和药品监督检验机构	
5. 计划生育机构	
6. 采供血机构	
7. 其他公共卫生机构	
五、卫生行政和医疗保险管理机构费用	
六、其他卫生费用	
1. 医学科研机构	
2. 干部培训机构	
3. 社会固定资产投资	
4. 其他部门	

附表 6-3

中国卫生费用结果表

年份	国内生产总值		卫生总费用		卫生总费用相对于国内生产总值比重(%)	人均卫生总费用(元)	卫生消费弹性系数
	名义值(亿元)	增长速度(上年=100)(%)	名义值(亿元)	增长速度(上年=100)(%)			
1978	3678.7		110.21		3.00	11.45	
1979	4100.5	7.60	126.19	10.53	3.08	12.94	1.39
1980	4587.6	7.81	143.23	9.37	3.12	14.51	1.20
1981	4935.8	5.17	160.12	9.28	3.24	16.00	1.79
1982	5373.4	8.93	177.53	10.94	3.30	17.46	1.22
1983	6020.9	10.84	207.42	15.57	3.44	20.14	1.44
1984	7278.5	15.14	242.07	11.16	3.33	23.20	0.74
1985	9098.9	13.44	279.00	4.59	3.07	26.36	0.34
1986	10 376.2	8.94	315.90	8.16	3.04	29.38	0.91
1987	12 174.6	11.69	379.58	14.38	3.12	34.73	1.23
1988	15 180.4	11.23	488.04	14.70	3.21	43.96	1.31
1989	17 179.7	4.19	615.50	16.10	3.58	54.61	3.85
1990	18 872.9	3.91	747.39	14.85	3.96	65.37	3.80
1991	22 005.6	9.29	893.49	12.06	4.06	77.14	1.30
1992	27 194.5	14.22	1095.86	13.46	4.03	93.61	0.95
1993	35 673.2	13.87	1377.78	9.04	3.86	116.25	0.65

续表

| 年份 | 国内生产总值 | | 卫生总费用 | | 卫生总费用相对于国内生产总值比重(%) | 人均卫生总费用(元) | 卫生消费弹性系数 |
	名义值(亿元)	增长速度(上年=100)(%)	名义值(亿元)	增长速度(上年=100)(%)			
1994	48 637.5	13.05	1761.24	6.00	3.62	146.95	0.46
1995	61 339.9	10.95	2155.13	7.65	3.51	177.93	0.70
1996	71 813.6	9.93	2709.42	18.05	3.77	221.38	1.82
1997	79 715.0	9.23	3196.71	16.10	4.01	258.58	1.74
1998	85 195.5	7.84	3678.72	16.11	4.32	294.86	2.06
1999	90 564.4	7.67	4047.50	11.44	4.47	321.78	1.49
2000	10 0280.1	8.49	4586.63	11.03	4.57	361.88	1.30
2001	11 0863.1	8.34	5025.93	7.38	4.53	393.80	0.89
2002	121 717.4	9.13	5790.03	14.51	4.76	450.75	1.59
2003	137 422.0	10.04	6584.10	10.83	4.79	509.50	1.08
2004	161 840.2	10.11	7590.29	7.79	4.69	583.92	0.77
2005	187 318.9	11.40	8659.91	9.81	4.62	662.30	0.86
2006	219 438.5	12.72	9843.34	9.37	4.49	748.84	0.74
2007	270 232.3	14.23	11 573.97	9.07	4.28	875.96	0.64
2008	319 515.5	9.65	14 535.40	16.47	4.55	1094.52	1.71
2009	349 081.4	9.40	17 541.92	20.85	5.03	1314.26	2.22
2010	413 030.3	10.64	19 980.39	6.50	4.84	1490.06	0.61
2011	489 300.6	9.54	24 345.91	12.66	4.98	1806.95	1.33
2012	540 367.4	7.86	28 119.00	12.80	5.20	2076.67	1.63
2013	595 244.4	7.76	31 668.95	10.17	5.32	2327.37	1.31
2014	643 974.0	7.30	35 312.40	10.59	5.48	2581.66	1.45

(张毓辉)

本章小结

卫生费用研究是从全社会的角度反映卫生资金运动的全部过程,分析与评价卫生资金的筹集、分配和使用效果,预测未来卫生费用、卫生筹资状况变化,为卫生经济政策提供决策支持。卫生费用研究可以使我们更清晰地了解和分析卫生资源配置状况,使有限的卫生资源更好地发挥作用,最大限度地满足居民合理的健康需求。

思考题

1. 什么是卫生费用? 如何理解卫生费用的核算口径?

2. 卫生费用核算主要有哪些核算方法?

3. 如何理解我国卫生费用总体筹资水平和筹资构成?

第七章

卫生资源配置

【本章提要】 本章主要介绍卫生资源配置和区域卫生规划。要求了解卫生资源配置和区域卫生规划的相关概念、必要性和相关理论,掌握卫生资源配置和区域卫生规划的原则,熟悉卫生资源配置标准的制定与测算方法。

第一节 卫生资源配置概述

一、卫生资源配置的概念与必要性

(一)相关概念

1. 卫生资源(health resource) 卫生资源是卫生工作发展的重要因素,其定义有广义和狭义之分。广义的卫生资源是指人类在一切卫生保健活动中所使用的社会资源。狭义的卫生资源是指在一定社会经济条件下,社会投入到卫生服务中的各类资源的总称,包括卫生人力资源、物力资源、财力资源、技术和信息资源等。其中,卫生人力资源是最重要的资源,被经济学称为第一资源。

卫生资源分为存量和增量两部分。存量指原来所拥有的卫生资源总量,增量指将要增加的卫生资源补充量。

卫生资源具有三个特点:一是有限性,即卫生资源是一种稀缺资源,社会可提供的卫生资源与人们对卫生保健实际需要之间存在着一定的差距。二是选择性,即指卫生资源有各种不同的用途,人们在使用卫生资源时都应该考虑机会成本问题。三是多样性,即卫生资源可用于医疗、预防、保健、康复、医学教育与科研等多个方面。

2. 卫生资源配置(health resource allocation) 卫生资源配置是指一个国家或区域,将筹集到的卫生资源在不同卫生行业(或部门)内的分配和转移。主要包括卫生机构、人力、物力、财力资源以及卫生管理资源等构成卫生资源的诸要素如何分配、分配的数量以及结构和布局等。

卫生资源配置包括两层含义,一是卫生资源的分配,称为初配置,主要指卫生资源的增量配置;二是卫生资源的转移,称为再配置,主要指卫生资源的存量转移,即对原有卫生资源的重新分配,改变不合理的分配现状,优化资源配置。

3. 卫生资源优化配置(health resource optimizing allocation) 卫生资源优化配置是指在一定时空范围内,区域内全部卫生资源在总量、结构与分布上,与居民的健康需要和卫生服务需求相适应的组合状态。

卫生资源配置的最优化包括供需平衡、效率和效益的最大化。卫生资源优化配置包括两层含义:①实现卫生服务的供需平衡。这是卫生资源配置的一级优化(初步优化),称为合理配置。卫生资源的合理配置是优化配置的基础。②实现效率或效益的最大化。即在卫生服务供需平衡的基础上,实现有限卫生资源的充分有效利用,发挥卫生资源最佳利用效率,获得最大的卫生服务效益(即产出投入比最大化)。这是卫生资源配置的二级优化(最终优化),称为优化配置。

卫生资源优化配置应遵循需要原则、公平原则和效益原则,在需要和公平的原则下,重视效益原则。卫生资源优化配置就是要盘活存量,控制增量,合理配置并充分利用现有的卫生资源,发挥卫生资源的最佳效率,获得最大的经济和社会效益。卫生资源的优化配置不能单纯依靠以需求为导向的市场配置方式,也不能单纯依靠以需要为导向的政府宏观调控的计划配置方式,必须按照以计划为主、市场调节为辅的卫生资源配置方式,才能发挥两种资源配置方式的优势,使有限的卫生资源得到优化配置,使卫生服务得到最好的利用。

卫生资源的合理配置对于卫生事业持续、稳定、快速、健康的发展具有重要的促进作用。

(二)卫生资源配置的必要性

卫生资源是一种稀缺资源,然而人的欲望和需求却是无限和多样的,这就存在着卫生资源如何分配的问题,即"选择"的问题。卫生资源配置是卫生事业可持续发展的基础,其配置公平性直接关系到人民群众的健康权益和卫生利益。

二、卫生资源配置的原则

(一)卫生资源配置与经济和社会发展相适应的原则

社会经济发展在很大程度上会影响到卫生事业的发展,卫生事业的发展如何与社会经济发展相适应,是卫生资源配置中必须考虑的问题。随着改革开放的不断深入和发展,社会经济环境的变化对卫生服务的结构、数量和质量均产生了深远影响。首先,我国的疾病谱发生了很大变化,从以急性传染病为主转化为了以慢性非传染性疾病为主,这就要求卫生服务的提供要发生相应的变化;其次,居民对卫生服务的需求有了较大的提高,卫生资源配置的总量应随之增加;再次,随着经济的发展和人民生活水平的提高,居民对卫生服务的购买能力增强,要求卫生服务提供者能提供更多、更好的服务,因而对卫生服务的质量要求也更高。

(二)公平与效率的原则

卫生服务领域的公平一般有两种:卫生资源配置的公平性和卫生服务利用的公平性。卫生资源配置的公平是起点意义上的公平,是按照需要或需求原则来分配各种可利用的卫生资源,在满足基本卫生服务需要的基础上,使得社会中的每个人都能以相同的机会受益。卫生资源配置上的公平性主要体现在卫生服务产品的提供在不同区域、不同群体和不同阶层的合理化。

效率包括三层含义:一是不浪费资源,即技术效率、经济效率和规模效率;二是具有成本-效果(效益),三是配置效率。卫生效率既是一个经济学概念,也是一个伦理学概念。如果卫生资源得不到合理配置,既缺乏效率,也不道德。

卫生资源配置的公平性和效率是卫生事业可持续发展必须解决的两个关键问题。保证社会成员得到公平有效的卫生服务是政府在卫生领域追求的重要目标之一,卫生资源配置的公平性直接关系到人民群众的卫生利益。卫生资源配置要优先保障基本医疗卫生服务的可及性,促进公平公正。同时也要注重医疗卫生资源配置与使用的科学性与协调性,提高效率,降低成本,实现公平与效率的统一。

（三）以健康需要和卫生服务需求为依据的原则

卫生资源配置要以不断满足不同人群、不同疾病谱和不同层次医疗需求为主要目标,以提高人群健康为中心、以满足社会需求为导向,是卫生资源配置应遵循的指导原则。这就要求一个地区的卫生资源配置要从需方的角度来考虑,必须对区域内的卫生资源实行统筹规划与合理配置,从而使卫生服务的供给和卫生资源的配置与卫生服务需求相适应,满足社区居民的基本卫生服务需要和需求,体现“以人为本”的理念。要避免一些领域出现“供大于求”或“供不应求”的状况,有效解决卫生资源过剩与短缺的突出问题。

（四）保证重点兼顾全局的原则

我国新时期卫生工作的方针提出“坚持预防为主、以农村为重点、中西医并重”。我国大部分农村地区卫生基础薄弱,因病致贫、因病返贫的现象仍很严重。卫生资源城乡之间分配不均衡已经成为我国目前卫生资源分配不合理的一个突出表现,而且健康是人的基本生存权之一,所以在卫生资源配置时要考虑向农村地区和预防保健倾斜。新增卫生投入与制定政策要优先向农村倾斜,使农民最终与城镇居民享有同样的基本医疗卫生服务。优化城乡资源配置已成为我国卫生事业改革的重要方面,也是改变看病难、看病贵的重要途径。

（五）成本效益原则

在需要和公平的前提下,重视和提高卫生服务（卫生资源）的利用效率和效益,是社会主义市场经济的要求。提高卫生资源利用的综合效益,实现卫生资源配置最佳化和效益更大化是卫生资源优化配置的核心和目标。成本效益原则要求在配置卫生资源时,要运用成本-效果的投入组合,在提高人们的健康水平的同时,实现生产成本最小化。

三、卫生资源配置理论

（一）均衡理论

指卫生服务的总供给和社会人群健康需要的总需要达到相对的动态平衡,即卫生服务的总供给量与社会人群的健康需要和需求对卫生服务的总需要量相等。如果总供给大于总需求,就会造成社会资源的浪费;如果总供给小于总需求,又会造成物价上涨,引起经济生活的不稳定。供需平衡是评价卫生资源配置是否合理化的重要内容之一。

（二）公平与效率

卫生资源配置的公平性是指人人都能享受医疗卫生保健服务,至少都能享受到基本的医疗卫生保健服务。经济学的效率是分配效率,只有配置合理才能提高效率。随着社会经济和科技的快速发展,人们对健康的认识水平不断提高,对卫生服务的要求也在日益增加。合理配置有限的卫生资源,实现配置过程中的公平和效率是满足人们医疗卫生服务需求的重要保障。

1. 帕累托最优理论（theory of Pareto optimization）　帕累托最优也称为帕累托效率（Pareto

efficiency）、帕累托改善和帕雷托最佳配置,是经济学中的重要概念,这个概念是以意大利经济学家维弗雷多·帕雷托的名字命名的。帕累托最优是指资源分配的一种理想状态,即在这种状态下,资源配置的改变不会在任何一个人效用水平至少不下降的情况下使其他人的效用水平有所提高。处于这种状态的资源配置就实现了帕累托最优,或经济效率。如果经济上可以在不减少某个人效用的情况下,通过资源的重新配置而提高其他人的效用,则这种资源配置状态可称为"帕累托无效率"（Pareto inefficiency）。

帕累托改进（Pareto improvement）是指一种变化,在没有使任何人境况变坏的情况下,使得至少一个人的境况变得更好。帕累托最优的状态就是不可能再有更多的帕累托改进的余地。

2. 基于外部性的社会卫生保健计划的经济效率原理　当市场交易以外的人,也就是说,既不是买者也不是卖者的人直接受到交易的影响而没有得到或进行相应的补偿时,就会产生外部性。外部性既有正外部性,也可能有负外部性。比如传染病的免疫接种,这里市场交易以外的人,也即没有进行免疫接种的人,受到了免疫接种的影响,减少了传染病传播的机会,对社会产生了正外部性。另一方面,医疗卫生保健可能会存在着负外部性,即对社会或私人产生一种负效益。比如医院存在诱导需求,为了追求个人经济利益,谋求一种以医卖药的行为,从而导致了整体社会效益的下降,即产生了负外部性。

由于存在正的外部性,竞争性市场倾向于在较低的产出水平上进行低效率的生产。在单一市场中,帕累托有效可以等价地表述为边际收益等于边际成本时的均衡。理论上讲,在运行良好的完全竞争市场中,消费者个人会不断消费医疗保健服务直到边际收益等于边际成本为止。在没有外部性影响时,这样的均衡会带来有效的消费水平。如果该消费对于社会上其他人而言存在边际外部收益,就必须将其加入到边际私人收益中,形成边际社会收益。而边际社会收益曲线对于整个社会而言,有效产出水平对于市场的产出水平而言则是一个无效率的低水平产出。因此,仅从效率的角度看,社会应该以某种方式对免疫接种进行补贴。

3. 社会公平理论（theory of social justice）　为决定经济资源的公平或公正分配服务的伦理学通常称为社会公平理论。社会公平是社会主义卫生事业性质和宗旨的要求和体现,是卫生资源优化配置的基本准则。目前尚未有一种公认的社会公平理论。比较有代表性的有:

（1）亚当斯社会公平理论:社会公平理论是社会心理学中解释人们公平感的一种观点,由美国心理学家约翰·斯塔希·亚当斯（John Stacey Adams）于1965年提出,该理论是研究人的动机和知觉关系的一种激励理论。理论认为员工的激励程度来源于对自己和参照对象的报酬和投入的比例的主观比较感觉。公平理论指出:人的工作积极性不仅与个人实际报酬多少有关,而且与人们对报酬的分配是否感到公平更为密切。人们总会自觉或不自觉地将自己付出的劳动代价及其所得到的报酬与他人进行比较,并对公平与否作出判断。公平感直接影响职工的工作动机和行为。因此,从某种意义来讲,动机的激发过程实际上是人与人进行比较,作出公平与否的判断,并据以指导行为的过程。公平理论为组织管理者公平对待每一个职工提供了一种分析处理问题的方法,对于组织管理有较大的启示意义。

（2）罗尔斯公平理论:约翰．罗尔斯（John Rawls）于1971提出。罗尔斯的公平理论是迄今为止西方社会上所有对公平价值观念所作的解释中最令人满意的一种。罗尔斯把他的公平(正义)观概括为两个原则:"第一个原则:每个人对与所有人所拥有的最广泛平等的基本自由体系相容的类似自由体系都应有一种平等的权利。第二个原则:社会和经济的不平等应这样安排,使它们:在与正义的储存原则一致的情况下,适合于最少受惠者的最大利益;并且依系于在机会公平平等的条件下职务和地位向所有人开放。"第一个原则可概括为平等自由原则,第二个原则可概括为机会的公平原则与差别原则。

4. 凯恩斯的有效需求理论(thecry of effective demand)　凯恩斯的有效需求理论,是指商品的总供给价格和总需求价格达到均衡时的社会总需求,即有效需求,也即有支付能力的社会总需求,它包括消费需求和投资需求两部分。有效需求不足,是因为货币购买能力不足所导致的,从而引发经济萧条。

凯恩斯认为,有效需求总是不足的,其需求理论建立在三大心理规律基础之上:一是边际消费倾向递减,即消费者的收入增加,会引起其消费也增加,但消费的增加不与收入成比例增加,而是消费增量小于收入增量,这会造成消费需求不足;二是资本边际效率递减规律,即增加投资时的预期利润率降低,这会造成投资需求不足;三是流动性偏好规律,即人们基于不同的动机,总会把一定数量的货币保持在手里。当利息率低于或接近投资的预期利润率时,人们就不愿投资,从而导致投资需求不足。凯恩斯认为,市场机制不能解决由上述这些原因引起的有效需求不足问题。凯恩斯理论的政策含义就是要通过政府干预措施来扩大有效需求,这种干预被称为"需求管理",即主张一旦社会出现有效需求不足,政府就必须通过用财政政策和货币政策主动干预经济,通过增加政府公共支出、刺激消费来促进经济增长。凯恩斯理论在第二次世界大战后一直到 20 世纪 70 年代都是西方资本主义国家制定政策的理论依据。

(三)以需要和需求为基础的资源配置

按需要配置卫生资源,实现卫生服务供需平衡,这是卫生资源优化配置的基本原则。在卫生资源配置过程中,按照需要分配,则要求分配卫生资源时要根据不同人群的疾病负担来分配资源。按照需求分配,则是按照购买力来分配卫生资源。卫生服务需求和需要的不同将对卫生资源配置的数量和质量提出完全不同的要求。根据卫生服务需求配置的资源数量将低于卫生服务需要配置的数量,根据卫生服务需求配置的卫生资源使用的效率将相对较高。

四、卫生资源配置的方式

(一)计划配置

计划配置是卫生资源配置的重要手段,称为宏观配置或二级配置。计划配置方式是按照马克思主义创始人的设想,在社会主义社会,生产资料将由全社会占有,商品货币关系将不再存在,因而资源配置的方式主要是计划,即通过社会的统一计划来决定资源的配置。计划配置是以政府的指令性计划和行政手段为主的卫生资源配置方式。其主要表现是政府统一分配卫生资源、统一安排卫生机构、发展规模、服务项目和收费标准等。计划方式有两种:一种是指令性计划,另一种是指导性计划。计划配置方式在经济体制上的反映就是计划经济。

计划配置从全局和整体利益出发来规划卫生事业的发展规模和配置卫生资源,体现了卫生事业的整体性和公平性。但由于计划管理体制本身存在的弊端,可能造成卫生资源配置的地区不均衡、资源闲置与浪费等,会导致卫生服务的利用效率低下,更多人的卫生服务需求难以得到满足,卫生事业发展缓慢等问题。在使用计划配置方式时,要注意发挥市场机制的作用。

(二)市场配置

市场配置是卫生资源配置的基础手段,称为微观配置或一级配置。市场成为资源配置的主要方式是从资本主义制度的确立开始的。市场配置是按市场需求和市场机制来配置卫生资源的方式。市场配置从市场的实际情况出发,应用市场的供求机制、价格机制和竞争机制来进行卫生资源的配置。市场配置考虑了市场的实际情况和经济效益的大小,体现了卫生服务的商品性和效益性,市场配置在提高资源配置效率方面有很大的优越性。市场配置方式通过市场机制实现卫生资源在不同层次卫生机构和不同类型卫生服务之间的分配,这种方式较好地体现了效率原则,把有限的卫生资源配置于效率较高的服务,满足人们多方面、多层次的卫生需要。

市场配置方式也存在着一些不足之处,由于市场机制作用的盲目性和滞后性,有可能产生社会总供给和社会总需求的失衡,产业结构不合理,以及市场秩序混乱等现象。市场机制的局限性表现在这个机制不能解决卫生服务分配不公的问题,也不能解决人人享有卫生保健的问题。只有通过发挥政府放入职能,才能减少市场机制本身存在的盲目性和"市场失灵"对医疗卫生事业带来的不利影响。

(三)计划和市场相结合的配置方式

计划和市场相结合的配置方式又称为复合配置,是指在政府的宏观调控下,以市场配置为基础、计划配置为主导的卫生资源配置方式,即建立在政府宏观调控下的社会主义市场经济的卫生资源配置模式。

卫生资源配置的实践证明,单一的市场配置或计划配置都不利于卫生资源的合理有效配置,也不利于卫生事业的发展。只有计划和市场有机结合的配置方式,才是实现卫生资源配置的有效手段。

第二节　卫生资源配置与测算方法

一、医院床位配置

医院床位配置常用的方法有床位需求量法、床位需要量法、服务目标法、供需平衡法、有效床位法等。

1. 床位需要量法

$$医院床位需要量=\frac{人口数×年需要住院率×平均住院天数}{平均年床位开放日数}\tag{7-1}$$

该法由于没有考虑患者由于支付能力、时间等因素实际上并没有住院治疗的情况,故采用该法测算的结果比居民的实际需求数要高,可能导致医院床位资源的闲置。

2. 服务目标法　先根据现有统计数据求出基年标准床位数,然后再考虑人口自然增长率和医

疗服务需求潜在增长等因素,对目标年床位数进行预测。

$$基年标准床位数 = \sum (各级医院年实际占用病床日数/365 天) \quad (7-2)$$

$$预测年床位数 = 基年标准床位数 \times (1+年人口自然增长率)^n \times (年潜在需求增长率)^n \quad (7-3)$$

$$年潜在需求增长率 = 1 + 年人均收入增长率 \times 医疗服务需求弹性系数 \quad (7-4)$$

3. 供需平衡法

$$床位需求量 = 人口数 \times 年住院率 \times 平均住院天数/(365 \times 标准床位利用率) \quad (7-5)$$

根据不同等级的医院,标准床位利用率可按 90%,80%,70%,60% 等计算。该方法主要运用于医院床位配置,也可用于卫生人力资源配置与大型医疗设备配置。

4. 模型法　采用灰色 GM 模型法、线性回归法等建立卫生资源密度指数、卫生服务可得性指数的数学模型,对卫生资源进行预测。此法预测相对准确,但模型的建立困难,与现状关系密切,难以进行规划和调整。

灰色模型不是对原始数据建模,而是对原始数据进行累加生成后再建模,运算简单,对近期目标的预测有较高实用价值。在灰色预测中,较为常用的是 GM(1,1)模型。

二、卫生人力资源配置

卫生人力资源配置常用的方法有健康需要法、健康需求法、服务目标法、人力/人口比值法、医院规划模式法、灰色模型法、任务分析法、趋势外推法、专家评价法、地图法、回归预测、微观集成法、时间序列计算法等。这里主要介绍 WHO 推荐使用的四种卫生人力配置方法:健康需要法、健康需求法、服务目标法和人力/人口比值法。

1. 健康需要法（health need approach）　健康需要法是建立在卫生服务需要量基础之上,假设人们对卫生服务的费用均有支付意愿和支付能力。

人群的健康需要水平通过对人群健康状况的测量来反映人们的健康需要。目前常用的反映人群健康状况的指标主要有死亡指标和残疾指标。常用的反映医疗需要水平的疾病指标有:两周患病率、慢性病患病率、人均年患病天数、人均年休工天数、人均年休学天数等。健康需要法的人力配备计算公式为:

$$某类卫生技术人员需要量 W = (P \times C \times V \times T)/S \quad (7-6)$$

其中:P 为服务人口数或目标人口数;C 为每人每年预期的发病或患病平均次数;V 为每年需要提供给每名服务对象的平均服务次数;T 为平均完成 1 次服务所需要的时间;S 为每名卫生技术人员每年直接参与卫生服务的总时间。

该方法的优点是从人群的健康及生物学需要出发来提供卫生服务,不考虑社会经济等因素对接受服务的制约,是一种理想的卫生人力需求模式。缺点是没有考虑患病和患病后与就诊之间的关系,以及社会经济及医疗制度等因素对居民医疗服务利用程度的影响。专业人员对卫生人力需要量的预测是在资源不受制约的条件下作出的判断,与实际情况会有很大差距,因此计算出的卫生人力需要量只能作出粗略的估计。

2. 健康需求法（health demand approach）　健康需求法考虑了卫生服务利用程度,计算的服务利用是建立在居民卫生服务有效需求量的基础上。这种方法的关键是确定目标年度卫生服务利用率。计算公式为：

$$某类卫生技术人员需求量 W = (P \times C \times D \times T)/S \tag{7-7}$$

其中：P 为服务人口数或目标人口数；C 为每人每年预期的发病或患病平均次数；D 为每年每名患者实际可能接受的平均服务次数；T 为平均完成 1 次服务所需要的时间；S 为每名卫生技术人员每年直接参与卫生服务的总时间。

健康需求法得到的卫生人力配置数量是满足居民卫生服务需求所应达到的最低数量标准，所提供的卫生服务是社区或居民个人有支付能力的、能够实现的卫生服务。由于这种方法需要更加详细、完整、高质量的资料，因而在利用上受到很多客观因素的限制。健康需求法常用于医院床位配置和卫生人力资源配置。该方法要考虑潜在需求的问题。

3. 服务目标法（service target approach）　服务目标法也称工作量法。服务目标法是从服务提供的角度来进行测算，卫生人力需要量的确定以服务产出量目标为基准。服务目标的确定可依据以往的经验数据、专家调查得出的结论、原卫生部颁布的法则和标准来获得，也可采用专家咨询法来进行预测。计算公式为：

$$某类卫生技术人员需要量 W = (HNS \times Pr)/S \tag{7-8}$$

$$HNS = 目标年人口数 \times 一年内确定的服务量标准（次/人） \tag{7-9}$$

其中：HNS 为应该完成的卫生服务总量；Pr 为某类卫生技术人员完成总服务量的百分比；S 为某类卫生技术人员人均年完成服务总量。

4. 人力/人口比值法（health resource /population ratio approach）　该方法既可预测卫生人力需要量，又可预测人力供应量。对于目标年卫生资源/人口比值数的确定，可以参考其他国家的经验，或采用本国的人力/人口比值，也可以结合历史资料使用德尔菲法或趋势外推法等方法获得。计算公式为：

$$未来卫生人力需要量 W = 目标年人力/人口比 \times 目标年人口数 \tag{7-10}$$

人力/人口比值法简单易行，通俗易懂。主要用于结构单纯、卫生服务量比较稳定的指标，如床位配置、人力资源配置和大型医疗设备配置。但由于计算工作过程中未引入服务的概念，难以了解卫生人力内部结构及提高产出量和改善工作效率等在人力规划中的作用。此外，选用不合适的人力/人口比值作为预测标准，可能对人力政策产生不利影响。

三、卫生设备资源配置

卫生设备通常包括两大类：第一类为常规医疗设备，第二类为大型医疗设备。卫生设备的配置必须与卫生机构层次、功能相适应，提倡应用适宜技术和常规设备。大型医用设备要按照区域卫生规划的要求，严格控制总量，合理布局，资源共享。

为了有效地控制大型医用设备的配置数量，许多发达国家都实行宏观调控，配置数量的测算方法主要是按人口比例进行控制。大型医疗设备包括甲类设备 9 种，乙类设备 5 种。甲类设备配置规划由卫生部制定，乙类大型设备配置由省级负责。

根据原卫生部、国家发展改革委、财政部〔2009〕67号《2009—2011年全国乙类大型医用设备配置规划指导意见》，五种乙类大型医用设备配置规划由省级卫生行政部门会同省级发展改革部门负责制定，区域内各部门、各行业、各类性质医疗机构的乙类大型医用设备均纳入规划范围。省级卫生行政部门对区域内所有乙类大型医用设备实行全行业和属地化管理，按照配置规划要求，统筹规划，严格准入，加强监管。这五类大型医用设备为：X线电子计算机断层扫描装置（CT）、医用磁共振成像设备（MRI）、800毫安以上数字减影血管造影X线机（DSA）、单光子发射型电子计算机断层扫描仪（SPECT）和医用直线加速器（LA）。

大型医用设备的配置方法亦可按需要理论与方法、需求理论与方法和效率理论与方法测算其配置数量。

1. 需要理论与方法　该种方法需要明确设备服务的人口数量、服务的病种、人群疾病别两周患病率、设备的年最大工作量、设备的理想工作效率等。可通过专家咨询法来获得相应指标。

2. 需求理论与方法　该方法在需要理论的基础上，在计算设备配置量时，考虑了患者由于支付能力、时间等因素实际上并没有住院治疗的情况，以及大型设备利用中存在的诱导需求和道德损害等问题，剔除了这些不必要的需求，同时还要考虑设备利用的可替代性问题。

$$理论配置量 = \frac{某大型医疗设备的真实需求量}{（年可开机天数-年停机天数）\times 日单机最高工作效率} \tag{7-11}$$

$$真实需求量 = 区域人口数 \times 26 \times 该设备两周利用率 \times 检查必要率 + 区域人口数 \times 26 \times$$
$$被替代设备两周利用率 \times 可替代比例 \tag{7-12}$$

3. 效率理论与方法　该方法是从供方的角度出发，依据供需平衡的原则进行资源的配置。通过对大型设备的技术效率分析，来决定是否需要配置该设备。如果设备的工作量处于不饱和状态，则不应配置该设备；如果设备的工作量处于超负荷运转状态，则可考虑新增设备。大型设备的技术效率指标用年能力利用率反映。

$$年能力利用率 = \frac{\sum T_i}{\sum M_i \times (D_{1i} - D_{2i})} \tag{7-13}$$

其中：T_i 指第 i 台设备的年检查或治疗人次；M_i 指第 i 台设备的日最大工作量；D_{1i} 指第 i 台设备年开机天数；D_{2i} 指第 i 台设备年停机天数。

第三节　区域卫生规划

区域卫生规划（regional health planning, RHP）是在一个特定的区域范围内，根据社会经济、居民健康状况和卫生服务需求等因素，以满足区域内全体居民的卫生服务需求、保护和增进健康为目的，确定区域内卫生发展的目标、模式和规模，对机构、床位、人员、设备等主要资源进行统筹规划、合理配置，以提高资源的利用效率，保持卫生服务的供需平衡。区域卫生规划是区域内国民经济和社会发展规划的主要组成部分，是区域内卫生发展和资源配置的综合规划。区域卫生规划属于卫生服务布局经济的主要内容。卫生服务的布局经济，就是要研究卫生服务系统的诸要素，如何通过最优化的空间组合来获得最佳的卫生服务经济效益和社会效益。

一、区域卫生规划的目标与原则

（一）区域卫生规划的目标

1999 年国家计委、财政部和卫生部联合发布了《关于开展区域卫生规划的指导意见》（以下简称《指导意见》），对实施区域卫生规划进行了较为完整的阐述。在 2000 年初下发的《关于城镇医药卫生体制改革的指导意见》中，又进一步提出要"加快实施区域卫生规划，采用多种措施调整和控制"。《指导意见》提出区域卫生规划的目标是：①实现卫生资源的优化配置，提高卫生资源的利用效率，进一步提高人民群众的健康水平；②以满足区域内全体居民的基本卫生服务需求，保护和增进健康为目的。

2009 年出台的《中共中央国务院关于深化医药卫生体制改革意见》（以下简称《新医改方案》）再次强调了区域卫生规划的重要性，丰富了区域卫生规划的内容和涵义，为区域卫生规划发展提出了明确的思路和方向。《新医改方案》规定，"公立医院提供特需服务的比例不超过全部医疗服务的10%"。"稳步推动医务人员的合理流动，促进不同医疗机构之间人才的纵向和横向交流，研究探索注册医师多点执业"。《新医改方案》提倡"有条件的大医院按照区域卫生规划要求，可以通过托管、重组等方式促进医疗资源合理流动"。"建立城市医院与社区卫生服务机构的分工协作机制。城市医院通过技术支持、人员培训等方式，带动社区卫生服务持续发展。"

由国务院办公厅印发的《全国医疗卫生服务体系规划纲要（2015—2020 年）》指出要优化医疗卫生资源配置，构建与国民经济和社会发展水平相适应、与居民健康需求相匹配、体系完整、分工明确、功能互补、密切协作的整合型医疗卫生服务体系，为实现 2020 年基本建立覆盖城乡居民的基本医疗卫生制度和人民健康水平持续提升奠定坚实的医疗卫生资源基础。

（二）区域卫生规划的原则

1. 建立在区域主要卫生问题及与人群健康需求为导向的基础上　编制规划的第一步和关键点首先是要确定区域卫生发展的优先领域，即确定影响区域居民健康的最主要的健康问题。区域卫生规划的制定要从区域的主要卫生问题与人群的实际健康需求出发，以健康需求和解决人民群众主要健康问题为导向，以调整布局结构、提升能级为主线，测算所需要的卫生资源的数量、规模和分布；分析目前需要优先解决哪些卫生问题，确定最需要接受卫生服务的人群，确保卫生资源的配置与人群的健康需要和主要卫生问题相匹配。

2. 与国民经济和社会发展相适应的原则　区域卫生规划是区域国民经济和社会发展规划的组成部分，因此区域卫生发展必须坚持与国民经济社会发展相协调。区域内卫生服务结构必须与其社会、自然、经济等条件相适应，切实落实政府在制度、规划、筹资、服务、监管等方面的责任，大力发挥市场机制在配置资源方面的作用，使之能更好地加快区域卫生服务的发展，满足人民群众多层次、多元化医疗卫生服务需求。

3. 注重公平与效率统一，全面协调发展的原则　针对我国卫生事业发展不平衡、结构不合理、能级不对应等问题，要全面考虑综合医院与专科医院、医疗机构与公共卫生机构、中医与西医、城市与农村等的卫生资源配置,优先保障基本医疗卫生服务的可及性,促进公平公正。同时,注重医疗卫生资源配置与使用的科学性与协调性,提高效率,降低成本,实现公平与效率的统一,促进卫生事业的全面协调发展。

4. 系统整合的原则　区域卫生规划的制定,要统筹城乡、区域资源配置,统筹当前与长远,预防、医疗和康复,中西医并重,要确保公共卫生服务和农村卫生事业发展,加大社区卫生服务资源配置的力度,注重发挥医疗卫生服务体系的整体功能,促进均衡发展。

5. 分级分类管理的原则　卫生资源配置标准的制定,要充分考虑不同区域经济发展水平和医疗卫生资源现状,充分考虑不同地理位置、不同经济发展水平、不同卫生资源的分布、不同需要和需求水平等区域之间的差异,统筹不同区域、类型、层级的医疗卫生资源的数量和布局,分类制定配置标准。做到因地制宜、分类指导管理,使得卫生资源配置标准既有共性,又能体现个性。

二、区域卫生规划的内容与编制

(一)区域卫生规划的内容

区域卫生规划编制内容包括分析社会经济、居民健康和卫生资源状况,确定主要卫生问题,制定规划目标和资源配置标准,提出对策措施和实施监督评价。区域卫生规划的内容随着卫生改革进程和新的公共卫生事件而变化。2000 年以后,社区卫生服务发展成为了我国卫生服务的重点,因此,区域卫生规划的关注点从医院资源转向了社区卫生服务中心;继 2003 年 SARS 之后,区域卫生规划的内容则反映出了关注公共卫生的改革重点。2009 年颁布的《中共中央、国务院关于深化医药卫生体制改革的意见》明确指出"强化区域卫生规划。省级人民政府制定卫生资源配置标准,组织编制区域卫生规划和医疗机构设置规划","建立区域卫生规划和资源配置监督评价机制"。2010 年原卫生部等部门制定并经国务院同意印发的《公立医院改革试点的指导意见》,把强化区域卫生规划作为 6 项主要任务之首,提出合理确定公立医院功能、数量和规模,优化结构和布局,完善服务体系。

区域卫生规划的制定,要以系统的卫生服务研究作为基本程序和方法。区域卫生规划的编制,不仅要考虑技术因素,而且要考虑社会、政治的可行性,要根据群众健康需求,合理确定各类医疗卫生资源的配置目标。要广泛征求包括公众在内的利益相关者的意见。区域卫生规划的核心是区域内卫生资源的优化配置。

(二)区域卫生规划的编制程序

区域卫生规划的编制程序分为六个阶段:

1. 区域卫生形势分析　收集与卫生资源配置标准有关的社会、经济及生态环境状况、居民健康与疾病状况、居民生活状况、卫生服务状况、卫生资源现状等信息,对其进行客观、综合分析,正确判断卫生形势现状,使得卫生资源配置标准的制定具有针对性和实用性。

2. 确定主要问题　在区域卫生规划的制定中要充分考虑卫生资源与相关因素的关系,主要卫生问题与优先选择涉及的主要是健康问题和主要资源配置问题,包括外部环境因素(政治、经济、社会、人群健康状况、居民卫生需求等)和内部环境因素(卫生资源的投入和配置情况、卫生服务现状等),找出存在的关键问题,提出规划的重点,使得规划具有较高的科学性。对区域主要健康问题的确定可通过疾病经济负担的计算进行,也可通过疾病干预效果的成本效益率进行。

3. 制订规划目标与指标,选择策略　规划目标的设定是整个区域卫生规划的核心,它直接涉及区域内卫生资源的配置。为此,在设定规划目标时,要综合考虑规划期内的社会经济发展水平、居民的健康需求和经济承受能力等诸多因素,要根据区域的不同,按照以人为本、以健康为本、突出重点、统一配置、优化资源的原则来制定区域卫生规划的目标。根据区域规划期的长短,目标可分为近期目标和远期目标;根据问题涉及的问题,可分为健康指标(如期望寿命、发病率、患病率等),效率指标(如平均住院日、床位使用率等),可及性指标(如每千人口医生数、每千人口医院病床数等),资源配置总量指标(主要指人员、床位、机构和设备等)和增量调整指标(如计划投入的卫生费用、计划引进的卫生人力和技术等)。

根据区域卫生规划的目标,选择适当的策略,由于区域间主要卫生问题和规划目标的差别,所采取的策略也应有所差异。

4. 制订实施规划,编制费用预算　要制订具体的实施规划,并确定编制规划所需的经费预算。

5. 规划的评价与调整　区域卫生规划起草和论证完成后,须经卫生计生行政部门同意并报本地相应人民政府审批,听取意见,修改完善,确保规划的可行性、可操作性和权威性。区域卫生规划的周期一般为5年。

6. 规划的送审与立法　区域卫生规划必须经过必要的立法程序,经当地人民代表大会或省级人民代表大会常务委员会批准后,即具有法律效力。

三、区域卫生资源配置标准的制定

区域卫生资源配置标准的制定是编制和实施区域卫生规划的前提和依据,目前我国已经开展了大量的卫生资源配置标准研究。WHO推荐了四种经典的预测方法:卫生服务需要量法、卫生服务需求量法、服务目标法和卫生资源/人口比值法,这四种方法在我国的卫生人力、病床和大型医用设备的配置研究中得到了广泛应用,具体测算方法见前述。

卫生服务需要量法是测算卫生资源配置标准的最基本方法。该方法是通过一定规模的卫生服务调查,从人群的健康状况出发,分析居民对卫生服务的客观需要,提出对卫生服务的需要量,然后根据服务的需要量再转换成卫生资源的需要量。该方法具有较高的技术效率和分配效率,公平性较好,预测的结果比实际需求要高。

卫生服务需求量法是按照人口卫生服务需求进行测算。该方法要确定目标年度或卫生机构的卫生服务利用率。该方法要考虑潜在需求的问题。

服务目标法是充分利用现有的卫生统计信息,先制定出卫生服务提供量目标,然后再转换成卫生资源的需要量。卫生服务提供量目标的制定,是由专家组根据卫生服务的需要量、卫生资源/人口比值等基础资料来确定的。该方法充分考虑了卫生资源的实际利用程度,但仅分析了供方的利用情况,忽视了需方的要求,难以把握居民对卫生资源的真实需要和需求的变化。

卫生资源/人口比值法用来评价卫生资源与一个国家或选择地区的人口比例,是利用信息量最少的一种方法。

四、区域卫生规划的组织实施与管理

《指导意见》指出,区域卫生规划的组织管理应建立由国家发展计划委员会牵头,财政部、原卫生部、国家中医药管理局等有关部门参加的国家区域卫生规划工作小组,负责全国有关区域卫生规划工作的组织协调、指导实施和监督评价。区域卫生规划的科学编制固然重要,但更重要的是实施。要保证区域卫生规划的顺利实施且取得实效,需要从以下几方面进行:

1. 更新观念,理顺体制　深化医药卫生体制改革的推进,为区域卫生规划的实施创造了有利条件。要进一步提高各级政府部门及社会各界对实施区域卫生规划的认识,打破旧的传统观念,更新观念,把区域卫生规划的落脚点放在为了保障广大人民群众的健康上,以达到满足区域内全体居民的基本卫生服务需求,保护和增进健康的目的。

2. 加强组织领导,明确职责分工　区域卫生规划是政府对卫生事业进行宏观调控的重要手段。要切实加强对区域卫生规划工作的领导,把区域卫生规划工作列入政府的工作目标和考核目标,建立问责制。成立专家委员会,建立对资源配置标准规划的论证机制。根据需要制定分领域专项规划,修订完善医疗机构基本建设标准和设备配置标准。明确卫生计生、发展改革、财政、城乡规划、人力资源社会保障、机构编制和中医药等各部门的职责,协调一致地推进区域卫生规划工作。

3. 调整创新,完善规划　区域卫生规划的制定要在相对稳定的基础上进行适时调整,要根据规划实施过程中出现的新问题,或外部环境发生变化的新情况,更新观念,及时调整规划目标和策略措施,优化医疗卫生资源配置,纠正偏离规划目标的现象,促进规划顺利实施。

4. 加大资源调整力度　按照严格规划增量、科学调整存量的原则,建立与完善区域卫生规划的政策、措施和手段,合理确定区域内卫生资源的数量和布局,从实际出发,优化结构,合理布局,推动卫生资源结构的优化调整,满足群众的基本医疗卫生需求。

5. 建立有效的监督评价机制　要建立完善的区域卫生规划监督评价机制,对区域卫生规划的实施进行综合评价与指导。要加强对规划实施的具体指导、检查与评价工作,研究制定相关的政策,协调和解决工作中的重大问题。各有关部门要根据职责分工开展规划实施进度和效果评价,必要时开展联合督查,以推动规划落实。省、市、自治区卫生行政部门要对各地规划实施进度提出明确要求,纳入年度工作计划,对规划实施过程进行督导。

第四节　卫生资源配置的评价

一、卫生资源配置的内容与指标

(一)卫生资源配置的内容

从卫生资源配置角度来看,卫生资源配置主要涉及卫生机构设置、床位配置、信息资源配置、设备配置、技术配置等,主要包括以下内容:

1. 卫生资源配置总量　主要包括人员、床位、机构、设备等数量和质量。

2. 卫生资源配置结构　卫生资源配置结构是指各类卫生资源在不同区域、不同领域、不同阶层的分布状况及比例关系。

（1）卫生资源配置的纵向结构：主要指卫生资源在不同层级之间的配置。包括：①不同层级的卫生资源配置。例如：省、市、县（区）等各级医疗机构之间资源的配置。②不同专业方向的卫生资源配置。例如：医院、基层医疗卫生机构、专业公共卫生机构和其他医疗卫生机构间的卫生资源配置。

（2）卫生资源配置的横向结构：主要指卫生资源在层级内的配置。包括：①不同类别的卫生资源配置。例如：医院人员的床位的比例。②不同地区的卫生资源结构。例如：资源在城乡之间的配置。③不同专业的卫生资源结构。例如：医疗与预防之间的资源配置。④不同卫生人力资源。包括职业结构、学历结构、职称结构和其他结构等。

（二）卫生资源配置的指标

卫生资源配置的指标主要包括：

1. 卫生财力配置指标　卫生财力资源是指国家、社会和个人在一定时期内对卫生领域投入的、以流动货币形式表现的卫生资金。卫生财力配置指标包括卫生总费用、政府卫生支出、社会卫生支出、个人现金卫生支出、卫生机构之间的费用比例、门诊和住院费用比例、城市卫生费用、农村卫生费用、公共卫生费用以及人均卫生费用、新型农村合作医疗支出费用等。

2. 卫生物力配置指标　卫生物力配置指标主要体现为卫生部门的房屋建筑、仪器设备以及床位、药品、卫生材料等方面的总量、构成及分布状况等。例如：每千常住人口医疗卫生机构床位数、医院适宜床位规模、医师床位比等。

3. 卫生人力资源配置指标　包括卫生人员数量与分布、卫生人员的职业结构、学历结构、职称结构等。具体指标包括每千常住人口卫生技术人员数、每千常住人口公共卫生人员数、每万常住人口全科医生数、每千人口职业（助理）医师数、每千人口注册护士数、医院床护比等。

4. 卫生资源利用效率指标　包括医生日门诊量、床位使用率、每医生日门诊量、每医生日负担床日、平均住院日、门诊次均费用、次均住院费用和平均处方费用等。

二、卫生资源优化配置的评价指标

卫生资源优化配置是卫生资源管理中最重要、最根本的任务。《新医改方案》高度重视卫生资源的优化配置问题，要求"充分利用和优化配置现有医疗卫生资源，对不符合规划要求的医疗机构要逐步进行整合，严格控制大型医疗设备配置，鼓励共建共享，提高医疗卫生资源利用效率"。

卫生资源优化配置的评价指标主要包括：

（一）卫生服务需要量指标

1. 疾病发生频率指标　常用的指标有两周患病率、慢性病患病率、健康者占总人口百分比。

2. 疾病严重程度指标　常用的指标有两周卧床率、两周活动受限率、两周休工（学）率。

（二）卫生服务利用指标

卫生服务利用可以分预防保健服务利用、医疗服务利用（门诊服务利用和住院服务利用）、康复服务利用和卫生资源使用效率四种类型。卫生服务利用资料可从常规医疗卫生机构的工作登记和统计报表和家庭人群健康询问调查中得到。

1. 门诊服务利用指标　常用的指标有两周就诊率、两周患者就诊率、两周患者未就诊率。

2. 住院利用服务指标　常用的指标有住院率、人均住院天数、未住院率。

3. 预防保健服务利用指标　预防保健服务包括计划免疫、健康教育、传染病控制、妇幼保健等。常用的预防保健服务利用指标主要有健康教育覆盖率、健康教育参与率和预防接种率。

4. 反映政府、社会提供卫生资源的使用效率的卫生服务利用指标　主要包括每个门诊医生年均接诊人次数、每个住院医生年均承担的床日数、病床使用率、病床周转人次数和大型医疗器械使用率等。

（三）区域分类指标

我国在卫生资源配置标准的区域分类上和配置上，地区差异较大。卫生资源的优化配置就需要考虑不同地区的差异，充分体现其公平性、合理性。各类地区分类主要依据社会经济类、人口学、卫生资源配置论、健康状况和自然区域指标。

1. 社会经济指标　例如：卫生费用、人均 GDP、就业率等。

2. 人口学指标　例如：人口数与（年龄、性别）构成、人口密度、出生率、死亡率人口自然增长率等。

3. 卫生资源配置　指标每千常住人口医疗卫生机构床位数、每千常住人口医疗卫生人员数、医院医护比等。

4. 健康状况指标　例如：平均期望寿命、主要慢性病患病率、婴儿死亡率、孕产妇死亡率等。

5. 自然条件指标　例如：地理环境、居住距离、行政区划等。

三、卫生资源优化配置评价方法

卫生资源优化配置的目标只有两个：提高效率和实现公平。因此，卫生资源优化配置评价的内容和方法主要从公平性和效率两个方面介绍。

卫生资源优化配置的评价可采用卫生服务综合评价方法和卫生资源优化配置公平性和效率的评价方法。

（一）卫生服务综合评价方法

卫生服务综合评价方法主要从医疗资源需要、卫生服务利用和卫生资源配置水平三个方面对不同地区卫生资源的配置情况进行分析。

卫生服务常用的综合评价方法包括定性评价方法、统计分析方法、系统工程分析方法、秩和比法、模糊综合评价法、层次分析法、和数据包络分析法（DEA）等。定性评价方法主要包括专家评分法和德尔菲专家咨询法；定量评价方法主要包括多元线性回归分析法、主成分分析法、因子分析法、判别分析法、聚类分析法等。

（二）卫生资源优化配置公平性和效率的评价方法

卫生资源优化配置的公平性和效率研究是卫生事业可持续发展必须解决的两个关键问题。由于卫生资源的稀缺性,如何合理公平配置卫生资源,提高资源的配置效率,已成为世界关注的重要问题。

1. 卫生资源配置公平性的评价方法　卫生资源配置公平性的评价内容主要包括卫生服务资源分配的公平性、卫生服务利用的公平性和卫生服务筹资的公平性评价。评价方法主要有几下几种:

(1)基尼系数(Ginicoefficient):基尼系数是意大利经济学家 C. Gini 于 1912 年提出的,它是根据洛伦兹曲线计算出一个反映收入分配平等程度的指标,称为基尼系数。基尼系数取值介于 0 和 1 之间,基尼系数越大表示越不均等,基尼系数越小,表示越均等。基尼系数为 0,表示收入分配绝对平等;当基尼系数为 1 时,表示收入分配绝对不平等。

(2)泰尔指数(Theilindex):泰尔指数是 1976 年由 Theil 提出的,它是从信息量与熵的概念来考察不公平性和差异性,将总体不公平性分解为各部分间差异性和各部分内部差异性。泰尔指数只有相对意义而无绝对意义。泰尔指数越小,说明差异越小;反之,则越大。

(3)差异指数(the index of dissimilarity,ID):差异指数表示人群健康状况在每个社会经济组分布的差异。公平的健康状况应是人群健康的分布与人群的分布相一致。分布的差异越大,不公平程度就越高;分布的差异越小,则公平程度就越高。差异指数法同洛伦兹曲线一样反映社会经济状况对健康不公平的影响。

(4)极差法(range method):通过比较人群社会经济状况最高组与最低组之间的健康状况、卫生服务利用、支付能力的差异,来反映健康在不同社会经济状况人群之间分布的不平等。极差法简单明了,仅反映了最高组和最低组之间的差别而没有考虑到中间各组的变化。

(5)集中曲线法(method of concentration curve,CI):集中曲线的横轴表示各组人群累计百分比,纵轴是人群健康或疾病、卫生费用等指标累计百分比。X 为横轴,Y 为纵轴。计算集中指数(CI)的公式:

$$CI = 2 \times (0.5 - S) \text{ 或 } CI = 2COV(X, H)/M \tag{7-14}$$

$$S = \frac{1}{2} \sum_{i=0}^{n-1} (Y_i + Y_{i+1})(X_{i+1} - X_i)\varepsilon, \text{其中}, Y_0 = 0, X_0 = 0$$

其中:X 为社会阶层的秩次,H 为相应的健康水平或疾病患病率;M 为整个人群的健康水平或疾病患病率的平均水平。

集中指数取值范围是从 $-1 \sim +1$。当集中曲线在对角之上时集中指数是负值,当集中曲线在对角线之下时,集中指数为正值。如果健康水平在社会经济组间分布是均等的,则集中曲线与直角平分线重合;如果较差的健康水平在较低层的社会经济组,则集中曲线在对平分线下方;曲线与平分线越远,则表明健康不公平程度越大。

(6)集中指数分解法(decomposition method of concentration index):集中指数分解法可以将卫生资源量的集中指数分解为各相关影响因素对不公平的贡献。

分解公式为:$C = \sum_k (\beta_k \bar{X}_k/u) C_k + GC_g/u$ (7-15)

式中,u 是地区卫生资源量的均数,X_k 代表"需要"变量,$\bar{X}_k$ 是 X_k 的均数,C_k 是变量 X_k 的集中指数,GC_g 是误差项 ε 的集中指数。

卫生资源配置集中指数等于"需要"变量和"控制"变量集中指数的加权(权重为变量的均数其边际效应与 y 的均数的商值)。而每个"需要"变量和"控制"变量的集中指数与其加权的乘积为对卫生资源配置不公平性的贡献。根据"需要"变量和"控制"变量集中指数与整体集中指数之比,计算出各变量的贡献率,由于整体集中指数等价于各变量集中指数的代数和,而集中指数有正负之分,所以单个变量的贡献率可以小于 100%,也可大于 100%。

(7)卫生资源密度指数法(HRDI):卫生资源密度指数法(health resources density index,HDRI)由郑小华于 1993 年提出,是基于卫生资源在人口和地理面积的均衡分布提出的资源配置模型,用来衡量和评价卫生人力资源的配置及其效能。HDRI 的数学模型以每千人口卫生资源和每平方公里人力资源的几何均数为基础,模型如下:

$$\mathrm{HRDI}=\sqrt{\frac{人力资源}{千人}\times\frac{人力资源}{平方公里}} \tag{7-16}$$

即:$\mathrm{HRDI}=\sqrt{每千人卫生资源量\times每平方公里卫生资源量}$ (7-17)

用 W 值评价某个地区的人力资源量高低,计算公式为:

$$\mathrm{W}=\frac{\mathrm{HRDI}_{地区}}{\mathrm{HRDI}_{标准}} \tag{7-18}$$

注:式中的 $\mathrm{HRDI}_{标准}$ 是利用一个地区的全部相关数据综合计算得出。

W ≥ 1 时,表明该地区社区卫生人力资源配置水平要高于当地平均水平;

W < 1 时,表明该地区社区卫生人力资源配置水平要低于当地平均水平。

计算某地区某类卫生人力资源增减量:

$$\mathrm{Y}=\frac{\mathrm{HRDI}_{标准}-\mathrm{HRDI}_{地区}}{\mathrm{HRDI}_{地区}}\times某地区现有该类卫生人力资源数量 \tag{7-19}$$

Y 值为正数,表明该地区相对当地平均水平来说需要增加社区卫生人力值;Y 值为负数,表明该地区社区卫生人力配置高于当地平均水平的值。

(8)阿特金森指数(Atkinson index):阿特金森指数是英国经济学家 Atkinson 于 1970 年提出的,该指数在一定程度上反映了人们对收入分配不均衡状况的主观感受。该指数首先计算出一个等价敏感平均收入 y_ε,ε 为不平等厌恶参数,该参数反映社会对不平等的厌恶程度,取值范围为(0~∞)。随着 ε 的增加,社会给予更大的权重给收入相对较低的人群,典型的 ε 权重有 0.5、1 和 2。阿特金森指数的计算公式为:

$$A_\varepsilon=1-\frac{y_\varepsilon}{\mu} \tag{7-20}$$

式中,μ 为平均收入。

对于任何分布而言,阿特金森指数的取值范围为(0~1),收入不平等程度越低,则 y_ε 越接近 μ,阿特金森指数值越小,其中 0 代表社会达到了收入的完全公平分配。

2. 卫生资源配置效率的评价方法　卫生资源配置效率的评价包括技术效率和配置效率评价。

(1)技术效率(technical efficiency,TE):经济学把管理效率称为技术效率,技术效率是指在生产技术和市场价格不变的条件下,按照既定的要素投入比例,生产一定量的产品所需的最小成本与实际成本之比。

技术效率的评价指标是投入产出比,投入一定时产出最大;产出一定时投入最大。目前常用的评价技术效率的方法有比率分析法、秩和比法、综合指数法和数据包络分析(DEA)、项目预算与边际分析(PBMA)等。

(2)配置效率(allocating efficiency,AE):经济学的效率是分配效率,认为只有配置合理才能提高效率。配置效率是指以投入要素的最佳组合来生产出"最优的"产品数量组合。在投入不变的条件下,通过资源的优化组合和有效配置,效率就会提高,产出就会增加。

常用于评价配置效率的指标主要有:医疗和预防服务的比例、基本医疗和非基本医疗服务的比例、卫生总费用的流向、门诊指数等。另外,用生产函数的经验模型和数据包络包括(DEA)软件也可以评价卫生机构的配置效率。

此外,逼近理想解排序综合评价法(TOPSIS)、床位利用指数法、目标分解最优指数法、基于松弛变量度量方法(SBM模型)方法也可用于卫生资源配置效率的评价。

实现卫生资源优化配置有两种方法:一是对应调整法,即在通过对卫生资源分布、结构和利用现状进行调查分析,针对存在的问题,采取相应的措施进行调整,做到卫生资源配置的布局和结构合理,使卫生资源得到充分有效利用,实现卫生资源的合理有效配置。二是最优化方法,定量研究卫生资源优化配置,根据研究结果指导和进行卫生资源的分配与调整,达到卫生资源的优化配置。目前,卫生资源优化配置最常见的定量评价方法主要有投入-产出分析法(input-output analysis)、需要、资源和利用之间平衡分析法和资源-效益分析法(resource-benefit analysis)。

(1)投入-产出分析法(input-output analysis):此法通过分析投入和产出之间的数量依存关系,在卫生服务生产规模变动的情况下确定和选择最优方案,使得卫生资源的配置更加合理和有效。

投入-产出分析包括两种方式:

1)把卫生服务的资源配置作为投入,接受卫生服务的人数作为产出,从而选择提供卫生服务量的最优方案。

2)把用于卫生服务的经济资源作为投入,卫生服务的效果作为产出,从而选择效果最佳的卫生服务。

例如:有A、B两种方案,A方案投入30万,可减少300例婴儿死亡,B方案投入20万,可减少100例婴儿死亡。显然,A方案优于B方案。

(2)需要、资源和利用之间平衡分析法:卫生需要、卫生资源和卫生服务利用必须保持平衡,这是合理分配和使用卫生资源最切实可行的方法。如果这三者间不能保持平衡,则卫生费用分配和使用就不可能合理。该法要考虑三个分析层次:在一定的需要水平下,卫生资源的供给如何? 需要与需求是否一致? 需要、资源与利用之间是否平衡?

(3)资源-效益分析法(resource-benefit analysis):资源-效益分析是将卫生资源投入与产生的效益相联系进行分析与评价。在配置卫生资源时,要运用成本-效益的投入组合,在提高人们健康水平的同时,实现卫生资源投入最小化。

在卫生资源规模一定的情况下,最佳配置方案的选择包括两种情况:一是当卫生资源一定的情况下,选择取得效益最好的方案为优选方案;二是在目标实现程度一定的情况下,比较各方案的卫生资源配置情况,选择卫生资源消耗最小的方案为优选方案。

（蔡　乐）

本章小结

　　本章从四个方面对卫生资源配置的内容进行了阐述,一是介绍了卫生资源和卫生资源配置的概念,阐述了卫生资源配置的原则、理论和方式;二是介绍了卫生资源配置（医院床位、卫生人力资源和卫生设备）的测算方法;三是介绍了区域卫生规划的目标、原则、内容、编制方法和区域卫生资源配置标准的制定,以及区域卫生规划的组织实施、管理与评价;四是介绍了卫生资源配置的评价指标和评价方法。

思考题

1. 什么是卫生资源配置？什么是卫生资源优化配置?

2. 卫生资源配置的原则是什么?

3. 什么是区域卫生规划？区域卫生规划的目标和原则是什么?

4. 卫生资源配置的内容和指标有哪些?

5. 卫生资源配置公平性的评价方法有哪些?

第八章

卫生人力资源

【本章提要】 本章运用经济学理论介绍了卫生人力资源的基本理论体系和分析方法。通过学习,要求掌握卫生人力资源及其特点,以及卫生人力资源与卫生人力资本之间的关系;熟悉卫生人力资源需求理论和供给理论,了解卫生人力资源需求预测的基本方法。

第一节 卫生人力资源概述

一、卫生人力资源概念

经济学中的资源是指为了创造物质财富而投入于生产活动中的一切生产要素。人类生产活动中所使用的各种经济资源尽管从物质形态上看存在着千差万别,但它们从经济形态上都可以被归结为以下几类:劳动、资本、土地、企业家才能、时间和信息。一般来说,人力资源是指能够推动国民经济和社会发展、具有智力劳动和体力劳动能力的人们的总和。人力资源是生产活动中最活跃的因素,也是一切资源中最重要的资源,由于人力资源的重要性和特殊性,它被经济学家称为第一资源,也是最宝贵的资源。

从卫生领域看,卫生资源可分为卫生人力资源、卫生物力资源、卫生财力资源和卫生信息资源等。而卫生人力资源则是指在一定时间和一定区域范围内存在于卫生行业内部的具有一定专业技能的各类卫生工作者(劳动者)数量和质量的总和。卫生人力资源是卫生资源中最重要的资源,是保障人民健康和促进社会生产活动中最基本最重要的资源。

世界卫生组织在 2006 年的世界卫生报告 *WorkingTogether for Health* 中对全球卫生人力的解释如下:在全球范围内从事保护和提高人民群众健康的卫生工作者总和称为全球卫生人力(Health workers are people whose job is to protect and improve the health of their communities. Together these health workers, in all their diversity, make up the global health workforce)。需要指出的是,世界卫生组织在该报告中对于卫生人力的定义是宽口径的,它将照顾自己羸弱婴儿的母亲,以及一些不计报酬的病人看护者都包括在卫生人力中。这显然与社会普遍认可的关于卫生人力的口径是有区别的,本章关于卫生人力的定义是从卫生领域或卫生系统角度出发来定义的,此种口径下的卫生人力资源是受过不同的卫生职业培训,并能够根据人民的需要,通过贡献自己的才能和智慧来达到提供卫生服务的卫生工作者。为此,卫生人力资源的内涵至少应包括从事卫生服务的工作者的体质、智力、知识、经验和技能等方面的内容。

2006 年世界卫生日专刊中谈到了卫生人力资源的重要性:"卫生工作者能够拯救生命。如果没有他们,最需要利用卫生服务的人口就不可能有获得相应的卫生服务的机会,也就不可能获得相应的卫生服务"。卫生人力资源承担着提高全体人民的健康水平、延长健康寿命和提高生活质量的任务,对于维护社会稳定和促进社会发展发挥着不可替代的作用。

二、卫生人力资源特点

一般来说,卫生人力资源具有下列特点:

1. 卫生人力资源具有不可剥夺性。卫生人力资源同其他人力资源一样都属于人类自身所有。尽管卫生人力资源在提供卫生服务过程中,被其雇主所使用,但人力资源的终极所有权仍归卫生服务提供者自身所有。

2. 卫生人力资源是针对卫生行业内部而言的,卫生人力资源的状况和使用方式必须受到卫生行业特殊性的限制和影响。

3. 卫生人力资源以卫生服务工作者的体质、智力、知识、经验和技能等方面的内容存在于卫生工作者身体之中,卫生工作者为了获得它们,必须经过多年的理论学习和连续不断的实践经验的积累。

4. 卫生人力资源的培养周期长。卫生行业的特殊性和卫生服务的专业性决定了卫生人力资源的培养周期比较长,培养和管理过程比较复杂。

5. 卫生人力资源在提供卫生服务过程中往往要将自身的专业知识同先进的科学仪器和设备结合起来使用。随着科学技术的迅猛发展,先进设备和仪器在卫生工作者提供卫生服务的过程中显得越来越重要。即便如此,先进设备和仪器的使用者仍然是人,无论多么先进的科学设备和仪器,其最终还是要由人来操作和使用。

6. 卫生人力资源作为卫生系统核心价值的体现,从事着劳动密集型的工作,其服务对象是社会中的人或人群。在工作中他们将科学知识运用在卫生服务活动中,承担着治疗和护理病人、为病人减轻疼痛和减少痛苦、预防疾病和降低风险的责任和义务。

7. 卫生人力资源所从事的专业工作专业技术性强、劳动强度高、风险程度大等。

三、卫生人力资源与卫生人力资本

人力资本理论的创始人舒尔茨认为,人力资本是指通过教育、培训、保健、劳动力迁移、就业信息等获得的存在于人体之中的具有经济价值的知识、技能、健康状况、体力和工作经验等要素之和。人力资本在一定时期内,主要表现为劳动者所拥有的知识、技能、劳动熟练程度和健康状况等。而卫生人力资本则是指卫生技术人员所拥有并能够在卫生服务提供中使用的具有社会价值和经济价值的知识、技能和健康等因素之和。

人力资源不等于人力资本,人力只有经过培训和创造了价值,才能真正转变为人力资本。人力资源与人力资本之间有着十分密切的联系,人力资源的核心是人,具有正常智力和体力的人才是人力资源最基本、最核心的要素。对人力资本进行计量的结果,实际上就是资本化的人力资源价值。因此,人力资源与人力资本之间存在着十分密切的内在联系。

健康的人力资源是支撑国家经济增长的持久动力,投资于健康也是国家文明与社会发展的基本国策之一。尽管健康投资涉及众多方面,但面对疾病,医疗卫生往往被看作是最直接应对健康风险的有效手段,因此,卫生投入一直被视为重要的健康投资指标。而卫生人力资源恰恰是医疗卫生技术的掌握者和使用者。需要注意的是,卫生人力资源并不是一般意义上的人力资源,他们是具有一定医疗专业技能的卫生技术人员,这些卫生技术人员通过教育、培训、保健、劳动力迁移、就业信息等所获得的存在于他们自身之中的具有社会价值和经济价值的知识、技能、健康状况、体力和工作经验等则构成了卫生人力资源的特质——卫生人力资本。

第二节   卫生人力资源需求与预测

社会公民对于健康的渴望使得他们在生活水平不断提高的情形下对卫生服务的需求也不断增加,由此导致医疗卫生机构需要雇佣(或聘用)更多的卫生人力资源来满足社会要求。

一、卫生人力资源需求

在一定时间和一定的工资水平下,用人单位(或雇主)愿意并且能够雇佣的卫生人力资源数量称为卫生人力资源需求。卫生服务的消费者出于对健康的考虑形成了卫生服务需求,而这种需求必须通过用人单位(或雇主)在提供卫生服务的过程中得以完成,用人单位(或雇主)也只有借助于它所拥有的卫生人力资源才能满足人们对卫生服务的需求。正是基于人们的卫生服务需求,用人单位(或雇主)才形成了对卫生人力资源的需求。

当运用经济学理论研究卫生人力资源需求时,往往要研究卫生人力资源与不完全竞争市场的关系,这是因为卫生服务市场的特点决定了卫生服务市场一定是属于不完全竞争市场。

不完全竞争市场是指在一定程度上带有垄断特征的三种市场(垄断竞争市场、寡头垄断市场和完全垄断市场)。由于在中国的医疗卫生服务市场中,今后将主要由营利性医疗机构和非营利性医疗机构所组成,非营利性医疗机构在提供卫生服务时实施政府指令性价格即卫生服务价格由政府制定,而营利性医疗机构在提供卫生服务时实施政府指导性价格。因此,这里只对卫生服务市场中的营利性医疗机构作简单分析。对于一个营利性医疗机构而言,完全竞争的服务市场同不完全竞争的服务市场的重要区别之一是,医疗服务价格在完全竞争的服务市场中给定不变,而在不完全竞争的服务市场中,服务价格则是提供服务量的函数。由于卫生服务价格的决定因素不同,完全竞争市场和不完全竞争市场的卫生人力需求曲线就不一样。

为了使分析问题简便,仍假定卫生人力市场为完全竞争市场,卫生人力价格仍然是一个不随需求量变动而变动的常数。但是,需要注意的是:卫生服务市场确实是一个不完全竞争的市场。在这样一个不完全竞争的卫生服务市场中,用人单位对卫生人力资源的需求情况怎样呢?在用人单位对其他生产要素需求不变的前提下,只考虑对卫生人力资源的需求。将服务价格记为 P,边际收益记为 MR(即增加一个单位服务量所增加的收益),边际服务记为 MPP(即指在其他要素投入不变的前提下,每增加一个单位卫生人力投入所增加的服务量),边际收益服务记为 MRP(即增加一个单位卫生人力资源投入带来的服务量所增加的收益)。

此时,边际收益服务(MRP)等于边际服务(MPP)与边际收益(MR)的乘积(即 MRP=MPP×MR)。

显然卫生人力的边际收益服务 MRP 的变化取决于下列两个方面:①增加 1 单位卫生人力资源投入所带来的边际服务 MPP 的变化;②增加 1 单位卫生服务所增加的收益 MR 的变化。

在经济学中 MPP 被称为边际物质产品。边际物质产品的变化符合边际生产力递减规律(即一种要素没入量不断增加,而其他要素不变,可变要素的变化将引起边际产量在一个时期内可以增加或保持不变,但最终还是会递减)。经济学中的这一边际生产力递减规律在这里的卫生人力资源边际服务中同样适用。

边际收益 MR 的变化取决于提供服务的市场结构。如果卫生人力要素是在完全竞争市场条件下提供服务,则 MR 保持不变且等于服务价格,即 MR=P;如果卫生人力要素是在不完全竞争市场条件下提供服务,则 MR 随服务量的增加而递减且总是小于服务价格 P,即 MR<P。

用人单位在决定雇佣(或使用)多少卫生人力资源进行投入时,需要进行成本和收益的比较,即追加 1 单位卫生人力要素投入所获得的收益 MRP 能否补偿其为使用该单位要素所需支付的成本,称此成本为边际人力成本(经济学中称之为边际要素成本)记为 MFC(即增加 1 单位卫生人力要素投入所增加的成本支出)。同使用卫生人力要素的收益情况相类似,MFC 的变化也取决于卫生人力的市场结构。如果卫生人力市场是完全竞争的市场,则 MFC 不变且等于卫生人力价格(例如工资),即 MFC=W;如果卫生人力市场是不完全竞争的市场,则 MFC 将要随着卫生人力需求量的增加而递增且总是要大于卫生人力价格。总之,在其他条件不变的前提下,用人单位如果是出于利润最大化的目的,则对卫生人力的需求量将会被戾定在下列水平上:在该水平上,最后增加使用的那个人力要素所带来的收益恰好等于为使用它所支付的成本,即 MRP=MFC。这表明如果边际收益服务大于边际人力成本,用人单位就会雇佣(或使用)更多的人力资源;但是,如果边际收益服务小于边际人力成本,用人单位则会减少对人力资源的雇佣(或使用),直到边际收益服务等于边际人力成本为止。

试想一下,为什么不会出现边际收益服务大于边际人力成本(即 MRP>MFC),而一定要出现边际收益服务等于边际人力成本呢(即 MRP=MFC)?答案很简单,用人单位的趋利行为(即利润最大化思想)促使其必然如此。

在完全竞争市场环境下,卫生服务的价格等于边际收益(即 P=MR),边际卫生人力投入所带来的收益(MRP)就等于边际服务价值(即 VMP=MPP×P)。在卖方垄断的市场条件下,由于服务价格随服务提供量的增加而下降,边际收益不再等于服务价格,而是小于提供服务的价格,即 MR<P,因此边际收益服务(MRP)也就不等于边际服务价值(VMP)了。此时,两者之间的差额为:

$$VMP-MRP = (MPP×P)-(MPP×MR)$$
$$= MPP×(P-MR)$$

从表面上看,卫生人力资源的需求主要是来自于用人单位(或雇主),而实质上却是由卫生服务需求决定的。用人单位雇佣卫生人力不是为了满足自己的消费需要,而是为了满足提供卫生服务的需要。能直接满足消费者对卫生服务需要的是各种卫生服务,但这些服务要依靠和运用卫生人力资源才能提供出来。用人单位之所以需要卫生人力资源就是为了用这些资源来提供各种卫生服务以满足卫生服务消费者的需要。如果消费者不需要各种卫生服务,用人单位(或雇主)也就不需要雇佣(或使用)卫生人力资源了。因此,用人单位对卫生人力资源的需求是由消费者对卫生服务的需求派生出来的,因而是一种"派生需求",正是由于卫生人力资源的这种"派生需求",在研究卫生人力资源需求时需要将卫生人力资源同市场结构特征结合起来进行研究。

知识拓展：　派生需求

派生需求(derived demand)是由经济学家阿弗里德·马歇尔在其《经济学原理》一书中首次提出的经济概念,其原意是指对生产要素的需求,意味着它是由对该要素参与生产的产品的需求派生出来的,又称"引致需求"(derived demand: demand for industrial products that stems from demand for consumer products)。

对一种生产要素的需求来自(派生自)对另一种产品的需求。其中该生产要素对这一最终产品会作贡献,如对轮胎的需求派生自对汽车运输的需求。西方经济中指由于生产某种产品的需求而引起的对其中某种生产要素的需求。事实上,西方经济学认为,对生产要素的需求不是直接需求,而是"间接"需求,这种生产要素的需求又叫"派生"需求或者"引致需求"。

具体地说,产品市场上的需求和生产要素市场上的需求具有完全不同的性质。在产品市场上,需求来自消费者。消费者为了直接满足自己的吃、穿、住、行等需要而购买产品。因此,对产品的需求是所谓"直接"需求。与此不同,在生产要素市场上,需求不是来自消费者,而是来自厂商。厂商购买生产要素不是为了自己的直接需要,而是为了生产和出售产品以获得收益。厂商获得收益的部分原因要取决于消费者对其所生产的产品的需求。如果不存在消费者对产品的需求,则厂商就无法从生产和销售产品中获得收益,从而也不会去购买生产资料和生产产品。例如,如果没有人去购买汽车,就不会有厂商对汽车发动机产生需求。由此可见,厂商对生产要素的需求是从消费者对产品的直接需求中派生出来的。

卫生人力资源是卫生服务提供中的一种生产要素,而对于雇佣者来说,这种要素需求不仅是一种"派生需求",也是一种"联合需求"。这是因为,任何一种卫生服务都不是由单一的一种生产要素能够提供的,而必须是由许多生产要素(诸如土地、设备等)共同作用才能够完成。卫生人力这种生产要素同其他生产要素之间在一定程度上还存在着互相替代或补充的关系,因此雇佣者对卫生人力资源这一生产要素的需求,不仅要受该要素价格的制约,还要受其他要素价格的制约。例如:如果市场中人工的价格很便宜,使用昂贵的设备就不如用人工合算,此时,雇佣者就有可能更多地使用人力资源来替代设备(在卫生领域,虽然可能存在着卫生人力资源与医用设备的作用不可互相替代的情况,但某些情况下仍存在着两者之间的替代作用)。

二、卫生人力资源需求的影响因素

一般来说,社会对卫生人力资源的需求往往受到社会、行业、专业等诸多因素的影响。

(一)卫生服务需求

卫生服务需求对卫生人力资源需求有着重要影响。相对于卫生服务需求来说,用人单位对卫生人力资源的需求是一种"派生需求"。如果没有消费者对健康产生需求,也就不会有用人单位对卫生技术人员(如医生、护士等)产生需求。如果一个地区的卫生服务需求不断增加(或减少),则该区域内的卫生服务提供也需要与之相应增加(或减少),当这种卫生服务增加(或减少)的程度达到卫生服务提供者所能接受的程度时,该区域内的卫生服务机构将必须考虑增加(或减少)卫生人力资源的数量。由此可见,卫生人力资源需求受到社会对卫生保健服务需求的直接影响。

(二)经济体制

经济体制的变化对于社会居民的卫生人力资源状况需求有着重要影响,在计划经济体制下,社会居民的卫生人力资源需求状况是由政府按照计划制定的,尽管政府在制定卫生资源计划过程中尽量较全面地照顾到社会各阶层居民的卫生服务需求,但这种计划有时还是不能完全代表社会居民对卫生人力资源的需求,它有时会高于居民实际的需求,有时又有可能低于居民实际的需求。但是,无论这种需求是高或低,政府要想及时调整还是比较困难的。计划经济体制下的用人制度是比较僵硬的,这大大地限制了卫生技术人员的流动。

另外一种体制就是市场经济体制。在市场经济体制下,社会居民对卫生服务的需求状况决定了用人单位对卫生人力的需求,这时的用人单位可以是政府,也可以是一些非政府组织或者私人。而作为卫生人力的需求部门(或用人单位)正是根据社会居民的需求量来确定他们对卫生人力的需求量。再者,相对于计划经济体制来说,在市场经济体制下,用人单位有更充分的自主权和较大的灵活性,同时,在市场经济体制下,人才流动性会更好。这就使得用人单位和卫生技术人员之间形成了一种双向选择。需要说明的是,在市场经济体制下,虽然卫生人力的需求是通过市场来调节的,但是,卫生人力市场同一般市场是不一样的,一个人要想作为卫生人力进入到这个市场中来,他必须事先经过长期的知识储备和积累,再经过权威机构的专业资格认证以及层层的专业测试。

(三)价格

卫生人力价格对于用人单位的需求有着重要影响,一般来说,价格过高的卫生人力往往具有较好的专业技术水平。对于价格过高的卫生技术人员,尽管用人单位有雇佣的愿望,但由于受到支付能力的限制,可能最终不能形成对这种卫生人力资源的需求。一般来说,人们对普通商品的需求是符合需求规律的,即在其他条件不变时,商品价格上升则人们的需求量下降,价格降低,人们的需求量上升。但是,用人单位对卫生人力资源的需求有时违背这种需求规律。在经济条件允许的范围内,卫生人力资源的雇佣者有时更趋向于雇佣价格较高的卫生专业技术人员。一般来说,受教育程度越高、专业技术性越好的卫生技术人员,往往卫生服务的提供能力越强,其自身价值也越高,从而其卫生人力的价格自然就高。由于卫生人力资源需求是一种"派生性需求",用人单位对卫生人力资源的需求主要是受社会公民对卫生服务需求的影响,卫生专业的特殊性和人们对健康的渴望使得在经济状况允许的范围内,卫生服务消费者往往倾向于消费价格较高的卫生服务,从而对价格较高的卫生服务形成更大的需求,而价格较高的卫生服务往往又与较高层级的卫生服务机构和价格较高的卫生人力资源密切相关,这也在一定程度上影响了医疗机构对价格较高的卫生人力资源的需求变化。

（四）居民所受教育程度

居民所接受的教育程度对于卫生人力需求有影响。一般来说,社会居民所受的教育程度越高,他们对健康知识的掌握和理解越准确,自我保健意识就越强,卫生服务需求也就越高,从使得医疗卫生机构为了满足社会卫生服务需求而对卫生人力资源的需求也就越多或者越高。反之,如果社会居民所接受的教育程度较低,他们对卫生服务需要的认知可能就低,从而对卫生人力资源的需求也较低。此外,社会居民所接受的教育程度对卫生人力需求的影响不仅表现在服务数量上,而且还表现在服务质量上。

三、卫生人力资源需求预测

卫生人力资源需求预测是指卫生行业为实现既定目标而对未来所需员工数量和种类的估算。它是通过利用对未来一定时期内卫生人力资源状况的假设和对卫生行业外部环境考察所获得的信息以及行业内部优势与弱势的分析资料所进行的人力资源需求预测。

一般来说,卫生人力资源需求预测应该覆盖三个规划时期,即短期预测、中期预测和长期预测。短期预测通常是1年左右,提供的是卫生行业所急需的人才;中期预测一般为1至3年;长期预测一般为3至5年。相对于短期预测来说,中期规划和长期规划的预测更为复杂一些,而实际工作中往往更侧重于中期预测和长期预测。

（一）卫生人力资源需求预测的影响因素

1. 卫生人力资源的工资水平　工资是指用人单位根据国家法规、集体合同、劳动合同的预先规定,以法定的方式,直接支付给本单位劳动者的劳动报酬。因此,工资具有下列四个特征:①工资是基于劳动关系所取得的劳动报酬。②工资权是劳动者让渡劳动力支配权而取得的一项权利。劳动者一方只要在用人单位的指挥下按照规定完成一定的工作量,劳动者就有权要求取得工资。③工资量的确定应当主要以集体合同、劳动合同等事前约定为依据。④工资额必须以法定方式支付。用人单位有权决定单位内部的工资分配方式。

一般来说,在工资不是很高的情况下,只有工资上升才能激励劳动者提供更多的劳动。这是由于劳动的负效用随着劳动时间的延长而递增。此外,工资上升将使劳动时间以外的时间的机会成本上升,从而促使人们选择更多地劳动并相应放弃闲暇时间。但是,随着某类卫生技术人员工资水平的大幅度提高,卫生行业的用人成本将会大幅增加,其结果可能是卫生机构对此类卫生技术人员的需求量将会逐渐减少;相反,如果某类卫技人员的工资降低,卫生行业将可能在一定程度上增加对此类卫技人员的需求量。卫生人力资源需求预测应考虑卫生服务市场上卫生技术人员的工资水平对卫生人力资源需求的影响。

目前,我国医疗行业普遍存在薪酬整体水平偏离劳动价值、基层机构人员薪酬待遇过低、地区间差距较大、岗级间收入缺乏规范等现象。在国家统计局发布的 2014 年数据中显示,我国 770 万医护人员,工资总额 4397.8 亿元,年平均工资收入 59 200 元,位居全国各行业第九位,整体水平较低。

2014 年 4 月 9 日,《医学界》发起一项关于"中国医务人员工资到底有多少"的投票调查,截至 4 月 15 日,共收到 6150 份答卷。调查情况显示,中国医务人员的工资情况不容乐观。在参与调查的 1783 位主治医师中,主治医师的月工资主要在 1000~4000 元,占 80% 以上,其中 21.48% 的主治医师月工资在 1000~2000 元,40.16% 的主治医师月工资在 2000~3000 元,19.52% 的主治医师月工资在 3000~4000 元;副主任医师的月工资 2000~5000 元的占 78% 以上。副主任医师中,月工资在 2000~3000 元之间的占 31.37%,3000~4000 元的占 29.5%,4000~5000 元的占 18.58%,更有 7.57% 的副主任医师的工资在 1000~2000 元;主任医师中有 80% 的月工资在 3000~10000 元之间,27.38% 的主任医师月工资在 3000~4000 元,4000~5000 元之间较多,占比 37.86%,16.9% 的主任医师月工资在 5000~10 000 元。护士待遇整体上低于医生待遇,参与调查的 898 名护士中,70% 以上的护士月工资在 1000~3000 元,3000~4000 元的占 14%,更有 8.35% 的护士月工资在 1000 元以下。相比之下,美国医务人员的收入水平要远远高于中国医务人员。美国 Medscape 公布了 2015 年美国医生薪酬报告,结果显示专科医生的平均收入为 28.40 万美元,而初级保健医生(PCP)是 19.50 万美元,另外,外科医生收入排在第一位,平均年收入为 35.22 万美元,其次是精神科医生(18.19 万美元)和全科医生(18.02 万美元)。当然,中国和美国之间的社会制度以及医疗卫生服务体系等均存在本质差别,因此,不能够将两国之间的医务人员收入状况进行简单的对比。

2. 卫生服务提供量 卫生服务提供数量直接影响到卫生机构的规模。一般来说,随着卫生服务提供数量的不断增加,卫生机构会在原有基础上适当地扩大规模、增加卫生服务类型和更好地实现病人的满意程度,这样,需要的人员将会增加;反之,对人员的需求将会由于受到供给的限制而减少。因此,卫生服务的提供数量是卫生人力资源需求重点考虑的一个因素。但是,卫生服务的提供数量同一般的企业产品销售数量是不同的。企业产品销售量在一个年度内是波动的,一般应以月平均销售量来安排员工人数,因为在销售量旺季,产品的供不应求可以用销售量淡季的产品来弥补。但是卫生服务的提供则不同,卫生机构对卫生技术人员的需求变化应具有相对的稳定性,这是由卫生服务的性质和卫生行业的特点决定的。

3. 科学技术水平 现代社会发生的最大变化是科学技术的变化,随着卫生服务辅助性检查设备水平的提高,诸如:检验设备、检查设备和化验设备等技术水平的提高以及办公自动化程度的不断加强,卫生机构所需要的人员总量将会减少,但对人员的知识、技术与技能的要求却会随之提高,对技术水平高的卫生技术人员的需求将会大大地增加。因此,科学技术的变化将对卫生机构人力资源需求产生结构性影响。

除此之外,卫生机构的人力资源政策、员工的流动率等因素也都影响卫生人力资源的需求预测。

（二）卫生人力资源需求预测方法

1. 卫生人力资源需求预测定性技术

（1）卫生人力资源需求现状预测法：卫生人力资源现状预测法是一种最简单的预测方法，此预测方法比较容易操作。它是假定卫生机构在保持原有的规模和服务技术不变时，卫生机构的卫生人力资源也应处于相对稳定状态。即卫生机构目前各种人员的配备比例和人员的总数将完全能适应预测期内卫生人力资源的需要。在此预测方法中，从事卫生人力资源预测的人员所要做的工作就是测算出在规划期内有哪些人员或岗位上的人将得到晋升、降职、退休或调出本机构，再准备调动人员去弥补即可。这种方法适用于短期的卫生人力资源规划预测。

采用现状规划预测方法，是假设卫生机构各工作岗位上需要的人员都为原来的人数，它要求卫生机构首先要保持特别的稳定，其次是技术水平保持不变，再者就是卫生机构的规模也保持不变等。

（2）经验预测法：经验预测法就是卫生机构根据以往的经验对卫生人力资源进行预测的方法。现在不少企业也是采用这种方法来预测本组织在将来某段时期内对人力资源的需求。当然，卫生机构在有人员流动（比如晋升、降职、退休或调出等）的情况下，可以采用与人力资源现状预测相结合的办法来制定规划。

采用经验预测法是根据以往的经验来进行预测，预测的效果受经验的影响较大。因此，保持卫生机构历史的档案，并采用多人集合的经验，可以减少误差。这种方法适用于技术水平较稳定的一些卫生机构所进行的中期和短期卫生人力资源预测。下面将给出几种具体的经验预测方法。

1）卫生人力与人口比值法：这种方法用来评价卫生人力与一个国家或选择地区的人口比例。规划者和政策制定者可以根据期望的比例，对不合理的分布、不适宜的人员配备密度进行调整。该方法应用简单，计算简捷，但也存在不少缺点。它只提供总人力需求量，如许多国家按每千人口应拥有多少名医师来调整医师的需求和供给量等。但此方法不能解决不同类型、不同专业卫生人力间的配备比例。

2）卫生人力与设施比：该方法与人口比值的方法有相同之处，它是在卫生系统制定了配备卫生人力的标准基础之上实施的，而且该方法假定此标准是合理的和最佳的可以满足卫生服务提供的要求。如根据提供的卫生设施、房屋、病床、设备来配备医务人员数等。其计算公式为：

$$需要人员数 = 设施数 \times 每一设施所需的标准职工人数$$

3）卫生人力的工作负荷比法：这种方法也可称为任务分析法，它是研究编制的一种方法，在卫生人力资源使用不好的地方尤其适用。对于确定需要配备什么类型的卫生人力、提高服务效率、指导人力规划方面还是非常有用的。

根据工作负荷（量）来预测卫生人力，一般通过服务的"关键动作"量来估计需要的卫生人力。如：计划免疫中的注射量、每位医生或护士对病人的就诊量、实验项目类型分析等关键动作总次数来计算工作量及需要的卫生人力数。前者工作量要根据人口预测、患病率及计划覆盖率来定，而后者需要的人力数还要考虑到期望工作时间、人员利用率及辅助管理人员等因素,详细研究不同卫生服务(医院、门诊、预防服务)的编制和如何配备工作人员的数量、类型和方式。由于这种方法比较复杂,计算成本高,也不太成熟,一般不作为基本方法用于全面研究各方面的卫生配备标准。其主要公式为:

需要卫生人力数＝一年内需要处理的病例(或任务)总数／一年内一个工作人员可以处理的病例(或任务)数

4)卫生服务需求法:居民利用卫生服务时,受到人均收入、医疗费用、享受保险制度、年龄、职业等因素的影响。因此在客观需要与实际需求之间存在着差异。该方法考虑到了卫生服务利用的程度,即以有效的需求量为基础,从而客观地预测目标年度的卫生人力需求量,使预测结果更有可信性和可行性。

这种方法的假设是人们对卫生服务费用均有支付意愿和支付能力,根据市场对卫生服务需求量来预测卫生人力的需求量。这种方法特别适合于市场经济条件下的国家和地区做好区域卫生人力规划。政府不必在卫生资源的分布和使用方面给予严格的控制,而是由市场根据需求来调节。预测是根据未来人群的年龄构成、收入等因素的变化情况,需要多少卫生服务数量和类型被利用以及为完成这些工作量所需要的卫生人力。

由于需求法主要是根据市场需求的变化来进行预测,因此预测时需要更多的自变量因素和大量的信息资料。由于研究费用昂贵,使需求法的利用受到许多限制,在具体的研究方法上,将利用率作为因变量,人均收入、保健制度、医疗费用、年龄、性别、教育水平、患病情况等作为自变量,建立多元线性回归模型,对卫生服务利用率进行预测,根据目标年度各自变量预测值,得出需要的利用率再转化成卫生人力的需求量。

(3)分合性预测法:分合性预测方法是一种比较常用的预测方法,它采取先分后合的形式。这种方法的第一步是卫生机构要求下属各个部门、科室根据各自的任务、技术设备等变化的情况先就本科室将来对各种卫生技术人员的需求进行预测,在此基础上,把下属各部门的预测数进行综合平衡,从中预测出整个机构将来某一时期内对各种人员的需求总数。分合性预测方法要求必须在人事部门或专职从事人力资源规划人员的指导下进行,优点是下属各级管理人员能充分发挥在人力资源预测规划中的作用。

分合性预测法强调的是运用方法的一种方式,无论是整个机构还是下属科室,都还有其他方法对人员需求进行预测。分合性预测法有很大的局限性,由于会受到各层管理人员的阅历、知识的限制,很难对长期作出准确预测,因此这种方法比较适合中、短期的预测规划。

(4)散点图法:散点图法是借助图形来分析企业人力资源需求的方法,用起来比较直观实用。借助散点图,可以直观地把卫生机构经济活动中的某种变量与人数之间的关系变化趋势表示出来,从而可以根据对未来该变量目标值的设定,推知未来卫生机构人员的需求数量。

下面用散点图法对某医院的卫生人力资源需求做一预测。

例8-1:某医院要建立一个住院部,需要预测护士的需求量。医院聘请了一个专家组,对5个典型的医院进行了调查,发现护士的需求量与住院部的病床数存在很大的相关性,5个医院的病床数与护士人数情况如表8-1,根据下表来预测此医院建立一个500张病床位的住院部需要护士多少。

表8-1　五个医院病床数护士人数情况

院别	病床数	护士人数
甲医院	350	39
乙医院	420	41
丙医院	610	58
丁医院	470	50
戊医院	530	54

　　运用散点图法所进行的卫生人力资源预测如下:建立坐标系,以病床数为横坐标轴,护士人数为纵坐标(图8-1),按照五个医院的病床数及护士人数情况作出5个点。利用这5个点作出一条接近5个点的直线,新建住院部需要护士约50个。

　　2. 卫生人力资源需求预测定量技术　除卫生人力资源定性预测技术之外,现代预测技术还提供了一些实用的定量预测方法,常用的定量预测方法主要有下面几种:

　　(1)趋势外推法:趋势外推法是通过对卫生机构在过去五年或者更长时间中的员工雇佣变化情况进行分析,然后以此为依据来预测该卫生机构未来人员需求的技术。这种方法既可以对卫生机构进行整体预测,也可以对卫生机构的各个部门进行结构性预测。

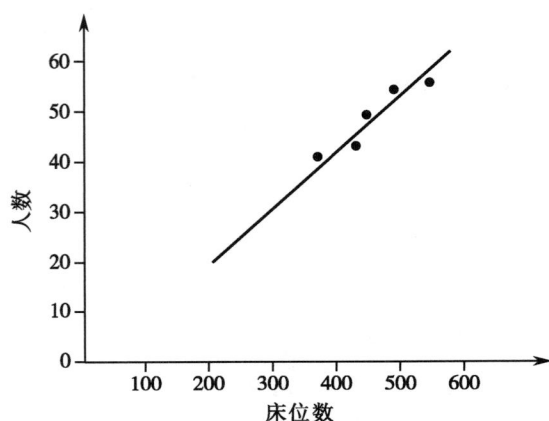

图8-1
医院住院部床位数与所需护士人数对应图

　　趋势外推法作为一种初步预测是很有价值的,但它有很大的局限性,因为卫生机构人力资源需求不可能只受单个因素的影响,比如由于管理的改善可能少用员工,卫生机构成本预算会使得该机构卫生人力资源需求受到更多的限制。在使用它时,一定要注意是在假定卫生机构比较稳定的情形下进行预测的。如在卫生机构的技术服务水平保持不变、单位产品的人工成本大致保持不变的前提下,才可以根据其所提供的服务量来预测员工需求量。趋势外推法一般只适合短期或中期预测或比较稳定时的预测。

　　(2)单元回归分析:回归分析方法是根据卫生机构过去的情况和资料建立数学模型并由此对未来趋势作出预测的方法。下面将给出一个利用单元线性回归分析方法预测卫生人力资源需求的例子。

　　例8-2:用回归分析方法预测散点图法的案例中医院所需护士人数。

　　由回归分析方法找到所需护士的人数与病床数假定为

$$Y = a + bX + u$$

式中:Y 为所需人数;X 为床位数;

a、b 是需要计算的系数;u- 随机变量。

从表 8-1 的数据,可计算出(计算过程略):a = 10.5060;b = 0.0796

其线性方程为:Y = 10.5060+0.0796X

把 X = 500 的目标值代入式中,即有:Y = 50(人)。预测结果与散点图法接近。

回归分析方法是一种比较精确的预测方法,但预测的准确程度与相关变量的选取有很大的关系,这要求在作预测时,一定要选取与人力资源需求量最相关的变量。

(3)多元回归分析:实际上,卫生机构卫生人力资源需求量不只是受单个变量的影响,还要受到多个变量的影响,如果考虑两个或两个以上因素对卫生人力资源需求的影响,则需用多元线性回归预测法。多元回归分析方法就是通过对卫生机构影响卫生人力资源需求量的多个因素的分析,而达到比较准确的预测结果。多元回归分析方法在定量预测中比较常用。

多元回归分析方法与一元回归分析方法很相近,只是在数学方法上难度稍大一些,有兴趣的读者可以参考相关的书籍,这里不作更多的论述。

需要注意的是,上面使用的单元回归分析方法和多元回归分析方法结果都要进行检验,才能保证其正确性和科学性。

(4)柯布-道格拉斯生产函数法:著名的柯布-道格拉斯生产函数为企业人力资源需求预测提供了一个科学可靠的方法。

按照柯布-道格拉斯生产函数 $Q = A_{(t)}K^{\alpha}L^{\beta}$

式口:Q 为总产量水平;K 为资本投入量;L 为劳动力投入量。

$A_{(t)}$ 为生产系数;α、β 为资本和劳动产出的弹性系数。

柯布-道格拉斯生产函数可以变形为:$\beta\ln L = \ln Q - \ln A_{(t)} - \alpha\ln K$

卫生机构对卫生人力的需求也可以由上述公式求出。对卫生机构来说,运用柯布-道格拉斯生产函数法预测卫生人力的需求是一个比较复杂的过程,因为 $A_{(t)}$、α、β 的确定是一件比较难的事情,它往往也要借助于回归分析的方法才能得到。

最后需要说明的是,大多数情形下,上述各种预测卫生人力需求量的方法有可能是互相交叉的。在预测时往往采取几种方法同时应用,以求得需求量的变动范围,相互比较研究,以便选择与经济发展相适应的卫生人力发展计划,使之更加切合实际。

第三节　卫生人力资源供给

卫生人力资源供给对于社会居民的卫生服务需求和健康有着重要影响,卫生人力资源供给是卫生人力资源市场中的一个重要组成部分,针对卫生人力资源供给状况进行分析是卫生人力资源供给研究的重要内容。

一、卫生人力资源供给及其特点

卫生人力资源供给是指在一定技术条件和时期内,一定的价格水平下,卫生人力的提供者愿意并能够提供的卫生技术人员数量。

卫生机构为了满足社会居民对卫生服务的需求,必须雇佣(或使用)卫生技术人员,而卫生技术人员也主要是通过像卫生机构这样特定的场所来完成向患者提供卫生服务。因此,从表面上看,相对于社会对卫生服务需求而言,卫生机构向社会提供了相应的卫生人力资源,卫生机构成为卫生人力资源的提供者。但是,从本质上进行分析,医学教育机构才是卫生人力资源供给的源泉。由于卫生行业存在着进入障碍,因此,并非每一个毕业于医学教育机构的学生都能够成为卫生技术人员,只有经过医学教育机构培养或培训,又取得了卫生行政部门颁发的行医资格证书的学员,才有可能向社会提供卫生服务。因此,只有具备了上述这些条件,才有可能形成卫生人力资源供给。

一般来说,卫生人力资源供给是卫生发展计划或区域卫生规划中一个必要的组成部分,它需要不断地监测与评价。除此之外,由于卫生服务供给具有特殊性,卫生行政部门还需要按照对卫生人力市场的准入制度进行严格管理。

卫生人力资源是保障人民健康,进行社会生产最基本最重要的资源。卫生人力资源供给除具备一般人力资源供给的能动性、两重性、时效性、再生性和社会性等特点外,还有如下一些特点:

(一)培养周期长

卫生行业是一个知识密集型领域,因此,卫生人力资源属于知识密集型资源。卫生技术人员在日常工作中所接触的是人的身体和生命,卫生人力供给的目的是向社会的人群提供卫生服务,而卫生服务的最根本目的是促进和保障社会人群的健康。卫生技术人员在提供卫生服务时,不仅需要深厚的理论基础同时还需要丰富的实践经验。作为一名称职的医生,其培养周期是很漫长的,从专科培养到高层次的硕士、博士培养需要花费10年以上的时间,此外,还要进行多种形式的继续教育,不断补充新知识新信息。因此,仅仅凭借良好的医学专业教育和较高的学历是远远不够的,还需要在实际工作中不断地锻炼和丰富自己的实践经验,不断地完成对自己能力的培养。从这个角度来看,卫生人力培养作为卫生人力资源供给的一个必需的环节,其培养周期是相当长的。

(二)管理过程复杂

卫生人力资源与物力资源、财力资源不同,卫生人力资源是有感情、有思维和有创造力的资源,因此,卫生人力资源供给在知识层次、潜能、激励因素、合作动能等方面因环境而异、因受教育程度而异、因技术水平而异、因知识结构而异和因人而异,因而,卫生人力资源的使用、配置和管理相当复杂,极具挑战性。

(三)专业性和技术性

卫生人力资源需要有相关的专业知识和技术水平,只有受过专门的医学教育或培训并获得行医资格的人才能够提供相应的卫生服务。因此,卫生人力的供给受医学教育的规模、水平的影响,也受到行医资格条件的限制,即在卫生领域存在着进入障碍,因而,卫生人力的供给量很难在短时期内有较大幅度的改变。卫生人力的专业性和技术性决定了对卫生人力的培养应该有一定的预见性。

二、卫生人力资源供给分析

卫生人力资源供给分析包括对卫生人力资源的数量分析、卫生人力资源的质量分析和卫生人力资源的专业结构分析。在对卫生人力资源的供给数量和质量进行分析时,应该通过对卫生系统或卫生机构中卫生技术人员的利用现状进行分析,它包括年龄、性别、离退休率、地区分布、教育层次(学历)、种类、人数、职称等。下面将从数量和质量方面对卫生人力资源供给进行分析。

（一）卫生人力资源供给的数量分析

对卫生人力资源的供给数量进行分析,就是对卫生人力生产与使用之间的平衡进行研究。卫生人力资源供给的数量分析有助于找出造成卫生人力生产与使用之间不平衡的原因,预防其发生及产生的后果,以便更好地制定出正确的卫生人力计划和政策。

随着我国经济的快速发展人民生活水平的不断提高,人民对卫生服务的需求也在不断增加。卫生技术人员是卫生服务的直接提供者。近年来,我国医学教育的蓬勃发展为我国输出了一大批卫生技术人员。根据统计,全国举办医学门类专业的普通高等本科院校有 280 余所,高等职业院校 350 余所,本专科在校生人数已达 176 万余人。2015 年中国卫生统计年鉴结果显示,截至 2014 年末,我国城市每千人口卫生技术人员数为 9.70 人,农村每千人口卫生技术人员数为 3.77 人;城市每千人口执业(助理)医师数为 3.54 人,农村每千人口执业(助理)医师数为 1.51 人;城市每千人口注册护士数为 4.30 人,农村每千人口注册护士数为 1.31 人。

尽管我国的卫生人力资源规模已经与一些经济发展水平较高的国家和地区相接近,但是卫生人力资源的结构和质量与发达国家相比还有一定差距。例如:在卫生技术人员中,每千人口的注册护士人数较低,2014 年末,我国注册护士数 300.4 万,每千人口注册护士数 2.20 人,而目前欧美等发达国家为每千人口 6~8 人。医护比方面,2014 年末,我国医护比为 1∶1.04(世界卫生组织要求医护比 1∶2~4,一些发达国家医护比平均水平已经超过 1∶4,最高达到 1∶6),医护比例的不平衡在中国表现得尤为明显。因此,尽管我国的主要卫生人力资源整体水平明显提高,但其人力资源结构不合理,层次偏低等问题仍比较突出,还需作重大调整。

（二）卫生人力资源供给的质量分析

卫生人力资源的供给质量对于社会发展和人民健康有着重要影响。一般来说,教育质量与卫生服务不相适应将导致卫生人力资源的供给质量不平衡,其具体表现是不适宜的培训方式、较低的录取标准和资格不够。下面将就这三种具体表现形式作一简要阐述。

1. 不适宜的培训方式　所谓不适宜的培训方式是指过度地供应专科医师,使他们培训时间过长或过于专科化。为了克服这种现象,目前我国政府提出了加速发展全科医学,培养全科医生的措施。

2. 较低的录取标准　学校出于经济原因或其他原因,降低入学标准和入学条件使一些条件不够且水平较低的学生被招入到医学院校,此种现象必然影响到卫生人力资源的供给质量。再者,继续教育制度不完善或缺乏必要的继续教育制度也影响到卫生人力资源的供给质量。

3. 资格不够　对资格不够的这部分人员并没有按照卫生服务的要求或社会需求来进行教育。如没有按初级卫生保健需求来制定教学大纲或准备课程内容。护理教育没有足够的时间放在社区护理上等。

(三)卫生人力资源供给的专业结构分析

卫生人力资源供给的专业结构分析是卫生人力资源供给分析中的重要内容。事实上,针对卫生人力资源供给,从专业角度看,主要是通过卫生人力资源所接受的医学教育来体现的,卫生人力资源的专业技术提供往往与其在医学院校所接受的专业教育以及后期接受的专业技术培训与培养的经历有着直接的联系。为此,医学院校在专业设置以及相关专业的招生规模方面对卫生人力资源供给的专业结构有着至关重要的影响。由于医学教育周期较长,医学院校在专业设置中需要与社会发展紧密结合,在专业设置和相关专业的招生规模方面既要符合当前社会发展的需要,更要有未来预期。对于某些"短线"的专业卫生人力,需要根据市场需求随时调整其针对卫生人力的培训与培养计划。

我国卫生人力资源供给的专业结构不合理还是比较明显的,这种不合理可以直接从卫生领域卫生人力资源的专业分布中表现出来,如卫生机构中预防专业与医疗专业之间卫生人力资源数量与质量的不合理构成、医疗卫生机构中医疗专业与护理专业之间卫生人力资源数量与质量的不合理构成等等。

随着社会改革的不断深化,我国也在不断出台保障卫生人力资源发展的相关政策。2002年,原卫生部制定了《中国2001—2015年卫生人力发展纲要》(简称《纲要》)。《纲要》提出了我国卫生人力发展的总目标,并明确提出了我国今后卫生人力资源发展的基本策略是:总量控制,结构调整;全面提高,重点建设;改革创新,科学管理;适应市场,合理配置。之后,中共中央和国务院于2009年又发布了《中共中央国务院关于深化医药卫生体制改革的意见》(中发〔2009〕6号)、《国务院关于促进健康服务业发展的若干意见》(国发〔2013〕40号)及《全国医疗卫生服务体系规划纲要(2015—2020年)》等一系列文件。这些文件指导了我国卫生事业的发展,为我国卫生人力资源的发展提供了保障。2015年国务院印发的《全国医疗卫生服务体系规划纲要(2015—2020年)》为我国未来五年卫生资源的配置提供了重要依据。针对卫生人才队伍培养,《全国医疗卫生服务体系规划纲要(2015—2020年)》明确指出"到2020年,每千常住人口执业(助理)医师数达到2.5人,注册护士数达到3.14人,医护比达到1∶1.25,市办及以上医院床护比不低于1∶0.6,公共卫生人员数达到0.83人,人才规模与我国人民群众健康服务需求相适应,城乡和区域医药卫生人才分布趋于合理,各类人才队伍统筹协调发展,加强全科医生和住院医师规范化培训,逐步建立和完善全科医生制度,促进医务人员合理流动,使其在流动中优化配置,充分发挥作用,加强公共卫生人员的专项能力建设等"。国家出台的这些政策对卫生人力资源供给的专业结构调整起着至关重要的作用,为此,医学教育机构、医学培养与培训基地必须要结合国家的这些相关政策在今后卫生人力资源供给的专业设置与培养规模方面进行必要的调整。

第四节　卫生人力市场分析

一、卫生人力市场

在经济学中,劳动力和资本是最重要的两类生产要素,它们在人类社会的经济活动和经济关系中发挥着至关重要的作用。劳动力是一种商品,在市场经济活动中,社会对劳动力所形成的供求关系形成了劳动(务)市场。劳动(务)市场是指利用市场机制调节劳动力的供求关系。劳动(务)市场是实现劳动力在社会经济各领域合理配置的场所,它引导劳动力进行合理流动。

在劳动(务)市场中,卫生人力作为掌握一定知识和特定技能的一类特殊劳动力既遵循劳动市场的一般规律,同时也拥有其特定的规律。正是这种普遍性和特殊性才形成了区别于一般劳动市场的卫生人力市场。

卫生人力市场是指按照卫生服务市场规律调节卫生人力的供求关系。卫生人力市场是实现卫生人力在卫生领域合理配置的场所,它引导着卫生人力在卫生领域进行合理流动。卫生人力的供给和需求关系以及围绕着供给和需求所进行的供需平衡关系的探讨成为卫生人力市场研究的主要内容。

二、卫生人力市场的特点

人力资源是第一资源,卫生人力资源则是卫生事业发展的关键。卫生人力作为卫生服务提供活动中最重要的要素,在卫生服务市场中占据着重要的位置。事实上,正是卫生人力资源的特性决定了卫生人力市场不同于一般劳务市场或一般要素市场。一般来说,卫生人力市场具有如下特点:

1. 卫生人力供求双方的关系比卫生服务市场中其他生产要素市场供求双方的关系复杂。因为其他生产要素市场上供求双方只在市场交换过程中发生关系,而卫生人力供求双方的关系在市场交换完成之后仍然存在。卫生人力需求方要通过支配卫生人力供给来达到购买的目的。

2. 卫生人力不能像其他生产要素那样被储存或报废,卫生人力在脱离服务活动时仍然要维持其生计,这一特征是其他生产要素市场所不具备的。

3. 卫生人力供给方可以组织起来提高服务活动的价格,所有这些特征的基本点都源于卫生人力的自身特征,即卫生人力不同于其他生产要素或商品。

4. 卫生人力具有较强的专业性。相对于一般劳动者来说,卫生人力往往接受了较高层次的教育和适用范围并非很广的专业技能培养以及在职专业培训,这种较强的专业性使得其在特定的领域可能成为技能型人才,但如果脱离其特定领域,则其自身价值可能会贬值。

5. 卫生人力具有特定的技能。一般来说,卫生人力往往具有特定的专业知识和操作技能,并能够通过运用这些知识和技能达到实现其自身价值。而卫生行业的特点决定了卫生人力的技能往往具有较小的可替代性,而人们对健康的渴求又使得人们对这种技能型的卫生人力倍加尊崇。鉴于上述特点,应该对卫生人力市场给予极大关注,并建立起较完善的社会服务体系,以促进卫生人力市场的发育与完善。

三、卫生人力资源均衡分析

卫生人力资源均衡分析主要是从卫生人力资源的现状着手进行分析,根据当前卫生人力资源的供给状况,从卫生人力资源的供给数量和供给质量判断当前卫生人力资源的供给相对当前的需求是短缺还是过剩或者是平衡,并根据当前卫生人力资源的供给状况和医学教育的发展状况对目前的卫生人力资源结构作出适当的调整和对未来的卫生人力资源供给作出相应的预测。

(一)卫生人力资源短缺

卫生人力资源的短缺是指在一定时间和一定条件下,卫生人力资源的供给不能满足社会对卫生服务需求的实现。卫生人力资源短缺可以分为卫生人力资源名义短缺和卫生人力资源实际短缺两种情况。卫生人力资源名义短缺是指以某一区域疾病患病率及发病率等相关的流行病学资料为依据,以该区域从事预防和治疗的卫生人员在预防和治疗这些疾病时所花费的时间来判断该地区对卫生人力资源的需求量和需要量。经常采用的方法是按照每千人口医生数或卫生技术人员数来确定该区域的卫生人力资源需要数量。根据此种方式确定的卫生人力资源需要数量往往高于实际情况。

卫生人力资源实际短缺是指在一定时期内,某一区域的卫生人力资源供给量不能满足人们对卫生人力的需求量。相对于人们对卫生服务的需求来说,卫生人员的供给数量小于人们对卫生服务的需求数量。通常情形下,如果这段短缺的时期比较短并且可以通过一定的调整方式进行调整(如:调整劳务价格等),则此种短缺被视为暂时性短缺。另一种短缺现象是长期短缺,所谓卫生人力资源的长期短缺是指相对于社会对卫生服务的需求来说,卫生人员的供给数量小于社会对卫生人力的需求数量,从而形成短缺,而这种短缺的发生在相当一段时期内是不能够改变的。在卫生人力资源的长期性短缺中,虽然人们对卫生服务的需求量增加,但是,在卫生人力供给市场中,卫生人力的价格仍然维持在原有的水平上,即卫生人力价格并没有上涨。图 8-2 给出了卫生人力市场的短缺情况。

在图 8-2 中,D_1 表示由人们原有的对卫生人力资源需求量所确定的卫生人力资源需求曲线,D_2 表示由于人们对卫生人力资源需求量增加所导致的卫生人力资源需求曲线 D_1 向上平移后所确定的新的卫生人力资源需求曲线,S_1 表示卫生人力资源供给曲线。在市场价格为 P_1 水平时,市场的均衡点为 E_1,此时,Q_1 既是市场的需求量也是市场的供给量。在价格既定的条件下,如果人们对卫生人力资源的需求量由原来的 Q_1 上升到现在的 Q_3,而卫生人力的市场价格仍维持在原有的 P_1 水平,没有达到新的卫生人力市场均衡价格 P_2 时,卫生人力资源的市场需求量 Q_3 超过了卫生人力资源的市场供给量 Q_1,从而形成卫生人力市场供给的暂时性短缺。此时只要对卫生人力的市场价格进行调整,这种暂时性短缺就会消失。值得注意的是,价格调整的这段时间间隔越短,卫生人力短缺这种现象消失的也就越快。

一般情形下,如果社会对卫生人力的市场需求超过卫生人力的市场供给(即图 8-2 中需求曲线由 D_1 上升到 D_2)时,卫生人力的市场价格将会由原来的 P_1 提高到新的市场价格 P_2,从而形成新的卫生人力市场均衡(此时的市场均衡点如图 8-2 中 E_2 点所示)。但是,如果卫生人力的需求曲线从原来的 D_1 上升到 D_2,而卫生人力的市场价格并没有提高到新的市场均衡价格 P_2 时,卫生人力资源短缺现象就会出现。从图 8-2 不难看出,随着人们对卫生人力需求的增加,倘若卫生人力的价格仍然保持不变,继续处于 P₁ 水平,人们对卫生人力的需求量将要达到 Q₃ 水平,而事实上卫生人力的供给量只能维持在原来的 Q₁ 水平,这就给出了在原来价格不变的情形下,卫生人力市场的短缺量即 Q_3-Q_1。

如果某个地区出现了卫生人力资源的长期短缺现象,则在这段时期内,卫生人力的供给量显然已经不能够满足社会的需求了,即供给数量小于需求数量的情况出现了。此时,卫生人

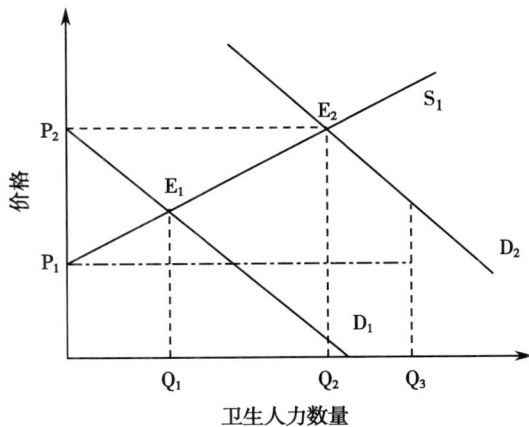

图 8-2
卫生人力暂时性短缺曲线

力不能像其他商品一样,通过增加供给数量来满足社会需求或者通过价格上涨来抑制人们的需求,从而达到新的市场供需平衡。因为如果卫生人力市场可以简单地通过供给数量或者价格的调整就可以达到供给和需求平衡,也就不会出现这种卫生人力长期短缺的局面。

上述解释说明了如下道理:在卫生人力市场中,卫生人力有时不能够和一般商品一样,随着市场变化适时地调整供给数量和价格,在一定条件下,卫生人力的供给数量和价格是受到一些因素影响的。正是由于受到这些影响因素的控制,卫生行业很难引入人才,卫生技术人员队伍在一定时期内不仅不可能壮大而且有时还面临着缩小的危险。此种情形下,为了尽量满足社会对卫生人力资源的需求,卫生系统只能通过增加卫生服务工作者的工作量和提高卫生服务工作者的劳动强度或者提高卫生服务工作者的工作效率来缓解这种供给短缺的矛盾,形成一种卫生人力市场表面上的供需平衡。虽然原有的矛盾在一定程度上暂时得到了缓解,但同时又带来了新的矛盾,即卫生服务质量可能会下降。如果此时相应的激励机制跟不上或者激励机制失效,则会大大地影响卫生工作者的工作热情和激情。一旦出现这种情况,卫生工作者有可能采取延长患者候诊时间、缩短诊次时间等方式使得卫生服务质量下降,有时甚至会出现医生拒绝给新患者提供卫生服务的情况。

卫生人力资源均衡分析表明,如果出现卫生人力资源暂时性短缺,应尽快采取价格调整等一系列手段来解决这种矛盾;如果出现卫生人力资源的长期性短缺,则应加快进行卫生人力的培养,加大在医学教育方面的投入,通过不断的努力,最终解决卫生人力资源供需不平衡的矛盾。

（二）卫生人力资源过剩

卫生人力资源过剩是指在一定时期和一定区域范围内,一定价格条件下的卫生人力资源供给大于社会对卫生人力资源的需求。在卫生人力资源过剩的情形下,卫生人力资源的收入低于正常的收入水平。卫生人力投入作为卫生服务的一种生产要素,在提供卫生服务过程中,其所付出的劳务主要是通过工资的形式来得到补偿。工资是对卫生人力这一生产要素在提供卫生服务过程中的劳务报酬,它是由卫生人力市场上的卫生人力供求关系所决定的。卫生机构对卫生人力的需求取决于在其他条件不变的前提下,每增加一个单位的卫生人力投入所增加的卫生服务供给量。这也就是通常

所说的卫生人力资源的边际生产力。

卫生机构根据社会的卫生服务需求来确定它在提供卫生服务过程中所需要投入的卫生人力资源,并使之与卫生服务需求相适应,从而形成卫生人力市场的均衡状态,而在这种均衡状态下所形成的卫生人力市场价格就是均衡价格。但是,当卫生人力供给大于市场需求(即供给过剩)时,卫生人力价格将会低于市场均衡价格,从而使得卫生技术人员的收入下降。当卫生人力供给过剩致使其价格低于在提供卫生服务过程中的平均成本时,将导致卫生机构的卫生服务收不抵支。

卫生人力资源供给过剩可以分为相对过剩和实际过剩。卫生人力资源相对过剩是指在某一时期从某个局部区域看卫生人力的供给大于人们的实际需求,但从整个社会看却并非如此。这种情况在我国的城镇医疗机构以及经济比较富裕的地区比较普遍。由于存在较大的城乡差别和地区差别,一些卫生技术人员过多地集中在经济条件好的地区,从而形成这一地区的卫生技术人员相对于该地区的需求来说过多,形成卫生人力供给过剩的表面现象。而生活条件相对比较差的农村地区或经济欠发达地区却很少有人愿意去,从而造成这些地区的卫生人力资源供给相对于该地区的需求来说远远不够。由此产生了如下状况:一方面是卫生人力供给过剩,而另一方面却是卫生人力供给缺乏的局面。因此,将此种过剩称之为相对过剩。这种现象在发展中国家尤其是在一些国家的欠发达地区较为明显。

国家卫生和计划生育委员会公布的资料显示,近年来我国卫生人力资源总量持续增长。2003年至2015年,我国卫生人员数量从622万人增长到了1022万人,其中注册护士增加174万人;执业(助理)医师增加95万人。尽管每千人口卫生技术人员呈上升趋势,但卫生资源配置不合理现象却日渐突出,卫生人力资源大都集中在城市地区和东部地区。2014年末,我国每千人口卫生技术人员数城市为农村的2.57倍(城市9.70,农村3.77);每千人口职业(助理)医师数城市为农村的2.34倍(城市3.54,农村1.51),每千人口注册护士数城市为农村的3.28倍(城市4.30,农村1.31)。由此可见,卫生人力资源在城乡之间的分布不均衡。而要想改变目前这种卫生人力供给不平衡的现状,国家除了发展经济,尽快缩小城乡差别和地区差别外,必须出台一些强有力的干预政策来尽可能地消除这种卫生人力资源供给相对过剩现象。

卫生人力资源供给实际过剩是指在一定时期内从整个社会衡量,卫生人力资源供给大于需求。造成此种情况的原因是多方面的,卫生行业的专业特点就是原因之一,卫生技术人员的专业特点决定了其很难再改行从事其他工作。此外,作为源泉的医学教育市场的过快发展或无序发展也将引起此种现象的发生。

（三）卫生人力资源供需平衡

卫生人力资源的供需平衡是指在一定时期和一定条件下,社会对卫生人力资源的需求水平与卫生人力资源的供给水平相适应。在考虑卫生人力资源的供给水平时,不仅要从数量上考虑而且还要从质量上考虑,不仅要达到总量平衡还要达到结构平衡。因此,卫生人力资源的供需平衡应该是在卫生人力资源得到高效利用时所计算出来的卫生服务供给和需求的平衡量。如果只考虑卫生人力资源的利用效率,而忽视了卫生人力的供需平衡,则不能满足居民的卫生服务需要或需求,也就是造成了卫生人力供给不足,从而形成卫生服务提供不足。同时,如果在卫生人力资源没有实现高效率利用的情况下研究其供需平衡量,则此种平衡一定是一种虚假的供需平衡,其实质一定是供大于求。

为什么? 因为此种情形下利用这些卫生人力资源所提供的服务一定没有达到最佳负荷。因此,卫生人力资源利用的高效率是研究供需平衡的前提条件。但是,在研究者关注卫生人力资源使用效率的同时,也不要忽略了公平。注重效率兼顾公平,以此达到卫生人力资源的合理配置,这才是研究卫生人力资源供需平衡真正需要解决的问题。

（刘国祥）

本章小结

　　卫生人力资源是卫生服务提供中最重要的一种生产要素,它以卫生服务工作者的体质、智力、知识、经验和技能等方面的内容存在于卫生工作者身体之中,卫生工作者必须经过多年的理论学习和连续不断的实践经验积累才有可能获得它们;卫生人力资源所从事的专业工作具有专业技术性强、劳动强度高、风险程度大等特征。 卫生人力资源需求是一种"派生需求",受到诸多因素的影响。 而卫生人力资源供给则不仅仅体现在数量上,更主要地要体现在质量上;卫生人力资源承担着提高全体人民的健康水平,延长健康寿命和提高生活质量的任务,对于维护社会稳定和促进社会发展发挥着不可替代的作用。

思考题

1. 什么是卫生人力资源? 卫生人力资源的特点是什么?
2. 卫生人力资源与卫生人力资本之间的关系?
3. 我国卫生人力资源供给相对过剩情况如何?

第九章

医疗保险

【本章提要】 本章介绍保险和医疗保险基础知识、医疗保险需求与供给、医疗保险系统的构成、医疗保险市场面临的挑战、社会医疗保险筹资与支付等内容。通过本章学习,要求掌握医疗保险的概念和制度模式、医疗保险需求与供给的概念及影响因素、社会医疗保险的筹资方式与支付方式,熟悉医疗保险的特征与作用、医疗保险中的风险选择、道德风险和逆向选择,了解风险的防范处理方式及保险的要素和种类。

医疗保险,是医疗资金筹集的一种渠道,是国民收入分配与再分配的一种方式,也是世界范围内广泛实施的一种医疗保障制度。特别是在市场经济国家中,医疗保险在社会经济生活中扮演着一个十分重要的角色,因而成为卫生经济学研究的重要内容。

第一节 医疗保险概述

一、风险与保险

没有风险就没有保险。风险的客观存在是保险这一经济活动产生、确立和发展的自然基础。

(一)风险及其特征

1. 风险的概念 风险(risk)是指某种事件发生的不确定性。只要某一事件的发生存在着两种或两种以上的可能性,那么该事件就存在着风险。风险不只是指损失的不确定性,还包括盈利的不确定性。保险是当被保险人由于保险事故的发生而遭受经济损失时,由保险人给予保险赔偿或给付,因而保险所关注和研究的是某种损失发生的不确定性。

2. 风险的种类 风险可以根据不同的研究目的,按照不同的方法进行多种分类。

按产生的原因分类,风险包括自然风险、社会风险、经济风险和政治风险。自然风险是指由于自然界中物理的、化学的、生物的变化所造成的人身或财产损失。例如火灾、水灾、飓风、海啸、地震等形成的风险。社会风险是指由于个人行为的反常,或异常的团体行为所导致的风险。例如偷窃、抢劫、战争、罢工等所导致的风险,这些风险一般说来是难以预料的,是不可抗拒的风险。经济风险是指在生产经营过程中,由于经营管理不善、市场预测错误或者其他有关因素的改变而造成的风险。政治风险是由于政治矛盾、种族冲突、战争等所引发的风险。

按性质分类,风险包括纯粹风险和投机风险。纯粹风险是指只有损失机会而无获利可能的风险。比如房屋所有者面临的火灾风险,汽车主人面临的碰撞风险等。当火灾或碰撞事故发生时,他们便会遭受经济利益上的损失。事实上,纯粹风险就是静态风险,保险公司目前仍以承保纯粹风险为主要业务。投机风险是指既有损失可能又有获利希望的风险。投机风险的后果一般有三种:一是"没有损失";二是"有损失";三是"盈利"。比如在股票市场上买卖股票,就存在赚钱、赔钱和不赔不赚三种后果。

按保险标的分类,风险包括财产风险、人身风险、责任风险和信用风险。财产风险是指各种财产发生毁损、灭失和贬值的风险。例如,房屋建筑物有遭受火灾地震的风险,船舶有遭受沉没撞击的风险,价值有受市场供求关系变动贬值的风险,等等。人身风险是指人们生老病死的生理规律和自然、政治、军事、社会等原因所引起的风险。责任风险是指个人或团体因疏忽过失造成他人的财产损失或人身伤害,按照合同、道义和法律上的规定所应负担的经济赔偿责任风险。例如,设计错误造成的工程事故使房屋损毁,医生因误诊造成患者死亡,驾驶汽车不慎撞伤行人等。信用风险是指由于各种信用活动所导致的风险。例如,某国进口商按合同汇给出口商货款,因出口商破产而无法收回货物。

按经济单位分类,风险包括个人风险、家庭风险和企业风险。个人可能遭受的风险通常有人身风险、财产风险和责任风险。家庭可能遭受的风险通常有财产直接损失风险、财产间接损失风险和人身风险三种。企业在其经营活动中可能遭受到的风险。通常有人身风险、财产风险和责任风险。

3. 风险的特征

(1)客观性:风险是一种不以人们主观意志为转移的客观存在,是不可避免的,随着科学技术的进步和经济管理水平的提高,认识、管理、控制风险的能力会逐步增强,从而把风险减少到一定程度,但无论如何不能完全清除它。正是风险的客观存在,决定了保险的必要性。

(2)偶然性:风险具有客观必然性,这是从一个较大的范围或者说是对标的总体而言的。对于某一个企业、团体或个人,事先则无法知道风险是否降临自己的头上。因此可以说,风险具有偶然性,这才有了保险存在的必要和发展的可能。

(3)可测性:某种现象及其所造成的损失在总体上具有必然性,这种必然性是客观存在,可以依据大数法则和概率论对风险发生的频率和损失程度加以预测。

(二)风险的防范与处理

1. 风险避免 风险避免就是对某项风险直接设法避免,或者根本不去做那些可能发生风险的事。在风险处理方法中,风险避免是最彻底的解决方法。然而它的实际运用往往有一定的局限性,因为它可能涉及放弃经营活动,进而失去与这种经营活动相伴随的经济利益。在现实的经济生活中,绝大多数风险是难以避免的,如果过多地采用这种方法将会影响经济的发展。

2. 风险保留与承担 当某种风险不能避免或因冒此风险可能获得较大利益时,个人或单位本身自愿保留和承担可能发生的风险损失。通常在以下情况采用:

(1)处理风险的费用支出大于承担风险所要付出的代价。

(2)无法转移出的风险或不能防止的损失。

(3)缺乏处理风险的专业知识或没有意识到风险的存在。

(4)可能发生的风险损失本身可以承担。

3. 风险预防和控制 风险预防和控制是指事先有针对性地采取各种措施,以降低风险的发生频率,减少风险损失机会。就是人们常说的防灾防损和减损。

4. 风险集合   风险集合是集合同类危险的多数单位,使之相互协作,提高各单位应付风险的能力。例如企业通过横向经济联合组成企业集团或采用商品多样化经营方式,以利于分散或减轻可能遭受的风险。

5. 风险转移   风险转移是指个人或单位采用各种方法把风险转移出去,避免自己承担损失。风险转移分为直接转移和间接转移两种。前者是将与风险有关的财产或业务直接转移给其他人或团体;后者是仅将与财产或业务有关的风险转移,主要方式有保险转移和期货市场的套期保险。

上述几种风险管理方法的内容和作用各不相同,在实际经济生活中,个人、家庭和企业应根据自身的实际情况,权衡利弊,选择使用。例如,对一些出险机会少、损失数额小的企业,可采用自留风险的方式,而对一些出险机会多,损失数额大的企业,则采用保险方式更为恰当。同一个企业对不同的财产物资,则可以采取不同的风险管理方式。

（三）保险及其特征

1. 保险的概念   保险(insurance)是以契约的形式确立双方经济关系,以多数单位和个人交纳保险费所建立起来的保险基金,对保险合同规定范围内的灾害事故所造成的损失,进行经济补偿或给付的一种经济形式。风险的客观存在是保险这一经济活动产生、确立和发展的自然基础。

2. 保险的特征

（1）经济性:保险是一种经济保障活动。保险经济保障活动是整个国民经济活动的一个有机组成部分,其保障的对象如财产和人身都直接或间接属于社会再生产中的生产资料和劳动力两大经济要素,其实现保障的手段,最终大多必须采取支付货币的形式进行补偿或给付;其保障的根本目的,无论从宏观的角度还是微观的角度,都是为了发展经济。

（2）商品性:保险体现了一种等价交换的经济关系,也就是商品经济关系,即保险人出卖保险、投保人购买保险的关系。

（3）互助性:保险具有"一人为众,众为一人"的互助特性。保险人用多数投保人缴纳的保险费建立的保险基金对少数遭受风险损失的被保险人提供补偿或给付。

（4）契约性:从法律角度看,保险是一种契约行为。保险是依法按照合同的形式体现其存在的。没有保险合同,保险关系就无法成立。

（5）科学性:保险是一种科学处理风险的有效措施。现代保险经营以概率论和大数法则等科学的数理理论为基础,保险费率的厘定,保险准备金的提存等都是以精密的数理计算为依据的。

（四）保险的要素及种类

1. 保险的要素   保险关系的确立必须具备五大要素:

（1）可保风险的存在:风险的客观存在是保险产生的前提条件,但并非一切风险保险人都可承担。符合保险人承保条件的特定风险即为可保风险。

（2）多数人同质风险的集合与分散:保险的过程,既是风险的集合过程,又是风险的分散过程。保险人通过保险将众多投保人所面临的分散性风险集合起来,当发生保险责任范围的损失时,又将少数人发生的风险损失分摊给全部投保人。

（3）保险费率的厘定：保险在形式上是一种经济保障活动，而实质上是一种商品交换行为，因此，制定保险商品的价格，即厘定保险费率，便构成了保险的基本要素。

（4）保险基金的建立：保险基金是用以补偿或给付因自然灾害、意外事故和人体自然规律所致的经济损失和人身损害的专项货币基金。由开业基金和保险费两部分构成。开业基金是保险企业开业所需的一定数额的铺底资金，一部分用于购置设备和经营费用开支，另一部分用作赔付，即开业时的保险基金。保险费是投保人交付的费用，是保险基金的主要构成部分。保险基金是以各种准备金的形式存在的。

（5）保险合同的订立：订立保险合同是保险得以成立的基本要素。保险合同是体现保险经济关系存在的形式，是保险双方当事人履行各自权利与义务的依据。

2. 保险的常见分类　　保险可以根据不同的研究目的，按照不同的方法进行多种分类。

按经营主体划分为公营保险和私营保险。公营保险，可分为国家经营的保险和地方政府经营的保险两种形式。私营保险，是以私人投资经营的保险，它的组织形式较多，如公司保险、合作保险、个人保险。公司保险的主要形式是股份制保险，合作保险的组织形式主要有保险合作社和相互保险公司，个人保险是以个人的名义经营保险，目前只有英国的劳合社一家。

按经营保险的目的，可将保险分为营利保险和非营利保险。营利保险是指保险业者以营利为目的经营的保险。非营利保险一般是出于某种特定的目的，由政府资助营运，以保证经济的协调发展和安定社会秩序为目标而实施的保障计划，例如，政策性的农业保险、社会保险等。

按投保单元分类，保险可分为团体保险和个人保险。团体保险是以集体的名义签订保险合同，由保险人向团体内的成员提供保险保障。个人保险，是以个人的名义向保险人购买的保险。

按保险标的将保险分为财产保险、人身保险、责任保险和信用保证保险四大类。财产保险，是以财产及其有关利益为保险标的的一种保险。当保险财产遭受保险责任范围内的损失时，由保险人提供经济补偿，财产保险分为有形财产保险和无形财产保险。人身保险，是以人均寿命和身体为保险标的的保险。责任保险，是以被保险人依法应负的民事损害赔偿责任或经过特别约定的合同责任作为保险标的的保险。信用保证保险，是以被保险人的信用行为作为保险标的，担保被保险人履行经济合同的一种保险。

按承保的风险分类，保险分为单一风险保险、综合风险保险和一切险。单一风险保险，是指仅对某一种风险提供保险保障的保险。例如，地震保险仅对因地震造成的损害承担赔付责任；农作物雹灾保险仅对因雹灾对农作物造成的损失承担经济补偿责任。综合风险保险，是指保险人对两种及两种以上的风险损失承担赔偿责任的保险。目前的保险险种，大部分都是综合风险保险。一切险，是指保险人对列举不保风险以外的一切风险都提供保险保障的保险。

按风险转嫁形式分类，可将保险划分为原保险、再保险和共同保险。原保险，是投保人与保险人之间直接签订合同而形成的保险关系。再保险，也称分保，是保险人将其所承保的业务的一部分或全部，分给另一个或几个保险人承担。转让业务的是原保险人，接受分保业务的是再保险人。共同保险，也称共保，是由几个保险人联合直接承保同一标的或同一风险而保险金额不超过保险标的价值的保险，在发生赔偿责任时，其赔偿按照各保险人各自承保的金额比例分摊。

按保险金额分类,可将保险分为超额保险、低额保险和全额保险。超额保险是指在保险过程中,保险标的市价跌落致使其实际价值低于保险金额或者是投保人有不良动机,企图骗取赔偿造成的保险金额超过保险标的的实际价值。低额保险是指保险标的物在保险过程中由于市价上涨,致使标的物的实际价值高于保险金额或者被保险人为了节省保险费而低估标的物价值造成的保险金额低于标的物的实际价值。全额保险指保险金额与保险标的物的实际价值相等。

按实施方式将保险划分为自愿保险和强制保险两类。自愿保险是保险人与被保险人在自愿基础上通过协议订立合同而成立的保险,双方的权利义务都以保险合同为依据。强制保险亦称法定保险,它是由国家颁布法令强制实施的保险。它的特点是,凡是在强制保险条例范围内的保险标的,必须向指定的保险人投保。

二、医疗保险

(一)疾病风险的特殊性

疾病风险,狭义上是指由于人身所患疾病引起的风险;广义上则包括人身的疾病、生育及伤害等所引起的风险。疾病风险的存在是医疗保险存在的前提。

疾病风险除了具备风险的共性外,还具有其自身的特殊性,主要表现为:

1. 危害的严重性　疾病风险危害的对象是人,而不是财产物资,因而这种危害带来的不仅仅是经济上的损失,而且是健康和生命的损失,它不是仅靠金钱所能补偿的,这是一种人身风险,危害常常是很严重的。

2. 普遍性和多发性　疾病对于每个人、每个家庭,发生频率之高是其他任何风险所无法比拟的。撇开那些小病不算(它们可能不构成真正意义上的风险),对大多数人来说,一生中都将遇到若干次大的疾病风险。

3. 复杂性　疾病种类繁多,每种疾病又因为性别、年龄、体质、严重程度等因素显得千差万别,这是其他风险无法比拟的,其中很多疾病风险也是一般风险测算技术所不能计算的。

4. 社会性　疾病风险不仅直接危害个人健康,而且涉及整个地区乃至社会。例如,某地发生了某种传染病,如不及时采取措施,就会迅速蔓延到整个地区,危害人群和社会。

5. 诱因的多样性　不仅自然因素、意外事故可发生疾病风险,生理、心理、社会、环境、生活方式诸因素均可导致或表现为疾病风险。因此,疾病风险的防范比其他风险要困难得多。

(二)医疗保险的概念

没有风险就没有保险,医疗保险是转移疾病风险、保障健康的有效方式。医疗保险(medical insurance)是为公民提供因疾病所需医疗服务费用补偿的一种保险。从医疗保险所保险的范围大小来看,可分为广义的医疗保险和狭义的医疗保险。国际上一般把医疗保险表述为"health insurance",直接翻译即为"健康保险"。很显然,健康保险所包含的内容要比医疗保险广。国外发达国家的健康保险不仅包括补偿因疾病给人们带来的直接经济损失(医疗费用),也包括补偿疾病带来的间接经济损失(如误工工资),对分娩、残疾、死亡也给予经济补偿,以至支持疾病预防、健康维护等。因此,这是一种广义的医疗保险,将它称为健康保险是更为准确的。狭义的医疗保险,英文为

"medical insurance",是对医疗费用的保险。需要说明的是,医疗保险的广义与狭义之间并没有严格的界限,只是保险范围和程度的差异。

三、医疗保险的基本类别

按运营主体分类,医疗保险可分为社会医疗保险和商业医疗保险两大类。这两类医疗保险的共同之处在于:保险的标的都是人的身体或生命,两者都具有互助共济,分担风险、保障生产、安定生活的功能。但两者之间又存在诸多不同:

社会医疗保险一般由政府组织筹划和经营,属于劳动和社会保障范畴,在大多数国家社会医疗保险制度是医疗保障制度的核心;而商业医疗保险则由私人企业或经营性企业自主经营,属于一种金融活动,是人身保险的一个细小分支。

社会医疗保险由国家通过立法强制实施,国家法律规定范围内应该投保的个人或单位均须参加,不以个人及其用人单位的主观意志为转移,保险的缴费额度、待遇、项目、偿付标准等,也是由国家或地方政府的法律、法规统一规定;而商业医疗保险的投保是自愿性的,它遵循谁投保、谁受保的原则,在投保的个人或用人单位遭受意外损失时,依据有关保险合同获得经济赔偿。

社会医疗保险一般不是以营利为目的,而是以实现法律规定和社会政策为目的,在社会医疗保险的运作上虽然也需要借助于专门的计量方法和手段,但不是以经济效益的高低决定保险的项目以及给付额的高低;而商业医疗保险一般不涉及社会目的,它是由专门的保险机构按照商业原则自主经营,自负盈亏,自我发展,其运营的根本目标是利润。

社会医疗保险一般实行多方筹资的原则,保险基金来自用人单位和职工个人缴纳的保险费以及国家补贴,个人缴纳的多少与保险给付的多少不呈正相关;而商业医疗保险则是在自愿投保的基础上,由个人缴纳保费,个人缴纳保费的多少视险情而定,保险人向被保险人支付保险金的资金,全部来源于投保人缴纳的保险费所形成的保险基金,投保人个人投保的多少与给付的多少呈正相关。

四、医疗保险的制度模式

典型的医疗保险模式主要包括以德国为代表的社会保险模式、以美国为代表的商业保险模式、以英国为代表的全民保险模式和以新加坡为代表的储蓄保险模式。

（一）社会保险模式

社会医疗保险是国家通过立法的方式强制实施的一种医疗保险形式,它是整个社会保险系统中的一个子系统。德国是世界上第一个建立医疗保险制度的国家,也是世界上第一个以社会立法形式实施社会保障制度的国家。它以健全的法律制度为基础,以宏观调控和监督检查为主要手段,采取一种统一制度、分散管理和鼓励竞争的管理体制。其特点是,国家通过立法强制公民参加社会医疗保险,医疗保险基金由社会统筹（主要由雇主和雇员缴纳,政府酌情补贴）,互助共济。目前,世界上已有不少国家采取这种模式,如:日本、法国、韩国等。

（二）全民医疗保险模式

全民医疗保险是指医疗保险基金由国家财政支出,纳入国家预算,通过中央或地方政府实行国民收入再分配,有计划地拨付给有关部门或直接拨付给医疗服务提供方,被保险对象就医时不需要支付费用或仅缴纳很少费用。实施此模式的典型代表国家是英国。英国医疗保险模式的特点如下:卫生服务系统基本上为国家所有,卫生资源的筹集与分配、卫生人力的管理、卫生服务的提供等均由国家统一管理;医疗保险基金绝大部分源于财政预算拨款,政府通过税收筹措卫生保健经费。全民保险模式必须以雄厚的国家财力作后盾;社区卫生服务是国家卫生服务体系的重要组成部分,社区卫生服务提供者扮演着"守门人"的角色,为居民提供费用较低且较方便的综合性卫生服务。

(三)商业保险模式

商业医疗保险也称为市场医疗保险,它把医疗保险当作一种特殊商品,主要通过市场机制来筹集费用和提供服务。在此模式下,医疗保险资金主要来自于参保者个人及其雇主所缴纳的保险费,医疗服务价格等主要是通过市场竞争和市场调节来决定的,政府干预很少。美国是实施商业医疗保险制度的典型代表。美国的医疗保险制度是一种多元化形式,由公共医疗保险和商业医疗保险组成,但以商业医疗保险形式为主。美国商业医疗保险模式的特点是参保自由,灵活多样;既有高档的保险,也有低档的保险,适合多层次需求。

(四)储蓄保险模式

储蓄保险是政府通过立法,强制企业和职工进行缴纳保险费,以职工的名义建立保健储蓄账户,用于支付个人及其家庭成员医疗费用的医疗保险制度。典型的代表国家为新加坡,属于公积金制度的一部分。新加坡法律规定,必须把个人消费基金的一部分以储蓄个人公积金的方式转化为医疗保险基金。这部分的缴纳率为职工工资总额的40%,雇主和雇员分别缴纳18.5%和21.5%。国家则设立中央公积金,分担部分费用。新加坡向所有国民执行统一的医疗保健制度,政府高级官员和一般雇员享受同样的医疗保健服务。

五、医疗保险的社会作用

(一)提高劳动生产率,促进生产的发展

医疗保险的建立与完善,与社会的进步和生产的发展能互相促进,共同发展。一方面医疗保险解除了劳动者的后顾之忧,使其安心工作,提高了劳动生产率,促进生产的发展。另一方面也保证了劳动者的身心健康,保证了劳动力的正常再生产。

(二)减少劳动者的收入差别,体现社会公平性

医疗保险通过征收医疗保险费和偿付医疗保险服务费用,实行收入再分配,是调节劳动者收入和生活差别,调节社会关系和社会矛盾的一种重要的社会机制。这种机制在一定程度上实行公平分配,以弥补按劳分配和市场机制造成的不平等,有利于社会经济的稳定发展。

(三)维护社会安定

医疗保险对患病的劳动者给予经济上的帮助,维持了他们的正常生活,有助于消除因疾病带来的社会不安定因素。这一功能曾在发达的资本主义国家(尤其是在经济危机时期)发挥过重要作用。在社会主义市场经济体制下,竞争激烈,不少企业不断发展扩大,但也有些企业经济效益变差,甚至因此而关、停、并、破或转产。实行社会医疗保险制度,使那些经济效益差的企业职工能得到基

本医疗保障,有利于社会安定。

（四）促进社会文明与进步

医疗保险是建立在互助合作的集体主义思想基础上的一种经济形式。它体现了"一方有难、八方支援"的新型人际关系,展示了一种社会互助、同舟共济的良好精神风貌。它所履行的经济保偿职能,以在参保人之间分摊损失为前提,集中体现了"千家万家帮一家"的社会互助性质,充分显示出以保险机构为纽带而连接起来的"人人互帮、人人受益"的集体主义精神,有利于促进社会文明与进步。

第二节　医疗保险需求

一、医疗保险需求的概念

医疗保险需求(medical insurance demand),是指消费者在一定的时期内,一定医疗保险价格(费率)水平上,愿意并且能够购买医疗保险商品的数量。

医疗保险具有有效转移疾病风险的作用,人们为了减轻疾病带来的经济损失而购买医疗保险商品,由此形成医疗保险需求。医疗保险需求的形成有两个条件:①消费者有购买医疗保险的意愿;②消费者有购买医疗保险的支付能力。这两个条件缺一不可,如果只有购买的意愿而没有支付能力,或者只有支付能力,而没有购买意愿,都不可能形成实际有效的医疗保险需求。

与一般需求的表现不同,医疗保险需求有两种表现形式,一种是体现在物质方面的需求,即有形的经济保障形式:人们在因病接受医疗服务时,对医疗费用的损失要求得到补偿;另一种是体现在精神方面的需求,即无形的心理保障形式:消费者购买医疗保险可以有效转移疾病风险,心理上感到安全,能够消除参保人因病致贫或患病给个人及家庭带来经济负担的心理压力。

二、医疗保险需求的影响因素

影响医疗保险需求的因素很多,归结起来,主要有以下几类:

（一）疾病风险

因为疾病风险是医疗保险产生、发展的前提,所以,疾病风险程度必然对人们的医疗保险需求产生影响。疾病风险程度对医疗保险需求的影响主要表现为两个方面:①疾病发生的概率。当疾病发生的概率接近于 0 或 1 时,消费者对医疗保险的需求越小;而当疾病发生的概率接近于 0.5 时,消费者对医疗保险的需求越大。这表明对于确定的事件,消费者往往更愿意选择疾病风险自担的方式,不愿参加医疗保险;而对于不确定性的事件,消费者的支付意愿更高。②疾病风险损失的幅度。疾病的预期损失幅度越大,消费者对医疗保险需求量也越大。

（二）医疗保险价格

医疗保险作为一种商品,符合需求的一般规律:在其他条件不变时,医疗保险需求会随着医疗保险费率的上升而减少,随着医疗保险费率的下降而增加,这就是医疗保险需求规律。

（三）消费者收入

从一般的需求规律看,因为收入水平会影响消费者的支付能力和支付意愿,因此,收入水平提高,会带来需求的增加;相反,收入水平降低,会导致需求的减少。但医疗保险需求不完全符合这一规律。对于医疗保险而言,往往收入很高或很低的消费者对医疗保险的需求相对不大。这是因为收入高的消费者,因疾病导致的财富损失和购买医疗保险所导致的财富损失对其财富总量的影响不大;而对于低收入的消费者来说,较高的医疗保险费超出了他们的经济承受能力,从而降低了他们对医疗保险的需求。

（四）医疗服务供给

医疗保险需求也受到医疗服务供给种类、质量、价格及医疗费用水平的影响。如果医疗机构所提供医疗服务的种类和质量不能满足消费者对医疗服务的需求,就会影响到他们对医疗保险的需求。随着医疗服务价格及医疗费用水平的提高,医疗支出在个人支出及家庭支出中所占的比重不断增加,消费者对医疗保险的需求就会变得更加迫切。

（五）医疗费用支付方式

不同的医疗费用负担方式会影响到消费者对医疗保险的需求。医疗费用自付比例越低,人们参保的积极性越高,反之亦然。实际上,即使医疗保险的费率不高,可以吸收较多人参保,但由于患病后需要自付的医疗费用比例较高,给患者及其家庭带来较大的经济负担,由此给参保人带来心理压力,认为医疗保险并不能解决疾病经济负担问题,结果必将抑制消费者对医疗保险的需求。

（六）其他因素

除上述因素外,消费者的年龄、性别、职业、受教育程度、保险意识及健康状况等都会对医疗保险的需求有一定影响。其中,年龄、性别、职业、文化程度等人口学因素,不仅是疾病风险和参保人收入的直接影响因素,而且在很大程度上决定着人们的保险意识。尽管疾病风险是人们购买医疗保险的前提条件,但它也仅仅是一种客观因素,人们购买医疗保险的可能性在多大程度上转变为现实则取决于人们的保险意识。

第三节　医疗保险供给

一、医疗保险供给的概念

医疗保险供给(medical insurance supply)是指医疗保险机构在一定的时期内、一定的医疗保险费率(价格)条件下,愿意并且能够提供的医疗保险量。

医疗保险供给可以用医疗保险机构的承保能力来表示,包括质和量两个方面的内容。医疗保险供给的质既包括医疗保险机构所提供的各种不同的医疗保险险种,也包括每个医疗保险具体险种质量的高低。医疗保险供给的量既包括医疗保险机构为某个医疗保险险种提供的经济保障额度,也包括医疗保险机构为全社会提供所有医疗保险商品的经济保障额度。

形成医疗保险供给也有两个基本条件:①医疗保险机构有提供医疗保险服务的愿望;②医疗保

险机构必须具备一定的医疗保险服务的提供能力。这两个条件缺一不可。

二、医疗保险供给者行为

在市场经济条件下,商业性医疗保险供给者的行为与其他产品供给者的行为是一致的,其目标都是追求利润最大化。就一般商品而言,供给者的利润是总收入与总成本之差,而总收入取决于产品的价格及其销售量,总成本取决于生产要素的价格及其投入量,因此,供给者的经济行为就是在各种限制条件下为追求利润最大化而采取的行动。

由于医疗保险产品的特殊性,保险供给者在追求利润最大化过程中表现出特有的经济行为:

保险产品的生产成本中,除投入要素的成本外,很大一部分是用于补偿给被保险人的医疗保险费用。保险供给者可以通过"风险选择"的方式,尽量吸收收入高、支付能力强,且身体健康的人群参保,扩大保费收入与医疗费用补偿之间的差额,从而获得更大利润。由于医疗保险市场信息的不对称,医疗保险机构为了追求更大的利润(或规避风险),在提供医疗保险待遇时,要对承保对象进行选择,把年轻、收入高、风险事故发生概率低的人吸纳投保,而把年龄偏大、疾病发生较为频繁、残疾人等排除在外,这就是保险机构的风险选择行为。保险机构风险选择的结果是将高风险、高成本的人群转嫁给社会,致使保险的公平性降低。

在医疗保健系统中,医疗保险市场与医疗服务市场是不可分割的整体。因为保险成本中最重要的一部分是补偿的医疗费用,而补偿医疗费用的多少又主要取决于医疗服务的运行情况和医患双方的费用意识。因此,医疗保险机构会采取多种方式,比如对需方的费用分担方式和对供方费用支付方式改革,来提高医疗服务供需双方的费用意识,达到控制医疗费用的目的。

由于人们对医疗服务的需求不断增长,医疗服务的手段和技术不断进步,现有的资源无法满足向人们提供所有的医疗服务,因此,医疗保险机构通常对承保的内容加以限制。

因为医疗保险机构还具有融资的功能,因此,医疗保险机构还表现出金融机构所特有的行为规范,即把积累的暂时不需要偿付的保险基金用于短期贷款以及流动性较强的投资和一部分中长期投资,以此来降低其积累的保险基金的机会成本,增加盈利;同时,也为降低保险费提供了物质条件。

三、医疗保险供给的影响因素

影响医疗保险供给的因素很多,这些因素相互联系、相互影响,综合作用于医疗保险供给。医疗保险供给影响因素归结起来,主要有以下几方面:

(一)医疗保险费率

从供给规律中可以得知,医疗保险的供给与保险价格呈正相关关系。保险价格上升,会刺激医疗保险供给增加,反之,医疗保险供给则会减少。

(二)医疗保险成本

医疗保险的成本是指承保过程中的一切货币支出,包括医疗保险的偿付费用、医疗保险管理费用,医疗保险其他运行费用等。一般情况下,医疗保险成本与供给之间呈反向变动的关系,即医疗保险成本越高,医疗保险的供给就越低,反之,医疗保险的供给就越大。

（三）承保能力

承保能力是指保险机构能够提供医疗保险这种商品的能力。承保能力也是决定医疗保险供给的重要因素。承保能力要素包括：①保险经营资本；②纯保险收入；③保险机构数量及分布；④保险从业人员的数量和素质；⑤保险业的工作效率。

（四）保险业的信誉程度

如果保险业通过其快速、合理的理赔，在社会上享有一定信誉，则会吸引更多的人来投保，进而，也促使医疗保险供给的增加。

（五）医疗保险供给的难易程度

医疗保险业专业性和技术性较高。有些险种很难设计，难以有较大的供给量；而有些保险产品的供给相对来说比较容易，供给量会随价格的上升而增加。

（六）医疗服务供给

医疗保险的运行需要医疗机构的参与和配合，医疗服务供给的数量和质量对医疗保险供给有着非常重要的影响。医疗机构对参保患者因病施治，合理检查，合理用药，就可以增强医疗保险基金的补偿能力，从而扩大医疗保险的供给。相反，参保患者对医疗服务的过度利用，不仅浪费卫生资源，也会削弱医疗保险基金的补偿能力，从而减少医疗保险的供给。

第四节 医疗保险市场

一、医疗保险系统

（一）医疗保险系统的构成

围绕着医疗保险的需求与供给及医疗费用的筹集、管理和支付的过程，并由此而产生的有关各方相互作用和相互依存而形成一个有机整体，维持医疗保险的运行。我们把这样一个有机整体称作医疗保险系统，有关的各方称作系统的要素。这些要素是多种多样和多层次的，但是最基本的要素就是构成医疗保险运行过程或医疗保险市场的几个主体或称几个方面，即医疗保险机构（医疗保险提供方）、被保险人、医疗服务提供方和有关政府部门（管理方）。我们这里所说的医疗保险系统，就是指医疗保险提供方、被保险人、医疗服务提供方和管理方所组成的医疗保险基本运行系统。医疗保险的各项功能都是通过这一系统的运行得以完成的。

（二）医疗保险系统中各方之间的利益关系

1. 保险方与被保险方　保险方向被保险方收取保险费、确定医疗服务范围、组织医疗服务、确定医疗费用的补偿形式和补偿水平。影响这种联系的主要因素是保险的模式、保障的范围、医疗费用补偿的方式等。在我国，保险方为各地的医疗保险机构，机关事业单位和企业参保职工是被保险方，其作为被保险方以单位形式统一向保险方交纳医疗保险费。在这一环节中，医疗保险机构通过确定医疗服务范围，即通过确定医疗保险的承保范围为职工提供基本的医疗服务，满足其健康需求。

2. 被保险方和医疗服务提供方　被保险方向医疗服务提供方选择自己所需的医疗服务，并支付一定的费用(医疗费用中要求被保险人个人支付的部分),医疗服务提供方为其提供服务。影响这一联系的主要因素是被保险方选择服务的自由程度,以及医疗费用个人自付的比例。在这一环节中,医疗保险方案一般采取费用分担方法,使消费者(被保险方)进行自我约束,审慎选择所需的医疗服务的种类和服务量,以达到控制医疗费用的目的。

3. 保险方与医疗服务提供方　保险方通过一定的支付形式向医疗服务提供方支付医疗费用,同时对医疗服务提供方所提供的医疗服务的质量进行监督。影响这一联系的主要因素是承保的范围和费用的支付方式。这个环节是控制医疗费用的关键环节,医疗保险机构通过改变支付方式约束医疗服务提供方的行为,同时采取一些外部监督措施,以达到既保证医疗服务的质量又能有效地控制医疗费用的目的。

4. 政府与各方　政府与各方的关系主要体现在政府作为管理方对医疗保险系统的其他三方(保险方、被保险方和医疗服务提供方)的行为进行监督和管理。政府一般通过政策、法律、行政和经济手段等来协调和保障三方的利益,如对医疗保险机构和医疗服务提供者进行外部监督,尽可能使各方的利益损害达到最小。影响这一关系的主要因素是政府管理和监督的干预程度。

二、医疗保险供求关系

在医疗保险市场中,医疗保险需求与供给的关系主要有以下三种状态:

(一)医疗保险供给大于需求

医疗保险供给大于需求是指在一定时期内医疗保险的需求量保持不变或变小,而供给量相对增大,使原有的均衡被打破的状态。此时,医疗保险供给与需求要达到新的均衡就必然要降低原有的医疗保险价格,刺激需求的增加。

(二)医疗保险供给小于需求

医疗保险供给小于需求是指在一定时期内医疗保险的供给量保持不变或变小,而需求量相对增大,使原有的均衡被打破的状态。如果医疗保险的价格水平过低,医疗保险的需求量就大,医疗保险的供给量就会不足。此时,医疗保险的供给方可以相应提高医疗保险的价格。但提价幅度应有一个尺度,因为当保险提价超过人们经济承受能力时,则会对人们医疗保险需求产生抑制作用。

(三)医疗保险供给与需求的均衡

医疗保险供给与需求的均衡是指在一定的价格水平上,医疗保险的供给量与医疗保险的需求量相等。这里所说的相等并非数量上的绝对相等,而是说在量上比较接近,医疗保险的供给量基本能够满足参保人的医疗保险需求。在均衡状态下,消费者通过购买一定数量的保险产品可以实现效用的最大化;保险方通过提供相应数量的保险供给能够获得利润最大化。

医疗保险市场的供求平衡包括总量平衡和结构平衡两个方面。医疗保险供求总量平衡是指医疗保险供给规模与医疗保险需求规模基本平衡;医疗保险供求的结构平衡是指医疗保险供给的结构与医疗保险需求的结构相匹配,包括医疗保险供给的具体险种与医疗保险需求险种的适应性、医疗保险费率与医疗保险参保者缴费能力的适应性等。

上述三种情形并不是一成不变的,如果影响医疗保险需求与供给的因素发生变化,则会在不同程度上影响医疗保险的供需关系。

三、医疗保险市场面临的挑战

(一)风险选择

1. 风险选择的概念 私立保险公司是追求利润最大化的,从而产生风险选择的问题。医疗保险风险选择(risk selection)也称为"撇脂"或"摘樱桃",即吸纳健康状况良好的人群,拒绝健康状况很差或具有较高风险的人群。如果保险人能够有效阻止"逆向选择",并能够从那些低风险、相对健康的消费者那里"撇脂"的话,他们就能获得经济效益。

2. 风险选择的后果 风险选择的后果:医疗保险中的风险选择属于事前选择,即保险人对投保人的疾病风险进行判断和评估,决定是否接受承保。高风险人群的医疗成本高,出于利润最大化的考虑,商业保险公司会积极采取各种措施,鼓励低风险人群参保,限制高风险人群参保。在一个自由市场上,健康计划能够在许多不同的方面进行风险选择:他们可以排除为被认为是高风险消费者的服务;提供服务吸引低风险消费者(例如健康俱乐部会员);为相对健康的小区提供便利设施;对相对健康的街区进行针对性的广告;为吸引低成本的消费者设计附加保险利益等。对高风险人群,保险公司往往要收取极高的价格,或者拒绝为他们提供保险服务,而高风险人群恰恰是最需要保险的。

3. 风险选择的应对策略 控制风险选择的策略:选择问题的存在决定了保险市场是一个不完全的市场,通过市场机制,商业医疗保险是无法做到广覆盖的。许多消费者(尤其是那些最需要保险的人群)可能无法获得保险,一种是因为价格极其昂贵,另一种是因为市场上根本就没有满足他们的保险商品,如患有癌症、艾滋病等病人,出任何价钱都不可能买到保险。因此,政府必须通过某种干预,或者是提供部分或全部的强制性保险,或者是强制投保与续保,或者是直接为居民提供医疗服务的方式来保证所有人对医疗服务的需求的实现。

(二)道德风险

1. 道德风险的概念 医疗保险道德风险(moral hazard)是指由于医疗保险的第三方付费而引起的参保者或医疗机构态度和行为上的变化。比如,参保者由于医疗费用可以报销,因此不太注意自己的健康行为,或者对医疗服务过度需求或不合理消费。再比如,在医疗保险第三方付费的情况下,医疗机构出于自身经济利益的考虑,过度提供服务或诱导需求。

2. 道德风险的后果 道德风险的后果:一方面是造成了医疗资源的浪费,降低了医疗资源使用的经济效率;另一方面,会导致医疗保险费提高,抑制医疗保险需求和供给。

3. 道德风险的应对策略 道德风险的控制措施:①采取相应的费用支付机制,限制医疗服务提供量;②强化个人医疗费用分担机制,增强参保者费用意识;③及时掌握被保险人的动态、加强保险机构的经济化、法制化管理等。

(三)逆向选择

1. 逆向选择的概念 医疗保险逆向选择(adverse selection)是指由于消费者个人比保险机构更了解自己的疾病风险情况,他们在健康时,往往参加医疗保险的意愿不强;而有病时,则更愿意参加保险。

由于个人疾病风险、医疗卫生习惯和风险态度不同,对医疗服务的需求也有所不同,健康状况不佳的人显然需要更多的照顾、更多的医疗服务和更多的药物,未来需要更多的医疗费用。潜在的被保险人掌握着自己健康信息,尽管保险机构也知道不同消费者的疾病风险是不相同的,但实践中很难将高风险和低风险的人群严格区分开来的。因此只能根据平均预期损失和平均风险来计算保险费率。但不同消费者所面临的疾病风险和预期损失是不同的,这样,高风险的人就会积极投保,而低风险的人群则会退出保险市场,从而出现"逆向选择"问题。

2. 逆向选择的后果 逆向选择的后果:逆向选择将导致购买保险的人群出现风险偏性,高风险人群的比例较高,导致医疗保险失去了风险共担的作用,保险公司集合并经营较差风险的结果是费率的提高,费率提高的结果是更多的低风险人群将退出保险,风险池具有更大的风险偏向,费率提得更高,导致了恶性循环。

3. 逆向选择的应对策略 控制逆向选择的策略:强制参加保险;团体保险;按人群的年龄、性别、职业和健康水平精确计算不同价格水平下的保险费等。

四、政府在医疗保险市场中的作用

无论是经济发达国家还是发展中国家,也无论是崇尚经济自由的国家还是推行政府干预经济的国家,政府都会介入医疗保险市场,对其实施监督管理。

(一)医疗保险市场失灵

1. 疾病风险和医疗消费的不确定性 疾病风险是普遍存在的,由于种种原因,人们很难对疾病发生的时间、严重程度进行准确判断,加大了疾病风险的危害。参保人员患病后的医疗消费由于医疗服务提供者的垄断地位而具有极强的被动性,患者难以完全通过市场手段选择医疗服务的内容和数量,来控制医疗费用的支出。因此,在医疗保险支出管理中,需要对医疗服务提供者以及医药卫生服务的项目和内容进行监管。

2. 医疗保险的准公共产品性质 医疗保险对于参保人群而言,是一种准公共产品。参保人购买医疗保险后,任何一个人的使用不会直接影响其他人的使用。医疗保险的这个特点决定了它有被过度使用的可能。医疗保险的准公共物品属性决定了营利性组织不能充分、有效率地提供医疗保险,而必须由非市场机制的介入。政府组织通过取代私人之间的市场交易来解决准公共物品消费中无人付费的问题,同时也解决了该物品由市场提供而带来的社会公平问题。

3. 医疗保险的外部性 外部性是指产品的私人消费或生产产生的社会溢出收益或成本。医疗保险对社会而言存在正外部性,这是与疾病的负外部性紧密联系在一起的。疾病的负外部性在于它不仅给患者本人带来身体上的痛苦,更重要的是患者及其家属将要承受沉重的经济负担,继而导致社会将会失去合格的劳动力。此外,有些疾病因其传染性会对社会其他成员带来更大危害,也意味着社会将要付出更大的经济代价。由于医疗保险具有正外部性,所以其私人收益小于社会收益。在单纯的市场机制下存在着医疗保险供给不足的情况,政府干预医疗保险市场就成为一种必然的选择。

4. 医疗保险市场中的信息不对称　在医疗保险市场中,参保人、医疗保险机构和医疗服务机构各自追求的目标不同,利益冲突是常有的事。信息不对称使得医疗保险制度的建立、运行和发展必然会面对道德风险和逆向选择的难题。因此,必须由政府强力介入,逐步推行并尝试建立有效的医疗保险筹资和运行机制来应对医疗保险市场的失灵。

（二）医疗保险市场的政府干预

政府介入医疗保险市场的作用,主要在于加强医疗保险的风险分担功能,降低参保人的疾病经济风险。

1. 政府对医疗保险供给的干预　市场机制下的商业医疗保险难以满足广大民众的医疗保险需求,政府通过建立社会医疗保险等方式参与医疗保险供给,可以弥补市场机制下的供给不足问题。

（1）政府干预可以缓解医疗保险市场信息不对称问题:政府通过立法,强制所有符合参保条件(无论疾病风险高低)的人都参加社会医疗保险,从而解决逆向选择的问题。政府通过规范医疗服务供需双方的行为、披露医疗信息等方式,也可以部分解决道德风险问题。

（2）政府干预可以规范医疗保险市场主体的行为:政府通过立法,明确规定参保人、医疗保险机构和医疗服务机构的地位、责任和权利义务关系,维护各方面的合法权益,确保医疗保险的有效供给。

（3）政府干预可以直接或间接完善医疗保险供给:一方面,政府可以直接参与医疗保险供给,建立社会医疗保险。另一方面,政府可以通过税收优惠等政策鼓励和支持商业医疗保险的发展。此外,政府还可以通过加强疾病预防控制工作,减少疾病风险损失概率和损失幅度,从而减少全社会的疾病支出成本。

2. 政府对医疗保险筹资的干预　医疗保险的筹资来源和筹资方式决定了医疗保险的性质。从公平和效率地角度出发,政府对医疗保险筹资的干预主要表现在:

（1）通过立法确定筹资目标:政府建立社会医疗保险制度的首要任务是确定应筹集多少资金,如何在社会成员之间合理分配,并通过立法来确定医疗保险的筹资目标和相关各方的责任。不同的制度环境和不同的经济发展阶段,会产生不同的目标选择。

（2）承担主要的筹资责任:由于医疗保险的准公共产品特性,依靠市场机制难以保证充足的供给,需要政府追加财政投入以满足公民的医疗保险需求。

（3）对弱势群体进行救助:对弱势群体提供医疗救助,是政府应尽的责任。政府通过直接补贴患者或补贴提供公益救助的医疗机构等方式,为弱势群体提供医疗保障。

3. 政府对医疗保险市场的监管　在医疗保险市场中,存在着严重的信息不对称。一方面,参保患者在接受医疗服务时缺乏足够的选择能力,无法摆脱对医生的依赖,医疗机构有诱导需求的动机和能力。另一方面,医疗保险机构对医疗机构的服务难以全面监督,只能根据实际发生的医疗服务实行医保支付。要想保证医疗服务提供的合理性,政府必须建立科学合理的医疗保险筹资和支付方式以及运行机制,引导医疗保险市场参与各方自觉遵守行为规范,并对医疗保险市场进行严格有效的监督管理。

第五节 社会医疗保险

一、社会医疗保险的特征

社会医疗保险具有其自身的一些特征：

（一）保障内容的特殊性

一般的社会保险项目提供对社会成员的收入或生活方面的保障，而医疗保险却以劳动者的身体健康和疾病医疗作为特定的保险内容。

（二）保障过程的特殊性

医疗保险的主要手段是提供专门且复杂的医疗技术服务，实施过程需要医疗方及医药方的直接介入。国家和社会必须设立医疗机构和医药机构，对需要医疗帮助的社会成员实行免费、低费或购买服务；而且，医疗方或医药方的诊治还直接决定着医疗保险费用或成本的高低。

（三）与其他社会保险的关联性

医疗保险既是社会保险的一个独立项目，同时也构成养老、失业、工伤、生育保险及其他社会保险的一个重要成分。在各项社会保险中，除了现金补助外，被保险人也都有医疗服务的需求。例如，失业者在失业期间除需要获得收入损失补偿外，还需要得到医疗卫生服务。也就是说，医疗保险制度与社会保险体系中其他一切险种都交积在一起，这是其他险种所不具有的特点。

（四）服务频度高

从服务对象和次数看，保险对象，不分性别，也不分年龄，一生中都需要经常与医疗保险"打交道"。一个人在一生中，可能不发生失业、残疾等其他风险，但不可能避开疾病这种风险。由于疾病风险发生率高，因而医疗保险的服务频度高。

（五）待遇的均等性

其他险种的待遇享受一般与工资有关，如退休金高低与退休者在业时的工资有关，失业保险待遇也与失业者在业时的工资有关。然而，在医疗保险中，劳动者只要取得享受医疗保险的资格条件，则享受规定的医疗服务待遇，这一般与劳动者的工资水平无关，而与实际需要即病情相关。

二、社会医疗保险筹资

（一）社会医疗保险筹资的含义

社会医疗保险筹资，即社会医疗保险基金的筹集，是社会医疗保险机构向筹资对象按照规定的标准和方式筹集医疗保险基金的过程。社会医疗保险筹资，是社会医疗保险制度稳定运行的前提条件和首要环节。

（二）社会医疗保险筹资原则

1. 三方负担 从世界范围看，社会医疗保险基金主要来自雇员（个人）和雇主（用人单位）缴纳的保险费。比如在德、日、韩等国，医疗保险费的缴纳是雇员和雇主各占一半；在我国，医疗保险基金由国家、参保单位和个人合理负担。单位缴费率一般为职工工资的6%左右,职工个人的缴费率为工资的2%。另外,政府也以一定方式对社会医疗保险筹资作出一定的贡献,从而体现社会三方共同负担社会医疗保险基金的原则以及所承担的法定责任。

三方负担原则是世界各国建立社会医疗保险制度所遵循的公认原则。因为三方负担原则有利于扩大医疗保险基金筹资渠道,有利于减轻国家、用人单位的经济负担,有利于增强职工个人对医疗保险的责任感和自我保障意识,保障参保人的基本医疗需求,避免医疗资源的浪费,控制医疗费用的不合理增长。

2. 以支定收、收支平衡、略有结余   这里的"支"是指为维持保险系统正常运转的所有支出,主要包括:医药补偿费、管理费用、风险储备金;这里的"收"是指医疗保险机构依据一定原则和方法确定的每个参保人应该缴纳的保险费,它是构成社会医疗保险筹资的主要来源。

所谓"以支定收",就是要求根据人们对医疗服务的实际利用和需求以及保险管理的需要,在风险评估的基础上,确定医疗保险需要筹集的基金以及每个参保人应缴纳的医疗保险费标准。只有在"以支定收"原则下,才能实现医疗保险制度对参保人承诺的保障水平,实现制度的可持续发展。

所谓"收支平衡",是要求在医疗保险运营过程中,实现医疗保险基金"收支平衡"。医疗保险基金的"收支平衡",是社会医疗保险运营的基本要求或理想要求。如果医疗保险基金支大于收,就没有能力支付或补偿合理的医疗费用,医疗保险将难以为继。

所谓"略有结余",就是要考虑到医疗保险所承担的疾病风险具有很大的不确定性,因此筹集到的医疗保险基金应该略有结余,如此才能应付一些突发疾病风险。

3. 适当可行和合理增长   所谓"适当可行",是指社会医疗保险基金筹集方式、筹集费率等项规定必须适当可行。这包括两个方面的要求:一是社会医疗保险各方负担的医疗保险费用水平必须与社会经济发展水平和筹资各方的经济承受能力相适应,既不过分加重政府财政压力,又不影响企业的市场竞争力和个人的基本生活;二是社会医疗保险基金费率的规定,筹资各方不仅能够承受,也能接受。

所谓"合理增长",是指应根据社会经济的发展、个人收入的增加、物价水平的提高以及医疗保险支出的实际增长情况对医疗保险筹资水平进行适当调整,以保证医疗保险筹资水平与社会经济发展水平、医药科技的发展水平以及人们的医疗服务需求水平相协调,实现医疗保险的可持续发展。

4. 保障基本需求   社会医疗保险筹资水平必须适合国家、参保单位、个人的经济承受能力,因此,社会医疗保险筹资水平既不能太低,也不能太高,一般应能满足基本医疗服务的需求。至于基本医疗以外的保障需求,可通过商业医疗保险和其他社会互助医疗等方式加以补充。

需要说明的是,基本医疗服务需求是一个社会的、历史的范畴,在不同时期,不同国家或地区,基本医疗服务需求的内涵可能不同,如此,社会医疗保险的保障范围、保障内容以及筹资水平也会不同。即使在同一个国家或地区,随着社会经济的发展,基本医疗服务需求的内涵也会随之提升,因此,社会医疗保险的保障范围、保障内容以及筹资水平也将随之扩大。

5. 注重公平性和效率性   在筹资公平性方面,主要考虑筹资的水平公平和垂直公平。社会医疗保险筹资的水平公平,要求收入水平相同的人,缴纳的医疗保险费水平应该相同;社会医疗保险筹资的垂直公平,要求收入水平不同的人,缴纳的保险费应该不同,收入高的人多缴纳,收入少的人少缴纳。

在筹资效率性方面,首先,应以有限的经济资源获得最大效用,特别是在筹资水平的设定上,必须考虑是否阻碍了社会经济活力和各方面参与的意愿;其次,通过筹资要达到,既能增强人们的费用意识,又要降低成本,达到有利于筹集到更多保险基金和最少筹资成本的目的。

(三)社会医疗保险基金筹资渠道

从世界范围看,大部分国家社会医疗保险筹资渠道都是多元化的,主要包括政府财政资助、用人单位(雇主)资助和个人缴费三个渠道。此外,医疗保险基金利息及投资收益,是社会医疗保险基金的补充来源。

1. 政府财政资助　政府是社会医疗保险制度中最主要的责任主体,因此必然要对社会医疗保险筹资承担重要的筹资职责。政府的财政资助,一般可分为直接资助和间接资助两大类:直接资助是指国家公共财政通过预算形式直接拨款,或对社会医疗保险基金的收支平衡承担直接的最终托底责任,弥补赤字所引起的资金缺口,这在发达国家比较普遍;间接资助主要通过政策实行税收优惠,比如对企业和个人缴费的税收减免等,发展中国家采取这种资助方式较多。

2. 用人单位缴费　用人单位缴费是指用人单位或雇主按照职工工资的一定比例为职工缴纳一定数额的医疗保险费。大部分实行社会医疗保险的国家,医疗保险基金的缴纳是用人单位或雇主与雇员各占一半。

3. 个人缴费　个人缴费是医疗保险基金的重要来源。通常按照工资总额的一定比例提取,或采取自愿缴纳保险费的方式,也可采取强制在收入中进行扣除或纳税的形式。从经济学的角度看,个人缴纳保险费的实质,是个人或家庭的健康投资。个人缴费的比例在不同国家各不相同。比如,法国占工资总额的5.5%,日本占工资总额的4%~5%,新加坡占工资总额的3%,我国城镇职工基本医疗保险个人缴费占职工工资总额的2%。另外,一些国家还设有最低缴费线和最高缴费线,个人年平均收入低于最低缴费线时可少缴或免缴医疗保险费,超过上线的部分则不需要缴纳医疗保险费。

4. 其他渠道　社会医疗保险除了上述主要筹资渠道外,医疗保险基金利息收入及投资收益、医疗保险机构收取的滞纳金以及社会无偿捐款等等,成为社会医疗保险筹资的其他渠道。

(四)社会医疗保险筹资方式

从世界各国实施社会医疗保险制度的情况看,筹资方式主要有收税方式、强制缴费投保方式、强制储蓄方式。

1. 收税制方式　这种方式主要采用于实施国家卫生服务制度的国家,如英国、澳大利亚、加拿大等。收税制方式主要是政府通过财政征税的方式筹集医疗保险基金,然后通过财政拨款的形式向医疗服务提供方提供资金,进而为本国居民免费或低费提供所需的医疗服务。

这种筹资方式的优点主要是:法律的强制力较强,资金来源稳定,筹资效果比较好;社会共济性强、具有较好的普遍性和公平性;有利于政府的宏观调控,费用增长也相对缓慢。

收税制方式主要存在三方面的问题:一是筹资范围相对有限,国家财政负担较重;二是个人费用意识差,不利于控制医疗费用;三是服务提供方服务效率较低。正因为存在这些问题,采取这种方式筹集医疗保险基金的国家往往国家财政不堪重负,又难以满足国民多层次的医疗需求,看病"排队等候"的现象严重,医疗服务供求矛盾较为突出。

2. 强制缴费方式　这种方式主要采用于实施社会医疗保险制度的国家,如德国、韩国等。其主要特点:由国家通过立法强制实施,所有按法律规定应参保的人都必须参加,因此保险基金来源稳定;保险费主要由用人单位和参保者个人承担,政府给予一定的补贴;劳动者享受医疗保险的权利与医疗保险缴费义务相联系;医疗保险基金实行社会统筹,互助共济;医疗保险筹资一般由中介机构组织实施,政府对其实施宏观监督和管理。

这种方式的主要优点是:强调权利和义务相对应,有利于强化自我保障意识,体现效率原则;社会共济性较强,在一定程度上实现个人收入的横向转移,体现社会公平原则。另外,因为政府只承担有限责任,直接的财政负担和影响较小。

这种方式存在的问题主要是:以现收现付方式筹集基金,基金没有积累,无法解决医疗费用负担的"代际转移"问题,特别是在人口年龄结构不平衡,老龄化程度较高的国家或地区,这个问题更为突出;另外,不同保险组织的对象之间存在一定的不公平性,参保对象和非参保对象之间也存在一定的不公平性。

3. 强制储蓄方式　即依据法律规定强制性地以个人为单位储蓄医疗基金,通过纵向积累以解决患病就医所需要的医疗保险基金。相对前两种方式而言,这一方式实施的国家较少,发展的历史也比较短,主要以新加坡为典型代表。

强制储蓄方式的优点主要是:个人对自己的疾病风险有了更大的责任感,并为着自己将来的医疗费用做好准备,筹资来源稳定,政府的负担较轻。其缺点主要是:缺乏风险共担机制,在积累基金和现实给付需要之间,往往出现较大差异额,影响到正常给付;公平性一般,因为医疗保险待遇与个人收入直接挂钩,低收入者的保障程度较低。

虽然医疗保险筹资可以划分为以上三种方式,但由于任何一种方式都有它的优点和不足之处,并且受社会经济条件的制约,因此世界上大多数国家都不是采取单一的筹资方式,而是以一种方式为主导,辅之以其他方式。

三、社会医疗保险支付

(一)社会医疗保险支付的含义

社会医疗保险支付,是指医疗保险机构在被保险人生病时,按照事先规定的条件和待遇标准,向被保险人提供医疗服务或为其报销医疗费用的行为或过程。由于医疗保险支付涉及保险人与被保险人之间的关系,影响筹集到的医疗保险基金能否合理有效的使用,反映医疗保险的保障程度和保障能力,因此成为医疗保险制度中一项重要的制度安排,在医疗保险制度中起着举足轻重的作用。

（二）社会医疗保险支付的特点

1. 复杂多样性　这里所说的复杂多样性主要是指社会医疗保险支付方式或手段的复杂多样性。在社会医疗保险支付方式上，既可以是医疗保险机构对被保险人的直接经济补偿，也可以在被保险人接受医疗服务之后，医疗保险机构对医疗服务提供机构进行费用偿付。也就是说，社会医疗保险的支付对象既可以是被保险人个人，也可以是医疗服务提供机构。在对不同支付对象的具体支付方式上，又存在多种不同的形式。

2. 有限性　社会医疗保险支付的有限性，是指参保人通过医疗保险支付获得的经济补偿或保障范围是有限的。这是因为人们的医疗服务需求是多方面的，而社会医疗保险筹资能力是有限的，不能充分满足人们日益增长的多方面的医疗服务需求。另外，从卫生经济学机会成本角度分析，在保险基金有限的情况下，与其将大量的保险基金用于少数费用高昂而治疗效果较差的被保险人身上，不如用于人数较多、费用相对较少且治疗效果较好的被保险人身上。因此，社会医疗保险在对医疗费用的支付上，往往确定一个最高限额。在社会医疗保险支付中，还常常通过一定的限制支付手段，如个人自付一定比例、定额支付等方式，以增强被保险人的费用意识，控制不合理的医疗服务利用及费用。

3. 第三方付费　所谓第三方付费，即社会医疗保险机构是作为医疗服务供（医院和医生）需（病人或参保人）双方之外的第三方，在投保人发生疾病风险（即患病）并利用医疗服务后，对医疗服务供方和需方进行经济补偿。在医疗服务过程中，由于存在第三方付费，就形成了医（服务提供者）、患（病患者，被保险人）、保（保险机构）三方之间的三角经济关系。在这三角经济关系中，医疗保险机构和医疗服务提供者之间的经济关系处于主导地位，而医患之间的经济关系退居次要位置。

（三）社会医疗保险支付条件和标准

实施社会医疗保险的国家，对医疗保险支付条件和限制条件都有明确的规定。当被保险人属于支付条件范围内时，将获得相应的保险支付，反之，当被保险人属于限制条件范围外时，将不予支付。在我国，社会医疗保险的支付条件是：被保险人获得医疗保险支付资格，履行必要的手续和遵守相关规章制度，如定点就医、逐级转诊等。

社会医疗保险支付标准是指法律规定的被保险人能够享受的医疗保险支付水平。它有两层含义：一是在法律上，所有被保险人都能够享有同等待遇的权利；二是被保险人实际得到的支付水平是依据被保险人患病就医的需要，并非人人均等。医疗保险支付标准也不是一成不变的，随着医药科技进步、医疗服务需求的变化以及社会经济的发展，医疗保险的支付标准也会相应调整。

（四）社会医疗保险支付范围

总的来说，社会医疗保险基金支付范围，是被保险人接受医疗服务发生的基本医疗服务费用，具体包括：符合基本医疗保险药品目录、诊疗项目、医疗服务设施标准以及急诊、抢救的医疗费用。

基本医疗服务界定原则主要有如下几个方面：

1. 必需性原则　这不是从个人的角度而言，也不是从一生的角度来判断，而是从社会的角度来把握，即看其对整个人群的必需性或必要性。也就是说，基本医疗服务项目应该是大多数人在患病时应该得到的、必需的服务。

2. 有效性原则　是指临床上必需和有效的服务。临床上必需的服务区别于一些非疾病治疗服务，如音乐疗法、气功疗法等。临床上有效的服务区别于那些尚处于研究阶段、疗效不肯定或疗效不理想的服务，也就是说，有效服务应该是临床上被广泛公认的、成熟的项目。

3. 低成本原则　也可称为效率原则，是指取得同样疗效，成本较低的服务。特别是在医疗保险筹资能力有限的条件下，更应遵循这一原则。当然，追求低成本并不是简单的医疗服务或药品价格高低的比较，还应结合效果加以判断。比如，有时，低价药不见效，就应允许使用效果好、价格高一点的药物。

4. 可得性原则　即在目前的医疗经济资源和技术质量条件下可以提供的服务。

不符合上述原则的医疗服务项目，比如满足人们安逸、享受、虚荣的特殊服务项目（如美容服务、滋补药品等）、超出当前社会经济技术发展所能承受水平的服务项目等，则不在社会医疗保险支付范围之列。

（五）社会医疗保险支付方式

从不同的角度，可以对社会医疗保险支付方式进行不同的分类。最常见的分类，是从医疗服务市场角度出发，根据医疗保险支付主体划分，将医疗保险支付方式分为医疗保险需方支付方式和供方支付方式两大类。

1. 医疗保险需方支付方式　医疗保险需方支付方式，是指医疗保险机构作为付款人，在被保险人接受医疗服务后，对被保险人在接受医疗服务时所消耗的经济资源（医疗费用），针对患者所进行补偿和支付的行为。具体包括扣除保险方式、共付保险方式、限额保险方式。

所谓扣除保险（deductibles），是指被保险人在发生医疗费用后，先自付一定额度的医疗费用，其余费用全部或部分由医疗保险机构支付。由被保险人自付的医疗费用额度，也被称为起付线或起保线。

共付保险（co-insurance），又称按比例分担，是指保险机构和被保险人按一定比例共同支付医疗费用。个人支付比例又称共付率。共付率既可以是一个固定的比率，也可以是变动的比率，例如，参保人年医疗费用在 1000 元以下，个人自付 30%；1000 元以上 2000 元以下，个人自付 20%。

限额保险（maximums or ceiling），是与扣除保险相反的一种医疗保险费用支付方式，是指保险机构为被保险人医疗费用补偿设立一个最高限额（封顶线），保险机构只支付限额内的医疗费用，超出限额的医疗费用由被保险人自己负担。

2. 医疗保险供方支付方式　社会医疗保险供方支付方式是指医疗保险机构作为付款人，在被保险人获得医疗服务后对被保险人在接受医疗服务时所消耗的经济资源（医疗费用），直接对医疗服务提供方进行补偿和支付的行为。

迄今为止，世界各国医疗保险已经探索了多种对医疗服务供方的支付方式，主要包括：按服务项目付费制、总额预算制、按人头付费制、按病种付费制和按服务单元付费制等。

（胡正路）

本章小结

　　没有风险就没有保险，医疗保险是转移疾病风险、保障健康的有效方式。医疗保险是为公民提供因疾病所需医疗服务费用补偿的一种保险。社会医疗保险筹资是社会医疗保险机构向筹资对象按照规定的标准和方式筹集医疗保险基金的过程，是社会医疗保险制度稳定运行的前提条件和首要环节。社会医疗保险支付，是指医疗保险机构在被保险人生病时，按照事先规定的条件和待遇标准，向被保险人提供医疗服务或为其报销医疗费用的行为或过程，是医疗保险制度口一项重要的制度安排，在医疗保险制度中起着举足轻重的作用。

思考题

1. 医疗保险的制度模式有哪几种？含义分别是什么？
2. 什么是医疗保险需求？影响医疗保险需求的因素有哪些？
3. 什么是医疗保险供给？影响医疗保险供给的因素有哪些？
4. 如何防范医疗保险市场中的风险选择、道德风险和逆向选择？
5. 社会医疗保险的筹资方式有哪几种？含义分别是什么？

第十章

卫生服务购买与支付

【本章提要】 本章介绍了卫生服务购买的基本概念,阐述了卫生服务购买的形成背景、发展情况及其优缺点,重点介绍了卫生服务战略性购买的定义、基本理念和体系框架;同时对卫生服务购买决策与政策设计进行了论述;着重介绍了卫生服务购买中支付方式的激励机制及其影响,以及各种具体支付方式的优缺点,最后展望了支付方式发展趋势。

通过本章学习,学生应该掌握卫生服务购买的基本概念、卫生服务战略性购买理念和框架,掌握支付方式的激励机制及其影响,掌握各种支付方式的优缺点,熟悉卫生服务购买决策与政策设计的内容,了解卫生服务购买的形成和发展。

第一节 卫生服务购买概述

《2010 年世界卫生报告》指出:"要实现全民健康覆盖,首先要确保足够的资源投入。但是,仅仅筹集到足够的资源并不能实现全民覆盖,也不可能通过简单的风险共担消除经济负担,还需要确保有限资源的有效使用。"因此,如何提高卫生服务的效率和质量,是各国卫生服务领域改革和发展所追寻的目标。很多国家将服务购买,特别是战略性购买作为提升公共服务绩效的有效手段,目前这一政策工具也被成功引入各国卫生体系,成为将筹集到的资源转变为高效优质服务的重要环节。

一、卫生服务购买的概念

世界卫生组织(WHO)对"服务购买(purchasing of interventions)"给出的定义是:将筹集到的公共资金付给供方以获得一系列特定或非特定卫生服务或活动的过程。它与资金筹集(revenue collection)、风险共担(pooling)一起,成为卫生系统广义筹资职能中相互关联的组成部分。因此,这里所说的卫生服务购买(health care purchasing)是广义的,意指拥有财力资源的主体将之配置到卫生服务提供者并促使后者提供相应服务的一种机制。主要有两种模式:第一种是指政府利用一般性财政收入或者保费直接向自己下设的卫生服务提供者下拨预算(服务购买者和提供者合一模式);第二种是狭义的卫生服务购买,是指制度上独立的购买机构(如医疗保险基金或专设政府机构)代表全体或特定群体向(公立或私立)服务提供者购买卫生服务(服务购买者和提供者分离模式)。本章主要讨论第二种模式。无论人们是否意识到,卫生服务购买或多或少存在于各个卫生系统中。但是购买的具体目标、内容、形式、效果及其影响因素等却不尽相同。

二、卫生服务领域改革：服务购买者与提供者的分离

（一）服务购买者与提供者分离的缘由

众所周知，卫生领域普遍存在市场失灵，而且由个人直接向服务提供者购买服务会带来公平性问题，因此仅仅依靠私人部门和市场力量往往难以达到令人满意的结果。到20世纪，将用于卫生服务的各种资金筹集在一起，再分配到不同的部门或机构，成为很多国家的共识。不仅如此，政府在卫生服务的提供和保障中承担越来越重要的角色，大多数国家的政府成为卫生筹资和服务提供的中心，对卫生服务进行直接的干预。受西方福利国家如英国国家卫生服务体系（NHS）的影响，在过去一段时间里，许多中低收入国家也建立了国家筹资的卫生保健系统，卫生服务由垂直整合的公立机构生产提供，这一模式可以称为高度集成模式。

然而，完全依靠政府并没有取得预期的效果。与很多其他公共服务领域一样，由政府来组织生产供给常常由于行政管理体制僵化等原因遭遇低效率，所伴随的资金配置方式也往往简单地从一个政府部门到另一个政府部门。决策者面临两难境地：尽管卫生领域显然需要政府干预，但又被典型的政府失灵所困扰，导致产出低、质量低、稀缺资源利用不足、消费者反馈缺乏、创新不足等问题。

至20世纪80—90年代，"通过市场和竞争可以加强效率"这一观点及其他现代经济学理论对"新公共管理"运动产生了深刻影响。新公共管理（new public management，NPM）是当时兴盛于英、美等西方国家的一种新的公共行政理论和管理模式，也是近年来西方规模空前的行政改革的主体指导思想之一。它主张在政府等公共部门广泛引入市场或准市场机制，采用私立部门成功的管理方法和竞争机制，重视公共服务的产出，从层级管理向扁平组织及合约管理转变，将公共部门资助和独立部门供应相对分离。

自该运动以来，在国际卫生服务领域改革与发展过程中也出现了一个共同的趋势：卫生服务的提供、补偿和管理，由过去高度集成模式开始向委托管理模式转变。后者建立在服务购买者与服务提供者分离的基础上，两者之间建立买卖契约关系，并通过签订合约等方式加强对服务产出和绩效的关注和问责。即从前文中卫生服务购买的第一种模式向第二种模式转变。

（二）卫生服务购买的发展

很多原先以税收筹资为主的国家卫生服务体系，如英国、西班牙、挪威等，相继出现了服务购买与提供在功能和组织上的分离，其关键是通过引入市场和竞争元素以增强服务体系的反应性、问责和效率。在这些系统中，购买职能由政府委托给独立的购买机构或保险机构来履行。如英国在1991年后建立全科医生基金持有计划及初级卫生保健信托基金；或者交由地方政府部门担任，如西班牙、意大利和芬兰等。服务提供者可以是公立机构，即通过建立内部市场，人为划分购买者和提供者，购买者以产出或结果而非投入要素对提供者进行资源配置，注重对供方的激励，加强供方自治，促使内部组织之间进行竞争，达到提高服务绩效的目标；也可以是其他供方组织，即将公立机构以外的私立营利性或非营利性机构也纳入服务提供的行列。而在这一过程中，国家政府则专注于政策规章的制定和监管以及信息的提供和发布。

上述NHS体系下购买者与提供者分离而政府实施监管的模式与传统意义上的社会医疗保险体

系(如德国)运行模式相类似。在这些社保体系中,或公立或私立的社会医疗保险机构作为第三方购买者与服务供方完全分离,而无论服务购买者还是提供者都独立于制定规则和实施监管的政府层面。

自新中国建立以来,我国长期实行高度集成体制,即政府通过预算拨款经由其所举办的公立医疗卫生机构提供服务,然而政府预算不足和低效率一度严重阻碍了卫生事业发展,而后政府缺位下的过度市场化又因为市场失灵带来新的危机。自20世纪末社会基本医疗保险制度建立发展以来,随着参保人数的大幅增加,医保资金的不断扩容,医疗服务购买与提供职能分离的格局逐步形成。同时,近期所提出的公共卫生服务政府购买则是在公共卫生领域服务购买与服务提供分离的一种表现形式。

(三)服务购买者与提供者分离的优势与劣势

将服务购买与服务提供分离,其优势在于权力从服务提供者向服务购买者转移;服务购买者的关注点可以由具体的服务管理转向政策目标的达成;使运行成本和投资决策更加清晰明确;如果与购买者签订合约的服务提供者诸多,那么患者可以有更多的选择。劣势在于:对于医疗服务提供者的监管力度下降;规划和协调变得困难;交易成本上升;购买者需要学习协议定点、合约管理、质量监管等新技能;如果签约的服务提供者数量较少时,患者的选择受限。

三、卫生服务战略性购买

如何能够使公共资金的支出更加有效? 经验表明,将资金筹集起来本身并不能保障钱花在刀刃上,且最大限度满足患者需求。仅有服务购买与提供责任的分离也是不够的,如果缺乏战略性的政策和集中支付的机制,也仍然难以实现资源的有效配置和使用。

(一)卫生服务战略性购买的定义

卫生服务购买既可能是一个被动的过程,也可以是一个战略性的计划行动。通常将政府出于成本控制等目的,遵循预先设定的预算约束来补偿下属供方的投入,或者仅是简单地向供方支付已经产生的各种账单,即事后买单的做法,称为被动性购买(passive purchasing)。事实证明,被动性购买往往难以对供方产生正向激励,容易造成费用的上涨或质量的下降,影响卫生系统的绩效。此外,这种被动性购买还会产生公平性问题。因为高收入人群由于难以忍受公立系统的低效率通常会转向私立系统,而低收入人群往往难以承受私立系统的高费用,从而造成双方接受服务的质量的不公平。有鉴于此,WHO在2000年的世界卫生报告《改进卫生系统绩效》中提出,如果卫生系统中存在购买服务的形式,则应当从被动消极性的补助或报销转变为主动的战略性购买模式。所谓战略性购买(strategic purchasing)是指卫生服务购买者以主动、循证、前瞻的方式事先作出一系列"购买什么,向谁购买,如何购买"的决定,以寻求提升卫生体系绩效最佳方式。即以人群健康结果最大化和系统绩效提高为目标,根据预先设定的与公众健康需要密切相关的卫生服务的产出或结果,而非投入的要素,来对供方进行有效率的经济资源配置。

(二)卫生服务战略性购买的基本理念

在日常的购买实践中,在购买之前,购买者通常会关注购买需要,关注成本,关注服务结果和产品效果,评判花费是否值得,考虑如何获取更具性价比的服务。同样的,在进行卫生服务购买时,也应当融入战略思想。相比于传统的被动性购买者式,战略性购买被赋予更多内涵,旨在应对卫生服务系统出现的各种战略性挑战,担负起改善卫生系统绩效的重要职能。首先,战略性购买强调关注公众的健康需要,即购买的目的是为了满足需要,而不仅仅是需求,因此不单涵盖治疗性服务,也包括预防性服务。当把人群卫生需要和消费者的期望纳入影响购买决定的因素时,可以更好地实现和满足它们。

其次,就是购买的决定要符合购买的目的从而体现战略性,即将经济资源的实际配置与公众健康的优先需要以及卫生系统的发展计划相结合,以现有资源达到健康收益最大化为目标,提高资源的配置效率,从而增进社会福利。以公众的健康需要为购买目的,随之带来的就是对服务产出和结果的关注,追求服务的成本效果。因此,购买实现了传统由计划职能来完成的资源配置工作,解决了一直以来困扰卫生决策者的难题,即如何消除卫生计划与预算分配之间的差距。

第三,注重供方激励机制的重塑,战略性地运用支付方式、合约签订以及监督机制等促使供方行为模式的自主转变。比如改变传统单一的事后报销模式为预付制模式,通过经济激励与风险承担从正反两个方面影响供方的决策;再比如根据供方的绩效进行支付。这些经济杠杆的使用,一方面从外部角度促使供方主动深化其内部管理改变,进行合理的技术改造和流程再造,并改善服务质量,提高绩效和应对能力,从而提升服务的技术效率。同时也改变了以往政府(集权计划预算模式下)或支付方(被动付费情况下)的无限经济责任,实现在购买者和提供者等利益相关者之间风险的合理配置与共担。

第四,在原有高度集成的卫生系统中引入市场化改革,减少传统的等级结构所造成的行政管理体制僵化等缺陷。在这种制度安排下,政府部门只需通过筹资和购买(或委托其他机构购买)的方式保证卫生服务的提供,使得政府角色从过去的“命令与控制(command- and- control)”转变为战略性的“引导和协调(steer- and- negotiate)”,而提供者则被要求集中精力提供购买者所需要的有效率的卫生服务,从而实现了微观管理权的合理分散和决策权的移交。

最后,在公立和私立提供者之间引入竞争机制,从而实现利用市场机制来促进卫生服务效率提高的战略目标。

为了战略性地解决“如何将资金转化为有效服务”的问题,战略性购买的引入体现了从关注投入向关注结果的转变,是融入了公众需要、成本效果理念、竞争理念、契约理念、绩效评估的目标型管理。理论上来说,能够提高并改善卫生系统的整体绩效,包括效率、质量和公平性以及反应性。以上是卫生服务战略性购买的基本理念,也是其区别于传统被动性预算或事后报销的特点。

（三）卫生服务战略性购买体系框架

根据上述分析,在卫生服务战略性购买过程中,涉及购买者、需方、供方和政府各方。购买者有学者提出可以用经济学中的委托代理理论,来分析战略性购买过程中的不同角色职能及其组织背景。经济学中,委托代理关系泛指任何一种涉及非对称信息的交易,交易中有信息优势的一方称为代理人,另一方称为委托人。由于信息优势,代理人比委托人在从事某项工作时有更高的效率,因此委托人会将工作委托给代理人。但委托人和代理人的目标不总是一致的,在缺乏引导和控制的情况下,代理人常常做出委托人不希望的行为。而在非对称信息情况下,委托人不能观测到代理人的行为,因此委托人会通过一定的手段和机制(比如选择代理人、经济激励、规制等)使得代理人按照其需要和目标行动,即选择满足代理人参与约束和激励相容约束的激励机制来最大化自己的期望效用,而实际效果则取决于委托人相对于代理人力量的强弱以及机制的运用是否得当。

在战略性购买体系中,至少包括三种委托代理关系:①购买者和需方之间的关系;②购买者和供方之间的关系;③购买者和政府之间的关系。而在这些委托代理关系中必须建立一定的机制才能解决或改善由于信息不对称和目标不一致所带来的委托代理问题(图10-1)。

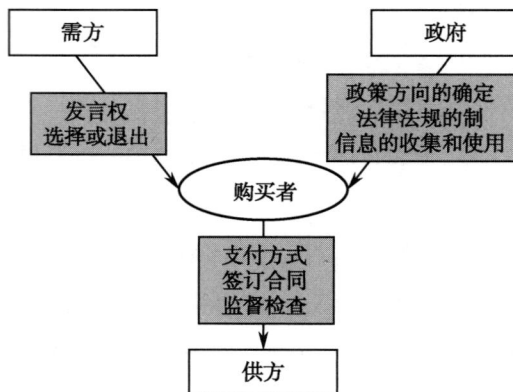

图 10-1

卫生服务战略性购买体系中的委托代理关系及其作用机制

箭头从委托方指向代理方

1. 购买者和需方之间的关系及其作用机制

第一种委托代理关系发生在需方和第三方购买者(比如卫生当局、地方政府、疾病基金等)之间,需方是委托人,购买者充当的角色是在卫生服务购买中需方的代理人,代替需方作出购买决定。这一关系中的关键问题是代理人的购买决定在多大程度上反映了消费者和公众的需要与选择。

消费者和公众对代理人的影响机制概括起来可以分为"发言权(voice)"和"选择或退出(choice or exit)"。

(1)所谓"发言权"是指公众或居民通过各种政治、管理或法律手段,比如居民委员会、患者团体、听证会等,参与购买决策,影响购买者行为。而购买者或其他公立机构可以通过公众健康调查、健康需要评估等方式"倾听"公众的健康呼声,以更好地实现提高健康水平、改善公平性和配置效率的目标。

(2)"选择或退出"则是指通过市场手段影响购买者的行为,即需方可以选择不同的购买者或选择不同的医生和医院。

2. 购买者和供方之间的关系及其作用机制 第二种委托代理关系发生在第三方购买者和服务提供者之间,购买者是委托人,供方是代理人。在这一关系中,我们所关心的是供方是否能提供购买者所需要的服务,购买者如何影响供方所提供的服务,即这些服务的组合、质量和成本。作为委托人可以使用一系列的补偿、支付、合约、监管及控制手段来要求和确保供方作为它的代理人来提供质量合格、价格议定的卫生保健服务,以及适当的卫生服务组合。

委托方与代理方之间的财务关系可以分为三类:一是集成模式,即将两者限定在同一制度体系下,也就是上述购买者与提供者未分离的情形;二是报销模式,即在无限制的按项目支付方式下,当服务发生后进行事后报销。这种情形下,通常由代理方决定服务的种类和质量,且这些结果与财务后果关系不大,也就是上述被动付费的情况;三是合约模式,即委托人和代理人就支付的条件和情况在服务发生前进行事先的协议,使得双方对服务的数量和质量有明确的约定。

通常认为第三种模式是战略性购买应采用的模式。在这一模式下,购买者通过与供方签订合约,改革供方支付方式以及对供方进行监督检查加强对供方的影响。

（1）签订合约（contracting）：这是明确买卖双方关系,将公众健康需要转化为合适服务供给的主要工具,是整个购买过程中最为清晰有形和可操作的部分。其过程包括主动的协商谈判和之后合约的签订,合约内容通常包含购买者的目标以及公众的健康需要,提供者提供的具体服务类型、数量、价格以及提供的方式,同时规定交易和支付的方式和双方的收益以及风险的分担机制。在供方之间存在竞争特别是供给过度的环境中,当购买者可以选择其签订合约的对象（即选择签约,selective contracting）时,合约对供方的激励和约束将更大。但一份有效的合约的订立应该允许合约各方的共同参与以使得合约的执行达到更好的问责效果,同时需要配合相应的激励与惩罚机制、法律法规以及监督与评价措施,以确保合约的有效执行。这一机制在世界范围内还比较新,在一些中央集权或宏观购买的国家往往用直线式管理替代合同关系,即使在一些分权的、地方购买的国家也多采用中央谈判和控制的手段,缺乏契约文化,但这种机制在逐步演变。

（2）改革支付方式（provider payment methods）：相对而言,服务的支付方式则是一种历史悠久的机制,它通过设立支付的对象、单位、时间、依据等形成对供方的激励、调控和制约作用,是购买者对供方行为的主要影响机制,对供方组织、市场结构也会产生影响（在第三节中重点论述）,通常包含于合同之中。支付方式及其激励机制运用得当与否直接关系到供方的绩效表现。此外,供方所处的不同的组织性质和环境（如预算制或公司制,营利性或非营利性,垄断或竞争）以及供方的内部管理机制（如员工收入分配是否与临床实践有效结合等）都会影响供方对购买者所运用的支付工具的反应,从而对这一委托代理关系产生影响。

（3）监督检查（monitoring）：合约的有效执行通常离不开对合同的监督和评价,这通常被理解为合约管理中十分重要的一环。此外,一些供方支付方式的实施为了实现控制成本、节约费用的目标,往往会对质量造成损害,为了保证购买目标的实现,此时服务购买者对质量的监控就成为必须环节。服务购买者对供方的监督检查,常用的手段包括病例审核（auditing）和结果报告（reporting）,常常事先经双方认可被写入合约中,同时将监督检查的结果与奖励和惩罚挂钩。购买者通常没有足够的人力完成监督检查的职能,需要大规模借助信息化手段加以实施。

3. 购买者和政府之间的关系及其作用机制　第三种委托代理关系发生在政府和第三方购买者之间,政府是委托人,购买者是代理人。2000 年世界卫生报告指出一个好的政府应当承担起"对公民健康实施细致负责的管理"职能,而购买者的购买决定常常在政府的指导和监督下进行。因此不同于一般购买,战略性购买还强调政府的监管角色。所以,政府参与成为战略性购买体系框架下一个十分重要的环节。政府执政有其政治目标,是否保证和维护其公民的健康权利通常是对其执政效果评价的最为重要的指标之一。因此政府将卫生服务的提供购买决定委托给第三方购买者,将筹集到的资金交由其用于购买支出,而由自己担任"监管（stewardship）"这一被认为卫生系统中最重要的角色,监管职能包括政策方向的确定,法律法规的制定以及信息的生产和使用,这些机制的应用是为指导和规范购买者的购买活动,确保其实现政府确立的改善人群健康,提高人群福利的社会目标。

第二节　卫生服务购买决策与政策设计

在筹集到充足的卫生资源,安排好风险共担机制后,为实现卫生服务战略性购买,卫生决策者和服务购买者通常需要进行一系列的决策和政策设计,主要的决策包括:生产还是购买? 购买哪些服务? 从谁那里购买? 以及如何购买这些服务?

一、生产还是购买的决策

在开始设计和实施具体的购买政策之前,决策者通常要率先回答这样一个问题:究竟是"生产还是购买"(make or buy)?

1985年,诺贝尔经济学奖获得者Williamson从企业角度提出了这个命题,并分析了企业的生产边界应该如何决定:对一个追求利润的生产企业来说,会选择交易成本最小,经济效率最高的组织形式,在机会主义和有限理性盛行以及资产专用性不允许达成经典的、完全契约的情况下,他们会选择"生产"。否则,企业则会"购买"。这一理论对公共服务领域同样具有适用性,卫生服务到底应由谁来生产提供,应采取怎样的提供模式,取决于哪种模式在提供产品时更具总体经济效率。

一般认为,并不是所有的卫生服务都应该由政府及其下设公立部门生产,有一些可以完全放开交给市场,还有一部分可以通过公共资金向公立或私立机构购买的方式来提供,这些取决于卫生服务的"可竞争性(contestability)"和"可测量性(measurability)"。如果服务的生产者可自由地进出市场且不承担成本,则具有高可竞争性;而沉没成本、市场垄断、地理优势、资产专属性则导致低竞争性。可测量性指卫生服务的投入、过程、产出、结局可被测量的精确性。按照定义,高度信息不对称的卫生服务的产出和结局是很难精确测量的。所有的卫生领域的活动和服务可以从高可竞争性、高可测量性到低可竞争性、低可测量性以及显著的信息不对称进行连续分类(表10-1)。

表10-1　卫生服务产品特征及其类型

	高竞争性	中竞争性	低竞争性
高可测量性	类型Ⅰ	类型Ⅱ	类型Ⅲ
中可测量性	类型Ⅳ 非临床活动 管理支持 洗衣和餐饮 常规诊断	类型Ⅴ 临床干预 高科技诊断	类型Ⅵ
低可测量性	类型Ⅶ 门诊服务 医疗 护理 牙科	类型Ⅷ 公共卫生干预 跨部门行动 住院服务	类型Ⅸ 政策制定 监控/评价

说明:本表仅列举本章关注的卫生服务的产品特征及其类型,而类型Ⅰ、Ⅱ、Ⅲ、Ⅵ多为投入要素(如药品、设备等)的特征,非本章节讨论的购买范畴,所以在此不做列举

　　基于上述分类,可以比较方便地找出哪些服务可以较好地在买卖双方之间协调,也就是适合购买,哪些最好由政府自己内部生产(通常为低竞争性、低可测量性服务)(图10-2)。政府内部生产三角的规模很大程度上取决于用于解决服务的可竞争性和可测量性问题的政策的有效性。

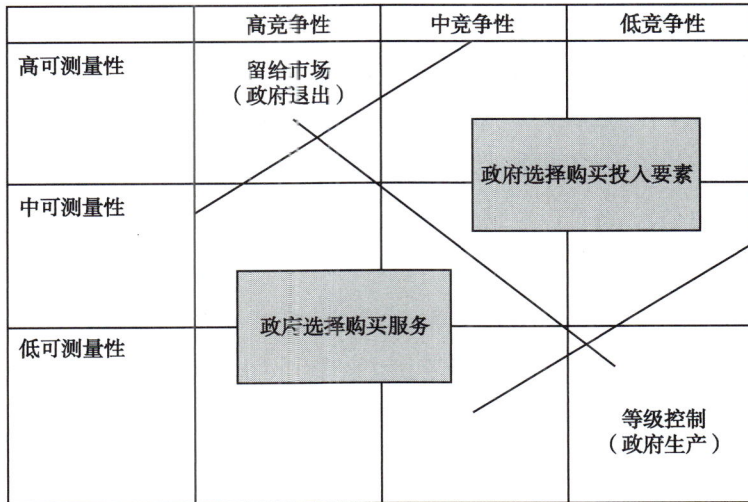

	高竞争性	中竞争性	低竞争性
高可测量性	留给市场 (政府退出)		政府选择购买投入要素
中可测量性			
低可测量性	政府选择购买服务		
			等级控制 (政府生产)

图 10-2
"生产还是购买"决定网格

　　一旦"生产还是购买"问题解决了,接下去就可以着手服务购买的政策设计,主要包括三方面的决策:为谁购买哪些服务(服务购买的目标人群与所购买的服务),以实现改善人群健康和满足人群需要的目标;从谁那里购买服务(服务购买的供方选择),因为不同机构在质量和效率方面有各自的相对优势;如何购买这些服务(服务购买的方式和机制),采用怎样的合约机制或者支付方式。

二、服务购买的目标人群与所购买的服务

　　最重要的原则是最大化对人们的潜在影响,尤其是对穷人的影响。资源是有限的,所以大部分国家不可能将所有的服务免费地覆盖所有人,因此在购买时首先需要进行优先排序,包括预先界定目标受益人群、服务类型和具体的干预措施。为了实现健康结果的最大化,购买者应当优先考虑那些给整个社会造成最大负担的疾病,并选择最具成本效果(经济性)且可负担的服务和干预,也就是说决策者经常需要在增加健康结果和增加经济负担中作出权衡。为了实现公平性的目标,购买者需要更多考虑如何将有限的资源准确定位于弱势人群,比如贫困人群、低收入家庭、老人、孩子等。由于受到经济等因素的影响,这些弱势人群往往在过去表现出非常低的卫生需求和利用,因此政策制定者应该采取主动且持续的评估,准确测量人群的健康需要、服务需求和利用以及它们之间的差距并据此进行人群、疾病和服务覆盖范围的设计。

三、服务购买的供方选择

　　选择的原则是判断从什么地方购买服务最为物有所值(good value for money)。考虑的范围应该包括公立的和私立的,政府的和非政府的,国内的和国外的各类机构,也就是所有可能提供服务的供

方都应该纳入备选范畴,抑或同时从这些部门购买。决策的依据包括:服务的成本、质量、对患者方便可及性产生影响的地理位置、对患者需求的响应程度和及时性等。

如果一个购买者实施的是战略性的购买决策,则可以根据上述因素在众多服务提供者中选择签约,当前的趋势是公立机构和私立机构在被选择时拥有同样的机会。若要进行选择签约,通常需要符合几个先决条件:①购买者在制度、法律、管理上被赋予选择的权利;②购买者具有显著的市场力量(也就是在供方的收入中占较大比例);③市场上有一定数量的供方,并提供可比较的服务,即可利用市场竞争机制来增进效率;④私立供方在参与竞争前通常需要经过准入和认证;⑤具有清晰的评价指标、信息系统和问责系统可以对服务的数量和质量可以进行有效测量和评估。

四、服务购买的方式和机制

一个有经验的购买者通常在事前就会决定在什么时间对供方支付多少,要得到的服务数量和质量是什么,并持续监测供方的服务过程和结果,评价是否达到他们的要求,并将这些内容和要求全部通过与提供者签订合约的方式加以明确。合约的设计,通常包含合约框架、结构、支付方式、细节规定、监督检测方法等内容(框 10-1)。其中一个非常重要的工具就是对供方的支付方式。每一种支付方式及支付水平都会对供方产生巨大的激励,从而对服务的数量和质量产生影响。对购买者来说,就是要找到一种最佳的支付方式,激励供方生产最物有所值的服务。国际经验显示越来越多的国家选用混合的支付方式,对一些"优先服务"比如预防类服务,采取按项目支付方式,而对其他服务特别是住院服务使用预付制方案。更加有经验的购买者会考虑对人群或整合的服务进行打包支付,以减少体系和服务的碎片化。近年来按绩效支付作为传统支付方式的补充出现,将对供方的支付与事先界定的证据显示会对患者健康产生重要影响的服务结果或事件挂钩,以改善服务的质量,成为战略性购买中一个非常重要的机制。为确保合约的履行,有效实施支付方式,购买者通过各种手段对供方进行监督检查必不可少,还有一些购买者会将供方的成本、质量等监测信息作为公共产品向公众发布。上述工具如果要发挥足够的作用,需要一个重要的前提:供方要有足够的自主权和管理能力来应对购买者发出的激励信号。

框 10-1　合约设计的主要内容

- **合约框架**
  - 目标、合约双方、各方关系、仲裁组织、委员会
- **合约结构**
  - 合约类型(比如市场准入型合约、过程型合约)
  - 产出定义及要求
  - 时间
  - 子合同(按科室、患者群等)
- **支付方式**
  - 激励措施、惩罚措施、风险分担
- **细节**(服务规范化程度、质量等)
- **监督、检验和确认的方法**

第三节　卫生服务支付方式

一、卫生服务支付方式概述

卫生服务支付方式是指资金从所有者或具有配置权力的主体(政府、第三方支付者或患者)转移到卫生服务提供者(医院、卫生服务机构或医疗卫生服务人员)的具体方式。

如前所述,卫生服务购买者与服务提供者之间,存在一种委托代理矛盾:首先目标不一致,购买者肩负着公众和政府的委托责任,购买公众优先需要的服务,同时控制费用,而服务提供者追求自身利益最大化;其次信息不对称,购买者无法掌握供方提供服务的所有信息,更重要的医疗卫生服务领域中的信息不对称不仅是一方比另一方掌握更多的信息,专业性造成许多医疗服务的价值很难评判,很难有一个客观的衡量标准,同一种疾病其不同的治疗方案在费用上相差可能几倍甚至几十倍,购买者无法知道提供者是否做出其希望的行为,即容易产生所谓道德风险的问题。

根据相关理论,在委托代理双方之间的目标不一致并且委托人无法判断代理人行为合理性的情况下,订立具有激励相容性的契约是可行的解决方案。购买者购买理论认为,签订合约与发展支付方式是购买核心策略中构建购买者与供方契约关系的两种重要工具,两者常常密不可分。一般认为合约是将购买内容、支付方式等以各种形式予以确认的操作环节,而支付方式才是真正对供方绩效产生深刻影响的机制,是合约机制的实现条件。所以支付方式是卫生服务购买体系中极为重要的组成部分,对供方的行为、购买的结果起到决定性的作用。

对卫生服务提供方来说,支付是补偿的一种方式,对其产生一种激励机制。对资金所有者或政策制定者来说,支付方式是一种有力的政策工具,通过经济激励发挥作用,调控医疗行为,影响到医疗服务的数量、费用、质量和效率,配置卫生资源,从而影响整个卫生服务体系的绩效(图10-3)。

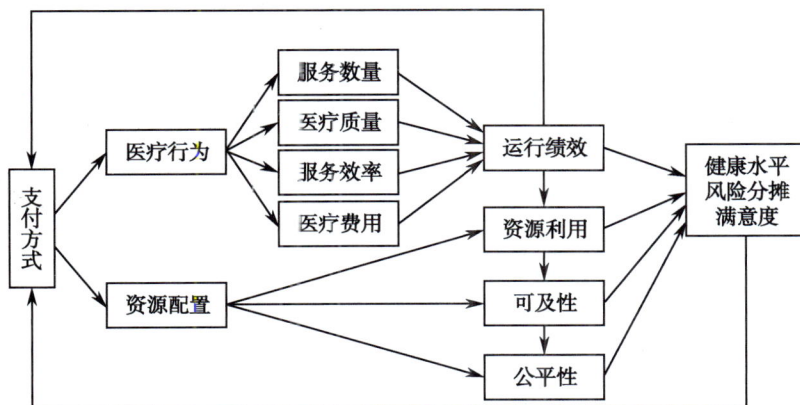

图 10-3
卫生服务支付方式对卫生体系的影响

从经济学的角度,激励机制的作用基于"经济人"的假设,即卫生服务机构和个人的行为总是以自身利益最大化为导向的。支付方式产生经济激励作用于供方行为,从而推动整个卫生服务体系绩效的改变。不同的支付方式会产生不同的经济激励和制约信号,通过对支付方式的设计,可以发送符合设计者意图的经济信号,促使服务供方追求自身利益的同时也符合服务购买者和患者的利益,并最终促进整个卫生体系的良性运行。

目前世界上常见的支付方式有按条目预算、工资制、按项目支付、按服务单元支付、按病例支付(包括按疾病诊断相关组支付,即 DRGs)、按人头支付、总额预算和按绩效支付。不同的支付方式的支付单位和内容不同,适用于不同的支付对象(包括人员和机构,人员指从事医疗服务和公共卫生服务的医疗卫生专业人员、机构指医疗机构或公共卫生机构),根据支付标准设定的时间、支付的时间以及支付依据可以分为不同类型(表10-2)。

表10-2　各种支付方式基本要素比较

支付方式	支付单位和内容	支付对象	支付方式特性		
			支付标准设定时间	实际支付时间	支付依据基于
按条目预算	每条预算线	机构	预设/后设	事先支付/事后支付	投入
工资制	每个医生一周或一个月所有的工作	人员	预设	事先支付/事后支付	投入
按项目支付	每个单项服务项目	人员/机构	后设	事后支付	投入/产出
按服务单元支付	每次门诊或每床日所有服务	(医疗)机构	预设	事后支付	产出
按病例收费	每个病例所有服务	机构	预设	事后支付	产出
按人头支付	每个登记居民一段时间内接受的所有服务	人员/机构	预设	事先支付	产出
总额预算	每个医疗机构一段时间内提供的所有服务	机构	预设	事先支付	产出
按绩效支付	质量达标情况	人员/机构	预设	事后支付	绩效

支付标准设定的时间可以分为预设和后设,指的是购买者对某项服务或服务包的支付水平(payment rate)是预先设定还是事后(服务提供后)设定的。支付水平可通过定额、费用上限控制或购买者和提供者双方谈判来设定。如果将各项服务捆绑成服务包,并预先设定支付额度,经济风险将从服务购买者转移到提供者,因此其有减少成本、增加收入的动力。相反,如果在提供者服务后才确定支付额度,购买者将承担风险,提供者有增加总收入和纯收入的动力。可见,一种支付方式中预设成分越多,供方承担的经济风险就越多,其节约资源、控制成本的意识就越强。不同的医疗费用支付方式中,由于所含预设成分的程度不同,其控制费用强度也不同。总额预算和按人头支付是预设的,不含后设成分,是硬约束手段;而按服务项目支付中,只有服务项目的价格是预设的,供方承担的经济风险几乎为零,在缺少医疗质量监督和管理的情况下,供方通过诱导服务数量增加赢利,此种支付方式对供方的制约很弱。根据服务范围和支付标准的预设与否,而不是是否先行支付,支付方式可以被划分为预付制(prospective payment system)和后付制(post payment system)。

支付的时间可以分为事先支付与事后支付,指的是购买者对服务提供者的实际支付是在服务提供之前还是之后。预先设定支付额度之后,实际的支付可以是事先支付或者事后支付。例如,在按人头支付方式下,对每个人头提供的服务包的价格预先设定,并且根据服务的人头数预先支付费用。而在按病例支付体系下,对病种费用的支付额度预先设定,但对服务提供者的支付时在服务发生后按实际服务数量支付。

支付依据可以分为基于投入、基于产出还是基于绩效(结果),指的是购买者对服务提供者的投入(工资、设备费用等)、产出(供方提供的服务数量和费用)抑或绩效(服务效率、质量、对健康结果的影响等)进行支付。

不同的支付方式,由于其上述特性的不同,造成服务购买者和提供者不同的经济风险,从而对服务提供者产生不同的激励作用,其行为随之发生改变,进而影响医疗服务的数量、质量及效率、费用等,以致整个系统的绩效(表10-3)。

表10-3　各种支付方式对供方行为及系统绩效的影响

支付方式	谁主要承担经济风险		对供方的激励				对系统绩效的影响				
	购买者	提供者	增加病人数量	每例服务投入	增加报告疾病严重程度	选择健康病人	可及性	质量	费用控制	效率	管理简便性
按条目预算*		√	–	+/–	+/–	+	+	+	+++	–	+++
工资制	√		–	+/–	+/–	+	+	++	+++	+	+++
按项目支付	√		+++	+++	+		++	++			
按服务单元支付	√		+	–	+	–	++				+
按病例支付(DRGs)		√	+	–	++	+	+	++	+	+++	–
按人头支付		√	+	–		++	+		+++	+++	
总额预算		√	–		+/–	+	–	++	++	+	+
按绩效支付		√	+/–	+/–	+/–	+	+	++	+	+	+

* 取决于硬预算还是软预算。　+代表强，++代表很强，+-+代表非常强，–代表弱，+/–代表不定

二、不同支付方式分析

(一)按条目预算

按条目预算(line-item budget)是指购买者根据卫生服务提供者在一段特定时间内的投入资源项目(比如人力、设备、药品等)的种类或功能分配预算,支付固定的金额,通常以年为基础。资金总量分成具体项目,各项目预算之间通常设有边界,每项资金专用,服务提供者往往不能在不同项目预算之间灵活支配使用。预算的金额通常基于机构工作量以及往年的预算等综合因素。按条目支付一般是政府对其下属的公共卫生或基本医疗服务机构投入的基本方式,服务提供者和购买者承担的财务风险都比较低。

优点:按条目预算容易操作和监督,服务提供者易于执行;专项经费预先确定了工作内容和每项工作支付的金额,能够引导服务提供者完成具体规范的工作。

缺点:此方式不利于灵活运用资金,限制了服务提供者选择成本最低的投入组合,如果条目预算资金分配不合理还会造成资源浪费的现象。

（二）工资制

工资制(salary)的支付单位所聘用的卫生服务人员工作的一个时间段,无论其服务的患者数量、服务数量,或者提供的服务成本多少,支付的金额固定不变。按工资支付的医生承担微乎其微的经济风险,但是他们可以决定以最大程度地节省其工作时间和精力。工资制是计划卫生保健体制下应用比较普遍的支付方式。

优点:管理简单,利于控制管理成本和人员支出,不会激励服务提供者过度提供服务,同按项目支付相比,所提供的预防保健服务会增多。

缺点:在工资制的支付方式下,卫生服务人员缺乏提高生产率的动力,其满足患者的反应性和积极性不足,影响服务效率,患者满意度差。有研究显示,与按项目支付和按人头支付相比,工资制使得平均每个病人获得的服务数量减少,平均每个医生服务的病人数量减少,病人就诊时间延长。

在发展中国家,卫生服务人员的雇主通常是政府,政府为了最大限度地提高效率,可能会要求每一个服务人员的最低工作量。由于单独的工资制度对于促进生产力的作用非常微弱,因此许多采用工资支付方式的购买者将工资辅助以各种各样的奖金。例如,在中国,在医院工作的医生通常可以得到一笔奖金,这个奖金基于所接诊的病人数量或者他们通过开药和检查为医院赚取的收入。在美国,聘用医生的健康计划有各种各样的奖金计划,这些奖金计划根据诸如个人的生产力、病人满意度或者经济结果等因素决定的。

（三）按项目支付

按服务项目支付(fee for service,FFS)是指对卫生服务过程中供方所提供的每一个服务项目(检查、化验、诊断、药品、治疗、护理项目),按项目的价格和数量支付费用的形式。这是最传统、运用最广泛的一种支付方式。在按项目支付的方式下,服务提供者承担的财务风险非常低,购买者承担的财务风险很高。

优点:简单方便,容易操作,使用范围广,购买者、供方和患者关系简单;患者的选择余地比较大,容易得到满足;供方收入和提供的服务量有关,能比较完全地对供方予以补偿,有利于调动服务提供者的积极性。

缺点:服务提供者有通过增加医疗服务数量来提高服务收入的动力,难以约束服务行为,容易诱导需求,医疗费用难以控制,导致医疗费用不合理上涨;容易倾向于发展高、精、尖医学科学技术,忽视常见病多发病的防治工作;需要进行逐项审核,管理成本高。

（四）按服务单元支付

服务单元是指将卫生服务的过程按照一个特定的参数划分为相同的部分,每一个部分成为一个服务单元,例如一个门诊人次、一个住院床日(per diem)。按服务单元支付(service-unit-based payment),也称按定额支付,是指卫生服务购买者根据过去的历史资料以及其他因素制定出服务单元费用标准,然后根据医疗机构实际发生的服务单元总数进行偿付的方式。对于实行按服务单元支付的医院,同一医院所有病人的每日住院或每次门诊费用支付都是相同的、固定的,与每个病人每日或每次治疗的实际花费无关,医院总费用=平均服务单元费用×服务总量。

优点:在每单元费用标准的约束下,服务供方有节约成本、降低平均费用、提高工作效率的动力;支付单元概念清晰、容易界定,支付标准直观易于理解,易采集、易操作、易量化,便于购买者与服务费沟通,管理成本相对较低。

缺点:按服务单元支付会诱导服务供方选择性收治患者,推诿重症病人,服务不足,导致服务供方忽略医疗服务质量;还会出现人为分解门诊或住院、重复挂号、延长患者住院日数、向患者转嫁费用等不良行为;同时,由于未对单元的总量进行控制,一旦服务量过多仍会导致服务费用总额的失控。

（五）按病例支付

按病例支付(case-based payment)也称为按病种支付,多用于支付医院住院服务,是指对一个病例在特定住院时间内的所有服务,按照一个固定的金额进行支付。支付的费用标准可以按照所有住院病例的平均费用,或者是所在部门的所有住院病例的平均费用,或者是某一个诊断分组中所有病例的平均费用,通常基于全部或一组医院的平均费用而不是某一家医院的平均费用。其中,最常见的支付方式是按疾病诊断相关组支付(diagnosis related groups,DRGs)。DRGs 是以国际疾病诊断分类为基础,根据病人的年龄、性别、住院天数、治疗方式、疾病严重程度、并发症及转归等因素把住院病例分入几百个相关组内,不同组别预先设定不同的支付标准,以此向服务供方支付的方式。DRGs可以理解为将所有病例分为若干个具有同一主诊断即具有临床特征相似性,且耗用资源相似的病例组合。在现实中,通常结合临床医学证据,通过临床路径测算出各组医疗费用的支付标准。在这种支付方式下,医院所获得的补偿是按照每位患者所属的疾病分类、症状特点和治疗方式登记而预设的,所以医院的收入和病种的实际费用无关。

优点:在 DRGs 的管理下,医生需要在有限的病例费用的约束下进行合适的治疗方案的选择,于是有动力缩短住院天数,加强成本管理,提高生产效率,在一定程度上控制医疗费用的不合理增长;与临床路径结合和对病种的标准化管理,在一定程度上减少了不合理的医疗服务,通过提高医院管理能力,改善了服务质量,至少在大多数国家实施 DRGs 之后没有影响服务质量;同时随着 DRGs 实施所必需的统一信息平台的建设,有利于促进医院各部门间的协作。

缺点:由于每一个病例费用标准固定,医疗机构为减低成本,有选择症状较轻患者、推诿重病患者、减少必要服务、缩短必要住院天数的动机,在缺乏质量监控的情况下,可能降低服务质量而危害患者健康和利益;供方有可能采取诱导患者住院、手术,分解住院,将低级别、低费用的疾病诊断为高级别、高费用组等方法增加病例的数量、提高诊断级别,以增加收入;DRGs 标准制定困难,需大量数据信息和统计分析支持,对信息系统高度依赖,管理成本高;所面临的最大挑战是如何根据诊断结果和治疗路径将病例进行分组,分组如果过于简单,管理和执行相对容易,但难以保证资源使用的同一性和公平性;如果分组过于精细,管理和执行成本则大大提高。

在国内医疗保险经办实践中,还有一种普遍采用的按病种支付方式,称为单病种支付。单病种支付是指对诊断明确、无并发症、治疗方式单一的疾病,按照病种确定定额支付标准,向医疗机构支付的方式。它可被认为是按病种支付方式的一种初级形式。这种支付方式使得医院选择病情较轻的病人,并尽可能地收治更多病人,只要医院认为病人增加的医院服务支出,小于从每一个病人获得的收入。

DRGs 与单病种支付的相同点:两者都是以疾病诊断为基础的支付方式,作用在于控制每个病例的医疗费用总量。两者都将医疗服务全过程视为一个单元,按照确定的支付标准向医疗机构支付,不是按照诊疗过程中实施的每个服务项目进行支付,实际支付额与每个病例的病种有关,而与治疗的实际成本无关。不同点:主要体现在病种分组的方式上。DRGs 以国际疾病诊断分类标准(如 ICD-10)为基础,根据疾病严重程度和并发症等因素,将疾病归结于不同的组,并测算每一组的费用标准,每个分类组组内的同质性和组间的差异性明显。单病种多为相对单纯、无并发症的疾病,甚至只是某种治疗方式(如手术),在分类上为根据可能影响医疗资源利用的因素对病重进行细分。正因为两者在分组方式上的不同特点,使得 DRGs 往往覆盖整个疾病谱,不同分组之间有一定关联性并据此设定权重,对各组的支付标准与各组权重密切相关;单病种支付往往仅仅覆盖有限的疾病种类,在分类上不是系统的而是独立的,不同病种的支付标准之间没有相关性。因此,DRGs 比单病种支付的组合方案更为科学合理。

（六）按人头支付

按人头支付(capitation),是指卫生服务购买者根据服务提供者的规模、技术、服务对象的特点等情况,按照事先确定的一定时间段(通常为一年)内每个服务对象(人头)的定额支付标准,向某医生个体或某卫生机构进行支付的方式,服务提供者在事先确定的服务范围内向目标人群提供服务。在按人头支付的情形下,对于每个服务对象,服务提供者从购买者那里获得确定的支付金额,无论其为该服务对象提供多少数量的服务或什么种类的服务,其服务的人头越多,获得的支付费用也越多。在这种支付方式下,服务提供者承担的财务风险高,而购买者承担的风险较低。

优点:按人头支付是一种以人为单位的预付制,购买者可准确预测费用支出,也让供方看到可预见的现金流,有利于控制医疗费用上涨;鼓励提供者主动降低服务成本,防止过度提供服务;同时可以促使提供者注重预防保健,以避免日后提供更加昂贵的治疗性服务;方法相对简便易行,医疗保险机构和定点医疗机构均易操作,没有繁杂的申报和验证过程,管理相对简单,管理成本不高。

缺点:供方可能出于控制成本的目的减少必要的检查和诊疗服务,缩短服务时间,使用低成本低质量设备仪器,一味收治病人增加等候时间,从而对服务质量产生负面影响;同样出于控制成本的目标,供方增加不必要的转诊,实际为费用的转移;如果不根据个人风险程度对人头费进行调整,会诱导医疗机构选择性接受症状较轻、风险较低的患者,而推诿重病患者;按人头支付在一定程度上限制了患者对供给者的选择性,通常一个人一年只能选择一所服务提供机构;如果患者缺乏选择,则服务提供者缺乏竞争意识,医务人员没有提高服务水平的积极性,服务质量可能下降。

（七）总额预算

总额预算(global budget)也称为总额预付,是指卫生服务购买者与服务供方通过谈判或者协商,预先确定在一定时期内(通常为一年)支付给服务供方所提供的全部服务的预算总额,并据此进行支付的方式。即将该时期内所有患者的所有服务加总成一个支付额,形成总预算,并允许提供者在总预算范围内使用支付资金时有一定的灵活性。在支付费用时,不论供方实际发生的费用是多少,都以这个预算数作为支付的最高限度,对费用支付实行强制控制,同时,明确供方必须提供规定标准的服务。因此,财务风险极大程度地从服务的购买者转移到了服务的提供者。

支出上限制(expenditure cap)又称为固定预算或硬性预算,即预先依据医疗服务成本及其服务量的增长,设定医疗保险支出的年度预算总额,在支付费用时,无论供方实际发生的费用是多少,都以这个预算数作为支付的最高限度,一旦超支购买者不承担任何经济责任,财务风险完全向服务提供者转移,故可精确控制年度医疗费用总额。

支出目标制(expenditure target)又称为浮动预算或软性预算,即预先设定医疗服务支付价格及可容许的医疗服务实际利用增长率,当实际服务量低于预先设定的目标值时,年度预算会有结余,服务提供者可以留用,但通常要求其达到服务量产出的最低目标,否则会进行预算的扣减;当实际服务利用超过目标值时,超出部分的费用将打折支付,医疗保险方分担部分财务风险,以适度反映医疗服务变动成本。因此,实际支出可能超出原先设定的目标。

优点:购买者对服务提供者的费用有高度控制权,特别是采取支出上限制,这对购买者的成本控制是最可靠的和最有效的,医疗费用的增长得以控制在合理范围内;服务提供者对全年预算总额有所预期,产生降低成本、减少支出的意识,从而增强服务的合理性和效率;将费用控制的主动权交给了供方,购买者的工作主要在于预算的制定和预算执行的审核,医疗保险管理得以简化,成本相应降低。

缺点:由于总额受到限制,易导致供方产生不合理削减服务供给的行为,盲目节约成本,推诿重症患者,人为延迟就医,影响医疗机构主动提供服务的积极性和开展高新技术的动力,服务质量可能受到影响,使得需方的合理需求得不到满足,造成供需双方之间的矛盾;如为软性预算,控制费用的效果可能不佳;即使在硬性约束下,也可能导致部门之间的费用转移或其他未做严格预算约束的部门费用的增加,医疗机构更趋向于医保支付范围外的服务,从而导致总费用的增加;制定科学合理的预算额度比较困难,预算定得偏高,会导致医疗供给不合理的增长;预算定得不足,由于超支的财务风险主要由医疗机构承担,会影响医院工作的积极性和患者的利益。如采用协商确定总额的方式,参与总额协定的各方如不对等,或不具备充分的协调能力与准备,则难使合约顺利达成。

(八)按绩效支付

美国科学院医学研究所(Institute of Medicine of the National Academy of Sciences)在其2001年报告中指出传统支付方式在特定的情况下可能抑止供方对质量的追求,支付改革的原则应包括:让供方分享由质量提高带来的收益,经济激励应与最佳服务的实施及更好的治疗结果挂钩,使患者和购买者能鉴别供方的质量差异并就此作出决定,减少服务的碎片化等。随之,一种按绩效支付(pay-for-performance,P4P),也可称为基于绩效的支付(performance-based payment)方式出现,与以往支付方式有所不同,按绩效支付是将对卫生服务的支付与服务的质量及结果直接挂钩。购买者与供方事先协商制定若干绝对或相对的绩效标准,事后根据供方对绩效标准的实现程度,决定对供方的支付额度。按绩效支付方式的提出源于医疗服务质量不理想的客观现实以及对质量加强控制的理念,强调对医疗服务价值而非数量的回报。这种机制的基本原则是奖优罚劣,即奖励服务质量好的,惩罚服务质量差的,试图通过经济手段改善短期和长期的医疗质量,同时它还注重减少医疗差错和改善其他方面的医疗服务质量。有学者认为按绩效支付是一种全新的支付方式,可以代替传统的支付方式。然而在目前现实运用中,按绩效支付是供方全部收入中的一部分,这种支付方式以对传统支付方式的补充和优化的形式出现,以传统结算方式为基础的按绩效支付也由此形成,比如将按人头支付与按绩效支付相结合,在预拨人头费时预留一定比例(如30%),在年终根据绩效结果进行调整拨付。

优点:理论上,这一支付方式有助于控制卫生服务成本,同时激励医生提高服务质量,改善服务结果,是实现卫生服务战略性购买的重要手段。

缺点:建立一套完整而科学的绩效考核指标比较复杂,确立激励的最佳时限和激励的强度也非常困难,持续追踪并评估服务提供者的绩效水平需要大量的资源投入,管理成本高。同时,该支付方式也会出现一些负面影响,如发生逆向选择(不愿意接受重症患者)的现象和博弈行为(如改善免疫接种记录而不是实际改善接种服务)。

(九)捆绑支付

捆绑支付(bundled payment)又称按治疗事件支付(episode-based payment)是一种新型的卫生服务支付方式,是基于临床上定义的治疗事件来补偿服务提供者的方式。治疗事件被定义为一段时间内,建立在某一特定条件或程序上的不同卫生服务提供者(机构)提供的一系列医疗卫生服务。比如对冠状动脉搭桥手术和心脏病治疗实行捆绑支付,在整个治疗结束后(包含住院治疗及出院后的3个月康复期),医院才能收到全部治疗费用。这种支付模式下,医院不得不承担经济风险,为后续治疗提供者(如专业护理机构、康复设施机构、家庭健康机构等)的服务质量负责。换句话说,医院不仅要对住院病患负责,还要对处于3个月康复期的出院患者负责,因而医院及医生在治疗中会更加积极。过去,一般心脏病人术后出院后,一旦出现疲劳或不适,就得赶紧送回医院住院,而现在,医院会非常主动地提供后续护理服务。

优点:捆绑支付主要为了控制服务费用,具有控制成本的经济激励,并鼓励供方提供可供选择的优质服务,同时促进参与治疗的各方之间更为密切的合作,配合同一治疗事件中的其他服务提供者。

缺点:目前的按治疗事件支付方式只能解决所有患者治疗中的一小部分,有大量的设计和操作问题需要考虑,如治疗事件的不同定义,单位事件支付额的计算和分配方法,以及新收费/支付系统的需求和消费者保护等问题。

三、卫生服务支付方式发展趋势

没有一种支付方式是完美的。每一种支付方式都有其不同的目标、运用前提、优势劣势。在当今世界卫生服务战略性购买风潮的驱动下,支付方式的改革与发展也更多地以风险共担、各方目标平衡、效率和质量提升、服务整合、人群健康结果改善为目标,体现"战略性"的特点,表现为如下趋势:

(一)财务风险从购买者向供方转移

在过去的20年间,一些新的较为复杂的支付方式不断演进,其总体趋势是支付水平确定的时间提前,支付单位内的服务聚集,从对投入的支付转向对产出的支付,即意味着财务风险从购买者向供方转移。

目前世界上大部分国家都在支付中加入部分或全部预设和预付成分,实现财务风险的转移,以提高供方的效率,达到资源的合理配置以及费用的控制。发达国家和地区很早就开始采取各种预付制手段,如英国对全科医生实行按人头支付,美国住院服务采取 DRGs 支付,德国对门诊服务实施总额预算等。近年来很多发展中国家也逐步从原先支付投入要素/成本或按项目支付向预付制变革,如泰国对初级卫生保健实行按人头支付,而我国各地也在不断进行 DRGs(如北京)、门诊住院定额支付(如广州)、总额预算(如上海、杭州)等各种预付制改革的试点和探索。

值得注意的是,很多学者认为适当的供方成本共担机制(承担财务风险)有利于解决道德风险问题,但要注意平衡,不能无限制地将风险向供方转移,以防止出现如选择病人等不利结果。

（二）从单一方式向复合方式发展

在服务购买者向服务提供者支付的过程中,主要涉及四个利益相关者:卫生机构、卫生人员、病人和购买者。他们的目标和诉求往往不同,有时候甚至矛盾:卫生机构通常追求利润和数量最大化,卫生人员注重个人利益最大化,病人希望其需求和偏好得到满足,而购买者通常有控制成本的动力。以上利益相关者目标的不一致反映在卫生系统绩效方面则产生这样的矛盾:服务质量提高与费用控制的矛盾;供方财务风险与服务效率的矛盾;风险选择与服务效率的矛盾;支付水平的公平性与最佳服务机构选择的矛盾。

支付方式是协调各方目标并提供经济激励以促成各方实现所设定目标的有效机制,然而虽然每一种支付方式可以解决一个或几个政策目标(如按人头支付可以提升效率,控制费用;按项目支付可以增加可及性,提高质量),但是到目前为止,还没有哪一种支付方式可以解决整个系统多元化的政策目标。通常后付制能较好地解决服务可及性、合适的供方风险、充足的收入、避免对病人的选择、质量提升等问题;而预付制的支付方式则在合理的服务数量和水平、效率提升和费用控制等方面有较好的表现。因此要综合地运用多种支付方式,以规避单一支付方式带来的弊端,并发挥不同支付方式的优点与协同效应,以实现多重政策目标,比如费用控制和提高质量的平衡。

综合地运用多种支付方式包括很多形式,对同一个购买者来说,主要有三种:一是对不同供方采用不同的支付方式,二是对不同的资源类型或不同服务项目采用不同的支付方式,三是对同一种服务或项目采用复合型支付方式(blended methods of payment),即其中包含多种不同的激励。

Ellis and McGuire 在 1986 年运用委托代理经济学模型证明了一个追求利益最大化的医生,作为病人和医院的代理人,在对成本完全报销的情况下,他会过度地提供服务;而在预付制情况下,则要视其优先做哪个委托人(病人和医院)的代理人。假设医院对其行为的影响更大,则在预付制情况下,会导致服务提供的不足。因此建议混合运用预付制和后付制元素来进行支付方式的设计。之后又有很多学者运用委托代理模型及寡头垄断模型分析解释了在信息不对称、供方风险规避偏好、供方目标多元化等情况下,应当选用混合支付方式。

现在很多国家都在开始这种实践尝试。如芬兰和挪威对全科医生采取三种方式的组合:薪酬、按人头支付和按项目支付,因为薪酬制和按人头支付可以增强供方提供具有成本效果的服务的激励,而按项目支付则使供方不会因为追求效率而损害服务的可及性。在英国,全科医生主要按人头支付,但提供一些特定的服务项目(如疫苗接种、夜间诊治)时则会得到额外的支付,同时当他们达到特定目标时还会获得一定的奖励。与上述包干式支付(lump-sum payments)中加入刺激服务量的元素不同,在另外一些地区则是在按项目支付的系统中加入一揽子的支付:加拿大魁北克专科医生的收入中引入了包干成分,在此之外对于一些特别的服务他们可以收取费用,而与此相关的其他服务则不再予以支付;在法国自愿担任"转诊角色(referring physicians)"的全科医生在按每项服务收费之外每年可以获得额外的人头费。

(三)在传统方式中融入对服务结果的考核

传统支付方式的依据主要是服务的数量,比如按项目支付的依据是提供了多少项目,按人头支付的依据是服务了多少人口,即使总额预算也是根据一段时间内医疗机构提供的服务总量来确定的,不同支付方式通过支付单位和支付时间的设计来间接地使供方产生或增加服务或提高效率的动力。但是在传统的支付方式下,一个服务不足的医生与一个高质量行医的医生,获得的支付和补偿可能是一样的,医务人员及医疗机构因此缺乏提高质量的激励。所以,很多人认为医生或机构应该根据其服务的绩效获得支付,他们相信这些服务提供者会对基于绩效的经济激励作出反应,并提供高质量的服务以获取更多的收入。

虽然还没有大量实证数据来支持上述理论,许多发达国家已经很看好其前景而大力推行。美国的公共和私人保险机构和英国的国家卫生服务体系率先运用这种支付方式,目前澳大利亚、加拿大、德国、荷兰以及新西兰等国家都对按绩效支付方案产生了兴趣。一些发展中国家过去普遍实行的中央计划拨款方式效果不佳,海地、柬埔寨、尼加拉瓜、捷克共和国、卢旺达等多个国家和地区也将预防保健经费的拨付与绩效直接挂钩。

(四)从对单一服务/机构的支付转向基于人群的购买

传统的支付方式通常针对某一项服务、患者的某一次住院或在某一家机构中接受的服务,往往容易造成卫生服务的割裂、机构之间的不合理竞争,导致卫生服务的连续性和整合性不足,卫生资源的配置效率低下,患者满意度不佳。当前各国卫生体制发展的一个新的趋势是从对单一服务/机构的支付转向基于人群的购买,比如为患有某些特定疾病的人群(尤其是高血压、糖尿病等慢性病患者)支付固定的医疗卫生服务包,包括由不同机构提供的疾病管理和治疗的服务。之前提到的捆绑支付就是这个范畴内新兴的支付方式。再比如在泰国和英国,根据地理位置,为某一地区的人群支付特定的医疗卫生服务包,并且将人群的健康结果作为绩效指标纳入支付体系。在泰国每个地区都有至少一家初级卫生保健定点机构,通常由当地的社区卫生服务中心出任,这些中心有的是公立的,有的是私立的,政府将这些定点机构所辖区域内的所有人的卫生保健人头费(包含该人头一年内的所有公共卫生和门诊服务费用)预拨给这些机构,由他们向居民提供公共卫生服务,同时作为所辖人群的门诊守门人,凡是居民到二级或者三级医院看门诊需要经由该中心转诊,且门诊费用从该中心获得的预算中支付。在这样的激励机制下,这些中心不仅有动力为所辖居民提供更多的预防保健服务,也愿意为患者选择合适的上级医院,与上级医院加强沟通并对其花费加以制约,以此加强服务的连续性和整体效率。

(陈　文)

本章小结

卫生服务购买包括服务购买者和提供者合一模式和两者分离的模式。当卫生服务购买者以主动、循证、前瞻的方式事先作出一系列"购买什么，向谁购买，如何购买"的决定，来寻求提升卫生体系绩效的最佳策略时，购买者实施的是战略性购买。在战略性购买体系中，包含购买者和需方、购买者和供方以及购买者和政府之间三个委托代理关系，须建立机制解决由于信息不对称和目标不一致所带来的委托代理问题。决策者在进行购买决策时，首先需要根据卫生服务的可竞争性和可测量性判断究竟是生产还是购买卫生服务。一旦决定购买，则要通过优先排序确定目标人群和所购买的服务，在各类提供者中进行选择，并且通过签订合约、实施支付方式和监督检查来促使供方提供优质服务。支付方式是一种有力的购买工具。不同支付方式有不同的特点和适用范围，产生不同的激励和风险分担效应，调控医疗行为，配置卫生资源，影响整个卫生服务体系的运行绩效。当前支付方式的发展以风险共担、各方目标平衡、效率和质量的提升、服务的整合、人群健康结果的改善为目标，以支撑战略性购买服务。

思考题

1. 卫生服务购买的基本概念是什么？
2. 卫生服务战略性购买定义与基本理念是什么？
3. 卫生服务战略性购买体系中的三个委托代理关系是什么？
4. 试述主要的支付方式的特点和优缺点。在不同的支付方式下，谁承担主要的经济风险？对供方的激励机制是什么？对卫生体系的影响是什么？

第十一章

医疗服务补偿与投入

【本章提要】 通过本章学习,掌握中国医疗服务补偿的方式和存在的问题,熟悉国际医疗服务补偿与投入的经验,了解中国城乡医疗服体系建设与发展过程。

覆盖城乡居民的公共卫生服务体系、医疗服务体系、医疗保障体系和药品供应保障体系构成中国比较完整的四位一体的基本医疗卫生制度,向城乡居民提供各类医疗卫生服务,以改善人群的健康。同时,医疗服务机构在提供医疗服务的过程中也消耗了人力、物力、财力等各类卫生资源,这些消耗的资源构成了医疗卫生服务的成本。为保证医疗卫生机构的正常运营,政府和社会必须对其成本支出给予必要的补偿。

第一节 医疗服务补偿与投入概述

一、医疗服务补偿与投入的概念

医疗服务补偿(compensation of medical service)与投入(input)指政府和(或)社会资本对医疗服务机构的人力、物力和资金的投入,以及通过医疗服务收费对医疗服务机构在提供医疗服务过程中的人力、物力等资源消耗及机构发展所需资金给予弥补。通常情况下,政府和社会对医疗服务的补偿和投入是通过弥补提供各类医疗服务的医疗服务机构的经济损失实现的。

二、医疗服务体系

(一)医疗卫生服务体系和医疗服务体系

医疗卫生服务体系(health service system)指提供医疗、预防、保健、康复、计划生育指导和健康教育等服务的组织和机构在提供医疗卫生服务过程中所形成的相互关联的系统。

医疗服务体系(medical service system)是医疗卫生服务体系的子系统,是提供医疗服务的组织和机构在提供医疗服务过程中所形成的相互关联的系统。医疗服务体系的建设、发展和完善直接关系到保证城乡居民基本医疗服务和满足居民多层次医疗服务需求,关系到疾病的诊断、治疗以及人民健康水平和生命质量的提高。中国的医疗服务体系由各级各类医院和基层医疗机构构成。医院分为公立医院和社会办医院。其中,公立医院分为政府办医院(根据功能定位主要划分为县办医院、市办医院、省办医院、部门办医院)和其他公立医院(主要包括军队医院、国有和集体企事业单位等举办的医院)。县级以下为基层医疗机构,分为公立和社会办两类。

（二）中国医疗服务体系建设与发展

在中国,各级各类医疗机构组成城乡医疗服务体系,政府对城乡医疗服务体系的建设和投入直接关系到医疗机构的功能定位、运行和发展,关系到医疗服务体系的有效性和经济性。医疗服务体系的有效性是指其对社会主义市场经济体制的适应程度,指能否有效地满足人们对基本医疗服务的需求;能否适应医学模式的转变,保护与增进人们的健康。医疗服务体系的经济性是指在有效性的前提下,能否优化资源配置,减少浪费,以较低的成本,提供优质的医疗服务。

1. 医疗服务体系建设与发展　新中国成立之初,中国的卫生事业发展十分落后,医疗资源分布主要集中在大城市和沿海地区,农村地区缺医少药,预防保健机构几乎是空白。中国政府增加了对医疗卫生的投入,加强医疗服务机构和卫生人力在数量、结构和布局等方面的建设,至 1978 年形成了比较完整的城乡医疗服务体系。在城市,形成了市、区两级医院和街道门诊(所)三级医疗服务体系及相应的卫生防疫体系;在农村,形成了以县医院为中心、以乡(镇)卫生院为枢纽、以村卫生室为基础,集医疗和预防保健功能于一体的三级医疗预防保健网。同时,在城市建立了公费医疗和劳保医疗制度,农村建立了合作医疗制度。基本满足了人民群众的基本医疗和基本卫生服务需求,各种传染病得到有效的防治,疾病的发病率和死亡率大幅度降低,人民健康水平和期望寿命大幅度提高。

改革开放以来,随着中国医药卫生体制改革的不断深入,中国逐步形成医院和基层医疗服务机构两个层次的医疗服务体系。城市医院和社区卫生服务中心形成城市医疗服务体系,农村县(市)级医院和乡(镇)卫生院及村卫生室形成农村医疗服务体系。医疗服务体系的供给能力总体上与当地的经济发展水平相适应。一些经济发展水平较高的农村地区向城市化方向发展,县、乡(镇)、村医疗服务机构的业务用房、医疗仪器设备和卫生技术人员从数量和质量上逐渐接近于当地城市的水平。在经济发展水平较低的农村地区,其供给水平也能满足人们的基本医疗服务的需求。2015 年中国医疗机构数、床位数和卫生人员数见表 11-1 和表 11-2。

表 11-1　2015 年中国医疗机构及床位数

	机构数(个)	床位数(张)
总计	983 528	7 015 220
医院	27 587	5 330 580
公立医院	13 069	4 296 401
民营医院	14 518	1 034 179
医院中:三级医院	2123	2 047 819
二级医院	7494	2 196 748
一级医院	8757	481 876
基层医疗卫生机构	920 770	1 413 845
社区卫生服务中心(站)	34 321	200 979
政府办	18 246	143 002
乡镇卫生院	36 817	1 196 122
政府办	36 344	1 183 178
村卫生室	640 536	–
诊所(医务室)	195 290	–

资料来源:2015 年我国卫生和计划生育事业发展统计公报

表 11-2   2015 年中国卫生人员数

	2015 年
卫生人员总数(万人)	1069.4
卫生技术人员	800.8
执业(助理)医师	303.9
执业医师	250.8
注册护士	324.1
药师(士)	42.3
技师(士)	42.9
乡村医生和卫生员	103.2
其他技术人员	40.0
管理人员	47.3
工勤技能人员	78.2
每千人口执业(助理)医师(人)	2.21
每万人口全科医生(人)	1.38
每千人口注册护士(人)	2.36

资料来源:2015 年我国卫生和计划生育事业发展统计公报

2. 中国医疗服务体系面临的问题   在中国医疗服务体系发展的同时,也面临一系列新的问题需要寻找对策加以解决,如人口老龄化、疾病谱的改变、医疗费用过快增长和医疗保障体系不完善,"看病贵"和"看病难",国家、单位和个人疾病经济负担日益加重的情况下,城乡医疗服务体系发展不平衡,农村医疗服务体系比较薄弱难以满足居民的医疗服务需求,医疗服务机构补偿机制不健全,政府对医疗卫生投入和补偿机制不健全等。

第二节   国际医疗服务补偿和投入

根据各国医疗服务体系的模式和特点,研究世界各国的医疗服务供给、费用及支付方式、医疗服务机构补偿与投入等;借鉴国外的经验和教训,根据中国国情建立与中国保障基本医疗和满足多层次医疗服务需求相适应的医疗服务补偿与投入政策和机制是十分必要的。

一、政府财政投入

政府财政投入指政府财政预算支出中用于补助医疗机构提供相关医疗服务的经费。政府用于医疗服务的资金投入主要来自于税收。在社会保险、商业保险及其他多种筹资途径无法覆盖大部分人群时,税收仍是重要的筹资来源,尤其是在卫生领域许多公共卫生服务和基本医疗服务面临市场失灵的部分,更强调政府筹措资金的责任。

英国于 1948 年正式通过《国家卫生服务法案》实施国家卫生服务(national health service,NHS)制度以来,对所有医疗机构实行国有化,医疗机构的医疗卫生工作人员属于国家工作人员,国家采用中央集权制方式,提供基本免费的公共卫生服务和基本医疗保健服务。NHS 主要通过国家预算筹集医疗资金,支付医疗费用,为全体公民提供基本免费的医疗保健服务。NHS 资金的 81% 来自国家财政预算。

新加坡有双重的卫生保健服务提供系统。公立系统由政府管理,私立系统由私人医院及开业医师组成。初级卫生保健由私人医师门诊部及公立医院联合门诊部提供,住院医疗服务 80% 由公立医院提供,私人诊所承担 80% 的初级卫生保健服务。新加坡将对医疗服务补偿的权力下放给医院,但调整医疗服务价格等敏感问题仍要提请政府批准。1984 年以后新加坡建立了多层次的医疗保障筹资制度和费用分担机制。

二、医疗服务收费

所谓医疗服务收费就是在医疗机构提供服务时收取的包括医疗机构的物化劳动消耗和技术劳务性消耗产生的费用,是通过患者购买医疗服务后,由"第三方"保险机构和(或)患者个人向医疗机构支付费用。

(一)健康保险

目前,健康保险是世界各国卫生系统资金来源的主要渠道之一。健康保险包括社会健康保险和商业健康保险。欧美国家的健康保险不仅包括补偿因疾病给参保人带来的直接经济损失(如医疗费用),也包括补偿疾病带来的间接经济损失(如误工工资),对分娩、残疾、死亡、疾病预防、健康维护等也给予经济补偿。

1. 社会健康保险　德国是最早建立社会健康保险制度的国家,采取以强制性社会保险为主的筹资体制。强制性社会保险所覆盖约占全国人口的 75%。德国的医疗服务体系大致分为四个部分,采用不同的方式进行补偿与投入:

(1)开业医生:开业医生中的大部分为全科医生,主要负责一般门诊检查、咨询等,通过提供相关的医疗服务而获得收入。开业医生所拥有的各种诊所(全科诊所、牙科诊所以及其他专科诊所)都由开业者自己投资。保险机构对开业医生采取的是总额预付制。

(2)医院:德国的医院有公立医院、非营利医院和私营医院负责住院治疗。公立医院和私营医院由政府投资兴建,前者由政府直接管理或由大学代管,后者由政府委托给私人机构(如私人股东、私营保险机构等)经营。非营利医院通常由教会或慈善机构管理。德国的医院实行双重筹资制度,医院的基本建设和发展由州政府预算基金投资,约占总筹资的 21%,医院的运行费用由医疗保险基金支付,占总筹资的 67%。

(3)康复机构:负责经医院治疗后的康复。

(4)护理机构:负责老年以及残疾者的护理。德国的康复机构与护理机构以公立和非营利为主,基本建设、设备等由政府投入。每一个参保人到康复机构和护理机构接受治疗和服务所发生费用由其投保的法定保险机构或私立保险机构支付。

2. 商业健康保险　商业健康保险是对社会健康保险的有益补充和完善,也是医疗保障体系中重要的组成部分。

美国是以私营医疗保险公司实施运行为主体的多元化医疗保险模式。美国的医院分为公立医院和私立医院两类。美国公立医院的经费全部来自于联邦政府,医护人员也全部由国家雇佣。公立医院按服务成本收费,收入用于医院的生存和发展。美国私立医院的经费主要来自于私人医疗保险和患者自费。美国教会开办的医院属于慈善和非营利性质医院,经费来源于慈善机构和教徒捐献。美国医疗服务的供给和价格等通过市场竞争和市场调节来决定,政府基本不干预或很少干预。参保人到私立医院接受医疗服务所发生费用由其投保的商业保险机构和个人共同支付。

（二）个人现金付费

个人现金付费是指居民在接受各类医疗服务后,利用自己的可支配收入支付部分或全部的医疗费用;也包括参加各类医疗保险制度的居民就医时的自付费用。个人现金付费是对医疗服务收费价格进行补偿的一种形式。当政府的财政能力有限时,个人现金支付是一种较好的医疗服务补偿方式,易于管理,提高了资源的分配效率。同时,通过服务收费鼓励人群寻求更有效的卫生服务,可以抑制患者的不合理医疗需求,减少浪费,提高了卫生服务系统的效率。目前世界各国在医疗保险支付改革中均引入了个人付费机制,引导参保人形成费用节约意识,从而避免对医疗服务的过度需求。但是,个人现金付费表现出垂直不公平,可能引起严重的供方道德损害。

三、社会捐赠

社会捐赠援助反映非营利性机构筹集或医疗机构接受的直接用于医疗服务的资金,主要来自国内外社会各界的捐赠。作为卫生系统筹资的渠道之一,社会捐赠体现了社会各界对卫生系统的支持。尤其是对一些发展中国家来说社会捐赠具有极其重要的作用。在东南亚、非洲及东欧国家,卫生总费用很大一部分来自于捐款,最高占卫生总费用的84%(冈比亚1994年)。

第三节　中国医疗服务补偿与投入

一、中国医疗服务的补偿与投入方式

（一）政府财政投入

中国政府财政用于补助医疗服务的经费包括上级财政拨款和本地区财政拨款。上级财政拨款是上级政府财政部门或卫生部门对自身或下级政府所属医疗服务机构进行的财政预算补助。本级财政拨款是指本级政府对所属医疗服务机构进行的财政预算补助。政府投入的财政资金来源于税收。中国对公立医院的补偿方式主要有经常性投入和专项投入两种。经常性投入主要是按编制人数和床位数给予补助,专项投入则是补助基础建设、科研及大型设备购置等。

政府财政投入是中国公立医院重要的补偿渠道之一。政府的财政投入能够解决公立医院由于具有正外部性而带来的损失,使公共医疗服务的供给量增加到社会有效水平,有效控制公立医院改革的方向和医疗服务体系的效率,为国民经济发展提供良好的基础。另外,政府财政投入的补偿方

式还可以从宏观上控制社会卫生总费用,起到了平衡卫生事业发展的作用,也有利于实现卫生服务的公平性和可及性,促进社会整体健康水平的提高。

（二）医疗服务收费价格

1. 医疗保险付费　自社会医疗保险制度建立以来,医疗保险机构作为"第三方"代替参保人向医疗服务机构支付全部或部分的医疗费用。医疗保险制度也成为医疗服务的一个重要补偿手段。通过保险机构的"第三方付费"来分担政府的财政投入压力,同时还可以借助第三方监督减轻医疗服务体系存在的低效和浪费,消除社会两极分化,促进社会有序整合,保持经济和社会稳定具有重要作用。目前,中国已初步建立了以城镇职工基本医疗保险制度、城乡居民基本医疗保险制度为主体的多层次医疗保障体系,在公立医院的补偿机制中发挥重要作用。

2. 个人现金付费　多年来中国的医疗服务收费标准一直低于医疗服务成本。在政府财政投入不足的情况下,为了保证公立医院的正常运转和发展壮大,中国政府于1954年颁布了药品加成政策。药品加成补偿政策的实质就是以药品的差价收入来补偿医疗服务机构医疗服务收费偏低和政府财政投入不足的部分。在政府财政支出以资本性支出为主时,采取药品加成政策,有利于保障公立医院的正常运营。但随着中国公立医院逐利性逐步加剧,个别医院的医务人员与药商合谋,以高药价获取多余利润,在一定程度上造成当前看病贵和医患关系紧张。然而,2009年新医改中明确提出取消药品加成收入,逐步将公立医院的补偿渠道改为政府补助和服务收费两个渠道。

二、中国医疗服务补偿机制改革

中国卫生事业是政府实行一定福利政策的社会公益事业。在医疗服务中政府实行一定的福利政策主要体现在政府通过对医疗服务供需双方的投入,以低于成本的医疗服务价格、建立覆盖全体居民的社会医疗保险和医疗救助制度实现与国民经济发展水平相适应的基本医疗保障水平和一定程度的社会福利。

（一）中国医疗服务机构补偿与改革

1. 计划经济时期　新中国成立初期,为了使广大群众能够看得起病,国家对公立医院主要实行"统收统支"政策。政府负责对公立医院的房屋和医疗仪器设备等的投入,保证医务人员工资和福利待遇。这一时期医疗服务收费主要是对变动成本和部分劳务成本的补偿。

1954年颁布的公立医院药品顺加作价政策,允许公立医院在批发价格的基础上进行加成形成药品零售价格,药品批零差价收入上缴财政。随后对公立医院实行"全额管理、定项补助、预算包干"。同时为了进一步提高医疗服务的社会福利性,减轻群众的疾病经济负担,医疗服务价格大幅度降低。但由于政府的财政拨款较少,医疗服务成本上升,医疗服务收费低于医疗服务成本,医院劳务和物质消耗成本往往得不到足够的补偿,导致医院"越办越穷"。

2. 改革开放时期

（1）政府财政投入政策:改革开放以后,中国政府对医疗机构的投入方向发生了变化。改革开放初期,中国政府对医院实行"全额管理、定额补助、结余留用"的投入政策,按编制床位数或病床工作日、门诊人次数等实行定额补助,收支节余可以用于改善医疗服务条件,也可用于集体福利和个人奖励。这一时期广大人民群众的医疗需求迅猛增长,但是政府财政对医疗机构补助的增长速度远不及医疗费用的增长速度。政府对医院的预算拨款相对不足,政府投入占医院总收入的比例从 20 世纪 80 年代初的 30% 以上下降到 20 世纪 90 年代的 10% 左右,难以补偿医院的运营费用。

进入 21 世纪,中国政府对医疗机构实行分类补助。对政府举办的县级及以上非营利性医疗机构以定项补助为主。补助项目包括医疗机构建设和发展支出、离退休人员费用、临床重点科学研究以及由于政策造成的基本医疗亏损补贴。基本医疗服务补偿主要通过医疗服务收费补偿,扣除药品收支节余后的差额由财政给予补助。

2003 年中国政府明确了对农村医疗卫生的投入方向,包括开展农村公共卫生服务所需人员经费和业务经费、县乡两级医疗卫生服务机构的基础设施建设、乡镇卫生院基础设施修缮、设备更新配置、人才培养、乡镇卫生院院长工资和医疗保险缴费、离退休人员费用等。并提出医疗服务原则上通过服务收入进行补偿,对乡镇卫生院开展基本医疗服务所需的必要经费由县财政根据医疗服务运行的实际情况进行补助。2009 年 4 月《中共中央国务院关于深化医药卫生体制改革的意见》明确指出政府卫生投入重点用于支持公共卫生、农村卫生、城市社区卫生和基本医疗保障,逐步加大政府对公立医院的投入,并对公立医院承担的公共卫生服务等任务给予专项补助。对社会力量举办的所有乡镇卫生院和城市社区卫生服务机构可以采取购买服务等方式核定政府补助。

2010 年国务院办公厅《关于建立健全基层医疗卫生机构补偿机制的意见》(国办发〔2010〕62 号)中提出针对基层医疗卫生机构要建立健全稳定长效的多渠道补偿机制。落实政府对基层医疗卫生机构的专项补助经费。调整基层医疗卫生机构收费项目、收费标准和医保支付政策。2012 年后进一步强调落实对公立医院的投入政策及对公立医院承担的公共卫生任务给予专项补助,同时提出了改革财政补助方式,强化财政补助与公立医院的绩效考核结果挂钩关系。

(2)药品批零差价政策:从 1989 年开始,政府允许公立医院销售药品时西药加价 15%,中成药加价 16%,中草药加价 20% 作为补偿。医院药品收入成为医院弥补价格补偿和政府投入不足的主要途径,药品收入占医院业务收入的比例逐年增加。到 1994 年全国医疗机构药品收入占医疗机构业务收入的比例达到 55.3%。药价虚高和医药费用过高成为医疗费用增长过快、患者疾病经济负担加重的原因之一。为此,政府颁布了一系列政策措施控制药品价格。如对药品实行分类管理,限定最高价格,控制利润率,并规定药品价格折扣不得超过 5%。1998 年开始,国家发展和改革委员会不断对药品进行降价,并对医疗机构的药品收入进行控制;推进药品流通体制改革;规范药品集中招标采购等。

作为新医改的配套政策,2009 年发布的《关于建立国家基本药物制度的实施意见》明确规定实行基本药物制度的县(市、区),政府举办的基层医疗卫生机构配备使用的基本药物实行零差率销售,各地要按国家规定落实相关政府补助政策。随后颁布的《改革药品和医疗服务价格形成机制意见》更强调要改革医疗机构药品销售加成政策。按照“医药分开”的要求,改革医疗机构补偿机制,逐步取消医疗机构销售药品加成。鼓励各地结合公立医院试点改革,统筹开展公立医院销售药品零差率改革。2012 年国务院又提出以破除“以药补医”机制为关键环节,推进医药分开,逐步取消药品加成政策,逐步将对公立医院的补偿由服务收费、药品加成收入和政府补助三个渠道改为服务收费和政府补助两个渠道。

（3）医疗服务价格调整政策：1998年初，为加强和统一全国医疗服务价格管理、改革医疗服务价格管理体制，原卫生部开始研究中国医疗服务价格项目的名称、内涵、计价单位等，项目范围涵盖各级各类医疗机构提供的基本医疗服务。2001年发布了《全国医疗服务价格项目规范》，首次在全国统一了医疗服务价格项目。2007年又新增和修订了部分医疗服务价格项目，使全国公布的医疗服务收费项目达到4170项。

2000年以来，各省（市）也陆续制定颁布了新的医疗服务价格，一定程度上提高了医务人员的技术劳务价格（如护理费、手术费等），降低了大型医用设备的检查费，初步优化了医疗机构的收入结构，遏制了医疗费用的不合理增长趋势。但是，目前医疗服务项目中反映医护人员劳务项目的定价仍然偏低，无法真正体现医护人员的技术劳务价值。

2012年国务院《关于印发"十二五"期间深化医药卫生体制改革规划暨实施方案的通知》（国发〔2012〕11号）提出，公立医院由于改革减少的合理收入或形成的亏损通过调整医疗技术服务价格、增加政府投入等途径补偿。提高诊疗费、手术费、护理费收费标准，体现医疗服务合理成本和医务人员技术劳务价值。2015年《国务院办公厅关于城市公立医院综合改革试点的指导意见》（国办发〔2015〕38号）进一步明确，在降低药品、医用耗材费用和取消药品加成的同时，降低大型医用设备检查治疗价格，合理调整提升体现医务人员技术劳务价值的医疗服务价格，特别是诊疗、手术、护理、床位、中医等服务项目价格。逐步理顺不同级别医疗机构间和医疗服务项目的比价关系，建立以成本和收入结构变化为基础的价格动态调整机制。而2016年国务院办公厅印发的《深化医药卫生体制改革2016年重点工作任务的通知》（国办发〔2016〕26号）再次强调建立以成本和收入结构变化为基础的医疗服务价格动态调整机制，按照"总量控制、结构调整、有升有降、逐步到位"的原则，逐步理顺不同级别医疗机构间和医疗服务项目的比价关系。按照"腾空间、调结构、保衔接"的步骤理顺医疗服务价格，严格控制不合理检查检验费用；分步调整医疗服务价格，调整的部分按规定纳入医保支付范围。

（4）综合改革完善公立医院补偿机制：2008年开始中国政府逐步颁布的新医改方案关注医疗机构补偿机制的改革。2009年4月《中共中央国务院关于深化医药卫生体制改革的意见》指出要推进医药分开，积极探索多种有效方式逐步改革以药补医机制。通过实行药品购销差别加价、设立药事服务费等多种方式逐步改革或取消药品加成政策，同时采取适当调整医疗服务价格、增加政府投入、改革医保支付方式等措施完善公立医院补偿机制。而《医药卫生体制改革近期重点实施方案（2009—2011年）》对推进公立医院补偿机制改革提出了具体要求：逐步将公立医院补偿由服务收费、药品加成收入和财政补助三个渠道改为服务收费和财政补助两个渠道。

作为新医改的配套政策，2009年发布的《关于建立国家基本药物制度的实施意见》和《改革药品和医疗服务价格形成机制意见》都明确了要通过基本药物实行零差率销售及逐步取消医疗机构销售药品加成政策，改革医疗机构补偿机制。公立医院取消药品加成后减少的收入可通过增加财政补助，合理调整医疗服务价格和设立"药事服务费"项目等措施进行必要补偿。2016年颁布的《深化医药卫生体制改革2016年重点工作任务的通知》强调要加强医疗服务价格、医保支付、医疗控费、分级诊疗等政策的统筹衔接,确保医疗机构发展可持续、医保基金可承受、总体上不增加群众负担。同时,深化公立医院编制人事制度改革,加快建立符合医疗卫生行业特点的薪酬制度,探索制订公立医院绩效工资总量核定办法,建立与岗位职责、工作业绩、实际贡献紧密联系的分配激励机制,着力体现医务人员技术劳务价值,规范收入分配秩序,逐步提高医务人员收入待遇,调动医务人员积极性。

未来中国公立医院补偿机制改革的方向是破除"以药养医",逐步取消医疗机构销售药品加成政策,适当调整医疗服务价格,增加政府对医疗机构的财政投入,改革医保支付方式等,建立起以医疗服务收费和政府财政投入为主的医疗机构补偿渠道。

（二）当前医疗服务补偿机制改革的难点

目前中国存在的医疗机构缺乏控制成本动力、医院"以药养医""以检查养医"的问题依然比较严重,"看病难、看病贵"的问题仍然没有得到彻底解决。产生上述问题的根本原因就在于中国现有的医疗服务项目成本不够明确,医疗服务定价缺乏科学的依据,医疗服务价格改革仍带有一定的盲目性。如何调整现有医疗服务价格,建立一套完整的医院价格管理体系和适应市场价格规律的医疗服务价格调整机制,是当前抑制医疗费用不合理上涨,改善医疗服务公平性,提高医疗服务效率的关键。

1. 调整医疗服务收费标准,增加政府投入　国家发展和改革委员会、原卫生部、人力资源和社会保障部在联合发布的《改革药品和医疗服务价格形成机制的意见》中提出:"进一步理顺医疗服务比价关系。在规范医疗服务价格项目的基础上,适当提高临床诊疗、护理、手术以及其他体现医务人员技术劳务价值的医疗服务价格"。

（1）调整医疗收费价格:《改革药品和医疗服务价格形成机制的意见》提出,按照医疗服务补偿合理成本的要求,结合政府财政投入情况,合理调整非营利性医疗机构基本医疗服务价格,逐步提高中医和体现医务人员技术劳务价值的诊疗、手术、护理等项目价格。

（2）分步实施,增加政府投入:可以分几年逐步调整收费标准,可以先调整劳务部分的收费标准（特别是门诊诊疗费、住院诊察费和护理费、手术费等主要涉及劳务的医疗服务项目的收费标准）,后调整物质部分的成本;后者也可以通过政府加大对公立医院的投入加以解决。

（3）取消药品加成:公立医院取消药品加成后减少的收入,可通过增加财政补助,提高医疗服务价格和设立"药事服务费"项目等措施进行必要的补偿。

2. 医疗保险对医院的支付　经过多年的改革和探索,中国已逐步建立了以城镇职工基本医疗保险制度、城乡居民基本医疗保险制度为主的城乡医疗保险制度,医疗费用由医疗保险机构和个人共同分担,参保人的疾病经济负担明显减轻。

医疗保险支付制度改革关系到参保者的基本医疗保障、对医院的合理补偿、医疗保险基金的健康运行和医疗保险制度可持续发展。2011 年人力资源和社会保障部颁布的《关于进一步推进医疗保险付费方式改革的意见》（人力资源和社会保障部发〔2011〕63 号）医疗保险支付方式改革的目标是:结合基金收支预算管理加强总额控制,探索总额预付。在此基础上,结合门诊统筹的开展探索按人头付费,结合住院大病保障探索按病种付费。建立和完善医疗保险经办机构与医疗机构的谈判机制与风险分担机制,逐步形成与基本医疗保险制度发展相适应、激励与约束并重的付制度。

医疗保险支付方式改革必须把握的基本原则:

(1)保障基本:根据医疗保险基金规模以收定支,科学合理确定支付标准,保障参保人员的基本医疗待遇。

(2)建立机制:建立医疗保险经办机构和医疗机构之间的谈判协商机制和风险分担机制。

(3)加强管理:针对不同付费方式特点完善监督考核办法,在费用控制的基础上加强对医疗服务的质量控制。

(4)因地制宜:从实际出发,积极探索,勇于创新,不断总结经验,完善医疗保险基金支付办法。

在医疗保险支付方式改革的实践中关键是制度建设和机制创新,风险共担,激励与约束并重,综合采取总额预付、按人头付费、按病种付费、按服务单元付费和按项目付费等支付方式,既要对医院进行合理的补偿,同时又要控制医疗费用不合理增长,促使医院降低医疗服务费用,提高医疗服务效率和质量。

第四节 医疗服务劳务补偿

一、中国医疗劳务补偿政策与改革

在中国,医疗服务通常是由医院提供,医务人员是医院的职工,是医院的重要组成部分。医务人员收入是医院将经营收入的一部分以工资、奖金(包括各种社会福利)的形式发放给医务人员。医务人员的分配制度直接影响医院的经营行为。

新中国成立以来,中国机关、事业单位的工资制度先后经历了几次比较大的改革。新中国成立初期,通过1952年和1956年的两次工资改革,中国基本建立了贯彻按劳分配原则的等级工资制度。党的十一届三中全会以后,随着经济体制改革的不断深入,工资分配逐步走向市场,使工资管理体制和工资分配制度逐步适应市场经济的要求。从1978年开始恢复了计件工资和奖励制度,对职工普遍进行了调资升级,调动了职工的劳动生产积极性。

20世纪80年代初,在看病难、住院难的背景下,推出了医务人员收入与服务数量及单位效益挂钩的分配制度,对解决看病难、住院难问题发挥了一定的积极作用。20世纪80年代中期中国建立了以职务工资为主的结构工资制。到20世纪80年代末医务人员工资水平开始高于全国平均工资水平,医院内部分配制度改革也在全国范围内启动。

自20世纪90年代起,中共中央、国务院提出建立以按劳分配为主体,效率优先、兼顾公平的收入分配制度。卫生事业单位实行专业技术等级工资制,在工资中加大了弹性部分的比重,与工作数量和质量挂钩。医院内部分配的形式也逐步多样化,经过十多年的发展,逐步形成以院、科二级分配为主的内部分配制度,医务人员的工资进一步大幅度提高,但仍低于交通运输业、金融业等行业。医务人员收入水平的提高调动了广大医务人员的积极性。

二、问题与对策

（一）存在的问题

长期以来由于医务人员收入与医院医疗服务收入直接相关联,在医务人员追求个人收入最大化的同时,不可避免地引起医疗费用的过快增长。加之医疗服务劳务收费价格仍远低于成本,而国家差额拨款补偿不足,医院依靠药品加成和追求高新医疗技术收入来谋求多收入多分配,医疗费用难以控制。此外,由于医务人员工资中弹性部分的增加,使不同级别医务人员的工资差距没有拉开,分配制度和机制不健全,无法进一步调动医务人员的工作积极性。2000 年 2 月 16 日国务院办公厅转发的国务院八部委《关于城镇医药卫生体制改革的指导意见》中提出了加快人事分配制度改革要求。

（二）解决的对策

1. 完善医院劳务分配制度和补偿机制   研究和探讨医疗卫生人员的劳务价值及科学合理的劳务分配制度,对提高医疗服务质量和效率、进行科学合理的成本核算和定价、理顺医院和医务人员的补偿机制、实现医疗服务与药品收支逐步剥离、控制医疗费用适度增长、保障基本医疗、促进卫生事业健康发展等具有重要的意义。

政府举办的非营利性医疗机构可在执行事业单位工资制度和工资政策的基础上,根据国家核定的工资总额,建立基于绩效的各类人员的内部分配办法。工资待遇计入医疗服务成本。打破职称终身制,实行职务聘任制和岗位工资制,按聘任职务和岗位拉开分配档次。分配应与个人实际能力和贡献大小紧密挂钩。与其相配套的是医院用人制度的改革,逐步建立"引进人才,留住人才"和"能进能出"的用人制度和机制。

2. 政府补助   在经济欠发达和地广人稀的地区,政府在乡镇卫生院和乡村医生完成基本医疗服务和规定的基本公共卫生服务的前提下,保证乡村卫生人员的收入,补足其收入差额;同时,各级政府应增加投入,尽可能改善乡村卫生人员的生活水平和医疗服务条件。对于类似情况的某些县医院和城市社区卫生服务中心(站),政府应该采取同样的补助政策。

（谢慧玲）

本章小结

医疗服务补偿与投入指政府和（或）社会资本通过政府财政投入、医疗保险和医疗服务收费价格对医疗服务机构在提供医疗服务过程中所消耗的人力、物力、技术和信息成本及对医疗服务机构自身发展所需资金给予弥补。 国际医疗服务补偿的渠道主要由政府财政投入、健康保险（社会健康保险和商业健康保险）、个人现金付费和社会捐赠。 中国医疗服务补偿的渠道主要是政府财政投入、医疗服务收费价格（医疗保险付费和个人付费）。

思考题

1. 国际上对医疗服务进行补偿的渠道有哪些?

2. 中国医疗服务补偿的主要渠道是什么?

3. 中国药品加成政策存在的基础和危害。

第十二章

公共卫生服务体系与投入

【本章提要】 介绍公共卫生服务体系和投入的概念、基本内容和现状,中国公共卫生服务体系的演变与发展,公共卫生投入的概念、研究内容与方法。通过学习,要求掌握公共卫生服务体系及投入的概念,熟悉中国公共卫生服务体系的投入策略,了解突发公共卫生事件的概念及应急投入策略。

公共卫生服务是全民健康的基础和前提,健全的公共卫生服务体系和稳定的公共卫生服务投入机制是提供有效公共卫生服务的重要保障。

第一节　公共卫生服务体系

一、公共卫生服务体系及其构成

(一)公共卫生的概念及特征

公共卫生的定义很多,其内容和外延随着社会生产力发展、科学技术进步和人类认识深化而不断拓展。不同经济发展水平国家、同一国家不同发展阶段,公共卫生的定义都会有所不同。目前公认的是被世界卫生组织(WHO)采纳的由 Winslow 在 1920 年提出的定义,即公共卫生(public health)是通过有效组织的社会努力来预防疾病、延长寿命、促进健康的科学和艺术;有效组织的社会努力包括改善环境卫生,控制传染病,开展以个人卫生为原则的健康教育,组织医护人员提供疾病的早期诊断和预防性治疗服务,建立社会体制以保证每个社会公民都享有维持健康的生活标准。

世界卫生组织在《WTO 与公共卫生协议案》中,将公共卫生分为八大类:即传染病的控制、食品的安全、烟草的控制、药品和疫苗的可得性、环境卫生、健康教育与促进、食品保障与营养和卫生服务。

2003 年,时任中国副总理兼原卫生部部长吴仪在全国卫生工作会议上对公共卫生界定为:公共卫生是组织社会共同努力,改善环境卫生条件,预防控制传染病和其他疾病流行,培养良好的卫生习惯和文明的生活方式,提供医疗服务,达到预防疾病、促进人民身体健康的目的。

公共卫生的具体任务包括:针对整个人群,并以此作为公共卫生工作的起点,从具体人群出发确定公共卫生问题和需要优先解决的问题,设计并实行干预措施,实现创造保障公众健康的社会条件和满足公共健康要求。传统的公共卫生领域,传染病防治是最重要的内容,其职能主要是由卫生部门负责的三大任务:健康教育,预防传染病(免疫接种、疾病筛查和治疗)以及卫生执法监督。

从经济学角度看,公共卫生具有如下特征:

1. **正外部性**　正外部性是指公共卫生提供者的生产行为对他人产生了正面有利的影响,但自身并未从中获得相应的收益(如急性传染病和慢性非传染性疾病的预防控制)。因此在公共卫生领域,市场无法充分供应,需要政府发挥主导作用。

2. **非排他性**　公共卫生是公共产品的一种,具有非排他性,个人不能将公共卫生据为己有,排斥他人消费。

3. **非竞争性**　公共卫生产品一旦被提供出来以后,增加一个消费者不会减少任何一个人对该产品的消费数量和质量,其他人消费该公共卫生产品的额外成本为零,换句话说,增加消费者的边际成本为零。也就是说,某人享用该公共卫生产品得到收益并不减少其他人享用该产品所得到的收益。

4. **回报周期长**　公共卫生是一种成本低、效果好的服务,但又是一种社会效益回报周期长的服务,一些公共卫生服务项目需要开展几年甚至数十年才能看到它的社会效益。如果单纯依靠市场或社会力量提供,显然会达不到公众健康的目标,因此,世界各国都采取政府为主要力量投入的方式。

(二)公共卫生服务体系的概念及其构成

广义的公共卫生服务体系(public health service system)是指为全体人民健康提供公共卫生服务的各种组织机构的总称。这些组织机构构成具有不同作用、关系和相互作用的网络,为社区公众健康提供服务。政府公共卫生机构和卫生保健的提供者是公共卫生服务体系的主体。

狭义的公共卫生服务体系主要指公共卫生服务的提供机构和提供者。前者包括国家、省市和地方的疾病预防控制机构、卫生监督机构、妇幼保健机构、社区卫生服务机构及公共卫生研究机构;后者包括公共卫生机构中的专业技术人员,也包括城乡不同所有制、各级医疗机构中从事预防、保健和健康教育工作的医务人员。

从世界范围看,各国的公共卫生服务体系大致由以下几部分组成:

卫生行政管理部门,是指各级政府中承担医疗服务管理、人口健康服务、卫生行政执法、医疗保障等任务的政府组成部门,比如,中国国家卫生和计划生育委员会、美国联邦卫生和人类服务部等。

疾病预防控制等专业公共卫生机构(妇幼保健、职业病防治、卫生监督、血液中心、突发公共卫生事件与紧急医疗救援机构等),是指由政府和社会组织举办,负责疾病预防与控制、妇幼健康服务与管理、职业病防治、卫生监督等提供专业公共卫生技术服务的事业单位。

基层公共卫生服务机构,主要指服务于基层和社区的社区卫生服务中心(站)、乡镇卫生院、村卫生室、诊所等提供预防保健基础性服务的机构。

医疗服务机构,指依法定程序设立的从事疾病诊断、治疗活动的卫生机构的总称。包括综合医院、专科医院、康复医院、妇儿医院、疗养院、社区卫生服务中心等服务机构。

公共卫生科研机构,包括专业公共卫生机构、政府部门和企业、社会组织举办科研机构、高校和科研院所等专门从事公共卫生研究的机构。

公共卫生相关政策、法规、制度,是规范、约束公共卫生服务体系及其组成机构运行而制定的一系列法律、规章和制度体系的总和,是组成公共卫生服务体系的重要软体,也是国家意愿和公共卫生路线方针的核心体现。

（三）公共卫生服务体系的管理模式

公共卫生服务体系的管理模式主要包括区域管理、垂直管理和混合管理三种模式。

区域管理模式是在分权制卫生管理体制下,由地方政府自主设立公共卫生机构,自主制定公共卫生发展的政策、法规,以满足当地居民健康需求和管理需要的自主管理模式。区域管理模式的优势在于能够较大程度调动地方政府的积极性,因地制宜制定符合地方实际的公共卫生发展政策。不足之处在于可能存在政策不统一、地方财力支持不足、基层执行力差等因素,导致地区公共卫生发展不平衡。

垂直管理模式指中央政府相关部门按行政层级分别设置同类的公共卫生机构,统一制定公共卫生发展的政策、法规,并对各层级相关部门、机构垂直统一管理的模式。垂直管理模式的优势在于政策执行效果好,中央地方"一盘棋",有助于不同地区平衡发展。不足之处在于政策制定缺乏灵活性,对地方的工作积极性容易产生负面影响。

混合管理模式是指区域内既有实行区域管理的公共卫生机构和法规、制度,也有实行垂直管理的公共卫生机构和法规制度。该模式兼具上述两种模式的优点和不足。

从全球范围看,混合管理模式在世界各国公共卫生体系中较为普遍存在。

二、国外公共卫生服务体系简介

国外公共卫生服务体系做得比较好的、有代表性的国家大部分为发达国家,包括由国家财政支持的英国国家卫生服务体系(national health service,NHS)和以市场为导向的美国公共卫生服务体系等。

（一）主要国家的公共卫生服务体系

1. 英国公共卫生服务体系　英国是政府主导型卫生服务体系的代表。从 1948 年起,英国建立了全民免费的国家卫生服务制度,之后历经多次改革,目前是世界上最有效的、公平的医疗服务体系之一。

英国的公共卫生监测预防网络独立于综合医院、专科医院和社区卫生服务机构构成的医疗服务体系,主要由中央和地方两部分组成。中央一级机构包括卫生部等政府职能部门和疾病预防控制等全国性专业监测机构,主要负责疫情的分析判断、政策制定、组织协调和信息服务等。地方一级机构包括地方行政当局和公共卫生部门,如传染病控制中心的分支机构、国民保健系统所属医院诊所、社区医生等,构成整个疫情监测网的基本单元,主要负责疫情的发现,报告、跟踪和诊断治疗。近年来,英国政府通过应对疯牛病、口蹄疫、流感等对公众健康造成严重损害的重大公共卫生问题,不断改进和调整,积累了丰富经验,形成了应付各种严重流行病的有效机制和网络。

2. 美国公共卫生服务体系　美国的公共卫生服务体系是一个联邦性质的体系,包括很多国家实体,如国家疾病控制和预防中心(CDC),食品和药物管理局(FDA);各州和地方政府卫生部门;与单个或多个卫生问题相关的联邦、州和社区的非政府组织;提供卫生教育和培训的多学科组成的公共卫生学院的公立和私立大学等。

美国公共卫生服务体系是以疾病预防和控制为核心的体系。美国疾病预防和控制主要由国家和地方卫生机构负责,并依托各级疾病控制中心构筑了强大的公共卫生防护网。在出现重大公共卫生危机时,总统有权视危机的严重性决定是否需要宣布国家进入紧急状态,启动联邦应急方案。美国有一整套系统,能使各州在危机时迅速得到联邦的援助,从而避免各州的危机影响到全国的疾病监控工作。为加强疾病预防监测工作,美国各级疾病预防控制采取了大量的监控措施。这些措施包括:国家重点疾病监控体系负责报告一系列危险疾病的所有病例,卫生保健工作人员全国监控体系防止卫生保健工作人员在职业中面临和感染疾病等。美国公共卫生体系的另外一个特点是拥有相对独立的公共卫生危机管理系统。即政府不能对公共卫生有过多干预,所有应急方案的制订必须建立在公共卫生专家系统意见而不是政府行政命令基础上。政府主要是监督该系统的运作而不是干涉,并配合其具体执行措施(比如隔离等强制性措施)。尊重专家意见,保持这个系统的相对独立性,是一项重要的原则。

3. 新加坡公共卫生服务体系　新加坡公共卫生服务体系主要由四大集团提供医疗和预防保健服务:亚万山大私人有限公司、国立健保集团(NHG)、国立大学保健集团和新加坡保健服务集团(Sing Health),四大集团通过公共卫生保健机构的合作和联合形成了全面且可负担的优质卫生保健服务网络。新加坡的二、三级医院服务体系包括公立医院、专科中心和私立医院,公立医院承担了全国主要的住院和门诊服务,初级卫生保健服务由综合诊所及私人医生诊所提供。每个综合诊所作为一站式保健中心,提供门诊医疗、出院后续治疗、免疫注射、健康检查和教育、设备检测和药房服务。总体上,大约20%的初级卫生保健通过综合诊所获得,其余80%的初级卫生保健通过私人诊所获得。

拥有比较完善的护理保健体系也是新加坡卫生体系的一个重要特点,包括中长期护理机构和综合护理机构。目前,随着人口健康需求的变化,新加坡保健集团、国立健保集团、国立大学卫生系统正在向综合保健机构转变。

4. 日本公共卫生服务体系　日本公共卫生服务体系覆盖面很广,包括由厚生劳动省、8个派驻地区分局、13家检疫所、47所国立大学医学系和附属医院、62家国立医院、125家国立疗养所、5家国立研究所构成的独立的国家突发公共卫生事件应急管理系统;由都道府县卫生健康局、卫生试验所、保健所、县立医院、市村町及保健中心组成地方管理系统。这三级政府两大系统,通过纵向行业系统管理和分地区管理的衔接,形成全国的突发公共卫生事件应急管理网络。日本公共卫生与突发公共卫生事件应急管理体系由主管健康卫生、福利、劳保的厚生劳动省负责建立并以之为核心,这一系统同时被纳入整个国家危机管理体系。

(二)公共卫生服务体系的国际经验及其启示

1. 健全行政管理体制　在公共卫生管理组织体系建设上,纵观英国、美国、日本,都设立一套统一的自上而下的管理体系。这些管理机构可能隶属于某一个国家行政机构,接受该部门的监督管理,也可能是一个实行自上而下垂直领导的独立管理机构。对于我国,应调整行政管理体制,整合资源,构建垂直公共卫生防控体系;调整不同层级公共卫生机构之间的关系,整合隶属不同部门的公共卫生资源;明确界定专门公共卫生机构职能和业务活动范围,提高公共卫生运行效率、服务水平和质量。

2. 完善疾病预防控制体系　　日本和美国都保持疾病预防控制体系的相对独立性,在疾病预防控制方面效果显著。我国也应加强疾病预防控制机构的建设,改善疾病预防控制机构的设施条件,增加人员编制。疾病预防控制中心要着重加强危险因素监测和现场流行病学调查工作,提高现场快速反应处置能力和各项基础性工作实施水平。社区卫生服务中心要建立预防保健组织,按照属地管理的原则,在专业机构的业务指导下,做好辖区内计划免疫、健康教育、妇幼保健等基本公共卫生服务工作。

三、中国公共卫生服务体系

中国公共卫生经过几十年的发展变化,形成了具有中国特色的服务体系,其构成主体是各级专业公共卫生机构,负责疾病预防与控制、妇幼健康服务与管理、职业病防治、卫生监督等工作;基础是基层医疗卫生机构,提供预防保健基础性服务;县级及以上的医疗机构也是公共卫生服务体系不可缺少的组成部分。中国公共卫生专业机构主要指疾病预防控制中心、卫生监督所、健康教育所、卫生防病中心、专科防治站(所)、食品卫生检验所、环境监测站等,但不包括国境卫生检疫机构。中国公共卫生专业机构参照行政机构的级别设置,形成国家、省、地(市)、县各级公共卫生专业机构。疾病预防控制中心和卫生监督所设立在县(区、市)以上行政区域。

(一)中国公共卫生服务系统的发展历程

1. 起步阶段　　由于卫生防疫工作是中国社会主义卫生事业的重要组成部分,新中国成立伊始,原卫生部即设立了专管卫生防疫业务的公共卫生局,下设有防疫、保健两个处,分别负责急、慢性传染病、交通检疫和环境卫生、食品卫生、学校卫生、劳动卫生和卫生监督等各项卫生防疫工作。

2. 发展阶段　　1953 年起,公共卫生局改称为卫生防疫司,并批准建立卫生防疫站。而后卫生防疫站迅速在全国范围内按行政区划分,从省(直辖市、自治区)、地(州、盟)、县(旗)、市辖区逐级组建。随着国家经济建设发展的需要,1960 年另行分设了工业卫生局,负责工业卫生与放射卫生防护工作。1982 年原卫生部进行机构改革,将原有的卫生防疫局和工业卫生局合并为卫生防疫司,下设7 个处。1986 年又在原卫生部增建了地方病防治局。

3. 改革阶段　　随着卫生监督体系改革的进行,原有卫生防疫站的功能已经不能适应预防监督工作的要求,把原有的卫生防疫站分解为卫生监督所和疾病预防控制中心。为了加强卫生监督体系建设,原卫生部制定了《关于卫生监督体系建设的若干规定》,全国 31 个省、自治区、直辖市都建立了省级卫生监督机构,超过 80% 的地(市)和 50% 以上的县(区)单独成立了卫生监督机构。2002 年1 月,国家成立了中国疾病预防控制中心(Chinese Center for Disease Control and Prevention,CDC)和原卫生部卫生监督中心,标志着中国疾病预防控制工作进入了一个新的发展阶段。该中心围绕国家疾病预防控制重点任务,开展重大疾病预防控制策略与措施的研究,做好各类疾病预防控制工作规划的组织实施;开展食品安全、职业安全、健康相关产品安全、放射卫生、环境卫生、妇女儿童保健等各项公共卫生业务管理工作,对全国疾病预防控制和公共卫生服务的技术指导、培训和质量控制,在预防、应急、公共卫生信息能力的建设等方面发挥指导作用。目前中国大多数省、市、区都建立了疾病预防控制中心,通过调整归并原有卫生防疫站、专科疾病防治所,使防病职能更加明确。至 2002 年 7

月,全国省级以上卫生监督体制改革也已基本完成。

4. 后"非典"阶段　2003 年上半年,中国内地 24 个省、自治区、直辖市先后发生传染性非典型肺炎疫情。在战胜"非典"后,时任国务院总理温家宝在全国防治"非典"工作会议上明确提出了公共卫生建设的目标:"我国公共卫生体系建设的总体目标可确定为:争取用 3 年左右的时间,建立健全我国突发公共卫生事件应急处理体系、疾病预防控制体系和卫生执法监督体系;用更长一段时间完善我国农村卫生保健体系、城市基本医疗服务体系、卫生科普宣传体系和财政经费保障体系。"

5. "新医改"阶段　2009—2011 年"新医改"提出了五项要求,促进基本公共卫生服务逐步均等化是其中之一。国家统一制定基本公共卫生服务项目,从 2009 年起全面加强公共卫生服务体系建设,逐步向城乡居民统一提供疾病预防控制、妇幼保健、健康教育等基本公共卫生服务。实施国家重大公共卫生服务项目,有效预防控制重大疾病及其危险因素,提高突发重大公共卫生事件处置能力。《全国医疗卫生服务体系"十三五"规划纲要》中提出,推进医疗机构与养老机构等加强合作。推动中医药与养老结合,充分发挥中医药"治未病"和养生保健优势。建立健全医疗机构与养老机构之间的业务协作机制,鼓励开通养老机构与医疗机构的预约就诊绿色通道,协同做好老年人慢性病管理和康复护理。

(二)中国公共卫生运行模式的演变状况

1. "预防为主"阶段　解放以前,中国农村缺医少药,传染病、地方病肆虐,广大农民的健康水平十分低下。新中国成立以后,政府在发展经济的同时。大力发展农村卫生事业,广泛建立了基层卫生组织,在很长时期里,政府医疗卫生工作的重点放在预防和消除传染病等基本公共卫生服务方面,改善了农村的卫生状况。中国农村基本上实现了"小病不出村、大病不出乡"的目标,被世界卫生组织和世界银行誉为"以最少投入获得了最大健康收益"的"中国模式"。新中国成立以后公共卫生服务的口号是"预防为主"。通过推行预防为主的方针和采用低成本的医疗技术,中国得以在经济发展水平不高的条件下保证人人享有基本的医疗保健服务。广大居民,尤其是农村居民无须支付高额费用就能享受到基本卫生保健服务。基本卫生保健服务的广泛可及性和公平性大大改善了中国城乡居民的健康状况。

2. "重治轻防"阶段　进入 20 世纪 80 年代以后,过去成功的模式被人贴上了"平均主义"和"低水平"的标签,医疗卫生工作的重点也悄然从农村移向城市、从"重预防"移向"重医疗"、从低成本移向高科技、高成本。卫生系统的大型医疗仪器设备更新换代很快,医疗设备明显改善。随着医疗仪器的普遍改善,提高了医生对疑难病症的诊断水平,降低了误诊率。但是,大量宝贵的卫生资源流向耗资巨大的先进医疗设备,从而减少了用于卫生其他方面的资金。由于防疫比治病的收入低得多,谁都不愿把精力放在防疫上。防疫部门得不到足够的财政拨款,为了生存,许多卫生防疫机构只好想方设法自筹资金,靠创收弥补经费的缺口。因此,相当多的保健站不得不把主要精力用于开展门诊、住院等有偿服务,使预防和控制大规模疫情的能力急剧下降。尤其是在农村的很多地方,公共卫生事业已经到了崩溃的边缘。

3. 重塑"预防为主"阶段　自 2003 年 SARS 出现以来,中国充分意识到公共卫生服务体系的不健全。事实表明,突发公共卫生事件给公众的生命健康和社会秩序带来了严重的危害。尽管建立和维护突发公共卫生事件预警系统代价很高,但它在整个社会中所发挥的"减灾""救生"和"恢复"作用极其重要。因此,2003 年之后中国开始重视健全突发公共卫生事件预警系统,并初步建立健全了卫生防疫系统。"非典"结束后,为提高突发性公共卫生事件的应急处理能力,中国对传统的分部门管理模式进行了调整,并设立专门的突发公共卫生事件应急指挥中心,负责全国应急处理的日常管理工作。中国还通过制定《突发公共卫生事件应急条例》《突发事件应对法》及《国家突发公共卫生事件总体应急预案》,为公共卫生和应急处理系统的构建与实施提供制度性保障。在此基础上,中国进一步建立统一的国家公共卫生信息系统平台,以及以国务院、省、地市、县四级疾病预防控制机构为主体,农村乡(镇)卫生院、村卫生室、各级各类医疗卫生机构和城市社区卫生服务组织共同构建的疾病预防控制工作体系。

(三)中国公共卫生服务体系的组织管理

随着社会的飞速发展,以及疾病传播和蔓延的国际化趋势,公共卫生管理的对象更加广泛,公共卫生服务体系的组织与管理面临的形势也越来越严峻,因此未来中国公共卫生服务体系的组织与管理应重视以下三个方面:首先是要建立和完善高效的公共卫生宏观调控和管理体系。针对公共卫生服务体系管理职能方面存在的问题,应将卫生行政职能的重心前移,把重心从医疗转移到预防,面向全社会医疗体系,建立宏观调控和管理体系。其次是要建立和完善科学的公共卫生危机公关体系。危机的发生是必然的,而且是随机的,因而需要时刻做好应对危机的准备。公共卫生服务体系管理需要建立完善的危机公关体系,坚定不移地坚持危机公关的处理原则。第三是要建立和完善公共卫生信息流通渠道。信息传递不管是在平时的公共卫生管理上还是遇到危机情况时,都起着举足轻重的作用。因此,不仅要从硬件上建立和完善信息交流通道,还要培养工作人员和政府的信息处理能力。信息公开,在一定程度上可以获得公众的信任,还可以减少随意性和不负责任行为的发生。

政府是公共卫生服务体系管理的主体,但管理的有效性需要社会各阶层的参与,因此,公共卫生服务体系管理的重点是要动员和引导社会的力量。公共卫生管理的发展与社会的发展紧密结合在一起,充分了解社会经济、人文和科学发展现状,是制定公共卫生管理策略的依据。

(四)中国公共卫生服务体系的改革建议

1. 加强法制建设和执法监督　公共卫生作为一项公共事业,政府应在其中承担重要责任,而其有效的实施又依赖于多部门和社区、个人的广泛参与。中国目前已陆续制定的法律法规基本上都定位于公共卫生的某一领域,而缺乏对公共卫生在社会经济发展中的职能定位、任务、性质、利益各方责任和义务进行明确界定的"公共卫生法"或"卫生法"母法,这一方面使整个公共卫生体系缺乏明确的职能定位,另一方面也使公众健康不可能真正成为公共卫生服务体系的工作目标,直接导致了公共卫生的发展滞后于社会经济的总体发展。

2. 改革政府在公共卫生领域的职能　改革开放后,政府职能逐步由全能型政府向公共政府转变,但这一转变在公共卫生领域仍有待进一步强化,政府仍沉溺于"事权"管理,政府职能得不到及时转变,卫生全行业管理无法有效实施。各级卫生行政部门仍注重各项业务或技术的具体管理,各级卫生行政部门的政府官员仍以业务专家的身份在指挥着卫生服务该怎么提供,或在技术上该如何做。

职能改革后,政府将主要关注居民的健康状况和健康需求,并制定相关法律法规,来规范公共卫生服务提供者的行为,保障居民享受公共卫生服务的权利和义务,筹集公共卫生资金,并购买服务。政府职能将不再局限于具体机构的运行管理,将更好地从事务脱身出来,实现全行业管理,更好地体现政事分开。政府也应注重于协调各部委对公共卫生的关注,促进国际社会对中国公共卫生的理解和重视。

卫生行政部门与各级疾控中心及医疗机构间主要是服务的购买关系,而不应直接管理其内部运行。这种改革将促使政府投入以供给为导向转向以产出为导向,即从重视机构的基础建设转向重视居民的健康需求。

3. 按照"财权、事权对等"原则,合理划分各级政府责任　中央政府承担的责任主要是消除基本公共卫生服务享受的差异,利用财政转移支付机制,提高基本公共卫生服务的公平性。对基本公共卫生服务或特定的,影响国家社会经济发展的重大公共卫生项目,可采取中央政府向各级疾病预防控制机构直接拨款的方式。省级政府应在中央政府提供基本公共卫生服务的基础上,利用省内财政的转移支付机制,研究设立省级的基本公共卫生服务,促进省内基本公共卫生服务的公平。市、县级地方政府则是在上级政府承担的公共卫生服务基础上,因地制宜地开展公共卫生服务。

第二节　公共卫生投入

一、公共卫生投入的概念和意义

(一)公共卫生投入的概念

与一般消费品不同,大部分医疗卫生服务具有公共品和准公共品的性质,这类产品虽然具有较高的社会效益,但却由于其具有的非排他性和非竞争性,导致其在完全依靠市场机制调节时易出现供给短缺。从这个意义上讲,市场机制在卫生领域中不能完全实现卫生资源的有效配置。一般地,纯公共品的提供者是政府,政府通过设置相关部门或直接举办非营利性的经济社会组织提供服务,不管采取何种方式,核心或前提是政府直接投入;准公共品的提供者既可以是政府,也可以是市场里的经营法人、自然人。在投资和经营主体多元化、充分发挥市场机制作用的同时,政府始终居于主导地位,核心依然是政府出资力度足以引导和调控整个准公共品市场。

公共卫生投入(public health input)指的是政府为开展各项公共卫生活动,通过公共财政为疾病预防控制机构和公共卫生提供者筹集所需资金的过程,它包括财政投入途径、总量和分配状况三个问题。为达到卫生资源的公平性,政府卫生投入量必须达到一定的规模,对规模的测算包括卫生投入总量和财政支出结构即相对量的研究两部分内容。

公共卫生投入是反映一个国家或地区政府对健康发展支持程度的重要指标之一,由于公共卫生服务的公共产品属性,世界上绝大多数国家的公共卫生投入都由政府负担。虽然国际上对于公共卫生投入的范围、口径并无统一、具体的界定,但从全球范围看,发达国家和地区政府的公共卫生投入在总水平、人均水平方面要远远高于发展中国家。世界卫生组织官方网站提供了各成员国的卫生总费用(total health expenditure,THE)数据,即一个国家或地区居民一年内在公共卫生和医疗服务方面的总花费,包括政府支出(投入),健康医疗保险支出,居民私人卫生支出等方面。通过这些数据可以从侧面了解到各国在公共卫生服务方面的总花费和资金来源等情况。

(二)公共卫生投入的意义

公共卫生是维护公众公平获得健康保障的基础条件,是卫生事业的重要组成部分,具有很强的社会公益性。中国是世界上人口最多的国家,公共卫生对于保持宏观经济稳定、提供社会公共服务以及提高社会公共福利等方面具有特殊意义。政府是公共产品的投入主体,财政投入是政府保障公共产品供给的前提条件,也是政府责任直接体现,政府财政的介入强化了政府公共责任,保证了公共卫生功能的实现,有利于实现人人享有基本卫生保健服务的目标。

从理论上讲,公共卫生投入的意义主要有三个方面:一是保障具有公共产品和准公共产品性质的卫生服务和健康服务的有效供给。公共卫生具有显著的公共性和很强的外部性,如果完全由市场提供,其提供量将低于产生最大社会效益要求的提供量。二是纠正信息不对称造成的医疗卫生市场缺陷,促使医疗卫生服务做到效率与公平的统一。三是补助贫困者和特殊人群,使其能够获得基本的医疗卫生服务,维护公共卫生服务的公平性。

二、国外公共卫生投入

虽然各国对于公共卫生服务范围的界定不尽相同,但都强调政府在公共卫生领域的责任。在筹资方式上,一般以政府的公共财政投入为主,另外还包括健康保险制度及由教会或市民自愿捐助的第三方投入。服务供给则呈多元化,其中既有政府部门负责直接生产,也有政府、非政府组织和社区竞争性地负责公共卫生服务的生产。服务供给方之间形成竞争态势的好处是,政府可以通过购买的方式为公众提供质优价廉的公共卫生产品。此外,公共卫生并非单纯的医学问题,需要各个部门和领域的配合,许多国家的卫生部门非常重视与环保、教育等其他政府部门、非政府组织的合作以及社区力量的动员。

国外公共卫生投入与其筹资方式和服务提供方式密切相关,在理论上可以有多种形式,但是在实践中,大致可以分为公共融合模式和公共契约模式。

(一)公共融合模式

公共融合模式是由公共筹资、公共部门组织服务供给,服务提供机构按照财政预算获得拨款,基本上类似于政府的一个部门。英国是这一模式的典型代表。

英国的 NHS 通过税收筹集资金,由中央政府直接预算并加以分配。近几十年来,英国针对卫生管理和服务方面存在的部门独立、缺乏合作、经费开支大、初级卫生保健水平下降等问题,先后进行了 3 次卫生改革:第一次在 1974 年,英格兰卫生部与社会安全部合并为“卫生及社会安全部”,并建立了 3 个层次的管理机构;第二次在 1982 年,主要是各级管理机构的改革,提高服务效率;第三次在 1991 年,特点是引入竞争机制,提高医院服务水平,其基本过程是将公共卫生事业经费纳入政府预算,用最适宜的投入为本地区居民购买最好、最便宜的卫生服务,而医疗单位则通过竞争“出卖”自己的服务。

为应对 SARS 及生物恐怖事件,英国于 2003 年 4 月成立了英国卫生保护局(BHPA),职员 2800 人(包括医生、护士、研究人员、管理人员等),2003 年医生、护士年度经费 1.773 亿英镑(约合 26.6 亿人民币),其中政府拨款 1.073 亿,科研申请 580 万,产品收入 1950 万,业务服务 4410 万,其他 60 万。英国卫生保护局的主要任务和目标是:监测、调查全国传染病的流行;支持各地卫生机构对传染病的控制;与环境、食品部门合作提供实验室服务;对突发性卫生事件提供相应卫生措施;向政府和公众提供必要的卫生信息;提供各种疫苗;对公众进行卫生宣传等。

(二)公共契约模式

公共契约模式是资金管理者通过契约的形式确定服务机构并购买服务,它又可以划分为公共筹资竞争性生产和混合筹资竞争性生产两种类型。

1. 公共筹资竞争性生产 其含义是公共卫生资金主要来源于政府财政预算,而服务生产则是通过竞争性的程序安排由公共部门或私人部门承担。德国、加拿大和澳大利亚是该模式的典型代表。

德国的公共卫生服务由政府卫生行政部门直接组织,相关资金全部来自政府财政预算,各级政府根据各自的职能及需要分担投入。

加拿大的公共卫生系统是一个由税收支撑的公共资金支付全部费用的私有化体系。政府是公共卫生服务的提供者,而生产者主要是私人部门(包括私人非营利性医院和私人医生)。加拿大 95% 以上的医院都属于非营利性私营机构,通常由社区管理委员会或托管委员会监管,它们定期从政府那里得到运作资金;绝大多数医生都属于私人行医性质,他们以服务为基础获得公共资金。政府通过购买的方式,为国民采购和提供公共卫生服务。

澳大利亚的公共卫生服务系统是由公立医院、私人医疗机构(包括非营利性医疗机构)、全科医生诊所和社区卫生服务中心等组成,它主要通过公共部门进行筹资,在农村社区卫生服务筹资中,政府筹资占到 80% 以上。澳大利亚的公共卫生服务主要由社区提供,包括预防接种、妇幼保健及老年人保健等。其形式有两种,一种是政府举办的社区卫生服务机构提供服务,另一种是政府购买、由全科医生提供服务。

2. 混合筹资竞争性生产 在这一模式中,公共卫生资金既可能来源于政府部门,又能来源于私人部门,还可能是两者共同筹资,其服务生产是通过竞争性的程序由公共部门或私人部门进行。

如在美国,美国的公共卫生和预防保健由政府、社区卫生服务组织、私人机构共同承担。由于公共卫生服务的特殊性质和内在规律,即使在高度市场化的美国,政府对公共卫生服务的参与范围日益扩大,主导作用日益增强,主要体现在美国政府预算在疾病预防控制、食品药品管理的卫生筹资、服务组织和服务监管等方面发挥着重要的作用。以传染病防控为主的公共卫生服务由各级政府的卫生行政部门直接承担,相关资金也全部来自政府财政预算。美国州政府的公共卫生局,主管以疾病控制为主的卫生保健行政和业务管理工作。例如康州公共卫生局有 800 多人,经费 50% 来自联邦政府,一年约 1200 万美元,其中 900 万美元用于卫生防病,300 万美元用于保健,另外 50% 来自州政府和有关捐赠。

三、中国公共卫生投入

中国公共卫生投入主要是政府公共财政对疾病预防控制机构、妇幼保健机构、卫生监督机构和其他公共卫生服务机构的投入,具体来说,国家财政对公共卫生服务体系的投入主要指政府财政支出中的公共卫生事业费。

(一)中国公共卫生投入策略

1. 合理划分中央和地方政府的财政责任 　中国对公共卫生机构的投入采取的是分级财政体制,即各级财政负责各自的疾病预防控制机构的财政投入。因此,各地政府为辖区内居民提供公共服务的水平取决于本地的经济发展水平。在全国范围内,缺乏一套有效的财政转移支付体制来平衡各地的公共服务水平,包括公共卫生服务水平。这种投入机制的负效应是公共卫生投入的管理级次降低,城乡之间和地区之间对公共卫生投入的不公平。1994 年实行"分税制"后,情况有所改善,但中央财政跨地区财政转移支付的力度还不够大。

2. 建立可持续性公共卫生投入机制 　公共卫生和疾病预防控制是一个长期的、持续性的工作,需要建立可持续性的公共卫生筹资机制。公共卫生筹资机制除必须具有可持续性外,而且必须是适宜的。在公共卫生筹资中,应充分体现政府在公共卫生中的职责,发挥公共财政的作用。在目前政府财政能力有限的情况下,可采用调整卫生投入结构的方式,使防治防疫费占卫生事业费的比例在目前的基础上有所提高,这实际上也有利于政府职能的转变,即从管医院、管服务提供,转变为管居民的卫生服务需求和居民健康,这一思路实际上是许多国家在 20 世纪七八十年代就已采纳,并将之作为分配卫生投入的重要依据。

3. 拓宽公共卫生投入渠道 　在公共卫生筹资中,应充分体现政府在公共卫生中的职责,发挥公共财政的作用。在强调政府在公共卫生中的作用的同时,要大力提倡和鼓励社会对公共卫生的捐赠或资助。增加公共卫生资金来源渠道,建立以政府为主、社会为辅的筹资系统。应当明确划分政府公共卫生服务的层次和范围,对医疗卫生项目按照从基本到特需进行分类,采取不同的保障方式。可以建立以中央财政和省级财政为主、以市县财政为辅的财政保障系统。同时,鉴于政府财力有限,可将卫生作为法定的可以接受捐赠的事业部门,县级以上人民政府及其部门可以接受捐赠,以发展公益事业为宗旨的基金会、红十字会、慈善组织等社会团体可以接受捐赠。

4. 基于绩效评估的疾控机构投入策略 　绩效评估是对疾病预防控制机构履行公共卫生职能的社会环境、工作基础、工作过程、工作成绩和效果等的客观评价,是推进疾病预防控制机构规范化管理、有效落实基本职责的重点手段。2008 年全国疾病预防控制系统开始实施绩效考核工作,将疾病预防控制经费占地方财政经常性支出比例列入疾病预防控制工作绩效评估标准,以评价本级财政对疾病预防控制工作经费投入情况。绩效评估也为决策者进行卫生规划提供了决策的信息支持,为机构或系统改进服务质量和绩效提供了管理工具。

5. 基于精细化管理的疾控机构投入策略 　疾控机构作为具有公益性质的事业单位,除自营业务外,其在运行过程中的主要资金主要都来自财政资金预算。近年来,疾病预防控制形势不容乐观。政府逐年加大对公共卫生的财政投入,但是财政投入的增长并未与疾病防控形势的复杂、任务的增加相匹配。因此,加强疾控预算资金管理、提高资金使用效率,成为疾控机构财务工作的重点,需要加强对疾控机构预算管理,提高资金的使用率,进行精细化管理。精细化管理作为一种新的管理思路,其主要包括细化目标、精准定位、细化考核等多个方面的内容。实行精细化管理,就要建立以结果为导向的预算管理制度,实现预算精细化管理。改进原有的预算编制方法,理顺预算管理的权责利,会计核算细化到责任科室,建立以预算支出结果为导向的预算分析和绩效评价机制,实现预算精细化管理,提高资金使用效益。

(二)中国公共卫生投入现状

中国提供公共卫生服务的机构包括疾病预防控制机构、卫生监督机构、妇幼保健机构、传染病医院、精神病医院和基层卫生服务机构等。其中,有些是政府财政全额拨款单位,如疾病预防控制机构和卫生监督机构;有些是差额拨款单位,如传染病医院和妇幼保健机构。财政对各地各类公共卫生服务机构的支付力度有所不同。

1. 卫生财政投入相对不足,筹资现状需改善　政府公共卫生财政投入的适度规模影响因素众多,与居民的健康观念、经济发展状况、公共卫生服务的体系建设政策目标、公共卫生发展的速度息息相关。中国新医改下公共卫生筹资水平还比较低。在 2009 年最新一轮医改启动基本公共卫生项目投入时,全国各地实际的筹资总额人均仅有 10~15 元,尽管到 2012 年已经提高到 30 元,并且期望在 2015 年达到 50 元,但是面临人力成本的提升,服务经费的管理成本、项目服务的覆盖面增加、质量改善,短期内低水平的筹资难以保证工作的完全落实和对公众的健康受益产生重大的影响。目前,中国在公共卫生领域内实行的是地方政府负责,分级管理,各级政府对管辖范围内的公共卫生投入予以财政支持的体制。中央财政收入占总财政收入 50% 左右,而在公共卫生投入中,中央政府投入不到 10%,而省级以下的地方政府间投入比例通常由各省自行分配。因此,中国的公共卫生事业的投入主要由地方政府承担,各级政府间筹资责任分配不甚合理。

2. 卫生支出结构失衡　政府介入医疗卫生服务市场,主要目标之一就是消除外部效应,改善公平性。因此公共卫生支出应该是向高投入产出比、贫困人口、贫困地区的健康服务倾斜。但现状明显偏离原计划的轨道。主要表现在四个方面:第一,卫生支出倾向特殊群体分配。最具代表性的是公费医疗在我国卫生支出中的数量始终是居高不下。第二,区域间公共卫生财政投入存在较大差异。第三,新医改下,政府对公共卫生财政投入的重视程度明显加强,但是在目前财权和事权的结构下,中西部地区人均公共卫生投入增长速度均低于东部地区,导致东中西部地区的卫生投入差距不仅难以缩小,反而出现扩大的趋势。第四,城乡间卫生支出的不均衡。在城乡二元经济结构下,政府投入在城乡间呈现非均衡状态,加剧了城乡间卫生服务的不公平性,主要体现在人均卫生费用城乡分配不均,2013 年城市卫生费用和人均卫生费用是农村的近三倍。

3. 政府公共卫生投入效率不高　首先表现在政府公共卫生投入配置效率较低,体现在两个方面:一是对服务需求回应性差。尽管政府直接提供公共卫生服务具有稳定性、降低交易成本和方便质量控制等优点,但突出缺陷之一是员工没有工作压力,缺乏主动为服务对象提供公共卫生服务的动机,导致有效的公共卫生服务提供不足。二是不能促进卫生资源的合理配置。在一级政府负责一级社会事务的事权安排下,上级财政收入水平一般高于下级,导致上级公共卫生机构人员工资和福利待遇普遍高于基层公共卫生机构人员。因而具有公共卫生从业资格的专业技术人员不愿意进入基层公共卫生机构从事面向人群的公共卫生服务,导致基层缺乏有资质的公共卫生服务人员。

其次表现在政府卫生投入技术效率方面。公共卫生服务领域政府卫生投入技术效率不高,体现在:一是政府公共卫生投入结构不甚合理。虽然新医改以来政府加大了对公共卫生的投入,但是在预算安排上"重硬轻软",重视基本建设和设备的投入,对日常工作经费投入不足,导致部分公共卫生服务无法开展,使有限公共资金的效益低下。二是公共卫生项目之间资金缺乏整合。在政府对公共卫生的投入实践中,往往采取"以病设项"的投入方式。目前,公共卫生项目已经多达数百,但是每项资金数额不大,有的项目具体到一个县只有几百元。由于"专款专用"的特性,专项资金使用范围受到严格限制,几乎不存在不同项目之间调剂的可能,造成专项资金的沉淀和不足并存的局面,不利于财政预算资金的高效使用。同时,繁琐的项目管理也增加了管理成本。

(三)中国公共卫生项目投入

1. 基本公共卫生服务项目投入　基本公共卫生服务是根据疾病流行状况、主要的健康问题和政府的财力等因素综合确定的政府在公共卫生领域所提供的基本公共服务。中国基本公共卫生服务是通过实施基本公共卫生服务项目来实现。国家根据经济社会发展状况,考虑政府财政的最大支持能力,先确定对国家基本公共卫生服务项目的经费补偿标准。在此基础上,国家找出对居民健康影响大、具有普遍性和严重性的主要公共卫生问题,根据居民的健康需求、实施健康干预措施的可行性及其效果等多种因素,选择和确定优先的国家基本公共卫生服务项目,努力做到把有限的资源应用于与居民健康关系最密切的问题上,使基本公共卫生项目工作取得最佳效果。

目前,中国的基本公共卫生服务项目内容包括城乡居民健康档案管理、健康教育、预防接种、0~6岁儿童健康管理、孕产妇健康管理、老年人健康管理、慢性病患者健康管理(高血压、糖尿病)、重性精神疾病患者管理、结核病患者健康管理、传染病及突发公共卫生事件报告和处理服务、中医药健康管理、卫生监督协管服务。实施国家基本公共卫生服务项目,是促进基本公共卫生服务逐步均等化的重要内容。通过为城乡居民免费提供基本公共卫生服务,有利于预防和控制传染病与慢性病,有利于提高居民对公共卫生服务的可及性,有利于缩小因地区差异而导致的健康差距以及基本医疗卫生服务水平的差距,提高整个人群的健康水平。

基本公共卫生服务主要由乡镇卫生院、村卫生室、社区卫生服务中心(站)负责具体实施。村卫生室、社区卫生服务站分别接受乡镇卫生院和社区卫生服务中心的业务管理,合理承担基本公共卫生服务任务。其他基层医疗卫生机构也可以按照政府部门的部署来提供相应的服务。对于包括社会力量举办在内的社区卫生服务中心(站)、乡镇卫生院、村卫生室等医疗卫生机构按规定提供基本公共卫生服务项目所需经费,由政府根据其服务人口和提供基本公共卫生服务项目的数量、质量和服务成本(含人力成本、耗材等),在全面考核评价的基础上,采取购买服务等方式核定政府补助。

国家基本公共卫生服务项目的经费补助及其项目内容会随着经济社会发展、公共卫生服务需要和财政承受能力等适时进行调整。地方政府可结合当地实际,在国家基本公共卫生服务项目的基础上,增加基本公共卫生服务内容和经费补助标准。2011年,各级政府基本公共卫生服务经费补助标准为人均25元,全国经费补助总额达到325亿元。人均补助标准比2009年的15元提高了10元,主要用于扩大服务覆盖人群以及增加服务项目和内容。2014 年和 2015 年人均基本公共卫生服务经费补助标准分别提高至 35 元和 40 元,2016 年提高至 45 元,新增经费主要用于提高服务质量效率和均等化水平及开展国家基本公共卫生服务项目签约服务,并适当增加高血压、糖尿病和严重精神障碍患者的管理人数。

基本公共卫生服务项目覆盖中国全部人口,与人民群众的生活和健康息息相关。实施项目可促进居民健康意识的提高和不良生活方式的改变,逐步树立起自我健康管理的理念;可以减少主要健康危险因素,预防和控制传染病及慢性病的发生和流行;可以提高公共卫生服务和突发公共卫生服务应急处置能力,建立起维护居民健康的第一道屏障,对于提高居民健康素质有重要促进作用。

2. 重大疾病防治项目投入   20 世纪 50 年代以来,随着疾病谱的转变,肿瘤、心脑血管病、艾滋病等突显为当今的重大疾病,严重威胁着人类健康,是造成早死和伤残的主要原因。如何有效进行重大疾病的防治,是各国卫生部门的工作重点和一项长期工作。

2009 年 4 月,《中共中央国务院关于深化医药卫生体制改革的意见》和《医药卫生体制改革近期重点实施方案(2009 中共中央国务年)》中提出:"继续实施结核病、艾滋病等重大疾病预防控制和国家免疫规划等重大公共卫生项目"。同年 6 月 18 日,国务院医改领导小组办公室正式启动了"实施重大公共卫生服务项目,促进基本公共卫生服务均等化"工作。

对于重大疾病的防治主要以中央和地方政府投入为主,同时联合多种社会力量。例如,《2010 年艾滋病防治项目管理方案》中"中央共投入资金 255 789 万元,其中中央补助地方艾滋病防治专项资金 206 629 万元,全球基金艾滋病防治项目预算资金 40 465 万元,其他国际合作项目资金 8695 万元。"

重大公共卫生服务项目与群众健康直接相关,可以免除或缓解特定人群的疾病威胁。例如,由于普遍实行儿童免疫规划,我国实现了世界卫生组织提出的"无脊髓灰质炎"的目标,"儿童白喉"已连续 20 年无报告病例;我国加大重大传染病的防治力度,对艾滋病人实行了"四免一关怀"政策,对结核病人实施以免费治疗为核心的现代结核病控制策略(DOTS)等,重大传染病得到初步遏制;长期以来地方病防治工作稳步推进,已经基本消除碘缺乏病,大骨节病、克山病和氟中毒等病区不断缩小。根据重大疾病预防控制需要和财力可能,合理安排结核病、艾滋病等重大疾病防治、国家免疫规划、农村妇女住院分娩等重大公共卫生项目所需资金是非常必要的。

（四）完善公共卫生投入机制

1. 发挥财政的主导作用   首先应拓宽卫生筹资来源,提升到法制层面,增设卫生附加税费。通过拓宽公平性较强的税收来源,在积极发展生产力之外,有足够的财力保证公共卫生的投入规模。其次,各级政府筹资责任制度化。如巴西的《预算指导法》中就将各级政府筹资责任上升到了法律层面。第三,尝试省直管县卫生财政制度。省直管县的财政体制能有效激活县域经济,并提高县财政能力、统筹城乡经济差异、增强城乡协调发展能力,减少政府管理成本。

2. 明确各级政府的职责   合理分担卫生事权,强化各级政府投入责任,规范政府间转移支付制度逐步解决区域不平衡问题。

(1)合理分担卫生事权:是界定各级政府投入责任的基础。首先,要明确中央政府在公共卫生投入中应承担的主要职责,对于公共卫生(如计划免疫、传染病控制等)大部分应由中央予以承担,筹资以中央财政为主;全国性公共卫生事件的处理,健康教育以及支持重大的基础性医学科研活动,重大卫生项目、卫生专项计划、设施的基本建设费用等,农村地区、落后地区的卫生经费补助也均应以中央财政为主。其次,省级政府承担的卫生投入职责包括:地方病预防、公众营养服务,尤其是危害严重的地方性疾病和传染病,如麻风、克山病等;针对常见病、多发病的疾病预防和控制,实行省以下垂直管理,适当扩大疾病预防与控制机构的行政授权,独立收集、披露公共卫生信息,处理相关事务。第三,县级政府的卫生事权主要包括:承担本地区范围内的疾病控制、社区卫生服务、初级卫生保健的职责,负责乡镇卫生院的日常经费保障;结合当地实际情况,对常见病和多发病提供基本的诊疗保障;对经济贫困群体进行医疗救助。

(2)规范政府间转移支付制度:中央政府应该在明确公共卫生事权的基础上,完善相应的转移支付制度,以解决地区间卫生资源配置的非均衡问题,缩小城乡之间卫生服务水平的差别。这就要求落实落后地区公共卫生的经费来源,同时确保贫困人口享有基本医疗保障。从 2007 年起,中央财政开始对中西部地区发展社区卫生服务按照一定标准给予补助,以实现在东、中、西部不同地区间基本卫生服务的均等化。省级财政则应把卫生事业投入的重点从城市转向农村,提高在农村的投入比例。

3. 提高公共卫生财政投入的效率　财政投入重点应从治疗转向预防保健。世界银行的数据表明:公共医疗卫生措施每获得一个 DALY(由伤残调整的健康生命年)大约需要消耗 50 美元,而最低标准的基本临床服务每获得一个 DALY,约消耗 100 美元。可见,同样的资金投入到疾病预防领域,比投入到疾病治疗领域会产生更大的效益。预防保健投入低、效益显著,应成为公共卫生投入的重点。财政应安排专项支出进行全民健康教育,并提高防治防疫费在整个卫生事业费中的比重。另外,财政投入的重点应转向基层医疗机构。基层医疗机构是居民就医的主要机构,财政应加大对这些机构的经费支持力度,以提高卫生服务的可及性。

第三节　突发公共卫生事件应急体系与投入

一、突发公共卫生事件的概念

突发公共卫生事件(public health emergency)是指突然发生,造成或者可能造成社会公众健康严重损害的重大传染病、群体性不明原因疾病、重大食物和职业中毒以及因自然灾害、事故灾难或社会安全等引起的严重影响公众身心健康的事件。其中,重大传染病疫情是指某种传染病在短时间内发生、波及范围广泛,出现大量的病人或死亡病例,其发病率远远超过常年发病率水平的情况;群体性不明原因疾病是指在短时间内,某个相对集中的区域内同时或者相继出现具有相同临床表现病人,且病例不断增加,范围不断扩大,又暂时不能明确诊断的疾病;重大食物和职业中毒是指由于食品污染和职业危害的原因而造成的人数众多或者伤亡较重的中毒事件。

突发公共卫生事件具有很大的意外性,往往是在毫无准备的情况下发生的,而且往往在一定的区域或范围内产生较大影响,甚至可能蔓延至全球,如 2003 年的 SARS 和 2009 年的甲型 H1N1 都是首先在一个地区发生以后逐步造成全世界范围内的流行。突发公共卫生事件由于其发生的紧迫性及复杂性,往往给社会造成极大的危害,不论是公众的身心健康,还是社会的秩序稳定与经济发展,也正因为如此必须高度警惕突发公共卫生事件的发生并完善应对策略,最大限度地减少事件的危害。

二、突发公共卫生事件应急体系

2003 年暴发的"非典"是我国突发公共卫生事件应急体系发展中的一个转折点,正是在这次危机发生之后我国开始大大提高了对突发公共卫生事件的重视,并意识到建立起一个完善的应急预案体系的重要性。突发公共卫生事件应急处理应坚持预防为主,平战结合。国务院有关部门、地方各级人民政府和卫生行政部门应加强应对突发公共卫生事件的组织建设,组织开展突发公共卫生事件的监测和预警工作,加强突发公共卫生事件应急处理队伍建设和技术研究,建立健全国家统一的突发公共卫生事件预防控制体系,保证突发公共卫生事件应急处理工作的顺利开展。2003 年公布的《突发公共卫生事件应急条例》是第一部针对突发公共卫生事件的具体条例,在很大程度上指导了危急时刻的组织领导和救援行动,也极大地减少了公众在突发事件中的损失。

为了有效预防、及时控制和消除突发公共卫生事件及其危害,指导和规范各类突发公共卫生事件的应急处理工作,最大限度地减少突发公共卫生事件对公众健康造成的危害,保障公众身心健康与生命安全,国家 2006 年 1 月 10 日公布了《国家突发公共卫生事件应急预案》,对突发公共卫生事件的应急组织管理体系作出了明确的规定。

(一)应急指挥机构的设立

在国务院统一领导下,卫生行政部门负责组织、协调全国突发公共卫生事件应急处理工作,并根据突发公共卫生事件应急处理工作的实际需要,提出成立全国突发公共卫生事件应急指挥部。

地方各级人民政府卫生行政部门依照职责和本预案的规定,在本级人民政府统一领导下,负责组织、协调本行政区域内突发公共卫生事件应急处理工作,并根据突发公共卫生事件应急处理工作的实际需要,向本级人民政府提出成立地方突发公共卫生事件应急指挥部的建议。

各级人民政府根据本级人民政府卫生行政部门的建议和实际工作需要,决定是否成立国家和地方应急指挥部。

地方各级人民政府及有关部门和单位要按照属地管理的原则,切实做好本行政区域内突发公共卫生事件应急处理工作。

(二)应急指挥部的组成和职责

全国突发公共卫生事件应急指挥部负责对特别重大突发公共卫生事件的统一领导、统一指挥,作出处理突发公共卫生事件的重大决策。指挥部成员单位根据突发公共卫生事件的性质和应急处理的需要确定。

省级突发公共卫生事件应急指挥部由省级人民政府有关部门组成,实行属地管理的原则,负责对本行政区域内突发公共卫生事件应急处理的协调和指挥,作出处理本行政区域内突发公共卫生事件的决策,决定要采取的措施。

（三）日常管理机构

国务院卫生行政部门设立卫生应急办公室（突发公共卫生事件应急指挥中心），负责全国突发公共卫生事件应急处理的日常管理工作。

各省、自治区、直辖市人民政府卫生行政部门及军队、武警系统要参照国务院卫生行政部门突发公共卫生事件日常管理机构的设置及职责，结合各自实际情况，指定突发公共卫生事件的日常管理机构，负责本行政区域或本系统内突发公共卫生事件应急的协调、管理工作。

各市（地）级、县级卫生行政部门要指定机构负责本行政区域内突发公共卫生事件应急的日常管理工作。

（四）专家咨询委员会

国务院卫生行政部门和省级卫生行政部门负责组建突发公共卫生事件专家咨询委员会。市（地）级和县级卫生行政部门可根据本行政区域内突发公共卫生事件应急工作需要，组建突发公共卫生事件应急处理专家咨询委员会。

（五）应急处理专业技术机构

医疗机构、疾病预防控制机构、卫生监督机构、出入境检验检疫机构是突发公共卫生事件应急处理的专业技术机构。应急处理专业技术机构要结合本单位职责开展专业技术人员处理突发公共卫生事件能力培训，提高快速应对能力和技术水平，在发生突发公共卫生事件时，要服从卫生行政部门的统一指挥和安排，开展应急处理工作。

突发公共卫生事件应急处理应贯彻预防为主，常备不懈的方针，坚持统一领导、分级负责，反应及时、措施果断，依靠科学、加强合作的原则，国务院有关部门、地方各级人民政府和卫生行政部门应加强突发公共卫生事件的组织建设，加强突发公共卫生事件应急处理队伍建设和技术研究，建立健全国家统一的突发公共卫生事件预防控制体系，保证突发公共卫生事件应急处理工作的顺利开展。

三、突发公共卫生事件应急投入策略

2003 年国务院公布的《突发公共卫生事件应急条例》及 2006 年公布的《国家突发公共卫生事件应急预案》中均对各政府部门在突发公共卫生事件中应急投入的责任作出了明确规定，2016 年十二届全国人大四次会议表决通过的《中华人民共和国国民经济和社会发展第十三个五年规划纲要》也对推进健康中国建设提出了具体要求。这一系列政策都表明国家对于突发公共卫生事件的应急投入越来越关注，政府对卫生领域的投入也日益增加。

突发公共卫生事件的应急投入主要包括应急物资储备、制度支持、技术保障等。

（一）突发公共卫生事件应急物资储备

各级人民政府要建立处理突发公共卫生事件的物资和生产能力储备。调集本行政区域内各类人员、物资、交通工具和相关设施、设备参加应急处理工作并保障突发公共卫生事件应急基础设施项目建设经费。按规定落实财政补助政策和突发公共卫生事件应急处理经费，根据需要对边远贫困地区给予经费支持。

国务院有关部门和地方各级人民政府应积极通过国际、国内等多渠道筹集资金，在物资管理方面制订应急物资的采购、验收、保管、领用、补充、更新、安全等管理制度。根据本地应急物资的生产、市场供应、储备条件和应急需求实际,决定实物、资金、计划和信息四种储备形式的比例。按照填平补齐的原则,做好储备物资的更新和轮储,保证储备物资的动态平衡,并做好储备物资入库、调拨、状态和调整的信息管理。国家对疾病预防控制等公共卫生工作的投入在 2014 年共补助资金 1304 亿,相当于 2003 年的 12 倍,其中中央财政安排 466 亿元,是 2003 年的 47 倍,为各项防治措施的落实提供了有力保障。

(二)突发公共卫生事件应急体系制度支持

对于突发公共卫生事件的应急处理,在《中华人民共和国传染病防治法》《中华人民共和国食品卫生法》《中华人民共和国职业病防治法》《中华人民共和国国境卫生检疫法》《突发公共卫生事件应急条例》《国内交通卫生检疫条例》和《国家突发公共事件总体应急预案》等法律法规中均有作一定的说明和应对处理。

具体实施中,国家建立了统一的突发公共卫生事件监测、预警与报告网络体系。2015 年发布的《中国疾病预防控制工作进展》中提出我国已建成全球规模最大的法定传染病疫情和突发公共卫生事件网络直报系统,100%县级以上疾病预防控制机构、98%县级以上医疗机构、94%基层医疗卫生机构实现了法定传染病实时网络直报,平均报告时间由直报前的 5 天缩短为 4 个小时,并设立了 3486 个国家级监测点,主动监测霍乱、流感等 28 种重点传染病的发病规律及蚊、蝇、鼠、蟑等媒介生物的消长规律。建成国家、省、市、县四级疾控机构实验室检测网络,同时各级疾控机构现场流行病学调查能力也大幅提升,为病因确认、防控措施的选择和疫情控制提供了坚实的技术保障。

各级人民政府及有关部门要严格执行《突发公共卫生事件应急条例》等规定,对公职人员有玩忽职守、失职、渎职等行为的,依据法律法规追究当事人的责任。同时法律也应根据突发公共卫生事件的形势变化和实施中发现的问题及时进行更新、修订和补充。

另外,卫生行政部门根据事件的类型和发展趋势,编制事件防控核心信息,及时发布和提供科学、准确的卫生应急科普知识和行为指南,提高公众自我防护及配合处置意识,树立控制突发事件的信心,防止发生社会恐慌。

(三)突发公共卫生事件应急技术保障

突发公共卫生事件应急工作要充分尊重和依靠科学,重视开展防范和处理突发公共卫生事件的科研和培训,为突发公共卫生事件应急处理提供科技保障。

国家应对突发公共卫生事件要有计划地开展应对事件相关的防治科学研究,包括现场流行病学调查方法、实验室病因检测技术、药物治疗、疫苗和应急反应装备、中医药及中西医结合防治等,尤其是开展新发、罕见传染病快速诊断方法、诊断试剂以及相关的疫苗研究,做到技术上有所储备。

在信息系统上国家建立突发公共卫生事件应急决策指挥系统的信息、技术平台,承担突发公共卫生事件及相关信息收集、处理、分析、发布和传递等工作,采取分级负责的方式实施。在充分利用现有资源的基础上建设医疗救治信息网络,实现卫生行政部门、医疗救治机构与疾病预防控制机构之间的信息共享。

（四）突发公共卫生事件应急中各机构分工协作

医疗机构、疾病预防控制机构、卫生监督机构、出入境检验检疫机构是突发公共卫生事件应急处理的专业技术机构，在发生突发公共卫生事件时，服从卫生计生行政部门的统一指挥和安排，开展应急处理工作。国务院卫生计生行政部门设立卫生应急办公室（突发公共卫生事件应急指挥中心），负责全国突发公共卫生事件应急处理的日常管理工作。

各级人民政府在突发公共卫生事件中通过调集物资、划定控制区域、提出停工、停业、停课、封闭或者封存被传染病病原体污染的公共饮用水源、食品以及相关物品等紧急疫情控制措施，实施交通卫生检疫、流动人口管理、信息发布、开展群防群治、组织有关部门保障商品供应平抑物价等多种方式来维护社会的稳定。

卫生计生行政部门组织医疗机构、疾病预防控制机构和卫生监督机构开展突发公共卫生事件的调查与处理。组织专家咨询委员会对事件概况、现场调查处理概况、病人救治情况等进行评估，并提出启动突发公共卫生事件应急处理的级别。根据需要组织开展应急疫苗接种、预防服药工作，对各级行政区域内的应急处理工作进行督导和检查。

医疗机构在突发公共卫生事件发生时开展病人接诊、收治和转运工作，实行重症和普通病人分开管理，对疑似病人及时排除或确诊。积极协助疾控机构人员开展标本的采集、流行病学调查，并做好医院内现场控制、消毒隔离、个人防护、医疗垃圾和污水处理工作，防止院内交叉感染和污染。

各级疾控机构应定期对本单位卫生应急能力进行评估，及时发现问题与不足，有针对性地完善自身能力建设，制订并实施卫生应急工作发展规划。建立和完善预案管理、应急值守、信息报送、风险评估、队伍管理、物资管理、培训演练、现场处置工作、风险沟通、总结与评估等各类应急管理制度。

卫生监督机构在卫生行政部门的领导下，开展对医疗机构、疾病预防控制机构突发公共卫生事件应急处理中各项措施落实情况的督导、检查。围绕突发公共卫生事件应急处理工作，开展对食品卫生、环境卫生、职业卫生等的卫生监督和执法稽查。

出入境检验检疫机构则可调动出入境检验检疫机构技术力量，配合当地卫生行政部门做好口岸的应急处理工作，及时上报口岸突发公共卫生事件信息和情况变化。

另一方面，未发生突发公共卫生事件的地区也应组织做好本行政区域应急处理所需的人员与物资准备。加强相关疾病与健康监测和报告工作，必要时，建立专门报告制度。开展重点人群、重点场所和重点环节的监测和预防控制工作，防患于未然。

应对突发公共卫生事件要求建立更加完善的公共卫生长效筹资机制，这也要求各级政府卫生财政拨款的增长要高于财政经常性收入的增长。政府各部门之间要协调配合，合理配置应急资源，分工明确并坚守岗位，以严谨负责的态度应对突发事件。各部门也要做好应急物资储备工作和应急能力训练作业，保证能够在突发公共卫生事件发生时快速作出正确的反应，在最短时间内开展救援工作，保证人群的健康和社会的稳定。

（朱　伟）

本章小结

公共卫生是通过有效组织的社会努力来预防疾病、延长寿命、促进健康的科学和艺术。广义的公共卫生服务体系是指为全体人民健康提供公共卫生服务的各种组织机构的总称。狭义的公共卫生服务体系主要指公共卫生服务的提供机构和提供者。公共卫生投入是指政府为开展各项公共卫生活动，通过公共财政为疾病预防控制机构和公共卫生提供者筹集所需资金的过程。政府是公共产品的投入主体，财政投入是政府保障公共产品供给的前提条件，也是政府责任直接体现，政府财政的介入强化了政府公共责任，保证了公共卫生功能的实现，有利于实现人人享有基本卫生保健服务的目标。突发公共卫生事件是指突然发生，造成或者可能造成社会公众健康严重损害的重大传染病、群体性不明原因疾病、重大食物和职业中毒以及因自然灾害、事故灾难或社会安全等引起的严重影响公众身心健康的事件。突发公共卫生事件由于其发生的紧迫性及复杂性，往往给社会造成极大的危害，因此必须高度警惕突发公共卫生事件的发生并完善应对策略，最大限度地减少事件的危害。

思考题

1. 简述公共卫生的概念，特征和公共卫生服务体系的概念。结合国外公共卫生服务体系和中国公共卫生服务体系现状思考中国公共卫生服务体系的改革与发展。

2. 简述公共卫生投入的概念和意义。试述中国公共卫生投入中存在的主要问题。如何完善中国公共卫生投入机制？何谓基本公共卫生服务？实施国家基本公共卫生服务有何意义？中国基本公共卫生服务项目有哪些？

3. 何谓突发公共卫生事件？试述突发公共卫生事件应急投入策略。

第十三章

药品市场与管制

【本章提要】 本章介绍了药品市场的需求和供给、药品市场的失灵与政府干预以及国内外药品价格管制方式。通过本章学习,要求了解药品需求和供给的概念,熟悉药品市场失灵的特征,掌握药品消费经济测量指标和药品的各种价格管制方式。

药品是一种特殊的商品,它为保障公众身体健康和生命安全发挥着重要作用。药品既带有普通商品的一般经济属性,同时又由于它与公众健康和生命安全息息相关,且需要高额的研发投入的特殊性,决定了药品绝不能仅由市场来调节。

第一节 药品的需求和供给

药品市场是卫生服务市场的一个子市场,它是由药品的供方(药品生产和经营企业)、药品的需方(药品使用者)、医疗服务提供者(医院及社区医疗服务机构)和药品费用支付者(政府和医疗保险机构)四方共同组成。药品的需求和供给也不同于一般的市场结构。

一、药品的需求

(一)药品需求的定义

药品需求是指在一定时期,一定价格水平下,消费者愿意并且能够购买的某种药品的数量。药品需求的实现必须同时具备两个条件:①消费者要有购买药品的意愿;②消费者对想购买的药品要有相应的支付能力。这两个条件缺一不可。如果只有购买的意愿,没有货币支付能力;或者只有支付能力,没有消费意愿,都不可能在市场上形成实际的药品需求。

(二)药品需求特征

药品需求有着独特的需求三方结构。所谓需求三方结构,即指消费者、医生(或药剂师)、医疗保险机构这三方结构。

(1)消费者:影响消费者药品需求量的一般经济学因素主要包括药品价格、消费者收入、相关商品价格、消费者偏好和消费者预期等。社会、人口和文化因素等也是药品需求的重要影响因素。不同疾病的病人,其药物利用率也有很大差别。消费者在药品消费中,主要有两个渠道,一个是医院,另一个是社会零售药店。消费者作为药品的直接使用者一般不掌握药品知识。

(2)医生或药剂师:医生由于拥有医药专业知识,在药品消费中处于主导地位。因此,药品需求更多地取决于医生的处方行为,而医生处方行为则取决于医生的受教育历程与行医经验。也部分地取决于主流的药品处方模式。

传统意义上,药剂师既是药品的销售者,又是药品使用的咨询者,提供药品使用方法、适应证、不良反应、注意事项与过期日期等信息。近年,随着各国保险组织逐步采取针对药品零售环节的各种干预措施,如控制药品零售利润率、规定通用药品替代使用(药剂师有权以通用药品替换处方上的品牌药品)、保险机构与药房签订长期服务合同等,药剂师在影响药品需求方面的作用也愈益显著。

(3)医疗保险机构:一般通过两种途径影响药品需求。一方面,保险机构通过不同的费用分担机制,如共付或共同保险、起付线、封顶等控制保险基金的开支,降低保险费,以利于在保险市场的竞争中处于有利地位。另一方面,保险机构以费用支付者的地位有力地影响药品需求结构的其他各方。如制定保险药品目录规定药品使用的补偿范围、采用病例管理或药品使用评价等推行标准化的疾病诊治程序、转向预付制支付方式等措施都能有效地影响或限制临床医生的处方权限。

药品需求独特的三方结构,决定了消费者个人经济收入变化和药品价格的变化对药品市场需求影响有限,而医疗保险政策以及医生的处方行为成为药品市场需求的非常重要的影响因素。

二、药品的供给

(一)药品供给的定义

药品供给是指在一定时期内,在一定价格水平下,药品生产企业愿意而且能够提供某种药品的数量。和药品的需求一样,药品供给也必须要同时满足两个条件:①药品生产企业要有意愿提供;②药品生产企业要有能力提供。两者缺一不可。

(二)药品供给特征

与一般商品相比,药品供给主要具有如下特征:

1. 高质量性 药品的质量涉及人的生命和健康,使药品的生产和供给具有很高的质量要求,也不允许发生质量问题。正因为药品生产或供给的高质量要求,世界各个国家都对药品的生产和供给实施了较严格的质量管制措施。

2. 高技术性 药品生产,特别是新药的研究和开发,是一个综合利用各项科学和高技术的系统工程。随着社会的发展、人口结构和病种的变化、生态环境的改变以及市场的作用,使得新药的生命周期(product life cycle)越来越短,升级换代的频率越来越快。而新药产品的不断产生和迅速应用于临床,不仅扩大了疑难病症的研究领域,提高了人们对疾病诊断和治疗能力和水平,也进一步增加了制药业的技术含量。

3. 高投入性 由于药品生产的高质量和高技术要求以及国家对其的严格管制措施,使得药品的生产和应用于临床要经过药品的早期研究、生产过程的 GMP 改造、最终产品上市和市场开发等多个环节。每一个环节都需要投入大量的资金,尤其是药品的研究和开发(R&D)过程,不仅所花时间长,且费用高,据测算:目前,世界上每种药物从开发到上市平均需要花费 10~15 年的时间,耗费 8 亿~10 亿美元。

4. 高风险性 药品从实验室研究到上市是一个漫长的过程,在这个过程中要经历合成提取、生物筛选、药理、毒理等临床前实验、制剂处方及稳定性试验、生物利用度测试和放大试验等过程;还需要经过人体临床试验、注册上市和售后监督等一系列环节。不仅过程和环节复杂,耗资巨大,且每一个过程和环节都有很大风险。

5. 高回报性　由于药品实行专利保护,新药一旦成功上市,即可在专利期享有市场独占权,制药企业可以其高昂的垄断售价获取高额的利润回报。

6. 市场集中度高　市场集中度是指最大的生产厂商所控制的市场份额。经济学用市场集中度指标来衡量市场的竞争程度。如果有许多厂商生产同一种产品,则该市场趋向于竞争;而只有一个或少数厂家生产一种商品,则该市场趋向于垄断。

药品生产或供给的垄断性主要源自两方面的障碍:一是市场的进入障碍,如专利保护的法律障碍、药品审批过程的管理障碍等;二是经济障碍,如药品生产较高的准入门槛、新药研发所需巨额费用等,不具备相当的经济实力是难以从事药品生产和经营活动。

（三）药品供给及其环节

与一般商品相比,药品的供给比较特殊。药品供给涉及药品生产、流通等环节。其中,药品生产企业是药品的生产者;药品生产出来之后即进入流通环节,经过药品的流通环节,有的药品进入医院的药房,有的药品进入药店;在医院,药品由医生经处方提供给病人;在药店,药品(主要非处方药)经药剂师销售给购药者。

1. 药品生产企业是指生产药品的专营企业或兼营企业。在国际上,又通常将药品生产企业划分为发达国家通用药品(generic drugs)生产企业、发达国家以研究、开发为主要目标的生产企业和发展中国家本地的药品生产企业这三大类。药品生产企业是药品市场的主要提供者,也担负着药品研发的重任。由于制药行业是高风险、高投入、高回报的高科技行业,只有不断地研制开发新药才能占领市场,但是只有少数大型制药企业才有实力投入巨额研发费用。这些企业通过不断推出新药垄断市场,为新药制定高昂的价格以获得超额利润。对于专利保护期内的药品,只有拥有专利权的企业才能生产。专利期过后,越来越多的大、中、小型制药企业逐渐加入竞争行列,进行仿制药的生产。但是原专利期间已经获得很大的市场份额和良好的信誉度,仍然可以以较高价格销售。

2. 药品流通企业是指将药品提供于医疗过程并转化为货币的过程或通路。而药品流通企业,则是实现这一过程和连接这一通路的企业单位。药品流通环节又分为药品的批发环节和药品零售环节。药品批发企业一般具有一定的规模,通过规模经济性获得较高利润,并与制药企业和医疗机构、零售企业有着直接联系,是药品市场的重要的中介组织。通常情况下,大型批发企业对制药企业有很大的价格压力,并能与医疗机构建立良好关系出售药品。如果药品零售企业规模小而布局分散,则讨价还价能力较弱。

3. 医疗服务机构在药品供给中扮演着"消费者"和"零售商"的双重角色。医疗机构作为患者的代理人从药品生产、批发企业购买药品成为最大的消费者,同时又作为药品销售的最后环节将药品卖给患者。由于医患之间的信息不对称,当医疗机构与药品销售存在直接利益关系时,必然有诱导患者消费的行为出现。

三、药品消费经济测量指标

药品消费经济测量指标为衡量药品市场总量、结构、变化,以及分析与评价市场干预的结果提供了必要而且直观的实证数据,是观察、分析与评价药品市场表现的主要依据。

测量药品消费常用的宏观经济指标主要有:

1. 药品费用　是一个国家卫生总费用的组成部分。它包括在医疗机构(处方药及非处方药)治疗和自我药疗(非处方药)过程中消耗药品费用的总和。是药品消耗量(Q)以药品最终交易价格(P)进行加权后反映药品总体消费水平的综合测量指标。

2. 名义药品费用　按照当年药品价格,消费者购买药品而支付的费用总和。反映当年药品费用的总体水平,没有剔除药品价格变动因素。该指标各年度之间缺乏可比性,不能反映消费者实际药品费用变动。

3. 实际药品费用　以某一年度药品价格作为基准,测算消费者购买药品费用总额。剔除药品价格变动对费用影响,反映药品费用总体水平。该指标各年度之间可以比较,能够反映年度药品费用变化。

4. 人均药品费用　指一个国家或地区实际药品费用占人口总数的平均数。消除了不同国家或地区人口(数量)因素的影响。从总体水平上表示人均药品费用的高低,是衡量不同国家或地区之间消费药品水平差异的指标之一。该指标可以在年度之间进行比较。

5. 药品费用占卫生费用的比重　用来反映药品费用相对于总体卫生资源消耗的内在结构。反映总体卫生资源消耗中药品消费情况。多用于国际比较,无标准参考,发达国家一般为15%。

6. 药品费用占 GDP 的比重　用来反映药品费用相对于国民经济内在结构。运用药品费用占 GDP 比重指标,来衡量两者之间的变化及比例关系。在一定程度上能够体现药品消费的相对水平。

第二节　药品市场

一、全球药品市场概况

(一)药品消费情况

1. 药品费用的及其分布　表 13-1 显示药品总费用在全球不同收入国家之间的分布及其不平等。2006 年,占人口 16% 的高收入国家消费了全球 78.5% 的药品费用,而拥有人口 71.1% 中低和低收入国家仅消费了全球药品费用的 11.3%。不同国家居民人均药品消费水平存在很大差异。2006 年,高收入国家人均药品费用支出为 434.7 美元,而低收入国家的人均药品消费额不足 8 美元。

表 13-1　2006 年不同收入国家的人口与药品总费用消费情况

按世界银行收入水平分组	人口占比(%)	药品总费用占比(%)	人均药品费用(美元 US $)
高收入国家	16.0	78.5	434.7
中高收入国家	12.9	10.2	88.0
中低收入国家	53.5	10.3	34.0
低收入国家	17.6	1.0	7.7
所有国家	100.0	100.0	155.0

2. 不同收入国家的药品费用占卫生总费用的比重　不同收入国家的药品费用占比是不同的(表 13-2)。高收入国家的药品费用占国内生产总值(GDP)的比例平均为 1.41%,而中低收入和低收入国家的药品费用占 GDP 的比例分别为 1.63% 和 1.62%。高收入国家的药品费用占卫生总费用的比重为 19.7%,而低收入国家则高达到 30.4%。收入越高的国家药品费用占卫生总费用的比重越低,而药品费用占公共筹资比例则正好相反,收入越高的国家药品费用占公共筹资占比也越大,发达国家平均高达 61.3%,而低收入国家平均水平为 23.1%,也就是说低收入国家三分之二的药品费用主要由个人负担。

表 13-2　2006 年不同收入国家药品费用占比(%)

按世界银行收入水平分组	药品费用中公共筹资所占比例	药品费用占卫生总费用的比例	药品费用占 GDP 的比例
高收入国家	61.3	19.7	1.41
中高收入国家	38.8	23.1	1.45
中低收入国家	33.5	27.6	1.63
低收入国家	23.1	30.4	1.62
所有国家		24.9	1.52

(二)全球药品市场销售情况

成熟市场和新兴市场是全球药品市场两个最主要的阵营,成熟市场包括美国、德国、法国、意大利、英国、西班牙、日本、加拿大和韩国等 9 个发达国家。新兴市场国家共 21 个,指的是药品支出绝对增长超过 10 亿美元,且人均 GDP 小于 3 万美元(以 PPP 计算)的国家,包括第一梯队的中国,第二梯队的巴西、印度、俄罗斯,第三梯队的阿尔及利亚、阿根廷、孟加拉国、智利、哥伦比亚、埃及、印度尼西亚、哈萨克斯坦、墨西哥、尼日利亚、巴基斯坦、菲律宾、波兰、南非、沙特阿拉伯、土耳其和越南。成熟市场与新兴市场在药品支出、药品消费的数量和结构、药品市场的增长态势都有着显著的区别,详见表 13-3。

表 13-3　全球各地区药品市场销售额

销售额 (10 亿美元)	2010	2011	2012	2013	2015	2020	2010—2015 年均增长率(%)	2016—2020 年均增长率(%)
全球	856.4	955.5	965.4	989.3	1068.8	1400~1430	4.5	4~7
成熟市场	587.1	626.9	621.6	623.6	684.3	870~900	3.1	3~6
美国	310.6	322.0	328.2	340.0	430.0	560~590	6.7	5~8
欧洲 5 国	147.4	159.1	148.7	156.3	144.0	170~200	-0.1	1~4
德国	40.5	45.0	42.1	45.9	41.2	52~62	3.8	2~5
法国	38.0	41.3	36.7	37.1	25.1	30~40	3.1	2~5
意大利	26.5	28.6	26.2	27.9	31.3	30~38	0.1	-3~0
英国	20.2	21.5	23.9	24.6	27.7	28~38	6.9	3~6
西班牙	22.2	22.7	19.9	20.7	18.6	20~28	0.7	1~4
日本	96.5	111.2	111.3	94.1	78.3	79~89	-4	0~3
加拿大	21.5	22.4	22.0	21.4	19.3	23~33	-2.1	3~6
韩国	11.1	12.2	11.3	11.7	12.7	14.0~16.2	2.7	2~5

续表

销售额 （10亿美元）	2010	2011	2012	2013	2015	2020	2010—2015年 均增长率（%）	2016—2020年 均增长率（%）
新兴市场	150.5	193.6	223.9	242.9	249.2	345~375	10.6	7~10
中国	41.1	66.7	81.7	97.7	115.2	150~180	22.7	6~9
二级市场	48.8	59.9	59.6	62.4	56.8	85~95	3.1	9~12
巴西	22.9	29.9	28.5	30.6	28.1	34~44	4.2	9~12
俄罗斯	13.6	15.7	17.1	17.7	16.6	29~39	4.1	11~14
印度	12.3	14.3	14.0	14.1	12.1	13~19	(-0.3)	5~8
三级市场	60.6	67.0	82.6	82.8	77.2	100~120	5.0	6~9
其他国家	118.8	134.9	120.0	122.9	135.2	150~180	2.6	1~4

注：数据来自 IMS 各年度报告，未进行汇率谰整

数据来源：IMS Health

全球药品支出的主要贡献来自成熟市场，2015 年成熟市场的市场份额为 64%，新兴市场占 23%，这与成熟市场经济实力雄厚、高价品牌药与专科用药使用比例高、人口老龄化程度高、慢性非传染性疾病负担重等诸多方面都有密不可分的关系。但总体来看，成熟市场的市场份额在逐年减少，从 2010 年的 69% 降到 2015 年的 64%，到 2020 年预计只有 63%。相比之下，新兴市场的市场份额逐年增加，从 2010 年的 18% 增至 2015 年的 23%，新兴市场以远高于全球平均水平的 10.6%。这主要得益于新兴市场国家医疗保障水平提升、药品可获得性提高、通用名药和 OTC 使用量的快速增长。

二、我国药品市场

（一）药品费用情况

我国人均药品消费水平在全世界尚处于较低水平，但是我国药品费用增长过快。从 2005 年到 2014 年，我国药品费用从 4142.10 亿元增长为 13 925.00 亿元，增长了 3 倍多，人均药品费用持续增长，2008 年至 2013 年的增长率一直高于 10%，2008 年、2009 年和 2012 年涨幅更是超过 20%，高于居民可支配收入的增速（表 13-4）。2014 年涨幅略有减缓，但人均药品费用超过了 1000 元/年，占当年居民人均可支配收入（20 167.12 元）的 5.05%。

表 13-4　我国近年药品费用及占卫生总费用的比重

年份	药品费用合计 （亿元）	人均药品费用（元）	人均药品费用 增长率（%）	药品费用占卫生 总费用的比重（%）
2005	4142.10	316.78	/	45.00
2006	4486.07	341.28	7.73	43.51
2007	4903.16	371.09	8.73	40.74
2008	6202.40	467.04	25.86	41.56
2009	7543.81	565.29	21.04	40.63
2010	8835.85	658.94	16.57	41.55

续表

年份	药品费用合计 （亿元）	人均药品费用（元）	人均药品费用 增长率（%）	药品费用占卫生 总费用的比重（%）
2011	9826. 23	729. 30	10. 68	38. 43
2012	11 860. 45	875. 93	20. 11	40. 37
2013	13 307. 70	977. 99	11. 65	39. 80
2014	13 925. 00	1018. 04	4. 10	37. 81

注：本表按当年价格计算

资料来源：国家卫生计生委卫生发展研究中心

此外，中国药品费用支出占卫生总费用的比重长年保持在40%左右的水平。从国际比较的角度来看，这一水平是畸高的。根据经济合作与发展组织（OECD）的统计，绝大多数经济发达的国家药品费用占卫生总费用的比重，少的维持在10%上下，多的一般也不超过25%。

（二）我国医药行业概况

1. 医药工业高速发展医药行业是我国国民经济的重要组成部分。21世纪以来，中国医药工业高速发展，近十年增长率一直维持在20%左右，在国民经济中的地位稳步提高，2013年医药工业总产值达22 297亿元，占GDP比重的达3.79%（表13-5）。我国医药工业的技术水平、产品种类、生产规模不断提高和扩大，现已基本步入世界医药生产大国行列，是仅次于美国的全球第二大药品市场，同时也是新兴市场的领头羊。根据IMS统计，2015年中国药品销售额占新兴市场总额的46%。过去六年，中国的药品销售额以远高于世界其他任何国家和地区的22.7%的高速增长，而药品销售额的增长实际是逐年放缓的，这与中国经济进入新常态，国家政府对药品价格的管制，基本药物制度的实施密切相关。

表13-5 2007—2013年我国医药工业总产值、增长率及其占全国GDP的比重

年份	医药工业总产值 （亿元）	年增长率 （%）	全国GDP （亿元）	占GDP比重 （%）
2007	6719	25. 79	268 019	2. 51
2008	8382	24. 75	316 752	2. 65
2009	9947	18. 68	345 629	2. 88
2010	12 350	24. 16	408 903	3. 02
2011	15 624	26. 50	484 124	3. 23
2012	18 770	20. 10	534 123	3. 51
2013	22 297	18. 79	588 019	3. 79

注：全国医药工业系指七大子行业的总和，包括化学原料药、化学药品制剂、生物制剂、医疗器械、卫生材料、中成药、中药饮片

资料来源：南方医药经济研究所中国医药经济运行分析系统

2. 制药企业数量过多，但市场集中度依然偏低。我国制药企业数据众多，2015年我国制药企业数量达到7116家，但是规模均偏小，从产值、销售额、利润和从业人员的比重上看，我们医药企业都呈现"中间大、两头小"的分布。我国医药产业集中度依然偏低，国内2005年工业百强的市场集中度为36%，到2013年市场集中度提升到45%，但是和全球百强药品企业80%以上的集中度相比，市场

依然比较分散,很难形成规模经济和范围经济,很大程度上制约了医药企业的创新能力。

3. 医药流通企业数量也很多,但市场集中度在逐步提高。改革开放以来,我国医药流通企业经历了若干政策性变化,行业市场化步伐加快,逐步形成了多种所有制并存,共同发展的新格局。据国家食品药品监督管理总局统计,截至 2011 年年底,全国持有《药品经营许可证》的药品经营企业 44 万家,包括批发和零售企业,其中批发企业 1.6 万家,零售连锁企业 3107 家,零售连锁门店 15 万家,零售单体药店 27 万家。2012 年药品经营企业总数比 2007 年增加了 22%,其中零售连锁企业发展最快,批发企业数量变化不大。医药商业的经营规模正朝着集约化方向发展,市场集中度逐步提高。

第三节　药品市场失灵及政府干预

药品市场作为整个社会产品市场的一部分,也同样存在着市场失灵,而且由于药品市场与一般市场相比还有一定的特殊性,产生市场失灵的情况更为普遍。

一、药品市场失灵的特征

1. 供方的垄断性药品市场中的垄断,主要来自于新药技术的专利保护垄断。由于这种垄断性的存在,使垄断厂商可以对市场价格进行控制,对药品定价很高,造成患者购买不起这些药品。

2. 信息不对称由于药品的专业性,只有受过专业教育的医生才具有比较全面的药品知识,患者缺乏这方面信息。在现实中,患者在医生的指导下购买处方药,医生作为患者利益的维护者,本应该向病人提供最佳的诊疗措施(药品),但是由于医生受个人利益的驱动,医生向患者推荐的往往不是最佳的药品而是昂贵的药品。另外,在实施医疗保险的情况下,病患者的药品费用主要由药品供需双方之外的第三方——医疗保险机构支付,药品供需双方在药品使用上往往缺乏费用意识,导致道德损害。

3. 存在公共产品和准公共产品。在药品领域,存在大量的公共产品和准公共产品,如政府免费发放的疫苗、计划生育药品,用于社区消毒的消毒药水等。由于公共产品具有不可分割性和消费的非排他性,无法通过市场机制获得补偿。所以,私人没有提供公共产品的积极性,市场很难发挥配置效率。

医药市场的上述特征说明药品市场存在一定的市场失灵,所以,不能单纯依赖于市场机制的调节,需要有政府相应的调控。从世界范围来看,药品市场都是政府高度管制的市场。

二、政府在药品市场中的作用

1. 保证药品的公平性和可获得性　生命健康是公民的基本权利,所以药品服务不能完全按收入进行分配,药品服务不能以个人的有效需求为基准,而必须以与其经济发展水平相适应的需要为基准,保证公民享有与其社会经济发展水平向适应的基本权利。政府通过价格管制,将药品价格控制在社会能够承受的范围内,控制药品费用的过快增长,使其与社会发展相适应,减轻社会负担。

2. 保证公共产品和准公共产品的有效供给　公共产品和准公共产品的价格不能反映其全部成

本或收益。政府必须通过公共财政拨款来保证公共产品的供给;通过产业政策、发展规划、税收减免、价格引导等来完善和促进市场的作用,保证市场对准公共产品的供给。

3. 保证药品资源的总量平衡和结构平衡　由于药品服务的专业性和垄断性、信息的不对称性、药品的低价格弹性,使得医疗机构和医务人员诱导或创造需求。在纯市场机制的作用下,药品行业的发展会远远超过社会经济发展水平所允许的规模,药品价格不会因为供给的增加和竞争的存在而显著下降,从而导致资源过度集中,影响社会的可持续发展。同时,可能因为恶性竞争而带来重复建设和资源浪费问题。政府必须通过总体规划使药品行业的发展和社会发展相适应。

三、政府对药品市场的管制

由于药品与公众健康和生命安全息息相关,且需要高额的研发投入的特殊性,决定了药品绝不能仅由市场来调节。世界各国都通过制定一系列的药物相关政策来实现对药物研究、生产、流通、使用、价格、监管等各环节各方面的管理和调控。各国主要基于国家卫生系统目标(包括人群健康、降低人群的财务风险以及保障公众满意度),来设定药品目标,药物体系从药品准入、生产、使用等方面来考虑,一般国家都设有完整的药品监管体系(准入、上市前、上市后的各项审批)、药品价格管理、药品补偿和促进药品合理使用的要求。

政府对药品供方的干预包括政府对药品生产领域和药品流通领域的干预。

1. 政府在药品生产领域的干预措施主要有:

(1)通过严格的生产准入和新药审批制度,来保证药品生产质量和控制供给,避免盲目发展。

(2)通过对新药采取专利保护政策,以鼓励制药厂商对药品研究和开发的投入。

(3)通过放松对通用药品生产的严格限制,以削弱专利药品的垄断地位,促使价格竞争,进而降低药价和药品费用等。

2. 政府在批发零售环节的干预措施主要有:

(1)实施严格的准入制度,以保证流通环节的质量要求,避免盲目发展。

(2)采取药品集中招标采购政策,以促使药品生产企业、批发商和医院(或药房)展开竞争,降低药价。

(3)在药品价格决定上采取较严格的管制措施,政府参与药品价格的制定。

(4)将药品分为处方药和非处方药并实施分类管理,加强处方药的管理,规范非处方药管理,减少不合理用药的发生,保证人们用药安全。

3. 政府对药品需方的干预主要有促使病患者(和医生)增强费用意识,进而自觉抑制不合理药品需求和利用。其具体措施如:实施药品费用共付;制定药品报销目录;对医生(或医院)不合理用药行为的控制等。

第四节　药品价格管制

药品价格管制是发达国家药品政策的主要内容之一。发达国家陆续在第二次世界大战后开始实施药品价格政府管制政策,到 20 世纪 80 年代以后,为了适应各国健康保障制度的变革和国际医药产业的发展趋势,控制药品费用的过快上涨,发达国家逐步修订了各自的药品价格及补偿管理政策,形成了比较完善的药品定价及调整制度。管制的形式主要成本加成、比较定价、参考定价、利润控制、药物经济学评价等。

一、成本加成定价

成本加成(cost-plus pricing)是以生产企业的实际经营成本为基础,加上一定的利润率构成药品出厂价格或零售价格。实际经营成本一般包括:原材料费用、人力成本、研发费用、管理成本。利润加成包括:销售费用率、流通差价率、销售利润率等。加成率通常考虑创新性和质量效果,实际中往往是流通环节层层加成,形成最高零售价格。在没有可比药物或疗法的情况下,各国通常采用成本加成的方法确定价格。采取这种方法,必须依赖于制药企业能提供准确的成本信息。从理论上讲,成本加成定价法可以比较真实地反映药品的价格,但是由于药品市场是专业性很强的市场,企业和政府之间很容易出现信息不对称,在没有建立起与制药企业间的信息不对称机制的情况下,政府要获得相对准确的信息需要很高的交易成本,或根本得不到信息。从而使得实际的价格决定权会落入企业手中,制定出的最终价格也是不真实的。

成本加成法通常包括对应一个单个产品成本的复杂的计算,允许给予一定的利润率,因此对采用这种定价方法可以获得比较合理的价格。定价管理机构需要有公司产品成本和利润方面的广泛和可信的信息。管制者可以向公司提出这些数据需求的,但是他们很难对公司提供的信息进行证实。成本和利润不是独立于公司政策之外:产品的基本成本、研究和营销的费用在公司之间的差异非常大。而对于国际跨国公司,则更不可能去国外获得任何可信赖的有关成本如何发生以及利润如何提取等方面的信息,而且还存在着行政费用和研究费用分摊到单个产品上的问题。

这种方法不会激励公司提高效率和引入成本节约的革新。在某些前东欧国家,成本加成法已经对国内药品行业造成不利的结果。由于难以得到管制者对他们研发以及营销费用的补偿,削弱了与国外相同产品竞争的地位。

二、利润控制

对制药企业的年利润率进行限制,对超过规定的企业采取惩罚措施,英国采用这种模式。英国利润率一般用投资回报率评定(投资回报率=净利润/股东权益),若制药公司的销售收入与股东权益之比超过 3.5∶1,则以销售回报率来评定(销售回报率=净利润/销售收入)。卫生部通过对英国工业所有部门的平均利润率进行综合评价得出目前制药公司的投资回报率在 17%~21% 之间。每个制药公司具体的目标利润率由卫生部根据其经营状况、公司的资产及药品的创新程度等进行确定。当公司的实际净利润超过目标利润的 40% 时,将面临两种选择:一是降低一种或几种药品的价格以降低利润率,二是将公司超额利润返还给卫生部。当制药企业的实际利润低于目标利润的 40% 时,可以提高价格。但实际中由于卫生部不提倡药品提价,制药企业往往在新药上市时制定较高价格或努力提高销售量来保证利润。

与其他价格管制方法不同的是利润控制是一种间接调控手段,它给了制药企业很大的空间自由组合旗下多个产品的单价和销量以使总体利润率保持在规定范围之内。缺点在于利润控制不利于增强企业的成本控制意识,所以在药品价格控制方面的效果不及最高限价、药物经济学定价等其他价格管制措施。

三、外部参考定价

外部参考定价(external reference pricing,ERP)也可以称为国际参考定价,是指政府根据经济发展水平、政策环境等因素选取一些参考国家,按照同一药品在这些国家的价格水平,取其均值或中位值作为该药品在本国销售的价格。

外部参考定价主要用于专利药物或单一货源的药物(独家产品),将被选的参比国家组成一个外部参考定价的国家名单,这些国家应该处于比较相同的经济发展水平,并考虑其人口、地理环境和国家药品系统等因素。欧洲国家较多采用外部参考定价方法。原因是它们的经济条件比较类似,地理位置接近。例如,捷克仅参考希腊、匈牙利、波兰和葡萄牙。哥伦比亚选择邻近南美国家和解决条件相仿的阿根廷、巴西、智利、厄瓜多尔、墨西哥、巴拿马、秘鲁、委内瑞拉8个国家制定本国的销售价格。而同为南美洲的国家巴西,则选择了澳大利亚、加拿大、法国、德国、意大利、瑞典、瑞士、英国、美国9个国家作为参考国。目前国际上较为常见的参考定价还是以欧盟5个发达国家为基础(法国、意大利、西班牙、德国和英国)。德国和英国都允许新药上市自由定价,同时也是新药最先上市的国家,可以很快获得其价格以做参考。

不同国家设定基准价格的方法也有所不同。奥地利取整个欧盟(除了保加利亚和罗马尼亚)的平均价格作为基准价格。有的国家如斯洛伐克将参照国家中的价格最低的三个国家的平均价格加10%作为价格上限。而瑞士的做法是当可用的参照国家较少时,可引入其他国家作为替代。

外部参考定价的优点是相对比较简单,不需要大量的信息和很强的技术和分析能力,可以在较短的时间内快速提供信息给决策者,特别适用于在资源有限的小国家的药品定价。

外部参考价格的缺点是如果参比国家选择不当或者应用的价格不准,可能会导致药品价格上涨;如果一个国家只用单一的外部参考定价方法来制定药品价格,可能会延缓新药进入市场。

四、内部参考定价

内部参考定价(internal reference pricing)是欧洲各国常用于制定医疗保险中药品报销标准的一种方法。一般是从药理学或治疗学上具有相等作用的一群药品中,选择其中最便宜的一种药品作为参考药品,将其价格作为该类药品的报销标准。如果所选的其他药品价格超出这个参考价格的标准,其差额由患者自己支付。

内部参考定价目的是为了增加病人的费用意识,减少报销费用,促进药厂竞争,以利于药品价格的下降。具体是按照解剖、治疗、化学分类方法将药品分成治疗组和亚组,以亚组为基础上,由保险机构和医师协会总结同类治疗水平的药物价格,形成参考价格组群(reference price cluster),最后由保险机构支付方来决定参考价格。这种定价方法其实并不是单纯的定价,而是与政府的补偿机制紧密相连的。

欧洲国家中实行参考定价的主要有德国、荷兰、新西兰和瑞典等。各国制定参考价格的方法是不同的,德国和荷兰是以同组药品的平均价格作为参考价格。新西兰是以同组药品的最低价格作为参考价格,而瑞典则以同组药品的最低价格加10%作为其参考价格。

参考价格的优点是:①厂商仍然可以自由定价;②参考价格也不限制医生自由处方;③在不降低疗效的情况下可以达到药品费用减少的可能。

参考定价的缺点是:①参考价格只能应用在占市场很少比例药品上并且它通常不是药费增长的因素(范围有限);②厂商可能把参考价格对收益的影响降低到最低程度,如通过提高未被参考价格覆盖的药品的价格来弥补他们的损失;③参考价格仅针对价格因素,但没有涉及药品用量和处方的组成。

参考价格政策对达到控制成本和合理处方方面有局限性。长期看参考价格不会降低处方费用。

五、药物经济学评价

药物经济学是经济学原理与方法在药品领域内的具体运用,它将经济学基本原理、方法和分析技术运用于临床药物治疗过程,并以药物流行病学的人群观为指导,从全社会角度开展研究,以求最大限度地合理利用现有医药卫生资源。其主要任务是测量、对比分析和评价不同药物治疗方案,药物治疗方案与其他治疗方案(如手术治疗、理疗等),以及不同卫生服务项目所产生的相对社会经济效果,为临床合理用药和疾病防治决策提供科学依据。由此可见,药物经济学定价可以将药物治疗的成本与效果结合起来考虑,全面反映药品的社会价值。

药物经济学评价是在与参照物比较的基础上寻求成本与效果的平衡,澳大利亚和瑞典现采用此体系,但药物经济学评价的作用在两国间存在差异。澳大利亚是首先依据经济学评价结果决定该药物能否列入报销目录,然后确定补偿类型,最后由保险价格管理局与制药企业以药物经济学评价中使用的价格为基础,谈判协商确定价格。瑞典的药品福利部则是根据药物经济学评价中使用的价格判断该药物是否具有成本效果,若在这个价格水平上该药具有成本效果,就将其列入报销目录,补偿价格就是药物经济学评价中使用的价格。若在这个价格水平上不具有成本效果,就拒绝其列入报销目录,不与制药企业进行价格协商。

药物经济学定价的关键前提是参照药品的选择是否恰当以及参照药物价格是否合理。如果参照药物价格本就存在扭曲情况,则以此为基础制定的价格就更加不真实了。

六、以价值为基础的定价

以价值为基础的定价(value-based pricing,VBP)主要是用药物经济学评估的方法,考虑新药的成本-效果进行的定价。是用在创新药物的定价上。以价值为基础的定价,首先要明确"价值"的定义。通常,价值是指:疗效、安全性、提高生命质量调整年、存活率、药品管理、药物依从性以及社会效益等。以价值为基础的药物经济学定价方法有两种:①成本效果分析,用每增加1年生命年需要成本(费用)来表示;②成本-效用分析,用每增加一个质量调整生命年需要的成本(费用)来表示。通常用成本-效果的阈值来表示。是一种双赢的政策。支付方的意图是要控制药品价格,根据社会支付意愿和支付能力来决定价格的高低,对于药厂方面,根据新药的市场科支付可及性和目标人群收入来定价,鼓励进一步的创新。

2013 年英国政府在国家卫生服务(NHS)白皮书中明确提出:"政府将……改革向药品公司支付NHS 药品费用的方式,到 2013 年到期时将目前的药品价格管理机制(PPRS)转变为基于价值的定价机制。这将保证病人对 NHS 中更有效药品及创新疗法更好的可及,并且使 NHS 对于药品的支付有更可靠的资金价值"。

第五节 我国药品价格管制

一、我国药品价格管制政策的变迁

我国药品价格政策回顾

在计划经济时期,药品一直由国家统一定价。在 1990 年以前,国家规定药品出厂价在成本价上加 5%,批发价在出厂价上加 5%,零售价在批发价上加价 15%。

1990 年后,药品价格逐步放开。药品市场的价格秩序一度较为混乱,结果导致药品价格上涨过快。为此,政府有关部门从 1996 年开始,加强了对药品价格的管理,出台了一系列有关药品价格管理的政策措施。其中最重要的有:1996 年原国家发展计划委员会制定的《药品价格管理暂行办法》;1997 年印发的《药品价格管理暂行办法的补充规定》;1998 年的《国家发展计划委员会关于完善药品价格政策改进药品价格管理的通知》等,对部分垄断性药品和临床应用量大、面广的少数最基本治疗药物实行政府定价(表 13-6)。

2000 年 7 月为推进城镇医药卫生体制改革,促进城镇职工基本医疗保险制度的建立,根据国务院办公厅转发国务院体改办等部门《关于城镇医药卫生体制改革的指导意见》,原国家发展计划委员会印发了《关于改革药品价格管理的意见》(计价格〔2000〕961 号),改革药品价格管理。这一文件及随后的配套政策对我国药品价格所涉及的方方面面产生了广泛影响,是对药品价格管理政策的重大调整。

2000 年 11 月 21 日员国家发展计划委员会印发的《国家发展和改革委员会定价目录》指出:对于列入国家基本医疗保险目录的甲类药品及其他生产经营具有垄断性的少量特殊药品(包括国家计划生产供应的精神、麻醉、预防免疫、计划生育等药品)实行政府定价;列入国家基本医疗保险目录的乙类药品设立政府指导价;除此以外的其他药品,实行市场调节价。同时印发的《药品政府定价办法》指出:政府定价要综合考虑国家宏观调控政策、产业政策和医药卫生政策,并遵循以下原则:①生产经营者能够弥补合理生产成本并获得合理利润;②反映市场供求;③体现药品质量和疗效的差异;④保持药品合理比价;⑤鼓励新药的研制开发。

在药品政府定价中,主要遵循按成本定价的方式,其目的在于保障基本药品可获得性和对企业生产成本的合理补偿。对于实行政府定价的药品,由价格主管部门制定最高零售价,药品零售单位

（包括医疗机构）在不突破政府制定的最高零售价格的前提下，制定实际的销售价格，具体公式为：

$$零售价 = 含税出厂价（口岸价）×（1+流通差价率）$$

$$含税出厂价 = （制造成本+期间费用）/（1-销售利润率）×（1+增值税率）$$

表13-5 药品作价办法主要内容

价格控制内容	控制标准
广告费用	定价成本的10%以内
销售费用	销售额的10%~20%
销售额利润	化学制剂类：一类35%、二类25%、三类18%、四五类12%
	中成药类：一类不限、二类40%、三类25%、四类15%、五类12%
	生物药品：一类不限、二类40%、三类30%、四类20%
	生化药品：一类35%、二类25%；三类20%、四类15%；五类12%
	保健药品：20%
进销差额	化学制剂类19%~20%
	重要、生物、生化类22%
批零差价	20%

为了鼓励新药研发，在2000年的《药品政府定价办法》中提出了药品单独定价政策。不同企业生产的政府定价药品，在其产品的有效性和安全性明显优于或者治疗周期和治疗费用明显低于其他企业的同种产品时，可申请单独定价。还规定"区别GMP与非GMP药品、原研制与仿制药品、新药和名优药品与普通药品定价，优质优价"。

2004年4月1日国家发展和改革委员会又下发了《关于进一步改进药品单独定价政策的通知》，对单独定价的申请、审核和监督等提出具体实施细则，以进一步提高药品单独定价的科学性和合理性。

为遏制药厂利用包装、规格、剂型等方面的改变来换取高额药价现象，避免同一产品在剂型、规格不同的前提下价差不规范，确保消费者利益不受侵害。2005年1月14日，国家发展和改革委员会公布了《药品差比价规则（试行）》，该规则根据平均生产成本、临床应用效果、使用便捷程度以及治疗费用等因素，对同种药品因剂型、规格或包装材料的不同而形成的价格之间的差额或比值作出了详细规定，以达到药品合理的性价比。同年3月28日，又针对《规则》适用范围、差比价的计算及特殊情况下发了《关于贯彻执行药品差比价规则（试行）有关问题的通知》。这一《规则》的出台将推动企业采用更加正规和合理的手段来进行市场竞争，而不是在药品规格上玩花样，对净化市场环境非常有利。

2005年7月14日国家发展和改革委员会公布了新的《国家发展改革委定价药品目录》，并于8月1日起正式执行。该目录对政府定价的药品范围、形式和权限进行了调整：国家发改委制定处方药的最高零售价及特殊药品的出厂价；非处方药、双跨药和各地调剂进入地方医疗保险报销范围的品种由省级物价部门制定最高零售价。修订后的政府定价目录，品种数从原来的1500种左右扩大到2400种左右。

2006 年 5 月 19 日,国家发展和改革委员会、财政部、原卫生部等八部委联合颁布《关于进一步整顿药品和医疗服务市场秩序的意见》,决定采取措施,以进一步整顿药品市场秩序:①按照"积极稳妥、分部到位;突出重点、有升有降"的原则,降低偏高的药品价格,适当提高临床有需求、企业没有生产积极性的廉价药品价格;严格执行药品差比价规则,制止企业变换剂型、规格、包装变相涨价行为;县及县以上医疗机构销售药品,要严格执行以实际购进价为基础,顺加不超过 15% 的加价率作价的规定。②选择部分政府定价药品从出厂(口岸)环节控制价格,通过限制流通环节差价率,降低最终零售价格;③加强对实行市场调节价药品价格的监管。对实行市场调节价的药品,推行由生产企业在药品零售外包装上标示建议零售价格的制度,以增加价格透明度。调整药品政府定价目录,逐步将实行市场调节价的处方药纳入政府定价范围。

2009 年《中共中央国务院关于深化医药卫生体制改革的意见》明确提出,"合理调整政府定价范围,改进药品定价方法,利用价格杠杆鼓励企业自主创新,促进国家基本药物的生产和使用,对新药和专利药品逐步实行上市前药物经济性评价制度"。改变了传统的成本加成和其他定价管理方法注重药物成本、忽视药物价值的弊端。随后出台的《改革药品和医疗服务价格形成机制的意见》进一步明确了"政府制定药品价格以社会平均成本为基础,综合考虑其他相关因素",提出"对可替代药品和创新药品定价逐步引入药物经济性评价方法,促进不同种类药品保持合理比价关系"。

2015 年 5 月 5 日,国家发展和改革委员会同国家卫生和计划生育委员会、人力资源和社会保障部等联合发出了《关于印发推进药品价格改革意见的通知》,自 2015 年 6 月 1 日起,除麻醉药品和第一类精神药品仍暂时由国家发展和改革委员会实行最高出厂价格和最高零售价格管理外,对其他药品政府定价均予以取消,不再实行最高零售限价管理,按照分类管理原则,通过不同的方式由市场形成价格。同天,两份配套文件《国家发展和改革委员会关于公布废止药品价格文件的通知》和《国家发展和改革委员会关于加强市场价格行为监管的通知》旋即公布,自 1996 年以来国家发展和改革委员会出台的 166 个药品定调价文件被一举废止,2700 余种药品政府定价被取消,不再实行最高零售限价管理,意味着施行了近 20 年的"药品政府定价制度"正式终结。

二、我国药品价格管制的效果

(一)药品降价政策实施

药品价格政策常被作为控制药品费用的主要措施之一。我国控制药品费用的措施主要分为直接控制和间接控制两种。直接控制的方法有:药品降价措施和药品集中招标采购。间接控制方法有:药品收支两条线、医药分离以及药品零差率等。这里主要介绍药品降价政策的实施效果。

药品降价政策出台的背景　改革开放后,医药行业发展迅猛,特别是到 20 世纪 90 年代,出现空前繁荣的景象。与此同时也出现了许多与医药管理制度不相协调的现象,老百姓由看病难变为看病贵,生产成本提高是一个原因,但主要还是药品价格的无序上涨。由于猛增的广告费用、多种经营体制导致的生产成本上升以及不规范的医药市场,加上不正当竞争,药品生产厂家与医药经销商日趋增高的生产与销售费用最终由消费者来承担。

20 世纪 90 年代中国药品费用的年增长率在 10% 以上,高于 GDP 的增长速度。药品费用约占

GDP 的 2.2%,占医疗费用的一半以上,这在发展中国家也不多见。药品费用在医疗费用增长中起主要作用。药品费用居高不下在很大程度上来源于药品价格虚高,加重了国家、社会和个人不必要的负担。全国综合医院卫生服务利用下降,但卫生服务费用却大幅增加。人均门诊费,人均次住院费很高。药品收入占医院总收入一半以上。不合理的药费增长和虚高定价已成为影响卫生服务利用和可及性的重要原因。

为切实降低药品虚高价格,从 1997 年药价整改以来,政府价格主管部门陆续出台了 28 次降价措施。

（二）药品降价政策的效果评价

政府价格主管部门陆续出台了 28 次降价措施,已经降低了 1000 多种化学药品(包括 100 多种进口药品)和 500 多种中成药的零售价格,平均降幅 15%,减轻社会医药费负担约 500 亿元。连续多次降价使得一些常用药品零售价格水平明显下调,广大人民群众切实感受到了一定好处。根据国家统计局的统计数据,药品零售价格指数从 1996 年前每年的 10% 左右,下降到 1997 年的 4.4%,1998 年、1999 年分别降为 2.8%、1%,2000 年进一步下降到 0.3%,2001 年为近 20 年来首次转为负数,为 -1.5%,2002 年为-3.5%。

然而,患者医药费用支出仍然偏高,这种现象不仅表现为看一次普通门诊的绝对费用较高,还表现为费用上升幅度在两位数以上,高于经济增长速度,因此,与患者的经济承受能力相比,药品销售价格水平仍然偏高。

（三）政府药品降价政策失灵的主要原因

1. 政府定价药品的品种范围和市场份额有限　按照现行政策规定,纳入政府定价范围的药品虽已从 1500 余种扩大到 2400 多种,从销售额上看,占市场份额的 60% 左右,而由企业自主定价的药品有 13 000 余种,占市场份额的 40% 左右,这类药品在临床上被广泛使用。近年来,在降低政府定价药品价格的同时,部分企业自主定价的药品价格却出现不同程度地上涨,这在一定程度上抵消了政府降低药品价格的效果。

2. 药品经营单位不规范行为和医疗机构扭曲的补偿机制抵消了政府对药品的降价作用　一些药品经营单位片面追求药品高差价,利用部分药品替代性较强的特点,对降价药品采取不经销、不使用的做法,而代之以一些未降价、差价大的药品,致使患者难以享受降价带来的实惠。医疗机构由于补偿机制不完善,"以药补医"现象仍然存在,导致"大处方""乱检查""乱收费"等不规范行为,抵消了药品降价给患者带来的实惠。

3. 购销不正之风,扰乱市场定价　现有药品生产流通体制导致药品价格虚高,加重了群众经济负担。我国的医药行业总体处于过剩状态,药品批发零售企业 1.3 万多家。大多数药厂和流通企业低水平重复建设,导致了企业间的恶性竞争。经营中普遍存在着虚高定价、压价竞销、高额折扣等问题。由此产生的药品回扣强烈刺激着医务人员开高回扣药、多开药,不仅加重患者负担,还严重损害患者身心健康:产生细菌、病毒耐药等严峻的社会问题,而这些问题导致的二次就诊的巨额医药费用又给患者带来了沉重的打击。

目前药品价格管理中存在的主要问题是:政府定价药品价格以直接或变相形式上涨,企业自主定价药品价格直接上涨,共同推动药品价格强劲上涨,形成患者药品费用上升的局面。

4. 药价的降低不等于医药总费用的减少　患者药品费用与医疗费用的多少,是由相应药品与医疗服务价格水平,使用数量与患者费用自付比例等诸多因素共同决定的,各种因素所占比例完全可能朝不同方向变化,药品价格特别是目前政府定价药品价格的影响相对较小。现时情况是,在直接降价政策的高压下,其他因素对费用上升的影响力会显著增强。所以,由于其他因素的抵消影响,使药品降价的政策效果不明显。由此可见,直接降价政策对降低药品费用与医疗费用来说,确实是"独木难支"。

5. 药品价格管理政策的控费效果被"以药补医"机制削弱了　目前,医院收入主要由财政拨款、药品收入和医疗服务收费三部分组成。长期以来,财政拨款不到位,经费缺口较大,严重影响了医院的生存和发展。所以,医院只能通过"以药补医"来弥补经费短缺的窘境。据统计,多数医院药品销售收入占医院总收入的比例在50%左右,个别医院达70%~80%。医院收益主要源于药品差价收入已是一个普遍现象。由此可见,医院补偿机制不完善是引起药品价格与医药费用上涨的制度性因素。

总之,我国自20世纪90年代开始实行的药品价格管制政策,较为有效地控制了市场化改革造成的药品上涨压力,减轻了社会医药费负担,维护了广大人民群众利益,有力地支持了城镇基本医疗保险制度和医药卫生体制改革。但是,当前的药品价格管理政策还不能完全适应市场经济发展的要求,政府基于药品市场的失灵,进行政府定价,却带来政府在药品价格管理上的再次失灵,政策调控陷入尴尬境地。

现行定价方法主要以成本为依据,未充分考虑质量和疗效价值是确定价格的基础,价格的高低应与价值的优劣相符。药品的价值表现在两个方面:一是以效果为主要衡量指标的临床治疗价值;二是以经济贡献为判断标准的社会价值。成本加成的定价方法保证了企业的正常经营,分担了药品研发的成本,但拥有专利的药品并不一定具有优良的临床效果。现行的成本加成办法,虽然在加成率的确定上按照药品的创新程度给予不同的销售费用率和利润率,但仍未充分体现药品本身的质量和疗效。药品价格与成本形成的复杂性,使得药品成本核定难度大,需要投入大量的人、财、物力,加上价格管理部门在药品专业知识方面的不足,缺少医药价格评审专业人员,对药品生产成本信息掌握有限,形成了厂商与政府管理者之间成本信息的严重不对称,造成价格管理部门与药品生产企业的博弈过程中处于劣势,致使制定的价格难以符合实际生产成本。

价格是价值的货币表现,价格管理的基本目标是保证价格的真实性。价格的真实性不是指现象存在与否的真实,而是从经济学意义上看价格是否反映了药品的价值,是否充分反映了各经济主体经济利益在市场约束下的分配关系。因此,我国药品价格管理的政策目标应当是使药品价格真实反映价值,维护药品使用者的正当利益,鼓励医药产业研发与创新。在具体价格管理实践中,政府制定药品价格时还要综合考虑宏观调控、产业发展及医药卫生政策。

2015年5月,国家发展和改革委员会开始改变药品价格管理机制,放弃了最高零售价审批制度。新的药品价格机制被分为四类。第一类为医保基金支付的药品,通过制定医保支付标准探索引导药品价格合理形成的机制;第二类为专利药品、独家生产药品,通过建立公开透明、多方参与的谈判机制形成价格;第三类为医保目录外的血液制品、国家统一采购的预防免疫药品、国家免费艾滋病抗病毒治疗药品和避孕药具,通过招标采购或谈判形成价格;第四类为其他原来实行市场调节价的药品,继续由生产经营者依据生产经营成本和市场供求情况,自主制定价格。

这项政策使得国家发展和改革委员会放弃最高零售价审批制度,改由企业自主定价,但通过国家卫生和计划生育委员会招标降价、国家人力资源和社会保障部的医保支付,以及国家发展和改革委员会的市场价格监测等多种手段,对我国药品价格进行治理和规范。由这些相关政府部门编织的药品价格治理体系也正在慢慢成形。

另外,仅仅通过药品价格管理政策来控制医药费用是远远不够的,关键是要完善医疗机构的补偿机制,规范医生的用药和行医行为,正确引导药品生产经营行为,才能最终使患者真正能够使用到价廉物美的药品和医疗服务。如果不能设法消除制度性因素,消除医药费用上涨的原动力,药品价格即使压下去了医药费用还是会上涨。

(叶 露)

本章小结

药品是一种特殊的商品,因此药品需求特征和药品供给特征有着与一般商品的需求和供给不同的特征;药品市场存在一定的市场失灵,所以,不能单纯依赖于市场机制的调节,需要有政府相应的调控。从世界范围来看,药品市场都是政府高度管制的市场;药品价格管制是发达国家药品政策的主要内容之一,药品价格管制的目的是为了控制药品费用,确保消费者对药品的可及性。

思考题
1. 为什么说药品市场是失灵的?
2. 阐述药品价格管制的国际经验。

第十四章

卫生服务成本核算

【本章提要】 介绍卫生服务成本的基本概念、成本核算的方法、成本控制和差异分析的思路和方法。通过学习,能够掌握医疗服务和公共卫生服务成本的基本概念,了解成本核算方法的基本思路,熟悉成本核算和分析的例子,掌握成本差异分析方法。

第一节　卫生服务成本概述

一、卫生服务成本的概念和分类

从消费者的角度,成本(cost)是其购买一件商品或者接受一项服务所支付的价格。从会计学、经济学和管理决策的角度,某项产品或者服务的成本是指其生产成本。比如诊次成本是指完成一个门诊人次的服务所需要的所有资源的市场价值,住院床日的成本是指服务一个床日所耗费资源的所有市场价值。消费者按价格付费,生产者承担成本。

从经济学角度,卫生服务成本是指服务提供者为了产出一定的卫生服务所消耗的所有资源的货币总和。在成本概念中有两个要素,一是生产的产品或者提供的服务单位,二是消耗的货币价值。因此,在成本核算时,首先要确定成本核算对象。由于成本核算对象不同,也出现了总成本和单元(或单位)成本两个概念。通常讲的总成本是指某个机构或者部门的成本,比如医院总成本、医院内科总成本、放射科总成本等。而单元成本是指某个服务单元如门诊人次、住院床日、服务项目的成本。

为了满足不同的需要,对总成本和单元成本又有许多成本分类方法。不同的分类方法产生了很多成本概念。下面将成本分为四类,并对各类中的成本概念进行解释。

(一)按成本的可追踪性(cost traceability)分类

在所有的成本分类方法中,根据成本可追踪性分类是最基本的方法。根据成本的可追踪性,成本可分成以下主要两类:直接成本和间接成本。

1. 直接成本(direct cost)　是指能够明确的追踪到某一既定的成本对象的成本,或者说是直接用于生产某产品或提供某服务的成本。例如,医院内科卫生人员的工资和材料消耗就是内科提供医疗服务的直接成本。

2. 间接成本(indirect cost)　是指为生产或者提供服务发生了消耗,但是不能直接追踪到某既定的成本对象的成本。比如,医院行政和后勤管理人员是为医院正常运行服务的,所有临床科室提供的医疗服务都凝聚了行政后勤人员的劳动,但是这部分消耗(工资)却不能直接记录在某科室如内科的消耗中,这部分成本必须通过一定的分摊方法才能体现到产品或服务中。

3. 直接成本和间接成本的相对性　直接成本和间接成本是相对的,关键看成本核算的对象是什么。如果要核算医院管理部门的成本,则医院管理部门人员的工资就是直接成本。因此,在大多数情况下,直接和间接成本的划分取决于成本核算的对象。

4. 直接和间接成本的构成　如果以一个医院的科室作为成本核算对象(成本核算单位),该科室的直接成本一般情况下主要包括:①该科室人员的工资;②该科室使用的供应品;③该科室专用设备的折旧费;④该科室直接消耗的购置费、交通费、租赁费等。间接成本主要包括:①通用设备的折旧费;②行政后勤人员工资分摊到该科室的费用;③其他科室分摊到该科室的成本。

（二）按成本行为（cost behavior）分类

根据成本变化与产出变化的关系可以将成本划分为变动成本、固定成本、半固定成本和半变动成本。

1. 变动成本（variable cost）　指按照卫生服务产出数量的变化,也以固定比例发生变化的成本。也就是说,如果卫生服务产出增加 10%,成本也相应增加 10%。对应每个服务单位的产出,都发生相应的固定成本的增加。

2. 固定成本（fixed cost）　固定成本是指不随卫生服务产出量变化而变化的成本。最典型的例子是固定资产折旧。在一定时间内,折旧成本是固定的,无论产出多少,都会有一定的折旧成本发生。

3. 半固定成本（semi-fixed cost）　是指随着卫生服务产出量变化而发生变化、但变化并不按照一定比例的成本。根据其相对于产量变化而变化的程度,半固定成本可被看作变动成本或固定成本。比如,医院某科室的人力成本如果在产出量为每个月 800~1000 门诊人次的时候是固定的,那么可以认为是固定成本。但是如果每个月产出量超过 1000 门诊人次,则需要增加人力成本,这时成本就可以认为是变动成本。

4. 半变动成本（semi-variable cost）　是指在某个时间内(月或年)既包括固定成本元素、也包括变动成本元素的成本。比如,医院住院病房的照明,正常情况下,在每单位时间(如月、年)内是固定的。但是如果服务量(住院人次数)增加,因照明时间增加,成本也会上升。

（三）按成本的可控制性（cost controllability）分类

收集成本信息的最重要的目的之一是帮助管理者进行成本控制。为便于评价成本管理控制的过程,需要将成本分摊到每个成本责任中心,如某个科室,科室管理者负责成本控制。这就需要将成本分成可控成本和不可控成本两类。

1. 可控成本（controllable cost）　是指在既定的时间内,成本责任中心或科室管理者可以控制和影响的成本。例如,医院某科室管理者应当对该科室内发生的部分直接成本负责,医院院长应当对医院总成本的可控部分负责。

2. 不可控成本（un-controllable cost）　是指某个部门不能够控制的成本。比如,医院某个科室对于行政后勤和其他科室发生的成本就不能进行控制,这些成本对该科室而言属于间接成本。

（四）未来成本（future cost）

实际已经发生的成本是用来预测未来成本的基础,但需要对其进行调整。为决策需要,下述四种类型的成本是选择决策方案的基础:可缩减成本、既定成本、增量成本和机会成本。

1. 可缩减成本（avoidable cost）　是指当卫生机构或者机构内某部门规模进行压缩,或者受到其他外力的作用必须控制成本支出时,未来能够缩减的成本。例如,某医院由于服务量减少需要缩减规模,可缩减的成本将是首先要缩减的部分。变动成本与可缩减成本关系密切,往往包含在可缩减成本中。不过,可缩减成本也可能包括部分固定成本,比如,如果某临床科室床位数减少,医务和管理人员的开支也可能会减少。

2. 既定成本（sunk cost）　如果成本与环境变化没有关系,这部分成本称为既定成本。在上述例子中,要缩减医院规模,较大比例的成本,如折旧和工资等,可能都是既定成本,是不可避免的。

3. 增量成本（incremental cost）　是指因某一具体的管理行为或者决策而引起的成本变化。例如,如果某医院与医疗保险部门签订一份合同,每年会新增 1000 人住院。因新增 1000 人住院而增加的成本就是增量成本。增量成本和可缩减成本之间存在很强的联系,它们可以认为是一个硬币的两个面。我们用增量成本表示某一能引起成本数量增加的管理行为或决策行为的成本变化,用可缩减成本表示某一能引起数量减少的管理或决策行为的成本变化。

4. 机会成本（opportunity cost）　是指在成本值一定和有多种选择方案的情况下,相对于选择的方案,所放弃方案的潜在收益。例如,某医院有 1000 万元的投资,它可以用来购买某大型医疗设备,也可以用来扩建门诊楼。如果扩建门诊楼的潜在收益是 1200 万元、购买医疗设备的潜在收益是 900 万元,则扩建门诊楼的机会成本为 900 万元,而购买医疗设备的机会成本为 1200 万元。

（五）标准成本（standard cost）

在上述概念介绍中,没有区分实际成本和标准成本。标准成本在成本分析和经济管理方面用途很大。

1. 标准成本　是指为了实现一定的标准产出而需要消耗的标准投入。这里的关键是如何理解"标准",如何确定"标准投入"和"标准产出"。标准可以分为两个层次,一是理想的标准,它不考虑现实条件,指理论上应当达到的标准;二是现实标准,是指通过努力可以实现的标准。理想标准是努力的方向,而现实标准是制定具体管理措施的基础。结合上述成本分类,成本可以有标准变动成本和标准固定成本等。标准成本只能测算不能计算,因为其中很多成本支出属于标准化后的支出而不是记录的实际支出。测算标准成本有两种思路,一是假定服务产出是既定的或是标准的,然后测算实现该产出的标准投入是多少;二是先对服务投入进行描述和标准化,然后测算标准成本。

2. 标准产出　是指在可以利用的资源条件下,能够生产或者提供的最佳水平的产品和服务。如何界定和测量卫生服务产品对于成本测算包括标准成本测算十分重要。卫生服务属于多种形式的投入和多种形式的产出部门,与一般生产部门相比,产品界定较为困难。比如汽车制造业,其最终产品是汽车。而卫生服务产品可能是病人健康状况的改善,也可以是门诊人次数。

二、卫生服务成本核算和管理的意义

卫生服务成本核算和管理的重要性主要体现在以下四个方面。

（一）有助于合理利用卫生服务资源

卫生服务成本核算是成本管理的基础，卫生服务成本管理是提高卫生资源利用效率、减少浪费、合理分配资源的重要手段。

（二）有利于提高卫生服务经济管理水平

提高经济管理水平是对卫生服务部门改革的基本要求。我国卫生改革与发展，客观上要求卫生机构完善经济管理制度，提升经济管理水平。

（三）有利于增强成本节约意识

卫生服务成本信息，可以在卫生机构内部作为管理工具，对科室部门和卫生技术人员进行成本教育，增强成本节约意识，在有限的卫生资源条件下，最大可能的提高产出。

（四）促进现代医院经济管理制度的建立

卫生服务生产和提供有其自身规律，不同类型的卫生服务，比如医疗服务和公共卫生服务成本核算和管理的要求也有差异，开展成本核算和管理工作对卫生机构建立新的经济制度非常重要。

三、卫生服务成本信息的应用

信息的主要功能是帮助决策和管理。成本信息对于卫生机构经济决策具有很大的帮助作用。成本信息的应用主要体现在以下几个方面。

（一）评价财务状况

是成本信息最为常用的。一个组织的财务状况通常和该组织的经济活力和能力密切相关。对财务状况进行分析和评价是保证一个组织正常和有效开展生产和服务活动的基础，绝大多数经济决策都直接或间接取决于财务状况分析。成本消耗、成本构成和成本分布是评估财务状况的基础信息。

（二）评价经济管理水平

成本核算信息最重要的用途是评价经济管理水平，可以通过成本分析和对卫生机构资源使用行为的评价，对经济管理水平作出判断。

（三）评价效率

提高医疗服务提供的效率是卫生服务决策者追求的重要目标之一。所谓效率就是产出与投入的比值，也就是以最小的成本生产既定的产出。对效率进行评价意味着利用一定的标准去衡量实际成本的合理程度。

（四）评价经济决策的执行

成本信息还可以用来决定卫生机构经济决策是否得到了有效的执行。卫生机构内部管理的重要手段之一就是预算和成本核算；成本信息还可以通过对服务收费价格和成本的比较，评价成本回收情况。

（五）制定价格

价格制定往往以成本作为基础信息，成本核算为医疗服务价格制定提供的依据。

第二节 医疗服务成本核算

一、医疗服务成本核算框架

尽管医疗服务成本核算在操作上比较复杂,医疗服务成本核算系统与其他生产部门是很相似的。图 14-1 表示了绝大多数部门生产的过程,这是建立医疗服务成本核算框架的基础。

从医疗服务资源投入到服务产出是一个流水式的作业过程,其核心是如何将总的资源(成本)分配到各个部门,如何将各个部门的资源分配到各个服务的单元。这些服务单元构成了对服务对象连续和完整的服务过程。从框架中,我们可以认为医疗服务成本核算主要包括三个大的部分:总成本描述、部门成本核算和单元成本核算。

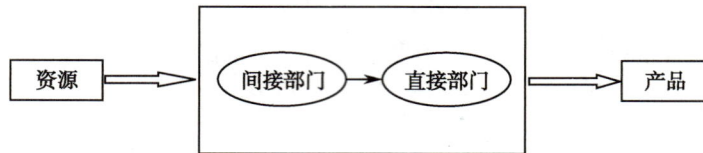

图 14-1
生产的基本过程

(一)总成本(total cost)描述

一个机构某个时期(月或年)的总成本往往是既定的或者是已知的。总成本的描述主要包括成本的数量和结构两个方面。成本数量容易理解,用货币单位表达。成本的结构就是对成本的要素进行分类。成本要素主要包括人力、设备、建筑用房和材料等。成本要素的分类可粗可细,可以根据成本核算的目的而定。对成本进行分类不仅是成本分摊所需要的,也是成本分析和控制的基础。

(二)部门成本核算

总成本向卫生机构各个部门分摊需要解决三个问题。第一个问题是对部门的界定。这些部门我们也称之为成本责任中心或者成本核算科室。根据成本核算单元(门诊人次、住院床日、服务项目等)的不同,医院各个部门需要划分出直接成本科室和间接成本科室。第二个问题是需要确定哪些成本需要进行分摊(allocation),哪些成本不需要进行分摊。其原则是,在各个成本科室直接记录或者直接消耗的成本不需要分摊,成本值应当直接记录在各个科室内;不能直接记录在各个成本科室的成本,如通用设备的成本,需要进行分摊。各个成本科室直接记录或者消耗的成本称为成本科室的直接成本,分摊到某科室的成本称为该科室的间接成本。第三个问题是如何确定分摊的系数,也就是根据什么样的标准把需要分摊的成本分摊到各个科室中去。

(三)单元成本(unit cost)核算

核算单元成本,首先对产品的单元要进行明确的界定,其次要看直接产出这些服务单元的成本科室是哪些(确定直接成本科室),第三需要把间接成本科室的成本分摊到直接成本科室,最后是把直接成本科室的成本分摊到各个服务单元上。因此,单元成本核算的过程主要是如何确定分摊系数的问题。

二、医疗服务成本核算的要素

从上述框架中,我们可以总结出成本核算的几个关键环节。这一部分主要对成本核算的要素部分进行说明,即成本构成、成本核算单元的确定、直接和间接成本科室的划分和成本分摊参数及其分摊。具体核算步骤可以参见本节第三部分的具体例子。

（一）成本构成

成本构成分析是成本核算特别是成本分摊以及进行成本分析的基础。通常情况下,成本构成可以分为六大类,包括人力成本、耗用的药品及卫生材料支出、计提的固定资产折旧、无形资产摊销、提取医疗风险基金和其他费用。

1. 人力成本 卫生人力是医疗服务生产的主要要素。人力成本在医疗服务总成本中占有相当大的比例。人力成本一般用支付给医疗服务人员的所有报酬来计算,报酬包括工资、奖金、补贴、福利和社会保险费等。人力成本可以进行细分。比如可以核算医院医生的人力成本、护理人员的成本和其他卫生技术人员的成本;也可以核算行政后勤人员的成本。同时,还可以核算工资成本和奖金成本等。对人力成本进行细化主要取决于成本核算和分析的目的。在核算医疗服务人力成本时,应当算全,也就是说,不要遗漏构成人力成本的要素,比如各种补贴和福利费等。

2. 耗用的药品及卫生材料支出 药品是医疗服务中的特殊用品,在总成本中占有相当大的比例。在成本核算时,往往把药品成本和其他医疗服务成本分别核算。药品成本有两类,一是药品本身的购入成本,用药品的购入价格计算;二是药品经营成本,包括药品购入成本和药品运输、储存及药房药剂人员的成本。在单元成本核算中,只有当核算门诊、住院床日、出院病人等成本时才使用,核算服务项目成本时不需要考虑药品成本,因为这时药品属于一个收费项目。材料可以分为医用材料和非医用材料。材料成本用材料的购入价格计算。

3. 计提的固定资产折旧 固定资产折旧也是医疗服务成本的主要构成部分,特别是在高等级的医院。根据固定资产的性质,可以将其分为房屋和设备两大类。由于各类固定资产使用的年限不同,需要对不同的固定资产采用不同的折旧办法。因此,房屋又可以根据其使用材料的不同分为砖混结构、钢混结构和其他结构等,设备则可以分为贵重医疗设备和一般设备等。固定资产折旧成本的核算关键是确定合理的折旧率。有关确定折旧率的内容请参见本书其他章节。

4. 无形资产摊销 无形资产是指医院拥有或者控制的没有实物形态的可辨认货币资产,包括专利权、商标权、著作权、非专利技术、商誉等。它是医院资产的一个重要组成部分,要按照财务规则进行折旧和摊销。

5. 提取医疗风险基金 医疗行业是一个高风险的特殊行业,在诊断、治疗和康复的全过程中都存在着医疗风险。医疗风险基金是从医疗收入中计提、专门用于支付医院购买医疗风险保险发生的支出或实际发生的医疗事故赔偿的资金。

6. 其他费用 上述未包括的成本可以列在其他项,主要有办公费、印刷费、水电费、房屋或者设备租赁费等。

（二）确定成本核算单元

成本核算是指医院将其业务活动中所发生的各种耗费按照核算对象进行归集和分配,计算出总成本和单位成本的过程。

根据核算对象的不同,成本核算可分为科室成本核算、医疗服务项目成本核算、病种成本核算、床日和诊次成本核算。成本核算一般应以科室、诊次和床日为核算对象,三级医院及其他有条件的医院还应以医疗服务项目、病种等为核算对象进行成本核算。

开展医疗全成本核算的地方或医院,应将财政项目补助支出所形成的固定资产折旧、无形资产摊销纳入成本核算范围;开展全成本核算的医院,还应在医疗成本核算的基础上,将科教项目支出形成的固定资产折旧、无形资产摊销纳入成本核算范围。

1. 科室成本核算

（1）科室成本核算的含义:指将医院业务活动中所发生的各种耗费以科室为核算对象进行归集和分配,计算出科室成本的过程。科室类型包括①临床服务类:指直接为病人提供医疗服务,并能体现最终医疗结果、完整反映医疗成本的科室;②医疗技术类:指为临床服务类科室及病人提供医疗技术服务的科室;③医疗辅助类:是服务于临床服务类和医疗技术类科室,为其提供动力、生产、加工等辅助服务的科室;④行政后勤类:指除临床服务、医疗技术和医疗辅助科室之外的从事院内外行政后勤业务工作的科室。

（2）科室成本的归集:通过健全的组织机构,按照规范的统计要求及报送程序,将支出直接或分配归属到耗用科室,形成各类科室的成本。成本按照计入方法分为直接成本和间接成本。

直接成本是指科室为开展医疗服务活动而发生的能够直接计入或采用一定方法计算后直接计入的各种支出。间接成本是指为开展医疗服务活动而发生的不能直接计入、需要按照一定原则和标准分配计入的各项支出。

（3）科室成本的分摊:各类科室成本应本着相关性、成本效益关系及重要性等原则,按照分项逐级分步结转的方法进行分摊,最终将所有成本转移到临床服务类科室。

先将行政后勤类科室的管理费用向临床服务类、医疗技术类和医疗辅助类科室分摊,分摊参数可采用人员比例、内部服务量、工作量等。

再将医疗辅助类科室成本向临床服务类和医疗技术类科室分摊,分摊参数可采用人员比例、内部服务量、工作量等。

最后将医疗技术类科室成本向临床服务类科室分摊,分摊参数可采用工作量、业务收入、占用资产、面积等,分摊后形成门诊、住院临床服务类科室的成本。

2. 医疗服务项目成本核算　是以各科室开展的医疗服务项目为对象,归集和分配各项支出,计算出各项目单位成本的过程。核算办法是将临床服务类、医疗技术类和医疗辅助类科室的医疗成本向其提供的医疗服务项目进行归集和分摊,分摊参数可采用各项目收入比、工作量等。

3. 病种成本核算　是以病种为核算对象,按一定流程和方法归集相关费用计算病种成本的过程。核算办法是将为治疗某一病种所耗费的医疗项目成本、药品成本及单独收费材料成本进行叠加。

4. 床日和诊次成本核算　是以诊次、床日为核算对象,将科室成本进一步分摊到门急诊人次、住院床日中,计算出诊次成本、床日成本。

（三）直接成本科室和间接成本科室的划分

从定义上讲,直接成本科室是能够直接产出医疗服务的科室,或为患者直接提供服务的科室。但是,在实际核算中,由于核算的服务单元不同,直接成本科室的划分也会有变化。如表14-1所示,根据核算目的和核算单位的不同,直接成本科室和间接成本科室的划分可以有几种不同的界定。

在表14-1中,以医院为例,列出了几个有代表性的科室,并标出了不同核算单元的直接成本科室。如果只核算医疗服务科室的成本,则行政和后勤科室应当划分为间接成本科室。如果核算医疗服务的诊次成本,因为只有临床门诊科室才直接提供门诊服务,所以将其划分为直接成本科室。同样的道理,在核算床日成本时,只有临床病房科室才是直接成本科室,其他科室都是间接成本科室。由于服务项目由医疗技术、临床门诊和病房科室提供,因此,这三类科室均为直接成本科室。

表14-1　直接和间接成本科室的划分

成本科室	核算医疗服务科室成本	核算诊次成本	核算床日成本	核算医疗服务项目成本
行政科室				
后勤科室				
锅炉房				
食堂				
医疗技术科室				
放射科	√			√
B超室	√			√
临床门诊科室				
内科	√	√		√
外科	√	√		√
临床病房科室				
内科	√		√	√
外科	√		√	√

（四）成本分摊参数及其分摊

成本分摊(cost allocation)主要有三种方法,分别是阶梯分摊法、双分配法和联立方程法。目前使用最广的是阶梯分摊法。我们以医疗服务为例采用阶梯分摊法介绍分摊系数的确定和分摊的步骤。

1. 分摊参数（allocation parameter）和系数值（allocation value）　确定分摊系数是成本分摊的基础。分摊系数实际上有两个含义,一是用什么参数分摊成本,称为分摊参数;二是分摊的系数值是多少,称为分摊系数值。确定分摊参数需要根据成本要素的性质。比如要把医院行政后勤人员的成本分摊到其他科室,因为人员数决定了成本的大小,因此,可以把其他科室人员作为分摊参数。分摊参数确定后,可以计算分摊系数值,同样的例子,各个科室的人员数占总人员数的比例就可以作为分摊行政后勤人员成本的系数值。

表14-2列出了常用的几种分摊参数及其系数值的计算方法。需要注意的是,只有需要分摊的成本,才有必要确定分摊参数和计算系数值,能够在成本科室直接核算的成本(直接成本)不应采用分摊的办法。比如,若某医院所有科室的人力成本都有直接的核算,则不需要采用分摊办法核算该项成本。其次,表14-2列出的例子是医院总成本向成本科室分摊,如果是间接成本科室向直接成本科室分摊,或者由直接成本科室向诊次、床日和服务项目分摊,虽然思路一样,但是参数的选择和系数的计算方法会有不同。

表14-2   医疗服务成本分摊参数及其系数值计算

待分摊的成本	分摊参数	分摊系数值计算
人力成本	人员	成本科室的人员数/医院总人员数
房屋折旧成本	房屋面积	成本科室的房屋面积/待摊房屋总面积
设备折旧成本	设备值	成本科室的设备值/待摊设备总值
材料成本	材料消耗值或者人员	成本科室的材料(人员数)/待摊材料成本(总人员数)
公务费	房屋面积或人员	成本科室的房屋面积(人员数)/医院房屋总面积(总人员数)
业务费	人员	成本科室的人员数/医院总人员数
其他	人员	成本科室的人员数/医院总人员数

2. 成本阶梯分摊法(step-down cost allocation)   顾名思义,所谓阶梯分摊法就是根据医院内各部门或者各部分之间的成本关系,将成本科室分成不同的等级,然后由高等级向低等级逐级分摊。成本科室的等级划分有两个层次。首先,间接成本科室相对直接成本科室处于较高等级。其次,在间接成本科室和直接成本科室之间,根据该科室相对其他科室服务的范围确定再确定各自的等级。服务的范围越大,等级越高;服务的范围越小,等级越低。如表14-3的例子,行政后勤科室和医疗辅助科室均属间接成本科室,处在较高分摊的等级,临床科室属于直接成本科室,处于较低等级。但是,由于行政后勤科室的服务范围较医疗辅助科室大,所以,在分摊时,行政后勤科室的等级最高。

表14-3   核算临床科室成本时分摊过程(单位:万元)(括号内为分摊系数值)

成本科室	直接成本	行政后勤科室	医疗辅助科室	合计
行政后勤科室	300	300		
医疗辅助科室	1200	30(0.10)		1230
临床科室				
门诊	2400	105(0.35)	369(0.30)	2874
住院	4500	165(0.55)	861(0.70)	5526
合计	8400	300	1230	8400

表14-3是一个简单的分摊例子,有两步分摊。首先是行政后勤科室的300万元直接成本向其他科室根据分摊系数值进行分摊,然后是医疗辅助科室的总成本1230万元(该科室的直接成本加上从行政后勤科室分摊来的间接成本)向临床门诊和住院科室分摊,最后得到了两个直接成本科室的

总成本(科室的直接成本加上从上两个科室分摊来的间接成本)。成本分摊的实际过程比示意的例子要复杂,比如要把科室进行细分,门诊分成内科、外科等。此外,表中的分摊系数值实际上是各个成本要素分摊系数值的合计,像我们上面介绍的一样。

三、分类成本的计算方法

在第一节,我们介绍了成本按照不同的分类所衍生的成本概念。在成本核算方法介绍之后,我们现在可以看如何计算这些成本。为了便于说明计算的方法,表14-4列出了一组成本数据,这组数据采用前面的方法可以计算出来。在例子中,假设行政后勤和医疗技术科室是间接成本科室,临床门诊和住院科室是直接成本科室。每一栏中,前面的数据是该科室的直接成本,后面的数据是该科室的间接成本,间接成本是通过阶梯分摊得到。

表14-4 医疗服务成本数据

成本	行政后勤科室	医疗技术科室	临床门诊科室	临床住院科室
人力成本	100	200/15	400/100	600/200
工资	80	160/12	320/80	480/160
奖金	15	30/1.25	60/18.25	90/26.75
补贴	5	10/0.75	20/6.75	30/8.25
房屋折旧	40	60/4	120/35	300/65
设备折旧	0	160	100/60	130/100
卫生材料	0	40	240/10	580/30
公务和业务费	20	15/5	60/15	120/20

(一)直接成本和间接成本

前面方法中对直接成本和间接成本的计算已有详细介绍。在表14-4中,以人力成本为例,四个科室的直接成本分别为100、200、400和600,间接成本后三个科室分别为15、100和200。

(二)固定成本和变动成本

固定成本的计算公式为:固定成本 = $\sum F_i$。其中,F_i代表各项固定成本的值。在本例中,可以认为人力中的工资部分和固定资产折旧属于固定成本,因此,该医院总的固定成本等于各个科室人力和折旧直接成本之和,为1950。

与计算固定成本相似,变动成本的计算公式为:变动成本 = $\sum V_i$。其中,V_i代表各项固定成本的值。在本例中,可以认为人力成本中的奖金和补贴部分、卫生材料和公务业务费属于变动成本,因为业务量增加或者减少,都可以对上述各项进行增减。因此,该医院总的变动成本等于各个科室上述直接成本之和,为1335。

根据同样的方法,各个科室可以分别计算各自的固定成本和变动成本。在计算出固定成本和变动成本数值后,还可以分别计算固定成本和变动成本占总成本的比例或者计算固定与变动成本之间的比值。如果固定成本和变动成本的分类发生变化,其计算的数值也相应变化。

（三）可控成本与不可控成本

我们从医院和科室两个方面来讨论可控和不可控成本。就整个医院来言,由于固定资产投入是已定的,其折旧成本很难控制,除非将房屋或者设备出让出去。因此,一般来说,固定资产折旧属于不可控成本。就人力成本来说,除非人事和分配政策有大的改变,工资部分一般为不可控,但是奖金和补贴部分可以控制。卫生材料和公务业务费在一定程度上属于可控成本,特别是可以控制过度支出或浪费的部分。假设卫生材料和公务业务费在目前业务量不变的情况下可以降低20%,则本例中:

可控成本=奖金+补贴+20%(卫生材料成本+公务业务费)=195+65+20%(760+215)=445

不可控成本=工资+房屋折旧+设备折旧+80%(卫生材料成本+公务业务费)=1040+520+390+80%(760+215)=2730

从科室的角度,只有科室的直接成本才有可能是可控的,从其他科室分摊过来的间接成本是不可控的。即使直接成本中,也有很大一部分,比如科室内的设备折旧,属于难以控制的成本。科室可控与不可控成本的计算方法与上面类似。

（四）未来增量成本

假定服务量的增加不需要添置新的固定资产,则增加的成本主要是变动成本。给上述例子加一个条件,既假设该医院发生成本的阶段内服务量为100个单位,则可以计算出每个服务单位的平均变动成本为13.4(1335/100)。假设未来时期将新增加20个单位的服务量,如果平均变动成本不变的话,则未来时期的增量成本为268(13.4×20)。增量成本的计算可以表达为:

$$增量成本 = Q_{t+1} \times AV$$

式中:Q_{t+1}为未来时期新增的业务量;AV为目前每个单元服务量的平均变动成本。

（五）未来可缩减的成本

假设该医院未来时期内业务量将萎缩30%,未来可缩减的成本是多少呢? 在我们的例子中,至少变动成本中的30%可以减少。因此未来可以缩减的成本为400.5(1335×30%)。如果医院管理者还可能减少其他成本,比如工资,则可缩减的成本还可能增加。

第三节　公共卫生服务成本核算

一、公共卫生与医疗服务成本核算的差异

公共卫生服务的主要任务涵盖疾病预防、健康促进和健康保护。它是一种融合医疗、预防、保健、康复、健康教育和计划生育指导为一体的综合性、全面性的卫生服务。有别于医疗服务,公共卫生服务的项目多是公共物品和准公共物品,具有明显的公益性,需要政府承担费用。这种服务模式是政府购买,公共卫生服务机构提供,居民消费的三方交易模式。

同医疗服务的成本核算一样,公共卫生服务的成本核算具有重要的意义。对公共卫生服务进行成本核算,便于掌握各公共卫生项目的成本构成和各成本项目的具体水平,有助于合理利用公共卫

生服务资源。对公共卫生服务项目进行准确的成本核算,是科学评估项目效果的基础,也是政府建立合理补偿机制的基础。同时,公共卫生服务的成本信息的利用,有助于降低公共卫生项目成本,提升项目管理水平,提高公共卫生服务资金使用效益。

对于公共为服务的成本核算,困难之一来自于公共卫生服务的项目往往交叉在一起,一些大型的疾病防控项目(比如艾滋病和结核病)往往需要牵涉到许多不同层级的部门和机构,不像医疗服务的成本核算,往往只涉及医疗机构内部。因此,同医疗服务相比较,公共卫生服务在服务的理念、对象、方式上都有很大的不同。提供公共卫生服务的人员不像提供医疗服务那样有明确的科室分工,工作人员往往存在兼职现象,既提供医疗服务也提供公共卫生服务,比如同一个工作人员可能在上门门诊之后,又进行健康档案建立和维护、健康教育、产后访视、康复等服务。这些对合理核算公共卫生服务的成本提出了挑战。

此外,两者采用不同的卫生筹资策略,公共卫生服务主要采用财政补偿,而医疗服务采用收费补偿和财政补偿相结合的筹资策略。鉴于公共卫生服务同医疗服务的差别,简单套用医疗服务成本核算的方法难以对公共卫生服务进行准确的成本核算,需要采用符合公共卫生服务特点的成本核算办法。

二、公共卫生服务成本核算方法

相比于医疗服务,公共卫生服务的成本核算的研究和应用相对较少。本节以城市的社区公共卫生服务为例介绍公共卫生服务的成本核算方法。

(一)时间分配系数法

社区公共卫生服务项目成本核算方法与医疗服务成本核算的不同点,主要在于具体计算某一直接成本中心内各社区公共卫生服务项目成本的方法。

为了核算各种服务的项目成本,使用时间分配系数法,以时间为分配成本的基本依据。

根据核算所得具体社区卫生服务科室的成本,和调查所得社区卫生服务项目全年工作量,每项服务平均耗用时间和参加人员,可计算社区卫生服务项目成本。

以其三者确立的权重来分摊成本,根据各个项目各自总成本及服务量,求得项目成本。总成本和科室成本核算方法与前面介绍的基本一致。具体核算办法为:

1. 权重=(某项服务全年工作量×每单位服务时间×每单位服务参加医务人员数)/∑(某项服务全年工作量×每单位服务时间×每单位服务参加医务人员数);

∑(某项服务全年工作量×每单位服务时间×每单位服务参加医务人员数)表示所有项目上述3个指标之积的总和。

2. 某项服务年总成本=科室总公共成本×该项服务权重+直接成本。

3. 某单位服务成本=某项服务年总成本/全年服务量。

就成本核算方法的适用性来说,时间分配系数法要求所核算的社区公共卫生服务项目的成本中,时间消耗量与社区卫生服务资源消耗量(成本)之间具有较高的相关性。时间分配系数法只适用于那些与时间相关性较大的公共成本的分配,如社区卫生服务人员的劳务成本,而与时间相关性不大的公共成本则按照其他成本分摊标准来分配。在社区卫生服务成本构成中,劳务成本往往占据了最主要的部分,这一特点正好同时间分配系数法相适应。

（二）作业成本法

作业成本法（activity based costing）是一种通过对所有作业活动进行动态追踪,计量作业和成本对象的成本,评价作业业绩和资源利用情况的成本计算方法。它与传统成本核算方法不同之处在于对间接费用的分摊,作业成本法是基于"作业"（作业是指在一个组织内为了某一目的而进行的耗费资源的工作）,而不是基于"产品"。它以作业为间接费用归集对象,通过对资源动因的确认,计量将资源成本分配到作业上去,再通过对作业动因的确认,计算,归集作业成本到服务上去的间接费用分摊方法。作业成本法以不同的作业为成本归集中心,而不是传统的部门或科室,分类更细;采用了更多不同的成本分摊标准,使成本计算更为精确。

其核算步骤大致分为:①确认和计算各种资源损耗;②定义主要作业;③按照适当的资源动因将资源成本追踪至作业,形成同质成本库;④确定各项作业的成本;⑤根据作业动因,计算作业成本分配率;⑥根据成本分配率,计算成本对象单位成本。

运用作业成本法对社区公共卫生服务项目的实际成本和标准成本进行测算,具有一定的合理性。主要是因为社区基本公共卫生服务工作没有明确的科室分工,工作人员存在严重的兼职现象,如果沿用医疗服务的成本核算方法,可能会使核算结果过于笼统,而应用作业成本法能有效地解决这一问题;同时应用作业成本法还可以进行成本管理,按成本的动因控制成本。这解决了传统方法只能测算项目成本,不能回答合理地改进和控制成本的具体工作环节。但是它需要核算对象具有严格而规范的内部管理制度。作业成本法对成本记录要求比较严格,所以建议社区在日常的工作中应加强成本台账记录,为日后的成本测算打好基础。

第四节　服务成本分析

成本核算的主要目的之一是进行成本控制,在一定的投入水平上实现产出的最大化。以医疗服务为例,通过前面介绍的医疗服务成本核算方法,我们可以得到有关医疗服务方面的成本信息,利用这些信息,结合其他医院的数据,能够进行更为深入的成本分析。

成本分析可以从不同的方面和角度,既可以从医院管理者的角度,也可以从卫生行政管理和价格制定部门的角度;在医院内部,对同样的成本数据,也存在从医院和科室不同的角度分析的问题。这一节,我们将集中介绍两个问题,一是关于成本控制的基本思路,二是成本差异分析的基本方法。这里讲成本控制主要是为了理解成本分析的作用。

一、成本控制的基本思路

（一）成本控制的基本问题

和一般产品生产相似,医疗服务资源的组织、利用并形成对患者提供的服务也是一个计划、实施、评价、反馈的生产控制过程。这样一个过程需要大量的决策,充分和高质量的信息可以帮助决策者能够作出正确的判断和决策。

成本信息的价值主要体现在为生产控制过程中所需要的经济分析提供了基础。如果要管理好一个医院或者一个部门,管理者应当明确以下几个问题:

1. 在工作和管理过程中,哪些环节是控制成本的关键?

2. 哪些是生产率较高和收益较大的部门或者服务?

3. 上述哪些环节或者部门对机构实现预期目标影响最大的?

4. 如何改善工作和和有效地进行成本控制?

5. 要达到成本控制的目标要采取的措施有哪些?

6. 达到目标需要的成本信息及其他资源是什么?

7. 如何评价和监督达到目标的过程?

（二）成本控制过程

以下模型可以用来讨论卫生服务中成本控制的过程:

如图 14-2 所示,一般来讲,成本控制有三个基本的过程:发现问题(从 0 到 t_1);寻找问题的原因(从 t_1 到 t_2);解决问题(从 t_2 到 T)。时间单位可以是分钟、小时、天或者星期,甚至是月和年。问题存在的时间越长(从 0 到 T),该机构解决问题的效率成本就会越高。

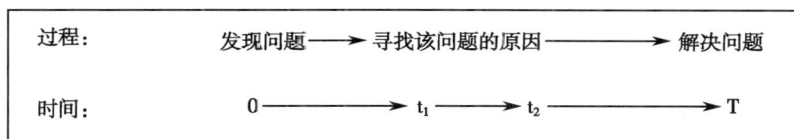

图 14-2
成本控制过程

效率成本被用来描述成本控制过程中由于失控对一个机构造成的总成本。效率成本可以表示如下:

$$效率成本 = T×R×P$$

其中:T 代表问题存在的总时间;R 代表每单位时间的损失或成本;P 代表该问题被解决的可能性。

管理的目的应该是最小化所有情况下的效率成本。在达到这个目的的过程中,有两种方法可供选择:防患于未然;发现和解决问题。

在预防方法中,管理者通过使问题发生减少到最低程度(P)来最大可能地减少效率成本。减少问题发生可能性的关键是提高人员的素质。管理者不仅要雇用那些最有能力的人员,还要给他们提供相应的训练机会和条件,以确保他们在工作中能够一直保持良好的状态。奖金制度(包括物质奖励和精神奖励)也是管理的核心内容。预防问题发生的方法已经被绝大多数机构所采用。

在发现问题和解决问题的方法中,降低成本的手段是尽可能减少问题存在的时间(T),要做到这一点,就要懂得如何进行差异分析包括成本差异分析。差异分析有助于降低发现问题(从 0 到 t_1)和分析问题(从 t_1 到 t_2)的时间,而解决问题(从 t_2 到 T)的时间则取决于管理中有效的激励机制。

成本控制的过程实际上是发现问题和解决问题的过程。成本差异分析是成本控制的重要环节和内容。成本差异分析的目的是减少发现问题和决策过程的时间,同时也减少了资金的耗费。同时,在不明显增加管理成本和可行的情况下,增加成本报告的频率和数量,也可以减少发现问题的时间。

二、成本差异分析

(一)成本差异调查(cost variance investigation)

成本差异是实际成本与某标准相比存在的差距。成本差异为成本控制过程中发现问题和解决问题提供了线索,用来分析产生问题的原因。通常管理者在对预期收益进行分析时,可能会意识到成本控制中的问题,但管理者并不清楚造成成本差异的原因是因为随机、不可控制的因素,还是因为可以控制的因素。

成本差异调查是成本差异分析的基础。成本差异调查的方法就是以成本核算信息为基础,将核算信息与预期的目标或者标准相比较,发现哪些成本差异是应当予以解决的。一般来讲,如果出现下列差异,应当对差异进行深入分析并予以解决。

1. 实际成本超过了预期成本的某个数量　首先有一个预期成本,比如说 500 元或者 5000 元,如果某个部门或者服务的实际成本超过了 500 元或者 5000 元,可以认为成本差异明显。确定显著性差异的标准有赖于管理决策和经验,500 元的差异在某些情况下是正常的,而在某些情况下可能就不正常了。

2. 实际成本超过了一定预算比例　一个机构对机构内所有部门或主要服务都有预算,如果实际成本超出预算,并且达到一定的比例,就可以认为是异常的,应当加以解决。成本超出预算的比例可以根据经验而定,比如说 10%。

3. 所有差异　只要实际成本与预期成本、预算或者其他标准相比有差异,就认为是不正常,需要加以解决。

(二)成本差异分析(cost variance analysis)

成本差异分析实际上是比较实际情况偏离标准的手段。我们从机构和科室两个角度,介绍如何进行成本差异计算和分析。

1. 成本影响因素的机构分析　通过对目前成本与预算成本差异的评价,我们可以得到导致差异的原因。我们首先了解影响成本变化的因素,然后对其进行分析。

(1)影响成本的因素:一般来讲,影响成本的因素主要有三个:投入的要素的价格、投入的要素的生产率和产出的水平。

1)要素的价格一般随着时间而上升。对于管理者来说,明确哪些部分是可以控制或是可以缩减的将十分重要。某些投入要素价格升高很快,就可以寻找其他的替代品,比如使用更便宜的人力,或将一个服务项目更换为其他项目。

2)从成本控制的角度,医疗服务中生产率的测量越来越重要。评价医疗服务生产率的主要困难是其产出的多元性。比较一个医院不同时期的生产率时,要将每一时期医疗服务的产出进行调整,使其有可比性。例如,比较 2005 年和 2010 年每卫生技术人员住院床日时,首先要把两年的住院日的内涵界定清楚,使住院日服务的强度、技术含量和其他要素在两个时段相一致,否则比较的结果是没有意义的。

3）产出水平的变化也影响到成本水平，它主要通过两个方面发挥作用。一是产出的水平可能会影响实现该产出资源的需求量，二是产出的服务强度也会影响到资源需求。单元产出服务量的增加会直接影响到成本，例如，每住院日实验室检查数量的增加可能会影响到每住院日的总成本。

4）下面的成本函数总结了上述内容：

$$总成本 = P \times \frac{I}{X} \times \frac{X}{Q} \times Q$$

式中，P 代表要素投入的价格；I 代表要素投入的数量；X 代表每单元产出的服务数量；Q 代表产出水平。

在上述公式中，P 代表要素投入价格对成本的影响，I/X 代表生产率对成本的影响，X/Q 代表服务强度对成本的影响，Q 代表产出对成本的影响。上述四项中任何一项的变化都可能影响到总成本。

（2）成本影响因素的机构分析：如果管理者想了解为什么在过去的三年中，医院总成本上升了40%，就需要有足够的信息用来进行分析。除了成本信息外，整个机构的产出信息，例如经调整的出院人数、门诊人次和住院日非常重要。同时，必须界定医院内每个科室的工作，并且明确每个科室的服务单元或者产出是什么。

下面的模型可以用来分析成本差异。在例子中，所有门诊人次都进行了调整，也就是说，门诊人次在不同时期是可比的。

每门诊人次成本可以用下列公式表示：

$$CPD = C \times X$$

式中，CPD 代表各科室每门诊人次的成本；C 代表各科室产出每个单元的平均成本（包括直接成本和间接成本）；X 代表各科室中每个门诊人次需要的服务单元数。服务单元在这里可以理解成构成门诊服务的各个服务项目。

下面是一个具体的例子。假设某医院有四个临床科室，分别是内科、外科、妇产科和儿科。表 14-5 是有关这四个科室的成本和服务量数据，门诊人次数是科室常规统计数据，科室总成本和服务项目的平均成本通过前面成本核算方法可以得到。每个诊次平均服务项目数可以通过专门调查获得。

表 14-5　某医院四个科室的门诊工作量和成本数据

科室	门诊人次数（千次）	科室总成本（千元）	每个诊次平均服务项目数（X）	服务项目平均成本（元）（C）
2005 年				
内科	36	486	4.5	3
外科	24	269	3.2	3.5
妇产科	9.8	132	4.8	2.8
儿科	3.5	8	2.3	1.0
合计	73.3	895		

续表

科室	门诊人次数 （千次）	科室总成本 （千元）	每个诊次平均 服务项目数（X）	服务项目平均 成本（元）（C）
2010 年				
内科	43	1200	6.2	4.5
外科	32	891	5.8	4.8
妇产科	17	453	7.2	3.7
儿科	4.2	22	4.3	1.2
合计	96.2	2566		

根据合计总成本和门诊人次数可以计算出 2005 年总的平均诊次成本为 12.2 元,2010 年平均诊次成本为 26.7 元。根据各个科室的成本和门诊人次,还可以计算出各科室的平均诊次成本。2010 年与 2005 年相比,平均诊次成本增长了 1.18 倍(既增长了 118%)。问题是,这样快的诊次成本增长的根本原因是什么? 从宏观方面进行分析,我们考虑两个方面的因素,一是由于成本上涨导致的成本升高,比如工资等投入要素价格上涨,服务的内容发生了改变(例如胸透与 CT 检查的比例改变了),或者生产效率发生了变化;二是由于服务强度增加导致的成本升高。服务强度的增加主要体现在平均每个诊次服务项目数的增加。比如,2005 年平均需要两个单位的服务项目,2010 年同样一个诊次可能需要三个单位的服务项目(可能是增加了新的检查内容)。下面将把这两种因素分离出来。

根据 $CPD = C \times X$,可以把它写成：

$$CPD^t / CPD^0 = C^t \times C^t / C^0 \times X^0 = (C^t \times X^0 / C^0 \times X^0) \times (C^0 \times X^t / C^0 \times X^0)$$

t 代表 2010 年的数据,0 代表 2005 年的数据。

等式最左面是两个时期诊次成本的比值,$(C^t \times X^0 / C^0 \times X^0)$ 表达了由于成本上涨导致的成本升高的效应,因为它假设如果每个诊次服务项目数不变,只考虑服务项目成本变化的情况,我们把它称之为医院成本指数(hospital cost index)。同理,$(C^0 \times X^t / C^0 \times X^0)$ 只考虑了服务强度因素,可以测量由于服务强度变化导致的成本变化,称之为医院服务强度指数(hospital intensity index)。两个指数的乘积则是两种因素的联合作用(joint effects of cost and intensity)。

利用表 14-5 中的数据,我们可以计算出下列结果。

医院成本指数 = [(4.5×4.5)+(4.8×3.2)+(3.7×4.8)+(1.2×2.3)] / [(3×4.5)+(3.5×3.2)+(4.×2.8)+(2.×1.0)] = 56.1/40.4 = 1.39

医院服务强度指数 = [(3×6.2)+(3.5×5.8)+(2.8×7.2)+(1.0×4.3)] / [(3×4.5)+(3.5×3.2)+(4.8×2.8)+(2.8×1.0)] = 63.4/40.4 = 1.57

计算出的指数减去 1,则分别得到由于医院成本上涨和服务强度变化导致成本升高的百分比。因此,可以作出结论:2010 年比 2005 年诊次成本增长中(118%),39% 是由于成本上涨引起的;57% 是由于服务强度增加引起的;两个百分比的乘积是 22%,即这两者的联合作用是 22%。

要进一步了解两年间门诊成本增长的原因,则需要做科室的成本分析。根据表中的数据和上述分析方法,可以分别计算各个科室成本上涨的原因。

2. 成本影响因素的科室分析 在整个机构成本水平的变化分析中,前面提到的指数具有重要的作用。同样,分析科室水平上的成本变化也非常重要,它可以为有效的控制成本提供更为具体的信息。一般来说,不同时期科室水平的成本变化可以归因于三方面的因素:投入要素价格的改变、生产率的改变和科室工作量的改变。

计算上述因素的公式如下:

价格差异 = (现在时期的价格 - 过去时期价格) × 现在时期的数量

效率差异 = (现在时期的数值 - 按过去时期生产率所换算出的数值) × 过去时期的价格

工作量差异 = (目前时期的工作量 - 过去时期的工作量) × 过去时期的单元成本

下面我们用医院洗衣房作为例子,看上述分析的应用。假设某医院洗衣房只有肥皂和人力两种投入,基本数据列于表 14-6 中。

表 14-6 某医院洗衣房有关数据

指标	2005 年	2010 年
衣物的千克数	140 000	180 000
肥皂用量	1400	1800
每千克衣物耗费肥皂	0.01	0.01
每千克肥皂的价格(元)	40.00	50.00
工时	19 600	27 000
每千克衣物耗费的工时	0.14	0.15
每工时工资(元)	5.52	6.00
总成本(元)	158 900	252 000
住院日	70 000	80 000

从表 14-6 中,可以计算出该医院洗衣房 2010 年总成本比 2005 年增加了 93100 元。根据上述公式,可以分别计算价格、效率和工作量三个方面的成本差异。

(1)价格差异:

肥皂 = (50.00 - 40.00) × 1800 = 18 000 元

劳动力 = (6.00 - 5.25) × 27 000 = 20 250 元

(2)效率差异:

肥皂 = 1800 - (0.01 × 180 000) × 40.0 = 0 元

劳动力 = 27 000 - (0.14 × 180 000) × 5.25 = 9450 元

(3)工作量差异:

工作量差异 = (180 000 - 140 000) × 1.135(2005 年总成本/衣物千克数) = 45 400 元

上述计算结果总结在表 14-7 中。

表 14-7 某医院洗衣房成本变化的原因分析

因素	成本差异金额	所占比例%
工资上涨	20 250	21.8
肥皂价格上涨	18 000	19.3
劳动效率下降	9450	10.1
工作量增加	45 400	48.8
总成本变化	93 100	100.0

（孟庆跃）

本章小结

　　卫生服务成本是指服务提供者为了产出一定的卫生服务所消耗的所有资源的货币总和。医疗服务成本核算的要素包括成本构成、成本核算单元的确定、直接和间接成本科室的划分和成本分摊参数及其分摊。 相比于医疗服务成本，公共为服务的成本核算最主要的困难来自于公共卫生服务的项目往往交叉在一起，不像医疗服务的成本核算，往往只涉及医疗机构内部。 对卫生服务成本进行核算有助于实现成本控制，在一定的投入水平上实现产出的最大化。

思考题

1. 试分析固定成本和变动成本、不可控成本和可控成本之间的关系。
2. 根据表 14-5 中的数据，分别计算内科和外科的医院成本指数和医疗服务强度指数。
3. 公共卫生服务成本核算与医疗服务成本核算有哪些不同？

第十五章

卫生服务价格与价格规制

【本章提要】 本章介绍了价格的基本概念,分析了影响卫生服务价格的因素,阐述了卫生服务价格研究的重要意义和作用;重点介绍了卫生服务定价、调价原则和常用方法;同时对卫生服务价格管理和改革进行了论述。通过本章学习,学生应该掌握卫生服务价格的影响因素,掌握研究卫生服务价格的重要意义和作用,掌握卫生服务定价原则和各种定价、调价方法,熟悉卫生服务价格管理程序,了解卫生服务价格改革内容。

卫生服务作为一种商品,就必然要遵循价值规律的要求。在我国卫生事业发展过程中,卫生服务收费是卫生服务机构的重要经济补偿来源。随着我国社会主义市场经济体系的不断完善,价格机制在卫生资源配置中的地位和作用显得越来越重要。分析市场机制对卫生服务价格的影响,是卫生经济管理的重要任务。但由于卫生具有福利性和公益性,市场机制不能完全实现对卫生资源的合理配置,因此政府在制定卫生服务价格和进行价格管理时,要认真分析市场机制对卫生服务价格的影响,以卫生服务总需求与总供给的平衡为宏观调控目标,来确定政府制定卫生服务价格的原则和方法。

第一节 卫生服务价格概述

一、价格的基本概念

价格(price)是指商品价值的货币表现,是市场经济正常运转的经济杠杆。价格的实质在于:它是市场条件下人们之间交换关系的体现,同时也是各经济主体经济利益在市场约束下的分配关系。商品的价值是由生产过程中所消耗的物化劳动、劳动者为自己创造的价值和为社会创造的价值三部分构成,其货币表现就是商品的价格。在《中华人民共和国价格法》中,"价格"包括商品价格和服务价格。

而价值代表该商品在交换中能够交换得到其他商品的多少,价值通常通过货币来衡量,成为价格。根据新古典主义经济学(目前比较流行的一种经济学理论),物体的价值就是该物体在一个开放和竞争的交易市场中的价格,因此价值主要决定于对于该物体的需求,而不是供给。有些经济学者经常把价值等同于价格,不论该交易市场竞争与否。而古典经济学则认为价值和价格并不等同。

(一)价格的本质

1. 价值是决定价格的依据,是价格形成的基础。

2. 价格不仅受到商品价值影响,而且也受到货币价值的影响。

3. 价格是价值的表现形式,两者之间是形式、现象与本质的关系。

具体来说就是价格是价值的货币表现形式,价值是价格的基础,是价格上下波动的轴心。价值是实体、是内容、是中心,是商品价格形成的基础;货币是表现价格的尺度,是凝结在商品内人民劳动的数量标志;价格则是以货币表现的商品价值的外在表现形式。因此用货币表现出来的价值是商品的相对价值,即商品价值同货币价值的对比,也就是说价格既趋向于价值,又不完全等于价值,用公式表示为:

$$某一商品的价格 = 该商品的价值 / 单位货币的价值$$

（二）价格的特征

价格的特征是指价格本身所具有的特点和本性,它是由价格的本质所决定的,是在长期的商品交换环境中形成的。价格特征主要表现为:

1. 同一性   价格的同一性是指一种商品在同一时间、同一市场上必然趋向同一的特性。因为商品价值是由生产该种商品的社会必要劳动时间决定的,同一商品不论各个生产者的生产条件和劳动技能有何不同,劳动消耗有何差异,其社会必要劳动时间是相同的,价值也是同一的。在供求关系平衡时,价格与价值基本保持一致,因此同一商品在同一时间、同一市场上必然趋向同一。由于卫生服务价格是由政府统一制定的,其同一性表现得较为明显。

2. 波动性   与同一性相对应的就是波动性。由于价值量、货币值是变动的,影响供求关系的诸因素是变动的,因而价格也是上下波动的。当供过于求时,价格会低于价值,当供不应求时,价格会高于价值。但这种波动始终是围绕着价值而上下摆动,并不会无边际的变动。在社会主要市场经济条件下,商品的价值在很大程度上受供求关系的影响,价格是运动的,具有一定的波动性。

3. 综合性   价格的综合性指价格水平及其变动是国民经济的综合反映,它从不同侧面反映国民经济的各种属性。价格不仅表现在单个商品价格水平及其变动,还反映价格的总水平及其变动。它既反映经济的、社会的、自然的条件,又反映一定时期政策的要求。同样卫生服务价格的调整和制定,既受到国民经济的发展水平、社会政治的影响,也受到国家政策和消费水平的影响。

4. 相关性   相关性是指各种价格相互之间紧密相连的特性。一种价格的变动,往往会引起其他相关商品价格的变动。卫生服务价格的相关性主要表现在卫生服务价格受卫生服务过程中消耗品价格的变动、社会经济的发展以及社会劳务性价格的影响。

5. 利益调节性   是指价格的波动调节着社会总劳动在不同部门之间的分配。价格的变化会引起在具体交换过程中买卖双方经济利益的变动,从而引起国民收入各方面的再分配失调。

6. 社会性   价格反映的是商品交换之间人与人相互交换劳动的社会关系,这种社会关系表现在不同的社会制度具有不要的性质,同时商品价格的变化会引起商品生产者、经营者和消费者三者之间的经济利益会发生变化,社会影响大。卫生服务价格既关系到群众的身体健康,又体现着党和政府对人民的责任,具有广泛的社会性。

二、卫生服务价格的形成

卫生服务价格(health service price)是医疗服务价值的货币表现形式,卫生服务价格的最低界限为医疗服务成本。医疗服务价值是医疗机构在医疗服务过程中所消耗的物质资料价值和劳动力价值，反映社会物化劳动和劳动力的消耗。物化劳动的消耗是指提供医疗服务时所耗费的房屋设备、医疗器械、药品材料、水煤电等。它们按其实际消耗而转移到医疗服务中，作为医疗服务价值的一个构成部分。劳动力的消耗是指医务工作者的活劳动，这部分活劳动的耗费创造了新价值。所以，医疗服务是有价值的，用货币来表现医疗服务的价值就是医疗服务作为商品出卖时的价格，又叫医疗收费。

国家基本公共卫生服务项目是指国家根据居民的主要健康问题及其危险因素，按照干预措施的投入产出比、经济社会发展状况和国家财力等来筛选确定的，主要通过城乡基层医疗卫生机构向全体居民提供的公共卫生服务项目。基本公共卫生服务主要是通过政府购买来实现，所谓政府购买就是政府通过招标、协商等方式，与符合条件的机构（无论是公办还是民办）签订合同，向其购买所需要的公共服务，并根据完成服务的数量、质量及成本等情况，在综合考核评估服务效果的基础上支付相关费用。

卫生服务是一种商品，但它不同于一般的商品，具有福利和商品的双重性，国家不向其征收税金，同时并给予一定形式的财政补贴。因而卫生服务价格不是通过市场供求的调节自发形成的，而是采用不完全生产价格模式，即由政府有关部门通过理论价格，再根据国民经济的发展水平和居民的承受能力等来确定价格的水平，因此卫生服务价格的制定一般低于卫生服务价值。卫生服务价格的形成主要有三种形式：

1. 计划价格　政府有关部门按照分二管理权限和审批程序，有计划地规定或进行调整，未经主管部门同意不得随意变动，计划价格主要是针对关系群众生命安危的基本卫生服务项目，以体现社会公平原则和社会福利原则。

2. 指导价格　即政府指导价格，或称为浮动价格，指政府有关部门制定出标准价格并规定其波动幅度，单位可根据政府规定地波动幅度，自行确定和调整。这种形式的价格主要用于特需服务项目，如美容、器官移植等，这部分服务项目一般在成本基础上加适当利润来定价，满足不同消费层次和消费需求的特殊需要。

3. 市场价格　医疗部门可根据医疗市场供求情况自行决定收费价格。

三、卫生服务价格的影响因素

从客观上讲，卫生服务价格应以价值为基础，并保持大体一致，这样才能保证卫生服务的劳动消耗得到社会的承认和相应的补偿，才能使等量劳动交换的原则在卫生服务领域得到实现。

然而在现实的经济运行中，卫生服务价格的形成则受到整个经济的发展水平、群众的承受能力、卫生服务市场的特性、国家经济政策等多方面的影响和制约。因此国家在制定卫生服务价格时，已充分考虑到了上述因素，由国家通过理论价格的测算，制定价格的水平和标准。其总的原则是：一要体现价值规律的要求；二要考虑供求关系的影响；三要考虑国家对医疗卫生机构的补贴水平；四要考虑我国群众的经济状况和经济承受能力。因此说，在社会主义市场经济条件下，卫生服务的价格不仅以价值为基础，同时还受到市场供求关系、国家政策、财政补贴水平以及群众的支付意愿和支付能力等因素的影响,这些因素共同影响了卫生服务的价格。

（一）卫生服务成本

成本是任何产品定价的基础,卫生服务价格也不能例外。由于卫生服务市场具有信息不完全和供方主导的特点,往往政府或者健康保险机构需要进行定价的干预,不管是采取何种形式的干预,成本就是政府制定价格政策、健康保险机构和卫生服务机构之间价格谈判的基础。

但在价格决策中必须注意这样几个问题:

1. 医疗成本概念　医疗成本的范围必须是医疗服务过程中消耗的物化劳动和活劳动,不能把不属于成本范围的开支也列入成本。在实际计算医疗成本时,退职和退休人员工资、病人医疗欠费减免部分及医疗事故赔偿费等,都不应列入成本。

2. 价格形成中的成本必须是社会平均成本　以同级别卫生服务机构服务项目的平均成本为标准,同时要考虑不同卫生服务机构的服务量是否有差异。

3. 价格形成中的成本　必须是在生产成本而不是报告期成本在提供卫生服务过程中,要消耗种类繁多的医用商品,在我国将逐步扩大的市场调节价格制度下,这些商品的价格是受市场机制调节的。那么卫生服务价格也必须随着医用商品价格的变化作相应的调整。通过计算、分析医用商品价格指数变化趋势,可以了解医用商品价格变动的规律,为预测报告期卫生服务成本提供依据。

（二）卫生服务市场供求关系

卫生服务价格作为一个交换的范畴,必然受到市场供求因素的影响。市场经济学认为,需求和供给两者共同决定价格。卫生服务市场的供求关系,客观上反映了卫生医疗保健提供能力和社会卫生保健需求之间的矛盾。卫生服务价格只有反映卫生服务市场的供求关系,才能调节供求,才能调节卫生部门再生产的全过程,才能真正发挥医疗服务价格杠杆的调节作用。从短期看,卫生服务市场供求决定运行,从长期看,卫生服务价格调节着卫生服务市场供求的平衡、资金和卫生人力的流入和流出。所以要研究卫生服务价格,就必须了解卫生服务市场的供求状况及其对卫生服务价格的影响。

然而,又有卫生服务市场的特殊性,市场机制的作用又是有限的。

首先,卫生服务需求的价格弹性较小。相对而言,特需医疗服务的需求价格弹性稍高一些,而常见病、多发病等基本医疗的需求价格弹性较低,至于那些危及生命的疑难重症和急症患者的医疗服务,价格机制的作用十分有限。因为这些服务的价格弹性比较小,价格的变化不会对需求产生很大的影响。

其次,供给机制对卫生服务价格的影响是有限的。由于存在医生诱导需求的可能,卫生服务的供给增加,一般不会引起卫生服务价格的下降。美国一项研究表明:社区医生数量增加特别是外科医生数量增加,不仅没有使医疗服务价格下降,反而使价格提高。

最后,在卫生服务的需方和供方之间竞争机制的作用十分有限,由于消费者缺少医疗知识,消费者和医生之间信息不对称,供求双方难以展开充分的竞争。但有一些资料说明,卫生服务价格仍会影响人们的卫生服务需求,只是有时由于消费者对卫生服务质量认识的偏见等原因,在较低的卫生服务价格范围内可能出现卫生服务价格同卫生服务利用的正相关。进行价格决策时应了解卫生服务价格对需求的影响,因为人们对服务需求的减少,尤其是对基本卫生服务需求的减少会导致人民健康水平的下降。

（三）价格政策

由于卫生服务市场的特殊性,在不同的国家及不同的医疗保险形式下,实行不同的价格来进行宏观调控。我国的卫生事业是实行一定福利政策的公益性事业,卫生服务价格实行统一领导分级管理。卫生服务的价值不是全部通过市场实现的,体现福利的那部分价值是通过财政补贴的形式实现的。国家的价格政策对卫生服务价格的形成的影响主要体现在:一是卫生服务价格决策已经向科学化决策发展,卫生服务价格的制定开始注重卫生服务价格研究成果,部分研究成果应用到卫生服务价格决策中;二是卫生服务价格决策既考虑到卫生服务项目的成本又考虑到消费者的支付能力;三是卫生服务价格逐步实行分级管理,增加了地方政府的自主性和价格管理的灵活性。

（四）财政补贴

政府的财政补贴体现了卫生事业的福利性,各地可根据当地的经济状况,给予卫生事业一定比例的财政补贴,同时由于卫生服务价格制定权利的下放,卫生服务的价格受财政补贴的影响。当财政补贴增加时,卫生福利性体现较为充足,卫生服务价格可适当降低;财政补贴少,则卫生服务福利性体现少,卫生服务价格可适当提高。要满足下列方程式: $A = C - B$,其中 C 代表要素成本, A 代表卫生服务价格, B 代表财政补贴。

（五）支付意愿和支付能力

由于我国所采用的付费方式主要是由患者按其所利用的卫生服务项目直接向卫生服务机构支付费用,而不是由第三者对卫生服务机构进行补偿。在这种情况下,消费者对卫生服务收费的承受能力和支付意愿应该是影响卫生服务价格形成的重要因素之一。随着市场经济的发展,一方面医疗费用增加;另一方面分配政策调整,个人收入差距拉开。对一些收入不高的人,特别是对广大农村人口来说,因病致贫的因素增加。对这些人的保健需求,必须予以重视,以体现社会公平。

四、卫生服务价格的作用

在商品经济中,由于价格是商品价值信息的传导器和社会再生产过程的全面调节器,因而价格的基本作用有标价作用和调节作用。同样的,卫生服务价格也具有标价作用和调节作用。

（一）标价作用

卫生服务价格是卫生服务价值的一种度量标记,也是服务价值尺度的货币表现。严格执行物价政策是卫生服务提供者必须遵循的原则,而卫生服务的消费者有按标价以货币形式进行交换的义务。

（二）调节作用

1. 调节服务,合理配置卫生资源的作用　卫生服务价格调节着卫生服务发展的方向,为保证卫生事业协调、健康、可持续发展,向社会提供优质、高效的卫生服务,在卫生资源的配置上,就必须充分考虑价格的调节作用,促进卫生事业的发展。在市场经济运行中,价格是反映产品"稀缺"程度的信号,迫使经济主体对价格信号作出及时的反应,调节生产要素的重新组合和流动,保证资源的合理配置。但卫生服务市场是不完全竞争市场,所以卫生服务价格对卫生资源的配置作用受到一定的限制。医疗卫生机构利用卫生服务收费和财政补贴取得的资金,根据卫生服务价格反映的比较效益,对卫生服务项目、医疗设备等进行合理配置。

2. 调节交换,获得合理补偿的作用   价格体现等价交换的原则,卫生服务机构在提供卫生服务过程中的消耗应得到合理的补偿。卫生服务机构的消耗如果得不到补偿,处于亏本经营状态,便会失去生机和活力,更谈不上可持续发展,也就不可能提供优质的卫生服务。因此制定合理的卫生服务价格,调节交换,使卫生服务消耗得到合理补偿,才能促进卫生事业的可持续发展。

3. 调节分配,正确处理各方经济利益关系的作用   合理的卫生服务价格能够处理好国家、集体、个人三者之间的分配。不合理的卫生服务价格将影响到卫生部门和其他部门之间的经济利益,不利于卫生事业的发展。

4. 调节消费,促使消费结构的合理化   随着社会经济的发展,人们的消费意识、消费结构发生了很大的变化,健康消费已是人们消费的重要组成部分。合理的卫生服务价格,将会正确引导人们对卫生服务的消费,保障消费者健康水平。因此在制定卫生服务价格时,应保障基本卫生服务,适当放开特需服务。

第二节 卫生服务定价原则和方法

卫生服务价格应根据市场经济理论和制定卫生服务的原则,结合本地本单位的实际,用科学的定价方法制定出相应的卫生服务价格,为使卫生服务价格不断趋向科学合理,必须对不适宜的卫生服务价格作及时的调整。

一、制定卫生服务价格的原则

(一)分级定价原则

所谓分级定价原则就是卫生服务的价格应反映出卫生服务的水平、卫生服务的质量和卫生服务成本要素的消耗,实行优质优价,分级定价。对不同级别的医疗卫生机构应采用不同的价格政策,目前医疗机构的分级管理制度为实现分级定价提供了基础。实行分级定价可促使医疗卫生服务机构提高技术水平和服务质量;可合理引导分流病人流向;促进各级医疗卫生机构提供与其服务价格相适应的卫生服务;提高卫生资源的合理利用。

(二)差别定价原则

差别定价是指医疗卫生机构对需要不同层次卫生服务的消费者,制定不同的价格。对于基本卫生服务项目,其定价应从低从严,实行保本价格,并保持相当稳定,从而保证基本卫生服务的利用。对于少数人利用的特殊卫生服务项目,可实行高于成本定价,浮动定价,并根据供需变化情况,实行价格浮动。实行差价定价原则一方面可满足社会不同层次的卫生服务需求,另一方面可为医疗卫生机构增加收入。

（三）比价合理原则

比价关系是指同一市场、同一时间不同商品价格之间的比例关系，它反映生产不同商品所花费的社会必要劳动时间之间的比例关系。制定卫生服务价格时要充分考虑活劳动的消耗和物化劳动的消耗，以及创造的价值和使用价值，并同时与其他行业生产的价值和使用价值进行比较，使不同行业之间的商品或服务在比价上合理。目前，医药费用与其他行业的价格比较相对偏高，究其原因，主要是技术劳务的价格严重偏低，导致医疗费用支出得不到合理的补偿，因而出现了药品费用虚高，以药养医等不合理现象。在制定卫生服务价格时除了要考虑行业间的比价外，也要注意行业内部的比价合理。行业间比价不合理会导致社会分配不公，而行业内比价不合理将出现行业内部分配的不合理，这将关系到各类卫生服务人员的积极性和创造性。

（四）因地制宜原则

卫生服务价格的制定要随着地区、人群、经济水平、社会状况等的不同而有所不同。地区和人群的不同主要体现在收入和购买力的差异上，确定卫生服务价格时应充分考虑到这一点。如经济状况好的地区卫生服务价格可高于经济状况差的地区；收入高的人群的价格可高于贫困人群，对贫困人群实行优惠价，提高贫困人群对卫生服务的利用，体现卫生事业的公平性。

（五）体现技术劳务价值原则

医疗服务价格的构成包括活劳动和物化劳动两部分，物化劳动的消耗及补偿容易被人们理解和接受，而活劳动的价格往往得不到充分的体现。医务人员应用自己所掌握的专业知识、技术为患者服务，同样具有价值和使用价值，因此医务人员的技术劳务在价格制定中应有所体现，根据其社会必要劳动时间合理确定技术劳务价值，并在卫生服务项目价格中得以体现。

二、卫生服务定价形式

卫生服务价格应随着市场需求的变化、市场结构的变化等而发生相应的变化。根据市场经济理论和制定卫生服务的原则，结合本地本单位的实际，制定出相应的卫生服务价格。常用的卫生服务定价形式有：

1. 政府定价　政府在制定卫生服务价格时既要考虑市场机制、成本要素等因素的影响，适当提高技术劳务项目收费标准，逐步实现按成本收费；同时也要根据我国卫生工作的性质，从保障大多数人的根本利益出发，制定出适宜的卫生服务价格。对涉及人们的基本卫生服务项目，政府应统一定价，对特殊卫生服务项目，政府要规定限价，实行浮动价。

2. 同行评价　情况基本相同时，如同一级别的医疗机构、同一地区等，就某一项目的价格，可采取同行评议的办法，制定出大家均可接受的卫生服务价格。也就是说，在制定卫生服务价格时，要充分考虑行业的统一性。特别是新的卫生服务项目和新型医疗仪器设备检查治疗项目的收费标准，用同行评议的方式是比较适当的。

3. 单位作价　就是卫生服务机构根据卫生服务项目的投入要素成本，加上预期利润，并考虑供求关系、竞争关系和需求者的承受能力而确定的价格。这种价格是比较现实的，且符合本地区的实际情况，同时也是卫生机构经营决策者根据营销策略作出的必要选择。

4. 按需变价　根据供求关系,对现行价格水平进行适当调整和变动。例如,现在人们物质生活水平提高了,要求美容的人增多了,在美容服务项目上就可以提高价格。如医疗服务供过于求,就可适当降低收费标准,以便提高竞争力。

5. 特需特价　对少数人利用的特殊卫生服务项目,其价格可高于成本定价,根据市场供求关系,进行市场调节。特需特价对卫生服务机构的经济补偿有一定的积极作用。

6. 医患议价　市场的主体是供需双方,商品交换应是平等的。目前卫生机构作为卫生行业的垄断者处于主动地位,而卫生服务需求者则处于被动接受地位,这是由"独此一家"的经营模式决定的。在卫生服务进入市场后,患者也应有议价的权利。虽然在目前阶段还难以实现,但应该相信,将来医患平等议价,会在某些卫生服务项目上得以实现,并将逐步扩大范围。

三、卫生服务定价方法

(一)以成本为中心的定价准则

以成本为中心的定价准则,是一种以生产者的意图为出发点的商品定价原则。它的基本依据是,在商品的价格中首先应反映卫生服务提供者对商品的投入成本,然后还要考虑一定的利润收益。也就是说,商品定价要以成本和利润为基础。在以成本为中心的定价准则下主要有以下三种定价方法。

1. 成本加成定价法　成本加成定价法是一种应用相当普遍的传统定价方法。所谓"加成"其实就是卫生服务提供者的预期利润。这种方法的原则是,按产品的成本加上预期利润来确定商品的价格。具体有三种计算公式。

(1)定额法:

$$单位卫生服务价格 = 单位完全成本 + 定额利润$$

其中

$$定额利润 = \frac{总利润}{卫生服务总量}$$

(2)外加法:

$$单位卫生服务项目价格 = 单位卫生服务项目社会平均成本 \times (1+加成率)$$

其中

$$成本利润率 = \frac{总利润}{提供服务的总成本} \times 100\%$$

加成率是预期可得毛利润占成本的百分比。不同时间、不同地点、不同卫生服务项目、不同市场环境的加成率是不一样的。

(3)内扣法:

$$单位卫生服务价格 = \frac{单位完全成本}{1-利润率}$$

这三种方法的共同要求是使价格在补偿全部成本后能提供必要的利润,一般多采用外加法定价。

例如:如某医院一年提供了 50 万单位的卫生服务,其总成本为 300 万元,要求年利润率为 20%,则单位卫生服务价格为:

$$单位平均成本 = \frac{300}{50} = 6(元)$$

$$单位卫生服务价格 = 6×(1+20\%) = 7.2(元)$$

成本加成定价法的优点是计算简便,其基本思想是"保本求利",它是以服务的提供方为中心的产物,从保护卫生服务提供者的利益出发,忽视了消费方的利益。但也不要认为成本加成法就非常容易,有时估计单位产品的平均变动成本和分摊固定成本是十分困难的。因此成本加成定价法更多地被用于平均成本变动不大的产品。

成本定价法是成本加成定价法的一个特例,其条件是加成率等于零。例如:某卫生服务项目的单位成本等于 10 元,其中包括工资费用 2 元,利用成本定价法确定的该项目的价格为:按全部成本定价为 10 元/人次,按不包含工资的成本定价为 10-2 = 8 元/人次。

此种方法在我国现阶段还是有价值的,在计划经济体制下卫生服务收费标准达不到按成本收费,所以在向市场经济过渡的时期,利用成本定价法还是具有一定的积极意义。现在国家政策规定基本卫生服务项目还是以成本收费为定价基点。

2. 目标收益定价法　目标收益定价法又称资产报酬定价法,它是从保障卫生服务提供者的目标收益的角度,来确定商品价格及利润水平的一种定价方法。这种方法是先按照卫生服务提供者投资的总额确定一个目标收益率,然后按目标收益率计算出目标利润额。最后根据总成本、计划销售量及目标利润额计算出产品价格。目标收益定价法的确定要考虑满足三方面的需要:一是给供方以合理的报酬;二是满足供方正常发展对资金的需要;三是抵消通货膨胀的影响。

如某医院提供一项卫生服务的总固定成本为 30 000 元,单位服务项目的变动成本为 20 元。假定该医院预计提供 2000 单位的卫生服务,总投资预计为 100 000 元,目标投资收益率为 15%,那么,

总固定成本	30 000 元
总变动成本	2000×20 元 = 40 000 元
目标投资收益	100 000 元×15% = 15 000 元
共计	85 000 元

单位卫生服务价格 = 85 000 元÷2000 = 42.5 元

3. 利润最大化定价法　利润最大化定价需要准确了解生产者所面临的需求曲线、生产成本曲线,当销售总收入和总成本之间的差距最大时,也就是边际生产成本等于边际收益时的价格,即为利润最大化的定价(图 15-1)。这个定价决策模型提供了一个有用的框架。但它具有很多的局限性:消费者的需求曲线很难准确的预见,并且获得这些信息的成本很高;除了价格以外的其他因素也会影响需求,如各种营销活动、生产者的信誉等,在这个模型当中没有考虑;这个模型不适合寡头竞争市场中的定价;计量生产者的边际成本比较困难,如果获得边际成本信息需要一个昂贵的信息系统,若信息成本大于其收益的话,就不值得去做。

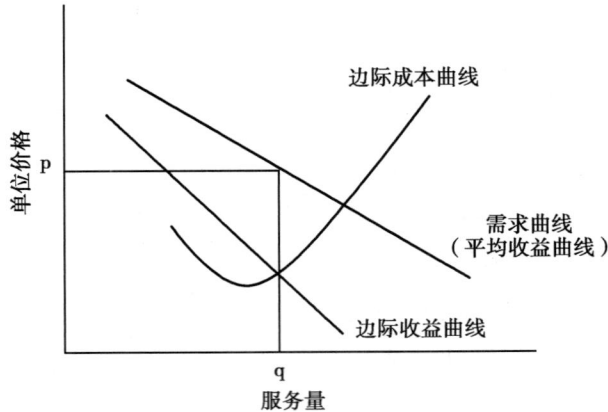

图 15-1
利润最大化定价法示意图
q 为最优服务量；p 为利润最大化时的定价

（二）以需求为中心的定价准则

以需求为中心的定价准则,是在充分考虑市场需求和竞争的情况下,以消费者为导向的定价准则。该准则认为,既然商品生产的目的是为了满足消费者的需要,那么商品的价格就不应该以生产者的成本为依据,而应该以消费者对商品价格的理解和认识为依据。以需求为准则的定价方法主要包括两种:理解价值定价法和差别定价法。

1. 理解价值定价法,又称为需求价值定价法　该方法以顾客对产品的理解价值作为定价的基本依据,而不按卫生服务的消耗多少来定价的方法。所谓理解价值,就是顾客观念上所认同的价值,即顾客认为产品值多少钱,顾客可接受的价格是多少。

理解价值定价虽然与产品的实际价值和成本有关,但与实际价值不同的是它不是由生产成本决定的,而是由顾客的理解和认知价值决定的。由于我国卫生事业具有一定程度的福利性,卫生服务项目价格还达不到不含工资的成本标准,但每当适当提高卫生服务价格时,有相当一部分群众对此不很理解,认为卫生服务价格太高,看病贵,多数负担不起;而有的卫生服务项目因为供不应求,所以群众认为是应该增加收费标准的,例如专家门诊、专家手术等,因此在调整卫生服务价格时,特别是在提高卫生服务价格时,要重视消费者的意见,消费者的经济承受能力以及他们对卫生服务项目的理解程度,而不单单从成本费用角度进行考虑。定价、调价一步到位是不行的,墨守成规也不行,要随市场供求规律而变化。价格有高有低,有的卫生服务项目可以先逐步实现按成本收费,进而再考虑略有微利;而有的卫生服务项目可以一步到位。

理解价值定价法的关键在于准确估价消费者对"价值"的认知程度,准确测定市场可销价格。市场可销价格有三个特点:一是与预想消费群体的支付能力大体相适应;二是与同类商品的现行价格水平大体相适应;三是与供方的生产规模和经营目标大体相适应。市场可销价格可以通过市场调研来确定,主要方法有三种方法:主观评价法,即组织本单位内部的相关人员进行评估;客观评价法,即组织单位外部的相关进行评估;实销评估法,即在预想的消费者中,选择有代表性的消费对象,进行实地销售,以征求消费者的意见。

2. 差别定价法，也称区分需求定价法或需求差异定价法   它是指某一种商品，在特定条件下，可按不同的价格出售，即对于不同购买力、不同需求量、不同购买时间或不同购买地点等的顾客，实行不同的定价。实行差别定价必须具备两个条件：各细分市场的需求弹性不同；产品在各细分市场之间不能够流通或转让，即不存在套利的可能。当然，差别定价是为许多国家的法律所禁止的，因为违反了平等待遇的原则。常用的差价定价法有以下几种：

（1）以顾客为基础的差别定价：因职业、年龄、收入水平等原因，对于同一卫生服务项目来说，不同的消费者有不同的效用评价，其愿意接受的价格也不相同。因此可以根据不同消费群体的不同消费心理制定不同的价格。

（2）以产品为基础的差别定价：对于同一种品种而不同样式的产品来说其需求强度是不同的。如同样提供门诊服务，专家的挂号费用比普通医生的费用要高。

（3）以地区（空间）为基础的差别定价：由于不同地区卫生服务的质量、卫生资源的多寡、经济状况等的差异，同一种卫生服务项目在不同的地区（空间）其需求和利用程度有很大的差异，因此其卫生服务价格也可不同。

（4）以时间为基础的差别定价：同一种商品或服务在不同的时间有不同的需求。如大青叶口服液的价格并不高，但当发生流行性感冒或当发生非典型肺炎时，其价格会随着需求量的增加而上升。

（三）以竞争为中心的定价准则

在竞争激烈的市场中，企业为了应付竞争、取得收益，往往采取一些特殊的定价方法。以竞争为中心的定价法，就是依据竞争者的价格来制定卫生服务机构自身价格的一种定价方法。

1. 随行就市定价法   随行就市定价法是指卫生服务机构根据同行业的平均价格水平来确定本单位产品的价格。在竞争激烈而产品需求弹性较小或供需基本平衡的市场上，随行就市定价法是一种较稳妥的定价法。它不仅可以减少定价风险，也容易与同行和平相处。如一个单位新添置了一台设备，如果同类其他医疗卫生服务机构已经确定了被人们所接受的价格，则该单位应以此价格为基础来确定该设备的价格。

例 15-1   某医院新购置一台设备，成本核算每人次是 25 元，别家医院的收费标准已经定价为 30 元，如果需要定价诊断技术同人家相当，定价时就应控制在 30 元以下。某一新开展的医疗项目成本核算每人次 10 元，而同类医院收费标准定为 8 元，就应根据这一情况，考虑是否亏损经营，或是改变该项目的内涵和质量，以提高项目的价格水平。

2. 盈亏平衡定价法   盈亏平衡定价法是卫生服务机构在某种情况下采取的一种保本定价方法。也就是说，定价目标主要是为了收回产品成本，其价格是在保本产销量的基础上制定的。

根据盈亏平衡原理，盈亏平衡点产量的计算公式如下：

$$盈亏平衡总产量 = \frac{企业固定成本}{单位产品价格 - 单位产品变动价格}$$

当厂商的产品产量达到盈亏平衡点产量时，就可实现收支平衡，做到保本。保本价格即盈亏价格，可根据上式推导得出：

$$保本价格 = \frac{企业固定成本}{总产量} + 单位产品变动成本$$

一般来讲,在成本不变的情况下,将产品价格定在保本价格以上,企业就可以盈利;如果将产品价格定在保本价格以下,企业则出现亏损。

3. 变动成本定价法　变动成本定价法又称为边际贡献定价法,它是一种以变动成本为基础的定价方法,在进行产品定价时,首先考虑对变动成本的补偿;同时争取更多的边际贡献来适当补偿产品的固定成本。其基本公式为:

$$单位卫生服务项目价格 = 单位变动成本 + 边际贡献$$

或:　　　　　　$$单位卫生服务项目价格 > 单位卫生服务项目变动成本$$

变动成本随业务量变化而变化。就某一卫生服务项目而言,管理费用、固定资产折旧和固定职工的基本工资等就是固定成本,它在一定业务量范围内不因业务量的增减而变动。

所谓边际贡献,就是单位产品价格减去单位产品变动成本的余额。用变动成本定价,只要求卫生服务的价格高于单位变动成本,而不要求高于单位全部成本。例如:某医院开展某手术项目1000人次,消耗变动成本10 000元,设备折旧、基本工资等固定成本9000元,总成本为19 000元,边际贡献8000元,其价格应定为:

$$单位手术项目价格 = (10\ 000\ 元 + 8000\ 元)/1000\ 人次 = 18\ 元/人次$$

$$总收入 = 18\ 元 \times 1000\ 人次 = 18\ 000\ 元$$

$$毛利 = 18\ 000\ 元 - 19\ 000\ 元 = -1000\ 元$$

以上计算表明,按全部成本计算,单位亏损1000元,但若是不开展业务,固定成本9000元还是要消耗支付的,医院要净亏9000元。当然,业务量达到收支平衡点时,随着业务量的增加,毛利也随着增加。所以,业务量是变动成本定价法的重要参考依据。

显然,变动成本定价法无法保证卫生服务机构的正常利润。尽管如此,当市场上商品供过于求,竞争激烈,订货不足时,为了尽可能地减少产品或服务机构的损失,保住市场份额,采取变动成本定价法仍是可取的。因为,如果把价格定得过高而导致企业停产,倒不如暂时不计固定成本,尽可能维持生产,以等经营时机的好转。

四、卫生服务调价方法

为使卫生服务价格重新接近价值,重新反映供求和体现国家政策的要求,不断趋向科学合理,必须对不适宜的卫生服务价格作及时的调整。卫生服务价格的调整应当遵循调价程序,严格执行国家物价政策,使调价与市场经济相适应,与供求关系相适应,与人们的承受能力相适应。

(一)决定医疗卫生机构调价的因素

1. 成本变化因素　成本变动是调价的基础。在我国逐步扩大的市场调节价格制度下,卫生服务价格随着有关医用商品价格的变化作相应的调整,通过计算,分析医用商品价格变动的规律,为预测卫生服务成本提供依据,从而为医疗卫生机构调价提供成本依据。

2. 供求变化因素　卫生服务价格受供求因素的制约,卫生服务价格必须随卫生服务市场的供求状况及时调整,发挥其利益导向和经济杠杆作用。

3. 群众卫生费用支付能力的变化因素　随着市场经济的发展,个人收入差距拉开。一些高收入者,把服务质量放在首位,为能得到更好的服务,愿意付出较高的费用,对这部分的服务价格可定的高一些;而对于一些收入不高的人,要保证其基本卫生服务,价格上要优惠一些,以体现社会公平。

4. 国家宏观调控政策的变化因素　我国卫生事业是公益性福利事业,卫生服务包括商品和福利双重因素。目前,卫生服务的价值不是全部通过市场补偿实现的,因此,对于关系人民群众基本医疗保健项目的服务价格调整,一定要服从国家宏观调控政策。

（二）医疗卫生机构调价程序

调价程序,是根据价格政策和按照价格管理的要求,提高或降低原定价格的工作步骤和程序。程序如下:

1. 搜集和准备资料　对于那些价格不合理的项目要搜集供求情况、竞争情况、成本情况、医疗质量、价格弹性及价格政策等资料。

2. 拟定调价方案　提出初步调价方案,征求有关方面的意见后,报请领导审批。调价方案一般包括:调价的依据和目的、调价范围、各种差价调整的原则和标准、调价幅度和调价日期以及一些问题的说明。

3. 审批　根据卫生服务价格管理权限,属于卫生管理部门负责审批的,医疗卫生机构应拟专题报告申请调整;属于单位权限范围内的,由医疗卫生机构审批,并上报主管部门备案。单位领导在审批调价方案中,应兼顾各方面的利益,协调好各方面的工作,以利于价格控制。

4. 下达执行　调价方案一经批准,医疗卫生机构应以正式文件下发,有关科室要坚决执行。

5. 检查　医疗卫生机构物价管理人员在执行调价的当天,对调价方案的执行情况进行检查,有无错搭、漏调等情况。同时还要了解调价后市场反应,并及时汇报领导。

（三）医疗卫生机构调价的方法

1. 按物价指数调整　由于卫生服务价格项目繁多,按全部项目对成本进行计算调整,难以做到。可在原定价格基础上,随着物价指数的变化,适当提高或降低若干个百分点,这样可避免卫生服务价格的滞后现象。

2. 合理调整卫生收费结构,充分体现技术劳务价值　卫生服务是知识技术密集型劳动,因此,在卫生服务价格调整时,要逐渐增加技术劳动的成分,降低纯物质成分,更加合理地体现活劳动价值补偿。可根据卫生技术人员的业务职称、工资水平以及疾病的复杂程度和消耗的活劳动量等设置调节系数,以体现复杂程度的难易和技术水平的高低,拉开劳动收费差距,提高技术水平。

3. 结合分级管理制度调价　凡经评审达到不同等级的医疗卫生机构,按设备条件、技术水平、服务质量、服务区域人口密度、业务量、承受能力等指标,在原定服务价格基础上,考虑市场供求、竞争状况,及时进行调价,以充分利用基础卫生资源,优化卫生资源配置。

4. 结合医疗卫生机构生活服务设施状况调价　医疗卫生机构的生活服务设施、环境及基础条件等,均与服务价格有关,造成了医疗成本的提高。医疗卫生机构和其他单位在社会上购买的原材料的价格相同,为尽量缩小与社会其他服务行业的比价不合理性应适度调整价格,使内、外部的收费比价趋于合理,投资得到补偿。

五、定价调价中注意的关键环节

1. 认真执行全国统一的收费项目规范是搞好医疗收费定价的首要环节。《全国医疗服务价格项目规范》的出台为各地合理制定医疗收费价格奠定了基础。因此,搞好定价工作,首先要准确理解《规范》内容,认真执行《规范》,对现有医疗服务项目进行归并与调整。

2. 研究制定医疗收费项目成本测算办法,并以此为依据组织各类医院有选择地开展医疗项目成本测算,为合理定价提供参考。行政部门首先根据同类医院收费项目的个别成本,计算出其社会平均成本,然后扣除财政补助的因素,再结合现有执行医疗服务价格水平和居民经济承受能力与医务人员的技术劳务价格等因素,制定出各项目的基准价。

3. 制定医疗服务项目基准价时,应该充分考虑医疗服务技术价值和医疗服务风险系数,提高高技术高风险的服务项目收费基准价。

4. 组织专家对医疗收费项目价格的合理性进行认证(专家有权对各项目的技术含量、操作时间等作出认证),同时组织召开听证会,加大社会监督及定价的透明度,这是搞好该项工作的必要环节。

5. 通过上述程序定出的医疗收费项目价格,其可行性如何尚未经过实践证明,可以先由各医院短期试行后,再对其中偏差较大的项目进行修正,然后行文正式执行,这个环节同样不容忽视。

6. 建立医疗收费服务项目调价机制。医疗收费服务价格项目经过一定时期的运行,行政主管部门对部分不合理的价格,应适时进行调整,以免影响各方的利益。为此必须适时对价格、成本进行监测,提供调价依据。

第三节　卫生服务价格管理

卫生服务价格管理是国家价格管理的重要组成部分,是根据客观经济规律的要求和不同时期的政治经济形势,对卫生服务价格的制定、调整和执行过程所进行的组织、领导和监督。

一、卫生服务价格管理的指导原则

围绕用比较低廉的费用提供较优的服务的目标,建立适合我国社会主义医疗服务的价格管理体制和形成机制,促进公平、公正、合理的价格机制,完善医疗服务补偿机制,减轻不合理负担,促进医疗保险和卫生事业健康发展。

二、卫生服务价格管理的方针

搞好卫生服务价格管理,必须遵循一定的方针和原则。

（一）贯彻计划经济与市场经济相结合的方针

在社会主义市场经济体制下,卫生事业还不能完全推向市场,计划与市场相结合,将成为具有中国特色的卫生服务价格管理的原则。在社会主义市场经济条件下,商品价格已由计划调节转向市场调节。作为卫生服务价格,随着社会主义市场经济的建立,也将逐步转向市场调节为主,以充分调动各方面的积极性,促进卫生事业的发展。

（二）贯彻物价稳定，社会安定的方针

价格改革是关系到经济体制改革的关键。物价问题是社会热点问题,稳定物价是物价工作的总方针。卫生服务价格关系到人民群众健康水平的提高,它受人们的心理承受能力和经济承受能力的制约。因此,要贯彻物价稳定的总方针。

（三）实行统一领导，分级管理的方针

统一领导,分级管理是我国管理国民经济的基本原则,也是物价管理必须贯彻的总方针。卫生服务价格作为部门价格,一般由省政府批准,它代表国家行使职权。卫生服务价格的检查监督,一般由同级物价部门执行其职权。分级管理,是指物价管理的分级负责,充分发挥各级物价部门的职能作用,由各级物价部门代替政府行使检查监督权。同时,还包括物价综合部门从上到下的纵向分级管理及与同级卫生主管部门的物价机构横向分工管理,使物价管理形成一个纵横交错的物价管理网络。

（四）实行分行业归口管理的方针

物价的归口管理,是指在国家宏观管理下,将价格按照行业的主管单位来划分归口。卫生服务价格是卫生行业价格的范畴,归口的主管单位应是卫生主管部门,对卫生服务价格统一进行管理。同时,还要由同级物价部门进行统一管理。归口管理是搞活经济的客观要求。

三、卫生服务价格的审批权限

卫生服务价格属于行政事业性收费范畴,卫生主管部门及卫生事业单位的收费行为,必须用法律、法规、政策、制度来规范。

（一）卫生行政性收费

卫生行政性收费,基本上按同级物价部门颁发的《收费许可证》所列项目收费。其收费标准,一般由省物价局、财政厅、卫生厅统一制订方案,由省政府批准实施。行政收费的主体是国家机关,其行政行为体现了国家法律授予的行政权威性和国家意志。行政性收费是加强社会管理履行行政执法,许多收费要如数上缴财政,并不是用来补偿行政费用不足。行政性收费主要是依据国家法律、法规,管理权限比较集中,有一定的强制性。

（二）卫生事业性收费

卫生事业性收费,不论是全额单位、差额单位或是自收自支单位,一般由省（市、自治区）物价局、财政厅、卫生厅根据国家物价政策,联合拟定价格调整计划和方案,报省（市、自治区）人民政府批准。

事业性收费的主体是事业单位,虽然其行为不具有权威性,但却间接地体现国家意志和政府要求。事业性收费是用来对服务性劳动的补偿。事业性收费的依据是国家政策,有协调经济的性质。

四、卫生服务价格的检查与监督

国家物价政策的实施,必须进行严格的检查和监督。物价的检查和监督是国家管理价格的行政

手段。对物价实行检查和监督,不仅能认真地贯彻执行国家的物价方针、政策和法规,而且,能够维护消费者的权益。尤其是卫生服务价格的检查和监督,更能充分体现维护消费者的权益。同时,卫生服务价格在很大程度上体现了党和国家及各级政府的要求,体现了国家物价政策的严肃性,体现了卫生事业公益性、福利性。

（一）卫生服务价格检查与监督的对象

卫生服务价格检查与监督的对象,主要是卫生事业单位,也包括卫生行政主管部门。卫生事业单位主要是有固定收入的医疗机构,也包括兼有行政职能的卫生防疫、妇幼保健、药品检验等机构,以及血液中心、影像中心、医学院校等单位。

（二）卫生服务价格检查与监督内容

1. 检查和监督卫生服务价格的执行。检查和监督卫生服务价格的执行时间、收费项目及标准。

2. 检查和监督卫生服务价格的定价方法是否符合规定要求。凡涉及通过计算所制定的价格,计算公式应用是否正确,计算方法是否符合规定要求,所计算的价格是否属实等。

3. 检查与监督卫生服务价格管理制度是否健全。卫生服务价格管理制度包括明码标价、违价处理、社会监督、张贴公布等一系列内容。

4. 检查和监督违价收费情况,对"搭车涨价"、违反收费标准、范围的收费情况进行检查与监督。

5. 检查与监督规定的收费标准以外,所开展的项目收费情况、定价审批等。

以上是对卫生服务价格检查和监督的主要内容。另外,对违价收费查处、价格争议协调等方面,也属于检查与监督的范围。

（三）卫生服务价格的监督形式

卫生服务价格的监督形式包括国家监督、卫生系统内监督、社会监督和单位内部监督四种形式。

1. 国家监督　是指国家以行政命令和法制为特点的对卫生服务价格进行监督。国家监督是卫生服务价格监督的主要形式。从目前国家监督的情况看,主要是通过财税物价大检查的形式对卫生服务价格进行监督以及年审制度。

2. 卫生系统内监督　卫生系统内监督,是指由卫生行政主管部门,根据物价部门的要求,对卫生服务价格进行监督。这种监督形式,一般每年进行两次。由各级卫生行政主管部门组织人员对卫生系统进行物价监督。

3. 社会监督　社会监督,是指通过社会的力量,主要是发动人民群众对卫生服务价格进行监督。卫生服务价格涉及广大人民群众的切身利益,社会监督是行之有效的监督形式。

4. 单位内部监督　单位内部监督,是指单位领导、职代会、工会、审计和物价机构及人员,对单位在经济活动中执行卫生服务价格的情况进行监督。单位内部监督的形式有:公布卫生服务价格;组织人员进行内查;实行院长接待日制度;征求病人对卫生服务价格的意见等。

（四）中国卫生服务价格规制演变

我国卫生服务价格体系的演变主要分成四个阶段:

第一个阶段从新中国成立到第一个五年计划实施开始,即 1952 年。在这一阶段的卫生服务价格基本与其成本相近,但同时政府对卫生服务机构实行免税政策,并给予一定的经费补贴,虽然补贴不多。这一时期国家建设刚刚起步,并且基础设施较差,政府财政能力也较弱,卫生服务机构的价格政策体现了国家的福利政策,使居民得到了实惠。

第二个阶段是1953—1958年期间,也就是实施第一个五年计划期间,在这个时期政府增加了对卫生服务机构的投入,仍旧实行免税政策,卫生服务价格低于成本,只包含劳务和医用物资成本部分。但政府的政策是"全额管理、差额补助",政府的投入使得卫生服务机构基本能够保本经营。

第三个阶段是1958年到改革开放以前。政府强调卫生服务的福利性,分别于1958年、1960年和1972年3次较大幅度降低卫生服务的收费标准。政府实行"全额管理、定项补助、结余上缴"的政策,卫生服务价格低于不含劳务和固定资产折旧费用的成本,同时允许卫生服务机构将药物的批零差价收入作为补偿的一部分。在这个阶段,实际上是由政府来承担卫生服务价格降低的亏损,使国家背上了沉重的经济负担,同时由于卫生服务机构的补偿不足,导致发展乏力。

第四个阶段是改革开放以后,政府的政策变为"全额管理、定项定额补助、结余留用",结余部分可用于基本建设或者职工的福利等,这在一定程度上调动了卫生服务机构的积极性。但卫生服务价格仍然低于成本,同时由于物价的上涨,使得卫生服务机构收费补偿能力有限,而政府的投入是定项定额,因此卫生服务机构的补偿问题日益突出,卫生服务价格的调整迫在眉睫。1983年,实行"两种收费标准",对自费病人价格不变,对公费医疗和劳保病人的部分项目按不含工资的成本价格收费。1985年,政府允许对某些新的服务项目和高新技术服务实行不含工资的成本定价。1992年,自费病人与公费、劳保病人的收费标准统一并轨,并允许对不同等级的服务制定不同的价格。由于卫生服务价格的调整严重滞后于物价的上涨,总体上卫生服务价格与成本价格的差距仍然很大,卫生服务机构为寻求自身的利益和发展,更多地开展收益较高的服务,如高新技术服务和化验等,或者增大药品的销售量等,造成卫生服务费用,尤其是医疗费用的急剧上涨,远远大于国民经济增长速度,使社会、个人难以承受,并且价格的不合理是卫生资源的相对不足与浪费并存。

第四节　卫生服务价格改革

近年来我国围绕调整医疗服务价格和治理乱收费方面做了大量工作。1996年,原国家计划委员会、原卫生部、财政部联合印发了《关于加强和改进医疗服务收费管理的通知》,对医疗服务价格的调整,医疗机构成本的补偿、制止医疗机构乱收费等方面提出了改革意见和要求。各地物价部门在当地政府的领导下,与有关部门紧密配合,按照中央的意见和要求,结合药品价格整改、医疗保险制度建立和医药卫生体制改革,相继出台了医疗服务价格的调整方案。通过调整医疗服务价格的结构,初步改变了长期以来医疗服务价格偏低的状况,改善了医疗机构补偿结构,保证了医疗机构正常运转,促进了卫生事业健康发展,为医疗保险制度建立和医药卫生体制改革创造了条件。2009年,国家发展和改革委员会、原卫生部、人力资源社会保障部联合发布了《关于印发改革药品和医疗服务价格形成机制的意见的通知》,对改革医疗服务价格形成机制提出了明确的意见和要求。2000年,原国家计划委员会、原卫生部联合印发了《关于改革医疗服务价格管理的意见》,对医疗服务价格管理形式、管理权限、管理方法、价格项目、监督检查等方面提出了改革意见和要求。

一、卫生服务价格理论

(一)价格与供求关系理论

1. 价格与需求量之间的关系　需求是指在一定时期内,在各种可能的价格水平,人们愿意并且能够购买的商品量。在其他条件不变时,一种物品的价格上升,对该物品的需求量减少,需求量与价格呈反方向变动,这就是需求定理。比如,当价格从 P_0 降低到 P_1,需求量从 Q_0 增加到 Q_1(图 15-2)。

一般而言,影响需求的因素主要有:消费者的收入、消费者偏好(嗜好)、其他商品的价格、消费者对商品价格和收入未来的预期。商品本身价格下降、互补品价格降低、消费者收入增加、消费者偏好增强、预期某物品价格要上升等因素将会导致需求的增加。

当商品本身的价格不变,其他因素变化(如收入变化)会引起需求曲线的移动,收入减少,需求曲线向左移动,需求减少,反之亦然(图 15-3)。

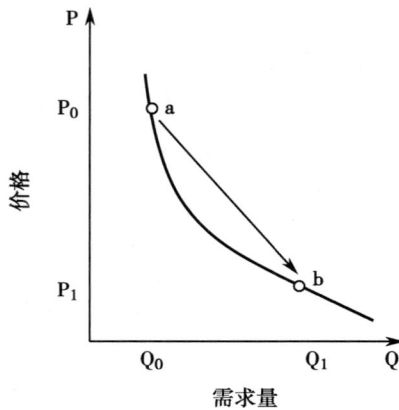

图 15-2
需求定理示意图

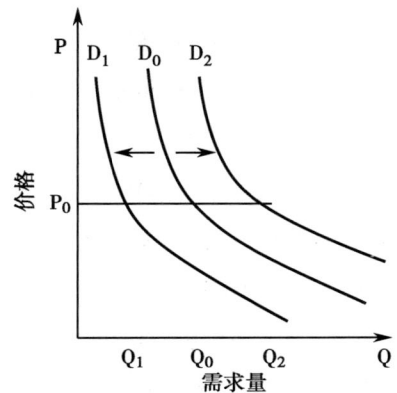

图 15-3
需求变动示意图

2. 价格与供给量之间的关系　供给是指在一定时期内,在各种可能的价格水平,厂商愿意而且能够供应的商品量。在其他条件不变时,一种物品的价格上升,对该物品的供给量增加,这就是供给定理。供给是供给欲望与供给能力的统一,两个条件缺一不可。供给量与价格呈同方向变动。比如,当价格从 P_1 升高到 P_2,供给量从 Q_1 增加到 Q_2(图 15-4)。

一般而言,影响供给的因素主要有生产要素的价格,生产技术的变动,商品本身的价格,其他商品的价格,厂商的数量,厂商对未来的预期,政府的政策等。在其他因素不变的情况下,商品本身价格的变化会引起供给曲线上的点的移动。商品自身价格不变,生产成本上升会减少利润,使供给量减少。在一般情况下,生产技术水平的提高可以提高劳动生产率,降低生产成本,增加生产者的利润,生产者会提供更多的产量。

当商品本身的价格不变,其他因素变化(成本、技术等变化)会引起供给曲线的移动,成本上升,供给曲线向左移动,供给减少(图 15-5)。

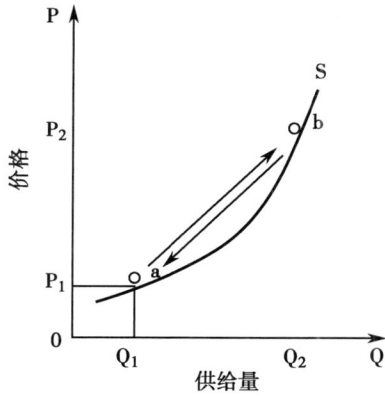

图 15-4
供给定理示意图

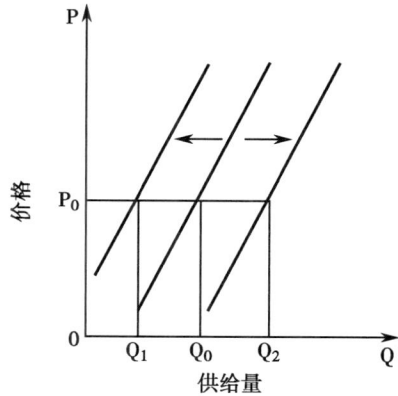

图 15-5
供给变动示意图

3. 均衡价格的形成和变动　需求曲线和供给曲线都说明了价格对于消费者的需求和生产者的供给的决定。商品的价格决定在商品的市场需求和市场供给这两种相反力量的相互作用下形成。需求和供给曲线结合在一起,说明均衡价格的形成。均衡是指一定条件下,经济事物中的有关变量,相互作用,所达到的一种相对静止状态(图 15-6)。均衡价格是商品的市场需求量和市场供给量相等时候的同一价格,是需求曲线与供给曲线相交时的价格。均衡点上的价格和相等的供求量分别被称为均衡价格和均衡数量。均衡价格是在供求双方在竞争过程中自发形成的,是一个价格自发决定的过程。市场价格>均衡价格:供大于求,商品过剩或超额供给。在市场自发调节下,需求者压低价格,供给者减少供给量。价格必然下降,一直下降到均衡价格的水平。反之如此(图 15-7)。

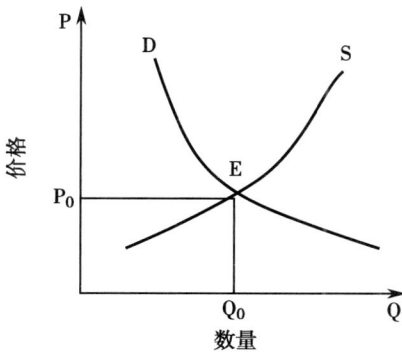

图 15-6
均衡价格示意图
图中 P_0 为均衡价格

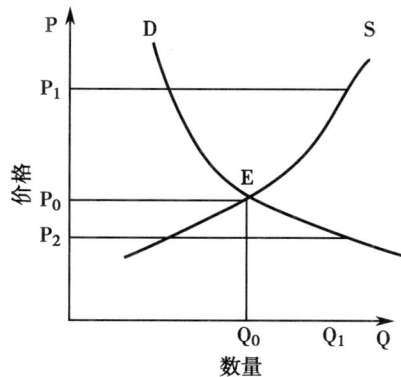

图 15-7
均衡价格的形成示意图

供求定理:需求变动引起均衡价格和均衡数量同方向变动供给变动引起均衡价格反方向变动,均衡数量同方向变动(图 15-8、图 15-9)。

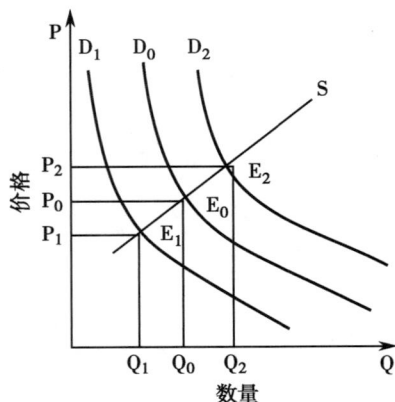

图 15-8

需求变动影响均衡

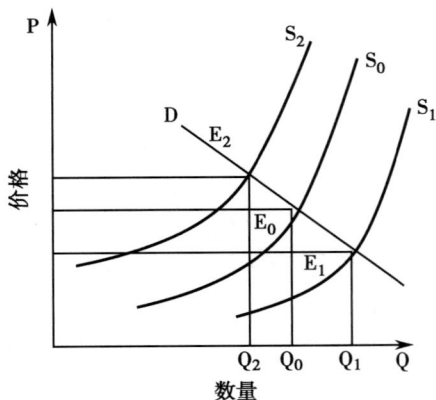

图 15-9

供给变动影响均衡

（二）公共产品理论

医疗产品有多重的经济学属性,可以将其大致分为三类,一类是公共医疗卫生服务,这些服务具备比较明显的正外部性,具有公共品属性;另一类是私人医疗服务,这类医疗服务具备竞争性和排他性。第三类是准公共物品,有学者提出,凡是可以由个别消费者所占有和享用,具有敌对性、排他性和可分性的产品就是私人产品,介于两者之间的产品成为准公共产品,如教育、医疗卫生、收费公路等。

在中国,医疗服务作为一种社会福利向群众提供,既不能完全交由政府提供,也不能完全推向市场。医疗服务产品的准公共品属性主要表现为几个方面,一类是对其消费会产生比个人收益大的社会收益,比如预防、慢性病控制等;一类是消费会对其他社会成员直接产生正的外部性,比如接种疫苗、传染病控制等。当一种商品存在公共品属性时,如果完全让其通过市场来提供,会导致供给过低、价格过高的情况。

（三）信息不对称性理论

由于医学技术的专业性,造成医院和病人之间信息严重不对称,决定了医院和医生提供的医疗服务不可避免地具有垄断性。而正是这种垄断性,使医生的诱导服务成为可能,为高价药、大处方、滥检查成为医院补偿收入来源的重要手段。对大多数人来说,医疗服务具有刚性需求的特性,即缺乏价格弹性。加之医务人员在经济利益的驱使下,诱导患者得到更多的服务。诱导服务中多数是一种浪费,不利于稀缺的医疗资源得到合理的配置,扰乱医疗服务市场的正常运转,甚至造成医疗费用的上涨。

二、目前在医疗服务价格方面存在的矛盾和问题

由于体制的制约和各项改革尚不配套,在药品和医疗服务价格方面仍然存在着一些深层次的矛盾和问题。这些矛盾和问题主要表现在以下三个方面:

（一）医疗服务比价仍然不合理

价值规律要求商品交换必须遵循等价交换的原则,医疗卫生服务商品和其他经济部门的商品也

应该体现等量劳动相交换的经济关系,并在交换中使劳动耗费得到补偿。由于医疗服务具有社会公益性,价格调整涉及群众的切身利益,过去各级政府都对基本医疗服务价格实行了严格的控制。近年来,随着大部分地区不同程度地提高医疗服务价格,特别是一些新项目和特需服务价格的提高,医疗服务价格水平总体偏低的状况得到了较大的改善。但是,由于医疗机构补偿机制不合理,体现医疗技术价值的医疗服务价格仍然偏低。与此同时,医疗机构普遍存在收费行为不规范问题,分解项目重复收费,乱设项目乱收费的现象比较严重。这种状况的存在,不利于医疗机构正常运行机制的建立,在一定程度上也制约了医药卫生体制改革的深化。

(二)价格管理体制不能完全适应市场经济发展的需要,政府定价的范围偏大,价格调整缺乏必要的灵活性

在市场经济条件下,市场机制在配置资源中是发挥基础性作用的,市场对医疗卫生服务的供给和需求具有调节作用。自觉运用价值规律的调节作用,既可调节消费,促进消费结构合理化。政府必须转换职能,逐步减少行政干预。特别是随着医疗保险制度的建立和医药卫生体制改革的推进,过去公费医疗缺乏有效的费用控制机制和费用分担机制的状况将逐步改变,个人消费对价格开始有了制约,医药分开核算、分别管理,定点药店、定点医院选择性的增强,医疗机构之间必然出现竞争。这种体制的变化,要求市场在价格管理过程中发挥更重要的作用。

(三)卫生服务价格的制定缺乏科学的方法和依据

成本核算是制定科学、合理的卫生服务价格的重要依据。由于至今没有建立健全完善的成本核算体系(尤其是中医医院的成本核算体系),卫生服务价格的制定和调整往往带有不同程度的主观随意性。这主要体现在三个方面:第一,以行政定价为主的管理模式不利于卫生资源的有效配置:行政定价的方式在一定程度上影响着医疗服务的效率和可及性。如果医疗服务的价值被低估,得不到应有的补偿,将无法反映服务成本与市场供求的关系。第二,医疗收费价格调整速度缓慢:医疗收费标准一经制定,往往是多年不变,但医疗服务所需的人力、物力成本都在不断上升中,导致医疗收费标准不能适应实际需要。第三,我国实行的按医疗服务项目收费方式不合理。在这种方式下,医疗服务收费直接受到治疗项目的影响,无形中诱导了医生大开处方、重复检查等行为,导致医疗费用不必要的增加。

三、卫生服务价格改革的条件

卫生服务价格改革的实践和卫生经济的深入研究,为卫生服务价格改革创造了条件。

(一)市场经济体制为卫生服务价格改革提供了良好的外部环境

卫生服务作为一种特殊商品与其他商品一样,其价值必须通过市场来实现,这个理论已形成共识。社会主义市场经济体制已逐步完善,绝大多数的商品价格已放开,这就为卫生服务价格的改革提供了良好的外部环境。

(二)消费水平和消费结构已发生变化

城乡居民生活水平逐步提高,卫生保健需求已经由单纯医疗型,逐步向医疗、预防、保健、康复等全方位发展。消费结构正在发生变化,改革现行的卫生服务价格,城乡居民比较容易理解,并具备了

一定的心理和经济承受能力。

（三）卫生服务价格改革有利于提高服务质量和水平

医院的经营现状，迫切需要价格改革，以壮大发展后劲，扩大再生产，不断向社会提供有效供给，为广大群众提供更高层次的卫生服务，从长远上保障医疗消费者的利益。

（四）合理调整卫生服务价格有利于优化卫生资源

医疗卫生服务价格改革，可以促进发展各种服务形式，来影响卫生机构合理布局及发展，结合医院分级管理，以医院设备条件、技术水平、服务质量等，实行按等级收费，进一步优化卫生资源配置，使有限的卫生资源得到充分的利用。

四、卫生服务价格改革的原则

按照贯彻落实科学发展观和构建社会主义和谐社会的要求，从我国医药产业发展现状和医疗服务特点出发，充分发挥价格杠杆调节作用，合理调控药品和医疗服务价格水平，促进卫生事业和医药产业健康发展，满足人民群众不断增长的医疗卫生需求。

（一）坚持政府调控和市场调节相结合

按照建立社会主义市场经济的要求，根据卫生事业公益性特点，在强化政府对医药价格监管的同时，注意充分发挥市场机制作用，促进生产经营企业和医疗机构加强管理、提高效率，形成公开、公平、公正和有序竞争的药品和医疗服务市场。

（二）鼓励研发创新与使用基本药物和适宜技术并重

医药价格制定要有利于激发企业和医疗机构提高创新能力和动力，研究开发新产品和新技术，保护和扶持中医药发展，提高医药行业整体竞争能力，同时要兼顾经济发展水平、基本医疗保障水平和群众承受能力，鼓励使用基本药物和适宜技术，减轻群众不合理的医药费用负担。

（三）促进企业和医疗机构不断提高产品质量和服务水平

政府制定药品和医疗服务价格，要体现质量差别，鼓励企业提升产品质量，促进医疗机构改善医疗服务条件和提高诊疗技术，满足群众多层次的用药及医疗服务需求。

（四）医药价格改革与医药卫生体制改革协调推进

医药价格改革要有利于促进医药卫生体制改革，与相关政策协调配套，同步推进。价格调整要充分考虑社会各方面利益和群众承受能力，统筹兼顾，逐步疏导矛盾。

五、卫生服务价格改革的新举措

《中共中央国务院关于深化医药卫生体制改革的意见》指出：建立科学合理的医药价格形成机制。规范医疗服务价格管理。对非营利性医疗机构提供的基本医疗服务，实行政府指导价，其余由医疗机构自主定价。中央政府负责制定医疗服务价格政策及项目、定价原则及方法；省或市级价格主管部门会同卫生、人力资源社会保障部门核定基本医疗服务指导价格。基本医疗服务价格按照扣除财政补助的服务成本制定，体现医疗服务合理成本和技术劳务价值。不同级别的医疗机构和医生提供的服务，实行分级定价。规范公立医疗机构收费项目和标准，研究探索按病种收费等收费方式改革。建立医用设备仪器价格监测、检查治疗服务成本监审及其价格定期调整制度。具体改革措施有：

（一）医疗服务价格实行政府指导、市场调节、分级管理

卫生服务市场是一个特殊的市场,存在着市场失灵,不能仅通过市场机制即供求关系的变化形成均衡价格,达到合理配置资源的目的。在卫生服务市场上,卫生服务的提供者与患者所处的地位不对等,患者缺乏医学知识,缺乏对卫生服务的质量、价格及其效果的全面了解,不能根据卫生服务价格信号作出消费选择,医生既是卫生服务的提供者,又是消费者的代理人,有时会出现医生由于其自身利益驱动而诱导需求。又由于预防保健服务和基本医疗服务价格缺乏弹性,及消费量变化与价格的升降不成比例,因此不能通过市场供求的变化形成合理的价格。此外,预防保健、健康教育等是公共产品,妇幼卫生、传染病防治等卫生服务是准公共产品,具有效益外延性。按照市场经济原则,对于这类产品的提供,个人没有积极性,必须由政府提供,其价格也必须由政府进行调控。

政府应通过规划价格体现卫生事业的福利性,同时也应该尊重价值规律,将规划与市场两只手结合起来进行价格管理。非营利性医疗机构提供的基本医疗服务,实行政府指导价;营利性医疗机构提供的各种医疗服务和非营利性医疗机构提供的特需医疗服务实行市场调节价。

国务院价格主管部门制定医疗服务价格政策及项目、定价原则和方法,加强对地方制定医疗服务价格的指导和协调。基本医疗服务的指导价,由省或市级价格主管部门会同同级卫生、人力资源社会保障部门制定。

（二）基本医疗服务价格要体现公益性质

基本医疗服务价格要按照"合理补偿成本、兼顾群众和基本医疗保障承受能力"的原则核定。制定基本医疗服务价格所依据的合理成本,按照扣除财政补助、医疗机构销售药品和医疗器械(耗材)差价收益核算。

（三）改革医疗服务定价方式,完善价格决策程序

根据医疗技术发展和临床诊疗需要,完善医疗服务价格项目规范,合理设立医疗服务价格项目。从严控制简单以新设备、新试剂、新方法等名义新增医疗检查检验项目,进一步规范医疗服务价格项目名称和服务内容。逐步改革医疗服务以项目为主的定价方式,积极探索有利于控制费用、公开透明、方便操作的医疗服务定价方式。社区、乡镇卫生院等基层医疗机构开展的便民个性化服务,可以按照服务时间、服务次数等方式制定价格。

公开政府定价程序和方法,增强价格决策透明度。建立药品和医疗服务价格动态调整制度。完善地区间医药价格信息交流协调机制。制定和调整价格要广泛听取生产经营企业、医疗服务单位、医疗保险经办机构、消费者以及相关部门的意见,充分调动社会各方面参与药品和医疗服务价格管理的积极性。

（四）降低大型医用设备检查和治疗价格,逐步提高技术劳务价格

加强医用检查和治疗设备价格监测。完善服务成本审核方法,医用检查和治疗设备折旧费用按额定工作量测算。降低偏高的医用设备检查和治疗价格,促进医用检查和治疗设备集约化使用。

合理控制医疗服务价格项目外单独收费的医疗器械范围。对单独收费的品种,要建立目录进行

管理。对高值特别是植(介)入类医疗器械,可通过限制流通环节差价率、发布市场价格信息等措施,引导价格合理形成。

按照医疗服务补偿合理成本的要求,结合政府财政投入情况,合理调整非营利性医疗机构基本医疗服务价格,逐步提高中医和体现医务人员技术劳务价值的诊疗、手术、护理等项目价格。

(五)积极探索建立医药费用供需双方谈判机制

在政府制定药品和医疗服务价格的基础上,改革医疗保险支付方式,逐步实行按病种付费、按服务单元付费和总额预付。积极探索医疗保险经办机构与医疗机构(医院协会)、药品供应商通过协商谈判,合理确定医药费用及付费方式。鼓励有条件的地方开展支付方式和费用谈判机制的试点。

(六)加强价格评审检查,健全成本调查和价格监测体系

进一步强化医药价格明码标价工作,全面推行医疗机构医疗服务、医疗器械和药品价格公示及住院费用"一日清单"等制度。定期开展医药价格专项检查工作。研究探索建立医药价格监督的长效机制,规范生产经营企业、医疗卫生机构价格行为。

完善药品和医疗服务价格评审制度,加强价格评审专家队伍建设,健全药品和医疗服务成本核算方法。建立和完善医药市场价格调查、监测和信息采集分析系统。

（李士雪）

本章小结

医疗服务价值是医疗机构在医疗服务过程中所消耗的物质资料价值和劳动力价值,反映社会物化劳动和劳动力的消耗。 医疗服务是有价值的,用货币来表现医疗服务的价值就是医疗服务作为商品出卖时的价格,又叫医疗收费。 制定价格的水平和标准,一要体现价值规律的要求;二要考虑供求关系的影响;三要考虑国家对医疗卫生机构的补贴水平;四要考虑我国群众的经济状况和经济承受能力。 为使卫生服务价格重新接近价值,重新反映供求和体现国家政策的要求,必须对不适宜的卫生服务价格作及时的调整。 卫生服务价格的调整应当遵循调价程序,严格执行国家物价政策,使调价与市场经济相适应,与供求关系相适应,与人们的承受能力相适应。 卫生服务价格管理是国家价格管理的重要组成部分,是根据客观经济规律的要求和不同时期的政治经济形势,对卫生服务价格的制定、调整和执行过程所进行的组织、领导和监督。

思考题

1. 影响卫生服务定价的因素有哪些?
2. 卫生服务定价原则是什么?
3. 试述卫生服务定价的常用方法。
4. 卫生服务价格管理应注意什么问题?
5. 您如何理解中国目前卫生服务价格改革措施?

第十六章

卫生机构预算与管理

【本章提要】 通过本章学习,掌握卫生机构预算的基本概念,卫生机构预算编制原则、内容、程序和方法,熟悉新的卫生机构预算管理办法,卫生机构预算审批程序及执行过程,了解卫生机构预算管理考核办法。

卫生机构预算是卫生机构各项财务活动的前提,是其财务管理工作的基础,也是完成卫生事业计划和工作任务的财力保证。医疗卫生体制和财政财务管理体制改革的日益深化,医疗机构的运营环境发生了很大变化,经济活动也更加复杂,迫切需要进一步健全医院和基层医疗卫生机构的财务、会计和审计监督制度,完善财务管理机制,强化内部控制和外部监督,准确核算反映财务会计信息,满足各方面管理监督的需要。我国已初步建立了以部门预算、国库集中收付、政府采购等为主要内容的现代预算管理制度,财政科学化精细化管理程度越来越高。随着新的卫生机构财务制度和会计制度的实施,预算管理已成为卫生机构财务管理的重要职能,加强卫生机构的预算工作具有十分重要的意义。

卫生机构包括医疗机构、疾病预防控制机构、卫生监督机构、妇幼保健机构及其他卫生事业单位等,本章重点以医疗机构的预算与管理为例进行介绍。

第一节　卫生机构预算概述

一、预算的概念

"凡事预则立,不预则废"出自《礼记·中庸》,意指不论做什么事,事先有准备,就能得到成功,不然就会失败。毛泽东的《论持久战》(八八)中亦曾引用:"'凡事预则立,不预则废',没有事先的计划和准备,就不能获得战争的胜利。"预算的重要性不言而喻。

广义上的预算(budget)是指经法定程序审核批准的国家年度集中性财政收支计划。它规定国家财政收入的来源和数量、财政支出的各项用途和数量,反映着整个国家政策、政府活动的范围和方向。狭义上的预算是指企业或个人在未来的一定时期内经营、资本、财务等各方面的收入、支出和现金流的总体计划,是各种经济活动正式的、量化的、货币化的表现。预算既是计划工作的成果,又是控制经营生产活动的依据。通过合理分配人、财、物等资源,协助组织实现战略目标和经营计划,并控制开支,提高资产使用效率。简单地说,预算就是以财务术语或非财务术语表述预期的结果,把计划化解成与组织相一致的各个部分,并与计划工作相联系,通过授权给各部门以达成计划工作目标。

二、卫生机构预算含义

卫生机构预算(budget of health institutions)是指卫生机构按照国家有关规定,根据事业发展计划和目标编制的年度财务收支计划,由收入预算和支出预算组成。它是以货币为主要计量单位,通过一系列预计的财务报表及附表展示其财务收支状况及其成果的说明。它反映了卫生机构的经费安排、业务活动范围,以及卫生机构与政府预算之间的财务关系,是政府卫生支出预算的基础和组成部分。

卫生机构预算既是卫生机构年度计划和工作任务的货币表现,是单位组织各项财务活动的前提和依据,也是卫生机构为实现既定的经济目标,通过编制预算、内部控制、考核业绩所进行的一系列财务管理活动。它贯穿于单位财务预算编制和执行全过程,为单位事业发展提供财务保障。在市场经济条件下,预算已成为卫生机构财务管理的中心内容,预算质量的优劣直接关系到机构总体目标的实现,并且影响到卫生机构各项资金的使用效益。

三、卫生机构预算意义

随着新的卫生机构财务制度和会计制度的实施,预算管理已成为卫生机构财务管理的重要职能,加强卫生机构的预算工作具有十分重要的意义。

(一)提供履行职能的财力保证

卫生机构承担着救死扶伤、治病救人的神圣使命和职责,大多属公益性单位。卫生机构开展业务工作所需经费主要由财政拨款、财政补助经费、卫生事业收入(医疗收入)和社会捐赠等组成。卫生机构预算就是通过有计划的资金筹措,科学合理地安排单位日常运营和事业发展各项支出的活动及其过程,为卫生机构履行职能提供财务保障。

(二)明确工作目标与责任

要实现对卫生机构经济活动的有效控制,不仅要制定卫生机构发展总目标,而且要将运营总目标按卫生机构内部职能部门的职责分工层层分解,层层落实,使卫生机构的运营总目标成为各职能部门工作的具体目标,以便能够控制卫生机构内各部门的业务活动,并使机构内部全体员工都知道自己在预算期内的具体任务及其与机构经营目标之间的关系,从而明确自己所承担的责任。

卫生机构在持续运营的过程中,通过编制预算,可以把卫生机构的收入、支出(含基本支出和项目支出)、收支结余等方面的目标要求,同有关部门、科室的具体工作任务有机地结合起来。使各部门、各单位和每位员工的工作在预算指导和控制下有计划、有步骤地运行。做到时时了解预算执行情况,随时掌握执行过程中的偏差信息,及时采取积极有效的措施,保证卫生机构的运营活动不偏离预算工作目标。

(三)协调各部门的运营活动

卫生机构和其职能部门是一种整体与局部的关系。卫生机构为实现决策层所提出的既定目标,必须使卫生机构内部各部门、各科室之间紧密联系,有机配合,避免运营过程相互脱节。通过编制预算,把各部门、各科室和每一环节的目标有机地集合起来,明确各自的经济责任和相互关系,有助于卫生机构各个部门、科室等管理层次通过正式渠道加强内部沟通。同时,有助于发现卫生机构未来时期运营活动的薄弱环节,从而加强对薄弱环节的管理和控制,克服消极因素的影响,更好地协调卫生机构内部各项运营活动,最终为实现卫生机构社会效益、经济效益和技术效益最大化创造良好条件。

(四)控制日常经济活动

卫生机构在日常经营活动中,各项经济活动的进展如何,是否符合预算进程,能否实现决策目标,都需要一定的标准进行分析和判断,以便及时采取措施。预算使各个部门的管理人员、医技科室的专业人员和全体员工明确知道运营期间部门、个人都应该做什么和怎样做,并以预算为依据,通过计量、对比,及时提供实际执行结果及与预算标准之间的差异,并分析其原因,以便采取必要措施,挖掘潜力,保证预算目标顺利实现。

(五)考核部门工作业绩

预算编制过程中,经充分酝酿、讨论、起草、修改等程序,由财务部门编制形成单位预算建议方案,经卫生机构领导班子集体研究上报卫生主管部门审核并经同级财政部门批复后,即成为卫生机构的预算执行文件,具有权威性和强制性。预算一经批准,即确立为卫生机构内部各部门、各科室经济活动的目标和责任。卫生机构预算管理部门应围绕单位工作目标按预算项目进一步细化,明确内容和预算额度。同时,卫生机构可以通过对其实际完成数与预算数的比较分析,检查其完成预算目标的程度,考核评价各部门、员工的工作业绩。此外,编制预算还有利于找到降低机构运行成本、优化支出结构、提高经济效益的措施和途径,有利于调动各部门、各科室和全体员工为实现卫生机构的总体目标而不懈努力的积极性。

(六)提供经营控制依据

预算一经确定,即具有法律效力,必须付诸实施。在预算执行过程中,卫生机构各部门、各科室应以预算为依据,通过计量、对比,及时提供实际执行与预算目标偏离的差异数额并分析其原因,以便采取有效措施,挖掘潜力,巩固成绩,纠正缺点,保证预定预算目标的顺利完成。根据预算目标执行的差异,还可以检查预算编制的质量,提高预算编制水平。从这个意义上讲,预算为卫生机构的经营控制提供了可靠依据。

第二节　卫生机构预算编制

一、卫生机构预算编制原则

2010 年财政部会同原卫生部修订印发了《医院财务制度》和《医院会计制度》,制定印发了《基层医疗卫生机构财务制度》和《基层医疗卫生机构会计制度》,中国注册会计师协会制定印发了《医院财务报表审计指引》。卫生机构预算的编制必须依据国家有关法律法规政策和新修订印发的相关财务制度规定,并结合卫生机构自身的特点,除遵循"以收定支,收支平衡,统筹兼顾,保证重点"的预算基本原则,还应遵守预算编制的以下具体原则:

（一）政策性原则

卫生机构预算的编制过程也是贯彻国家有关方针政策、法规制度，规范财务管理的过程。单位编制预算必须认真贯彻落实和准确体现国家有关财经和医疗卫生方面的政策法规制度，特别是财政、财务和会计方面的规章制度，及时调整以适应国家政策制度的变化，如为配合推进医药分开改革进程，新制度规定，弱化药品加成对医院的补偿作用，将药品收支纳入医疗收支统一核算。

（二）可靠性原则

编制预算要做到稳妥可靠、量入为出、收支平衡并略有结余。收入预算要留有余地，对没有把握的收入项目和数额，不能列入收入预算，以避免利用这部分收入安排支出。因为在收入不能实现的情况下，将使支出大于收入，导致收支预算不能平衡；必要的支出预算要打足，不能预留硬缺口，以避免预算核定以后，不断调整支出预算。

（三）统一性原则

卫生机构在编制部门预算时，要按照国家统一设置的预算表格和统一的口径、程序和计算依据，按政府收支分类科目中的支出功能分类和支出经济分类要求，分别填列有关收支数字指标，形成单位部门预算建议草案。以部门预算为基础，卫生机构在编制单位内部预算方案时，应按日常运行和事业发展需要分别安排日常维持经费和项目经费，并分配到各部门和科室，以实现预算管理目标。

（四）完整性原则

卫生机构的预算由收入预算和支出预算组成。在编制预算时，卫生机构必须完整地编制单位预算，所有收入和支出应全部纳入预算，不能打埋伏和在预算之外另留收支项目。卫生机构收入预算包括财政拨款（财政补助收入）、医疗收入、科教项目收入和其他收入等，支出预算包括医疗支出、财政项目补助支出、科教项目支出、管理费用和其他支出等。医疗机构如有基本建设任务，还应将基本建设支出纳入单位预算编制范围，并按国家基本建设财务制度的要求管理。

（五）重点性原则

编制预算就是安排资金，对各类资金统筹调度、合理安排。对人员经费、公务费、设备维修费等刚性支出，在满足了正常业务运转必不可少的支出的情况下，必须优先保证。然后再视财力可能，本着先急后缓、先重后轻的原则，妥善安排其他支出项目。

（六）量入为出原则

预算编制，应对以前年度预算执行情况进行科学全面的分析，根据年度事业发展计划以及预算年度收入的增减因素，测算编制收入预算；根据业务活动需要和可能，编制支出预算，包括基本支出预算和项目支出预算。卫生机构编制收支预算必须坚持以收定支，量入为出，收支平衡，不得编制赤字预算。

（七）注重绩效原则

编制预算时，要广泛听取和收集各业务科室以及员工对计划安排的意见和要求，自上而下，自下而上，反复进行酝酿和讨论。同时，注重预算绩效，实行绩效考评，从预算申报可行性论证、预算执行和内部监督、工作成果和绩效、项目总结和考核评价等方面对预算执行过程和完成成果进行全面跟踪问效，不断提高预算资金使用效益。

二、卫生机构预算编制准备

卫生机构预算编制是一项细致、复杂及政策性很强的工作。为了科学合理地编制单位预算,保证单位预算的质量,必须做好以下几项基础准备工作。

(一)研究财政卫生主管部门预算编制政策

为了保证预算编制的统一性和规范性,在预算编制前,必须认真分析研究财政部门和卫生主管部门关于预算编制工作的有关规定和要求,熟悉预算收支科目和预算表格,以便高质量地完成预算编制工作。预算科目是预算各项收入和支出的科学分类,分为收入预算科目和支出预算科目两部分。预算表格是预算指标体系的表现形式,它是按照财政部门政府收支分类科目要求规定的统一格式,把预算数字和有关资料,以及核算根据等科学地安排在表格中,清晰地反映预算的全部内容。

(二)掌握定员、定额、开支标准和基本数字

定员、定额、开支标准和基本数字是编制单位预算的主要依据,也是单位预算编制工作的基础。为了准确地编制预算,必须掌握这些基本数字资料。

定员即编制,指机构编制主管部门在国家有关计划内,根据单位的机构性质、规模大小、业务范围和工作任务的繁简所规定的人员配置标准。

定额指卫生机构按照特定的计算单位所规定的各项收支定额,如收入定额中每门诊人次的收费水平、每日住院床位的收费水平等,支出定额中有各类人员经费、公用经费定额和药品材料储备定额等。

开支标准是指上级有关部门根据党和国家有关方针政策制定的各项费用开支范围、额度和标准,如差旅费、会议费和离退休人员费用等支出规定。

基本数字反映的是卫生单位事业发展规模和业务工作量的依据,如开放病床数、病床使用天数、门诊人次数、职工人数等。

(三)分析上年度预算执行情况

预算执行结果是上年度预算执行情况的真实反映,是下年度预算编制工作的基础。只有认真分析研究上年度预算执行情况,找出完成或未完成预算的原因,才能总结经验教训,提出加强预算管理和财务管理的措施,为编制下年度预算编制提供借鉴。

分析整理上年度预算执行情况的具体内容有:①上年度已发生月份的累计实际执行数,预计全年收支数;②上年度的计划和任务完成情况,预算执行情况,内在规律及其发展趋势;③各项资金来源及变化发展情况;④物价收支标准及定员、定额的变化情况及其对预算期的影响程度;⑤预算执行和资金使用中存在的问题;⑥上年度上级主管部门出台的有关政策、卫生机构内部管理制度对预算期收支的影响程度。

(四)测算单位财务收支影响医素

一是测算计划年度内国家有关政策对单位收支的影响,如:医疗保险制度改革,实施区域卫生规划,发展社区卫生,增设收费项目,提高收费标准对收入的影响;增加工资补贴,实行养老保险和职业年金改革以及房改政策对支出的影响等。二是分析事业单位发展计划对单位收支的要求,如新增病

床、新进大型医疗设备和计划进行的大型修缮,锅炉改造等对资金需求和对收入的影响等。三是一些非经常性因素的影响,包括非经常性收支对总体收支的影响。在预算编制时,应把这些影响因素从日常计划的收支当中剔除掉,不应把往年偶发的非正常性收支,作为编制当年预算的依据。

三、卫生机构预算编制内容

卫生机构预算由收入预算和支出预算组成。营利性医疗机构的预算按企业化方式编制,不做单独介绍。2011年7月1日起新的《医院财务制度》和《基层医疗卫生机构财务制度》开始实施,对医院和基层医疗机构的预算编制内容分别作出规定,故医院和基层医疗机构的预算可分别根据这两项规定编制。

（一）卫生机构收入预算

卫生机构收入(income of health institutions)是指卫生机构开展业务及其他活动依法取得的非偿还性资金,卫生机构的各项收入全部纳入单位预算,统一核算,统一管理。其中,医院收入包括:医疗收入、财政补助收入、科教项目收入和其他收入;基层医疗机构收入包括:医疗收入、财政补助收入、上级补助收入和其他收入。

1. 医疗收入　卫生机构开展医疗服务活动取得的收入,要根据医疗收入项目逐项编制,包括门诊收入和住院收入。门诊收入是指为门诊病人提供医疗服务所取得的收入,包括挂号收入、治疗收入、手术收入、药品收入、药事服务费收入或一般诊疗费收入等。住院收入是指为住院病人提供医疗服务所取得的收入,包括床位收入、治疗收入、手术收入、护理收入、卫生材料收入、药品收入、药事服务费收入或一般诊疗费收入等。其中:门诊部分可按计划门诊人次和计划平均收费水平计算;住院部分可用计划病床占用日数和预计平均收费水平计算;其中,药品收入可根据上年度每门诊人次和每占用床日药品费为基数,结合预算年度业务量预计变动数计算编列。

2. 财政补助收入　卫生机构从财政部门取得的各类事业经费,根据财政部门核定的定项补助和定额补助数编制。医院包括:基本支出补助收入和项目支出补助收入。基本支出补助收入是指由财政部门拨入的符合国家规定的离退休人员经费、政策性亏损补贴等经常性补助收入,项目支出补助收入是指由财政部门拨入的主要用于基本建设和设备购置、重点学科发展、承担政府指定公共卫生任务等的专项补助收入。基层医疗卫生机构包括:基本建设补助收入、设备购置补助收入、人员经费补助收入、公共卫生服务补助收入等。

3. 上级补助收入　基层医疗卫生机构从主管部门和上级单位取得的非财政补助收入,依据主管部门和主办单位分配此项补助款额的计划指标或以往年度取得此项补助的情况和对计划年度取得此项补助的综合分析等,合理预计填列。

4. 科教项目收入　医院取得的除财政补助收入外专门用于科研、教学项目的补助收入。其编制办法多参照上级补助收入。

5. 其他收入　上述规定范围以外的各项收入,包括投资收益、利息收入、捐赠收入、培训收入、租金收入、财产物资盘盈收入、确实无法支付的应付款项等。其他收入可根据具体收入项目的不同内容和有关业务计划分别采取不同的计算方法,逐项计算后汇总编制;也可以参照以前年度此项收入的实际完成情况,合理测算计划年度影响此项收入增减因素和影响程度后预计填列。

(二)卫生机构支出预算

卫生机构支出(expenditure of health institutions)是指卫生机构开展业务及其他活动发生的资产、资金消耗和损失。卫生机构支出预算分为基本支出预算和项目支出预算,按财政部门要求编报。包括:医疗支出、财政项目补助支出、科教项目支出、管理费用和其他支出。基层医疗卫生机构支出包括:医疗卫生支出、财政基建设备补助支出、其他支出和待摊费用。

1. 医疗支出　卫生机构在开展医疗服务及其辅助活动过程中发生的支出,包括人员经费、耗用的药品及卫生材料支出、计提的固定资产折旧、无形资产摊销、提取医疗风险基金和其他费用,不包括财政补助收入和科教项目收入形成的固定资产折旧和无形资产摊销。基层医疗机构的医疗支出除上述外,还包括公共卫生支出,是指基层医疗卫生机构在开展公共卫生服务活动中发生的支出,包括人员经费、耗用的药品及材料成本、维修费、其他公用经费等。

2. 财政项目补助支出　医院利用财政补助收入安排的项目支出。实际发生额全部计入当期支出。用于购建固定资产、无形资产等发生的支出,应同时计入净资产,按规定分期结转。

3. 财政基建设备补助支出　基层医疗卫生机构利用财政补助收入安排的基本建设支出和设备购置支出。

4. 科教项目支出　医院利用科教项目收入开展科研、教学活动发生的支出。应根据科研课题申报的具体项目编列。用于购建固定资产、无形资产等发生的支出,应同时计入净资产,按规定分期结转。

5. 管理费用　医院行政及后勤管理部门为组织、管理医疗和科研、教学业务活动所发生的各项费用,包括医院行政及后勤管理部门发生的人员经费、耗用的材料成本、计提的固定资产折旧、无形资产费用,以及医院统一管理的离退休经费、坏账损失、利息支出和其他公用经费,不包括计入科教项目、基本建设项目支出的管理费用。

6. 待摊费用　基层医疗卫生机构为组织、管理医疗活动所发生的需要摊销的各项费用。期末将待摊费用合理分摊到有关支出。

7. 其他支出　卫生机构上述项目以外的支出,包括出租固定资产的折旧及维修费、食堂支出、罚没支出、捐赠支出、财产物资盘亏和毁损损失等。可参考上年度实际开支情况,考虑计划年度内可能发生的相关因素进行填列。

收支差额是指卫生机构现金收入合计与支出合计的差额。差额为正,说明收大于支,形成结余;差额为负,结余为赤字,说明支大于收,现金不足。

四、卫生机构预算编制程序

卫生机构的预算编制是非常复杂的,由于涉及众多部门和科室,只有全员参与预算编制,才能使预算成为各部门、科室、全体员工自愿努力完成的目标。卫生机构预算的编制程序可以概括为:

(一)提出目标

卫生机构最高管理层根据本单位长期发展战略规划、运营目标、运营方针,提出预算年度的预算总目标和具体计划。

（二）组织申报

卫生机构预算管理部门认真分析上年度预算方案执行情况，会同各业务部门围绕卫生机构总目标和部门分目标，组织单位各部门和各科室申报计划年度预算。预算申报阶段，应认真测算计划年度单位各项收入来源，组织编制收入预算；同时，围绕年度工作目标和任务，申报支出预算，并明确预算内容、工作任务和资金需求。

（三）审查汇总

以收入预算编制为基础，结合单位可支配财力，统筹安排各项支出，按照预算编制原则制订卫生机构计划年度详细预算方案，确定可分配的预算指标。卫生机构预算管理部门对各部门和单位申报的预算项目、内容和资金需求进行审查、论证，根据财力状况调整和平衡各部门编制的预算申请，汇总编制医疗收支、药品收支、管理费用、专项收支等预算，并分解到每个预算单位（单元），形成卫生机构的年度预算建议草案。

（四）审议批准

预算编制管理机构将年度预算建议草案提交卫生机构最高决策机构——医院领导班子集体研究，通过或驳回修改预算。涉及医院大型设备购置、基本建设和重点项目支出情况等应予重点审核。

为推进财务公开，医院机构预算草案在提交医院领导班子集体研究前，可提请本单位职工代表大会或工会委员会审议，以加强民主理财，自觉接受监督。

（五）报送指标

单位领导班子批准后，应将医疗机构的年度预算草案上报给上级主管部门（如：国家卫生和计划生育委员会等），主管部门审核汇总后，报同级财政部门；同级财政审核汇总后，报同级人民代表大会批准后执行。

（六）落实执行

经同级人大批准的卫生机构部门预算下达后，预算编制管理部门应及时将预算指标分解到各部门和科室，按轻重缓急等排列顺序，结合可动用的资金来源分配资金，落实预算。

五、卫生机构预算编制方法

预算编制方法多种多样，其中基数增长法、零基预算法是卫生机构应用较为广泛的预算方法。为适应全面预算管理需要，近年来，弹性预算法已成为卫生机构预算编制的重要方法，也逐渐得到了相当程度的重视和应用。

（一）基数增长法

基数增长法（base and increase budgeting）又称基数法，是指在编制本年度预算时，首先确定基期（通常是上一年度）预算收支的基数，然后在基期执行数的基础上，加上计划期可能影响预算收支的各种增减因素，比较两期的事业单位计划和工作任务，根据定员定额的发展变化，按照一定的增减比例或数额确定年度预算收支指标的方法。这里"可能影响预算收支的各种增减因素"主要包括：政策变化、社会物价水平变动、工资标准和单位人员增减变动、各项开支标准和机构变化等。

基数增长法用公式表达为：

$$新预算数=原预算或预算执行结果×（1±增长幅度）$$

基数增长法是我国现行使用比较广泛的一种预算编制方法。根据《事业单位财务规则》第八条及《医院财务制度》第十一条等相关规定,事业单位参考以前年度预算执行情况,根据年度事业发展计划以及预算年度收入的增减因素,测算编制收入预算;根据业务活动需要和可能,编制支出预算,包括基本支出预算和项目支出预算。这种方法相对而言比较简单、易于操作,但是也有其固有的缺点,主要表现为:①新年度财务预算是在全面继承了上年度预算或预算执行结果的基础上,考虑经济来源总量增加或减少一定的比例而确定下来的,它虽然保留了上年预算的合理成分,但也同时易将上年度经费分布不合理、重点不突出、经费使用浪费等种种弊端延续到新年度财务预算中去,这大大削弱了财务预算的科学性;②促使单位内部各部门争经费,各部门所呈报的经费预算数额常常是超过实际需要的经费预算,但对收入预算却压得很低,产生"水分",这使部门正常业务活动的开展因为经费问题而受到一定程度的影响;③由于传统的增量、减量预算编制方法是对上年度的简单继承,没有"扬弃"的成分。因此,对新年度可能出现的新形势、新情况缺乏科学的、系统的预测,对一些机遇与问题估计不足,遇事只能临时调剂,缺乏系统的整体性和最佳调控性,影响了预算执行的严肃性。

（二）零基预算法

零基预算法(zero-base budgeting)又称零底预算,是一种以零为基点的预算编制方法,它是指在编制年度预算时,不考虑当年各项支出的实际水平和历史状况,对各项财政支出均不以上年预算为基数,完全按照新的情况,对全部支出项目进行分析、审查、评价,根据财力可能和支出项目的重要程度,确定各个项目的支出数额。

1. 零基预算法编制特点　与基数增长法相比,零基预算法有以下特点:①预算的基础不同。基数增长法的编制基础是前期结果,本期的预算额是根据前期的结果调整确定的。零基预算法的基础是零,本期的预算额是根据本期经济活动的重要性和可供分配的资金量确定的。②预算编制分析的对象不同。基数增长法重点对新增加的业务活动进行成本效益分析,而对性质相同的业务活动不作分析研究。零基预算法则不同,它要对预算期内所有的经济活动进行成本-效益分析。③预算的着眼点不同。基数增长法主要以金额高低为重点,着重从货币角度控制预算金额的增减。零基预算法除重视金额高低外,主要从业务活动的必需性以及重要程度来分配有限的资金。

2. 零基预算法编制程序　①确定决策单位。在采用零基预算法编制预算时,可以将一个项目作为一个决策单位,也可以将一个部门中的一个机构作为决策单位。②制订一揽子决策方案。一揽子决策,是指决策单位的管理层对所负责的业务活动进行研究和分析,形成提供不同水平的服务所需要的不同经费支出的系列备选方案。包括:提出决策单位可采用的方案;预测不同方案所需要的资金量;对每个方案的服务水平进行分析。③确定要选择的方案和支出预算数。决策单位根据其职责,按备选方案对本单位影响大小的顺序进行排列,以解决在一个预算年度应该支出的金额以及支出用于何处等问题。然后根据预算项目的层次、等级和次序,按照预算期可动用的资金及其来源分配资金,落实预算。

实践表明,零基预算能较好地克服以往长期沿用的"基数加增长"的预算方式的不足,使得预算编制能够不受既成事实的影响,一切从合理性和可能性出发。因而能充分调动各级人员的积极性和创造性,并促使他们精打细算,量力而行,合理使用资金,提高资金使用效果。零基预算法对预算编制管理人员要求较高,需要全面掌握预算项目的客观需求、市场行情、工作性质等基础信息,对预算编制工作提出了更高的要求,预算编制的时间也相对较长,工作量大。

(三)弹性预算法

弹性预算法(flexible budget)又称变动预算法、滑动预算法,是在变动成本法的基础上,以未来不同业务水平为基础编制预算的方法,与固定预算对应。弹性预算指以预算期间可能发生的多种业务量水平为基础,分别确定与之相应的费用数额而编制的、能适应多种业务量水平的费用预算。以便分别反映在各业务量的情况下所应开支(或取得)的费用(或利润)水平。由于这种预算可以随着业务量的变化而反映该业务量水平下的支出控制数,具有一定的伸缩性,所以称为"弹性预算"。

用弹性预算的方法编制成本预算时,关键在于把所有的成本划分为变动成本和固定成本两大类。变动成本主要根据单位业务量来控制,固定成本则按总额控制。

成本的弹性预算公示表达为:

$$成本的弹性预算 = 固定成本预算数 + \sum(单位变动成本预算数 \times 预计业务量)$$

弹性预算的特点主要表现为:①弹性预算能够为预算单位提供一系列业务量的预算数据。由于它是以一系列业务量水平为基础而编制的,因此,当某一预算项目的实际业务量达到某一水平时(必须在选择的业务量范围之内),都有其适用的一套标准。②由于预算是按各项成本的形态分别列示的,因此可以方便地计算出在任何实际业务量水平下的预测成本,从而为管理人员严格控制费用开支提供支持,也有利于在事后细致分析各项费用节约或超值的原因,并及时解决问题,利于进行事中控制和事后评价。③弹性预算是以某个"相关范围"为编制基础,而不是以某个单一业务水平为基础;④弹性预算的性质是"动态"的。弹性预算的编制可以适应任何业务要求,甚至在期间结束后也可以使用。也就是说,机构可以根据该期间所应达到的业务量要求编制弹性预算,用以确定该业务要求下"应有"的合理成本到底是多少。弹性预算法有效的弥补了固定预算法难以适应经营活动水平变化的缺陷,但由于环境及信息变化的影响可能使得机构的经营活动处于更加不确定的状态。

由于未来业务量的变动不仅会影响到成本费用,也会影响到收入和利润等各个方面,因此,从理论上讲适用于编制全面预算中所有与业务量有关的各种预算。但从实用角度来看,主要用于弹性总成本预算、弹性利润预算和单位成本弹性预算的编制。

弹性预算法要求单位具有较好的财务管理和会计成本核算基础,较为科学的经济分配政策、相对完善的经济目标考核指标体系,对单位的管理水平和考核体系也有较高的要求。

六、医疗机构支出预算编制范例

以某公立医院为例,假定该医院定员 500 人,月平均工资 3000 元,该地区每月补助工资 300 元,人均公用经费按 3000 元/年定额计算;离退休人员 70 人,月平均工资 2000 元,公用经费 500 元/年。

按财政部门预算要求,计划年度预算支出分为基本支出和项目支出两部分测算,则该医院支出预算如下:

（一）基本支出

1. 在职人员支出

（1）工资:500 人×3000 元/（人·月）×12 个月 = 18 000 000 元。

（2）补助工资:500 人×300 元/（人·月）×12 个月 = 1 800 000 元。

（3）职工福利费:按工资总额 3%计算为 18 000 000×3% = 540 000 元。

（4）社会保障费:18 000 000×42% = 7 560 000 元。

按国家相关政策规定,单位应缴纳社会保障机构的各种社会保障费,包括城镇职工基本养老保险费（20%）、失业保险费（2%）、基本医疗保险费（8%）、住房公积金（12%）等。

以上在职人员经费支出合计 27 900 000 元。

2. 个人和家庭补助支出

（1）离退休人员工资:70 人×2000 元/（人·月）×12 个月 = 1 680 000 元。

（2）离退休人员公用经费:70 人×500 元 = 35 000 元。

计划年度离退休人员支出 1 715 000 元。

3. 定额公用经费

定额公用经费:500 人×3000 元/人 = 1 500 000 元。

定额公用经费还需细分为办公费、印刷费、水费、电费、物业管理费、差旅费、维修（维护）费、会议费、培训费、公务接待委托业务费等,明确具体的支出额度。

（二）项目支出

项目支出分为专项支出和其他专项类编制。主要包括:办公费、印刷费、水费、电费、物业管理费、差旅费、维修（维护）费、会议费、培训费、专用材料费、公务接待费、委托业务费、交通费、大型修缮、办公设备购置、专用设备购置和其他支出等。为减少篇幅,我们将办公费、印刷费、水费、电费、物业管理费、差旅费、会议费、培训费、专用材料费、公务接待费、交通费委托业务费等合并为业务费,维修（维护）费和大型修缮合并为修缮费,办公设备购置和专用设备购置合并为设备购置费,对项目支出预算按业务费、修缮费、设备购置费、科教项目支出、管理费用和其他支出编制。

（1）业务费:按照去年实际开支数,结合本年业务量增减变化,测算本年度支出为 14 800 000 元。其中药品材料支出为（12 880 000 + 2 079 000）/（1 + 20%） = 12 654 800 元（假定药品的加成率为 20%）。

（2）修缮费:根据本年修缮项目计算经费 2 500 000 元。

（3）设备购置费:根据本年设备购置计划,计算设备购置经费为 2 000 000 元（其中:财政专项补助支出 1 000 000 元）。

（4）科教项目支出:本年度拟安排 1 200 000 元。

（5）管理费用:参照往年支出水平,本年度管理费用预计支出 3 800 000 元。

（6）其他支出:参照去年开支水平,结合本年度变化情况,预计支出 1 000 000 元。

以上项目支出合计 25 300 800 元。

（三）支出预算表

根据上述计算结果，列出该医院支出预算表（表 16-1）。

表 16-1 某公立医院支出预算表（_____年）　　　　　　　　　　　单位：元

支出项目	金额	支出项目	金额
一、基本支出	31 115 000	二、项目支出	25 300 800
1. 人员经费	27 900 000	1. 业务费	14 800 000
（1）工资	18 000 000	其中：药品支出	12 654 800
（2）补助工资	1 800 000	2. 修缮费	2 500 000
（3）职工福利费	540 000	3. 设备购置费	2 000 000
（4）社会保障费	7 560 000	其中：财政专项支出	1 000 000
2. 离退休人员支出	1 715 000	4. 科教项目支出	1 200 000
3. 定额公用经费	1 500 000	5. 管理费用	3 800 000
		6. 其他支出	1 000 000
本年支出合计			56 415 800

第三节　卫生机构预算管理

一、卫生机构预算管理办法

卫生机构预算管理办法是国家对卫生机构预算收支管理方式的规定。由于卫生机构类型很多，各类单位的工作任务、业务特点、收支状况等都不尽相同，因此如何根据卫生机构的实际情况和财政管理工作的需要确定预算管理办法，是卫生机构财务管理工作的重要问题。

（一）卫生机构传统预算管理办法

长期以来，根据单位财务收支情况，卫生机构预算管理分全额预算管理、差额预算管理和自收自支预算管理三种类型。由于我国卫生机构数量大，种类多，需要根据不同的情况采用不同的预算管理办法。

1. 全额预算管理（whole-budget management）　全额预算管理的特点是卫生机构的全部支出由国家预算拨款列支，其收入全部上缴国家预算，妇幼保健所、疾病预防与控制中心等都属于全额预算管理单位，这种单位曾采用"统收统支""全额包干结余留用"或"部分经费包干，结余留用"等形式。

2. 差额预算管理（budget management by remainder）　差额预算管理的特点是卫生机构的收入抵补其全部支出后的差额部分由国家预算拨款解决，主要适应于虽有经常性业务收入来源，但其收入不足以抵补其全部支出的医疗卫生机构、疗养院等单位。政府为了发挥这些单位管理财务的积极性，加强收支之间的联系，同时又能更好地完成卫生计划，由预算拨款解决这些单位收支之间的差额。差额预算管理办法又有以下不同的形式：

（1）全额管理，差额补助：即财政部门或卫生行政机关对卫生机构的收支实行全额管理后，核定其收支差额，由预算拨款补助。

（2）全额管理，定额补助：即财政部门或卫生行政机关对卫生机构的收支实行全额管理后，其收支之间的差额，按照确定的定额由预算拨款补助。

（3）全额管理，定项补助：即财政部门或卫生行政机关对医疗机构的收支，实行全额管理后，对某一个或几个项目的开支，由预算拨款补助，其余项目的开支，由单位的收入解决。

不论采取以上哪一种形式，差额预算单位的收支，不直接列入国家预算，在各级政府预算中只列入差额补助部分。但是，为了加强对差额预算管理单位的财务管理和监督，这些单位必须按照其全部收支编制单位预算。

3. 自收自支预算管理（management of self-controlled revenue and expenditure）　自收自支预算管理的特点是卫生机构能够以收抵支实行经费自给，它一般适应于有稳定的经常性业务收入，可以解决本单位的经常性支出，但尚不具备企业管理条件的卫生机构。自收自支预算管理单位大致有两种情况：一是在单位成立时就明确定为自收自支，经费自给的事业单位；二是随着财政体制改革和事业的发展，由原来的差额预算单位改为自收自支管理的事业单位。

卫生主管部门和财政部门在核定这类卫生机构预算时，一般只是核定财政拨款数或收入上交数，没有将单位自身组织的各项收入及其支出列入卫生机构预算内，而只是作为预算外资金管理，实际上是一种财政拨款支出预算。这与在建立社会主义市场经济体制下，有条件的卫生单位逐步走向市场不相适应。因此，这种预算不但不能全面反映卫生单位资金全貌和财务收支状况，而且也不利于卫生主管部门和财政部门了解掌握卫生机构财务收支整体情况的需要，迫切需要改革。

（二）卫生机构新型预算管理办法

1989 年起，国家针对卫生机构财务管理中出现的新情况、新特点，如收入来源多元化等，对过去的三种预算管理办法进行了重新调整和规范，同时规定，有条件的全额预算管理单位要逐步向差额预算管理单位过渡，有条件的差额预算管理单位要逐步向自收自支管理单位过渡。党的十四大以后，随着我国社会主义市场经济体制的逐步建立，国家对卫生机构预算管理又做了进一步改革。2000 年国家对卫生机构实行分类管理，非营利性卫生机构一方面继续执行上述预算管理办法，一方面根据国家财政部、原国家发展计划委员会和原卫生部联合颁发的《关于卫生事业补助政策的意见》，明确政府对卫生事业发展提供资金补助的范围及内容，规范补助方式；而营利性卫生机构则实行独立核算，自负盈亏，照章纳税，按企业化管理方式运行，一般不执行上述管理办法。2010 年财政部、原卫生部制定的《医院财务制度》和《基层医疗卫生机构财务制度》分别根据医院和基层医疗机构自身的特点和需求规定了相应的预算管理办法：要求医院实行"核定收支，定项补助、超支不补、结余按规定使用"的预算管理办法；基层医疗卫生机构实行"核定任务、核定收支、绩效考核补助、超支不补、结余按规定使用"的预算管理办法。

1. 新型预算管理办法规定

（1）核定收支：国家财政对自身组织收入不能满足支出的卫生机构所采取的预算拨付方式。具体来说，即卫生机构将全部收入包括财政补助和财政补助以外的各项收入与各项支出统一编列预算,上报主管部门和财政部门核定。主管部门和财政部门根据事业单位的特点,事业发展计划和工作任务,财务收支状况以及财政补助政策,具体核定单位编报的全年收入和支出预算,是实行预算管理的基础性环节,为开展预算管理和核定政府补助提供基本的数据依据。主要包括核定经常性收入、核定经常性支出和核定其他收入三个方面。

(2)核定任务:基层医疗卫生机构的主管部门和财政部门根据国家卫生发展规划和政策,结合当地卫生事业发展计划和区域卫生规划,充分考虑基层医疗卫生机构的功能定位、技术条件、服务能力等因素,对基层医疗卫生机构核定的年度内应提供、完成的基本医疗卫生服务和公共卫生服务的工作量进行核定。

(3)定项补助:根据群众卫生服务需要,卫生机构发展建设需要,并考虑区域卫生规划要求和财政的可供财力情况,按照一定标准对卫生机构的某些支出项目给予经费补助。主要用于为改善病人就诊,住院条件进行的大型修缮和必要的大型仪器设备购置,医疗重点学科建设等。根据政府卫生投入政策在项目方面的要求,政府对医院的补助还包括公共卫生专项补助、突发公共卫生事件补助、紧急救助援外和支农支边补助等。

补助标准要根据卫生机构特点,事业发展计划,国家财政政策和财力可能,并结合单位财务收支状况确定。不同的卫生机构,其补助的程度也各有不同。对非财政补助收入可以满足经常性支出的卫生机构,定项补助可以为零。少数非财政补助收入大于支出较多的事业单位,可以实行收入上缴办法,具体办法由财政部门会同有关主管部门制定。在实际工作中,大中型卫生机构一般以定项补助为主,小型卫生机构一般以定额补助为主。对于基层医疗卫生机构在核定任务和收支的基础上,采取定项定额或绩效考核等方式核定补助,具体办法和标准由地方财政部门会同主管部门根据政府卫生投入政策的有关规定确定。

(4)绩效考核补助:主管部门结合核定工作任务完成情况,对基层医疗卫生机构的预算收支执行情况进行绩效考核,分析和评价预算执行效果,绩效考核结果是年终评比考核、实行奖惩的重要依据,财政部门将绩效考核结果作为财政补助预算安排和结算的重要依据。在基层医疗卫生机构专用基金中设置奖励基金,规定执行核定收支等预算管理方式的基层医疗卫生机构,在年终对核定任务完成情况进行绩效考核合格后,按照业务收支结余的一定比例提取奖励基金,由基层医疗卫生机构结合绩效工资的实施用于职工绩效考核奖励,以完善激励约束机制,可充分调动基层医疗机构医务人员的积极性。

(5)超支不补,结余按规定使用:预算一经主管部门和财政部门核定,单位在预算执行中就要自求预算平衡,除特殊原因外,主管部门和财政部门将不再追加财政补助,是维护预算严肃性必然的要求,也是控制费用和督促卫生机构加强管理的客观需要。对于增收节支形成的收支结余,分情况处理:专项补助的结余,应该按规定的用途使用,不能随意调整用途;执行"超收上缴"的单位,应该按规定把超收部分上缴财政,用于支持本地卫生事业的发展和绩效考核的奖励;除有限定用途的结余及超支上缴部分外,结余的其他部分归单位,按国家有关规定用于事业发展,不能随意调整用途。

2. 新型预算管理办法特点

(1)在预算管理内容上,分类制定制度,强化预算约束和收支核算。医改意见及实施方案对基层医疗卫生机构与公立医院的功能定位、补偿机制、预算管理办法和财会管理提出了不同的要求。因此,此次分别制定了医院财务、会计制度和基层医疗卫生机构财务、会计制度,并明确了相应的预算管理办法,如将医疗机构所有收支全部纳入预算管理,维护单位预算的完整性、严肃性,杜绝医疗机构随意调整项目支出的问题,促进医院规范运营。

(2)在预算管理的分类上,科学界定收支分类,规范收支核算管理。根据收入按来源、支出按用途划分的原则,合理调整医院收支分类,配合推进医药分开改革进程,弱化药品加成对医院的补偿作用,将药品收支纳入医疗收支统一核算,根据业务活动需要,收支分类中单独核算科研、教学项目收支。这些规定既体现了医院的公益性质和业务特点,又规范了医院的各项收支核算与管理。

(3)在预算管理形式上,取消了卫生机构传统上的三种管理形式,即:全额预算管理单位、差额预算管理单位和自收自支管理单位,对医院统一实行"核定收支、定项补助、超支不补、结余按规定使用";对基层医疗机构统一实行"核定任务、核定收支、绩效考核补助、超支不补、结余按规定使用"的预算管理办法。

(4)在卫生主管部门和财政部门同卫生机构的关系上,财政部门通过预算向卫生单位分配财政资金,同时,财政部门通过对卫生机构预算的管理,将单位取得的包括财政拨款在内的各项财务收支,全部纳入单位预算,统一核算,统一管理。

3. 实行卫生机构新型预算管理办法意义　近年来,随着医药卫生体制改革和财政预算管理制度改革逐步深入,医疗机构内外部环境发生很大变化,现行财会制度中适用范围针对性不强、成本管理及核算不健全等问题日益凸显,特别是不能充分体现基层医疗机构和公立医疗机构的公益性特点。而《医院财务制度》和《医院会计制度》《基层医疗卫生机构财务制度》和《基层医疗卫生机构会计制度》以及《医院财务报表审计指引》五项制度的出台是在医改攻坚的关键时期,财政部门支持医改的重要举措之一,既反映了我国医药卫生体制改革的总体制度的要求,又是财政预算管理科学化、精细化的必然要求。

(1)有利于加强卫生机构财务收支管理,提高资金利用效益。一是单位各项收入全部纳入单位预算,有利于单位加强收入管理;二是将单位各项支出全部纳入预算,有利于单位合理有效地利用资金,提高资金使用效益;三是有利于单位实行财务统管,提高单位宏观调控资金的能力。

(2)有利于强化预算约束力,增加卫生机构预算管理的责任感。在新的预算管理办法下,卫生机构的财政补助数额一经确定,一般不予调整,实行"超支不补,结余按规定使用""绩效考核"等办法。单位增加预算支出,必须有相应的资金来源保障,这样有利于单位增强预算管理的责任感,为保持单位预算收支平衡,而积极依法组织收入,节约各项支出,有利于卫生机构转变"等、靠、要"的思想观念,充分调动基层医疗机构医务人员的积极性,逐步形成自我约束,自我完善,自我发展的运行机制。

(3)有利于贯彻国家有关医疗卫生事业的方针政策。实行新的预算管理办法,财政和主管部门可以全面了解和掌握卫生机构的收支规模,各项资金的来源渠道和支出情况,在此基础上,根据国家医疗卫生事业发展与改革的方针政策,按照区域卫生规划的要求,对需要优先和重点发展的事业项目,单位在资金安排上予以倾斜,对需要压缩的项目在资金上予以制约,对重复建设的项目予以控制,对不合理的支出结构进行调整,从而实现医疗卫生事业的健康有序发展。

(4)有利于加强基层医疗机构的财务管理。随着医药卫生体制改革不断深入,基层医疗卫生机构在医疗卫生服务体系中的作用也越来越重要。医疗卫生体制改革相关意见及实施方案对基层医疗卫生机构与公立医院提出了不同要求,在新形势下基层医疗卫生机构和公立医院在政策和管理上存在着较大的差异,如:在财务管理办法上,政府对基层医疗卫生机构更多地强调收支活动的预算管控,而对医院则采取预算管理和成本核算相结合的办法。故专门针对基层医疗机构制定了相应的财务、会计制度,以适应并加强对基层医疗机构的财务管理,体现了现代财务管理的精细化科学化。

二、卫生机构预算审批

一般来说,营利性卫生机构预算由其最高当局董事会批准后即可执行,但非营利性卫生机构预算还必须按照有关规定的审批程序进行。具体如下:

(一)设立预算委员会

卫生机构预算编制是一项工作量大、涉及面广、时间性强和操作复杂的工作。为了保证预算编制工作有条不紊地进行,规模较大的卫生机构一般要专设一个预算委员会负责预算编制并监督实施。预算委员会一般由卫生机构主管领导和分管业务、经营、财务等各职能部门的领导组成。预算委员会主要任务:制定和颁布有关预算制度的各项政策;审查和协调各部门的预算申报工作;解决有关方面在编制预算时可能发生的矛盾和纠纷;指导并经常检查预算的执行情况,使各有关单位协调一致地完成预算所确定的目标和任务。

(二)卫生机构编报预算建议数

卫生单位财会部门根据预算年度事业发展计划和工作任务,在对各项影响单位收支的因素进行认真分析测算的基础上,按照财政部门和上级主管部门规定的表格和要求,编制本年度全部收入和支出预算建议数,其中包括申请财政补助建议数。同时在单位预算建议数后要附编报的详细文字说明,内容包括预算建议数中主要收支数字的基本情况及其计算依据,比上年增减变化情况及其主要原因,各项专项资金安排项目的详细说明等,以便主管部门和财政部门审核。各单位要在规定的时间内将编好的预算报表及其文字说明,经单位负责人或总会计师批准后上报上级卫生主管部门。经卫生主管部门审核汇总后报送同级财政部门。

(三)财政部门下达预算控制数

财政部门接到卫生单位主管部门汇总的单位收支预算建议数后,对收支预算的规模、结构、资金来源和流向,从对预算的合法性、真实性、完整性、科学性、稳妥性等多方面进行审核,并根据本级人民代表大会批准的财政预算和财力可能性,对卫生机构和其他单位的预算进行统筹安排,综合平衡后,下达预算控制数,包括财政补助指标。

财政部门和卫生主管部门对单位预算建议数的审核内容主要包括:①预算建议数是否体现和贯彻国家有关方针、政策和财务规章制度;②收支项目是否全部纳入单位预算,有无在预算之外另留收支项目;③预算所列各项收支数字是否稳妥可靠,预算的编制是否坚持量入为出、收支平衡的原则;④收入来源是否合法、合理,资金分配和各项支出项目的安排是否恰当;⑤预算建议数计算依据中的各项数字是否符合国家有关规定,是否真实合理;⑥预算编制的内容是否完整,口径是否与预算要求相一致,资料是否准确,预算编制的说明是否符合要求。

(四)卫生机构编报正式预算

各单位根据财政部门和主管部门下达的预算控制数,结合本单位预算年度的收支情况,特别是财政补助(拨款)数变动情况,本着"量入为出、不留缺口"的原则,分轻重缓急,对相关收支项目进行调整,编制正式的单位预算,经单位负责人或总会计师审查,并经单位决策机构审议通过后,按照规定时间将正式预算报送主管部门审核、汇总并综合平衡。

(五)财政、卫生主管部门正式批复预算

财政部门根据宏观经济政策和预算管理的有关规定,对上报的单位收支预算进一步审核并汇总,符合预算编制要求的,在规定期限内批复下达。单位年度收支预算经财政部门和主管部门批复后即成为预算执行的依据,各单位必须认真执行,不得任意调整。

财政部门审查批复预算是预算编报和审批程序的最终环节,也是对单位预算的最后核定。财政部门审批单位预算的内容主要包括:

1. 逐项核定收入预算的收入指标　在核定财政补助收入、上级补助收入、医疗收入、科教项目收入和其他收入等各项收入指标情况下,应该明确核定财政预算拨款收入、预算外资金收入(含财政核拨的预算外资金收入)和其他收入等收入指标。

2. 支出预算要统筹兼顾,确保重点　在核定医疗支出、财政项目补助支出、科教项目支出、管理费用和其他支出等分类支出数额情况下,要求核定基本工资、补助工资、职工福利费、社会保障费(含离退休金、公费医疗支出)、设备购置费、修缮费、业务费等重点项目的支出数额。

三、卫生机构预算执行

卫生机构预算一经审查批准即成为具有法律效力的文件,既是控制医院日常业务、经济活动的依据和衡量其合理性的标准,又是保障基层医疗机构履行基本医疗卫生服务职能、衡量有关部门核定工作任务完成情况的重要依据。卫生机构预算的执行将贯穿于整个预算年度的始终。卫生机构应当严格执行预算,全程跟踪,定期分析预算执行情况。对预算数与实际执行数存在重大差异的,应及时分析原因,提出解决措施或建议,确保各项收支指标得以实现。预算的执行贯穿于整个预算年度的始终,主要包括以下几个方面工作:

(一)合理分解年度预算,落实管理责任

卫生机构要根据财政部门和主管部门核定的预算,及时将收支指标分解到单位内部各有关部门和科室,同时要提出管理的目标、要求和责任。通过对年度预算的合理分解,调动单位内部各部门当家理财的积极性,这是保证完成单位预算的重要条件之一。同时单位预算管理部门——财务部门要加强对单位内部各部门各科室的指导,细化预算项目和用款额度,合理控制用款进度,保证预算期间各阶段的资金需要。

(二)依法组织收入,保证收入任务的完成

卫生机构预算中由单位自身组织的那部分收入是尚未实现的收入。各单位要根据核定的收入

预算,按照国家政策规定,依法组织收入,把应该收的各项收入,及时足额地收上来。同时,鼓励各单位加强收入管理,保证收入任务完成。对依法取得各项收入要及时入账,不得坐支。按规定应上缴国库的收入要及时足额上缴,应当上缴财政专户的预算外资金,也要及时足额地缴入财政专户。主管部门和财政部门对单位应缴未缴国库和财政专户的资金,要督促催缴。

（三）维护预算权威性,严格控制支出预算

卫生机构在预算执行过程中,要认真执行年度支出预算,维护预算的权威性。预算一经批准确定即具有约束力,任何单位和个人不得更改。凡列入预算的项目要给予资金保障确保完成,凡未列入预算的项目开支应严格控制,财务部门不得办理无预算或超预算用款,也不得擅自扩大开支范围和提高开支标准,或者随意改变支出用途。各项支出要严格执行国家财务规章制度,对定项或定额财政拨款和预算外收入有指定用途的应当按照指定用途使用。各单位要积极采取各种节支措施,控制支出,提高资金的使用效益。

（四）按照法定程序,调整单位预算

经财政部门和主管部门批准的单位预算一般不予调整。但在预算执行中,由于国家实施重大政策措施和国家财政收支情况发生变化以及事业计划或收支标准调整或者发生其他特殊情况,对经财政部门和主管部门批准的收支预算发生较大影响时,单位可按照规定程序报请卫生主管部门及财政部门申请调整预算。

（五）检查分析预算执行情况,确保年度预算的顺利完成

在预算执行过程中,卫生主管部门和财政部门要定期地检查各单位预算执行情况,各单位也要及时地分析预算执行情况。检查分析的主要内容包括:各项收支预算的执行进度是否与事业计划和任务的进度情况相协调;各项费用支出,是否按预算和制度执行,有无铺张浪费和滥支乱用资金现象;各项收入的组织工作是否符合国家政策规定,有无应收不收或多收、乱收和错收的现象;应缴国库资金和应缴财政专户资金是否及时足额上缴,等等。在检查、分析、考核的基础上,实事求是地总结预算执行过程中的经验。及时改进存在的问题,保证年度预算的顺利完成,为下年度预算提供有用的信息。预算执行过程中,要防止片面强调抓预算执行进度,出现多花钱、乱花钱的现象。努力做到既要保证预算执行进度,又要依法依规支出,不断提高预算资金使用效益。

四、卫生机构预算调整

财政部门核定的财政补助等资金预算及其他项目预算在执行中一般不予调整,但是当事业发展计划有较大调整,或者根据国家有关政策需要增加或减少支出、对预算执行影响较大时,卫生机构应当按照规定程序提出调整预算的建议,经卫生主管部门审核后报同级财政部门按规定程序调整预算。收入预算调整后,应当相应调增或者调减支出预算。

（一）财政预算调整方式

按照预算调整幅度的不同,预算调整方式可以分为全面调整和局部调整。全面调整是指国家对原定国民经济和社会发展计划作较大调整时,政府预算相应地对总盘子进行调整,涉及面广,工作量大,相当于重新编制政府预算。一般全面调整只是在政治、经济出现重大变化或者遭遇特大自然灾

害等情况时才发生。局部调整是对预算局部的变动,有如下方式:

1. 动用预备费　各级财政总预算的预备费是为应对某些难以预料的意外开支而设置的。

2. 追加、追减预算　在原核定预算收支总数不变的情况下,增加预算收入或支出数称为追加预算收入,减少收入和支出数称为追减预算。

3. 经费流用　在不突破原定预算支出总额前提下,部分地改变某些资金的原定用途,即减少某些科目的支出数,同时相应增加其他科目的支出数。由于预算科目之间调入、调出和改变资金用途形成的预算资金再分配,对不同的支出科目具体支出数额进行调整,也称预算流用或科目流用。

4. 预算划转　由于行政区划或企事业、行政单位隶属关系的改变,在改变财务关系的同时,相应办理预算划转,将其全部预算划归新接管地区和部门。

（二）财政预算调整原则

由于预算调整突破了原有的预算安排,因此对预算调整的批准通常是较为严格的。虽然各国对预算调整的具体规定不一,但大体都遵循如下原则:①预算调整应通过法定程序进行;②如果预算调整的幅度超过了原定预算拨款的某个百分比,或者影响了支出总额,就必须呈报立法机关批准;③在立法机关批准前,应授权政府在某些特殊情况下自行决定某些临时性开支以满足应急性需求;④应在固定时间内批准调整的预算数,连同对支出部门提出的追加支出申请应以其进行审查,并且年内调整的项目数应严格限制。

（三）财政预算调整程序

卫生机构进行预算调整时需要按照规定程序和要求进行,主要包括以下六个步骤:

1. 受理　部门和预算单位按各级财政部门要求的时间向财政部门主管处室报送调整部门项目支出预算申报文本。财政部门审核接收符合受理标准的项目申报文本。对不符合受理标准的项目申报文本,退申报部门,并一次性告知应补交的材料及其他要求。

2. 调研　在此阶段,财政部门要调查了解部门申请调整预算有无依据;调查了解申请调整预算的项目支出的准确性、真实性并进行可行性分析,做到心中有数;调查了解申请调整预算时限是否符合规定等。

3. 审查　财政部门按照以下标准来审查申报调整预算的项目是否具备条件:①是否符合国家有关法律、法规、方针政策和财政资金支持的方向、范围,并有必须调整预算的依据;②是否属于本级地方政府工作重点及工作规划;③是否是本单位行政工作和事业发展需要安排的项目;④是否有明确的项目目标、组织实施计划和科学合理的项目预算,并经过充分的研究和论证;⑤项目支出是否进行了科学论证和合理排序,重大项目要经过投资评审机构进行评审、评估;⑥申请调整预算的项目是否符合调整预算的时限要求;⑦项目申报单位是否按照财政部门的规定填报了项目申报文本,并由一级预算部门(卫生主管部门)统一汇总后向财政部门申请调整项目支出预算。

财政部门在认真审查部门上报的调整项目支出预算申报文本后,对不符合标准的项目告知申报部门不予批准的理由及需补齐补正的材料。对符合标准的则根据项目支出管理办法,按照国家有关法律、法规和相关政策,以及本级地方政府确定的工作重点,按轻重缓急排序结合当年财力情况,确定优先安排急需可行的项目,报主管负责人审核。

4. 审核　负责审核的财政部门工作人员:要审核部门调整项目支出预算申报文本及对财政项目库入选项目审查意见;审核当年急需可行项目的安排;如有异议,退审查人员要求重新审查安排项目;如无异议签署审核意见后,报上级复审。

5. 复审　相关部门及责任人要对部门申请调整项目支出预算申报文本及对财政项目库入选项目和当年急需、可行项目安排的审核意见进行复审,如有异议,退主管副处长要求重新审核;如无异议,签署复审意见后,报主管责任人审定。

6. 办理　财政部门各支出处室接主管责任人批准文件后,对项目库中已有的项目,可下达各部门调整专项资金预算并送预算处(室)会签。凡项目库中没有安排的项目,将项目库调整情况报预算处(室)审核,预算处(室)负责会签项目库中已有项目的调整预算文件,同时审核项目库中未安排项目的调整情况并报相应负责人审定。经批准后,负责告知各支出处室,各支出处室接预算处通知后,将批准调整预算的项目列入项目库,同时下达各部门调整专项资金预算。

五、卫生机构预算考核

卫生机构预算考核是提高预算执行力的有效保障,在考核内容上应包括预算执行结果考核和预算管理情况考核两个部分。

(一)对预算执行结果考核

对预算执行结果的考核就是对各责任中心预算目标完成情况的考核。通过考核可以督促各责任中心努力完成预算目标,从而保证卫生机构年度运营目标的实现。考核预算执行结果应做到:

1. 考核内容要从上到下逐渐细化和具体化　预算目标越到基层越具体,对预算执行结果的考核内容也相应越细。

2. 考核频次应从上到下适当　增加卫生机构预算目标的完成是建立在各个责任中心甚至每个岗位目标完成基础上的。对各部门的考核既可以激励其努力完成预算目标,又可以帮助其发现工作中的不足,找出改进和努力的方向。因此,适当增加预算执行情况的考核频次有利于各部门完成预算目标,进而促进卫生机构整体预算目标的实行。

3. 对不同功能的责任中心的考核内容要有所差异　通常成本中心主要考核成本费用的节约额、成本降低额和降低率;利润中心主要考核利润额和利润率的完成情况;投资中心主要考核投资报酬率等指标。同时医院作为实行一定社会福利职能的事业单位,其预算的考核评价不能仅限于以经济指标为中心,而应该把医疗质量、行风建设、病人满意度等也作为重要的考核评价指标。

(二)对预算管理情况考核

1. 预算管理机构的设置和职能发挥　考核各卫生机构是否按要求建立预算管理机构,预算管理委员会,这些机构能否积极履行预算管理职责,按预算管理制度和流程开展工作等。

2. 预算管理理念的宣传和培训　为了让卫生机构人员理解预算管理,全员参与预算管理,必须在推行预算管理之初加强宣传与培训。

3. 预算管理工作的组织和控制　具体考核内容包括:①预算目标的确定和分解是否按照上下结合的原则,建立在科学预测和分析的基础上,预算目标与卫生机构的整体战略是否相符;②各责任中心在编制预算时,是否编制了详细的工作计划任务书,预算编制是否在规定的时间内完成;预算的编制是否合理,对预算的汇总、审核是否认真;③在预算实施过程中,因各种原因需要调整、修正时,预算调整是否按照严格的程序进行并提出调整方案;预算执行过程中发生的偏差有没有分析原因,并提出补救措施;④是否定期对各责任中心的预算执行情况进行考核,同时向各责任中心通报预算考核结果。

预算考核是预算管理的一个重要环节,是保证预算执行的重要手段。考核指标体系是否合理,考核是否公正,不仅会影响机构年度经营目标的实现,而且会影响员工对预算管理的态度和支持程度,因此医疗卫生机构要加强预算执行结果的分析和考核,并将预算执行结果、成本控制目标实现情况和业务工作效率等一并作为内部业务综合考核的重要内容。逐步建立与年终评比、内部收入分配挂钩的预算考核工作机制。卫生主管部门(或举办单位)应会同财政部门制定预算绩效考核办法,对医院及基层医疗机构预算执行、成本控制以及业务工作等情况进行综合考核评价,并将结果作为对其决策和管理层进行综合考核、实行奖惩的重要依据。

六、卫生机构预算管理措施

(一)树立全面预算管理理念

卫生机构财务状况是机构经营好坏的数字化反映,也是机构实现其发展战略的基石。卫生机构应当重视预算管理,充分认识预算管理对提高资金使用效率的作用,树立卫生机构全面预算管理理念,对卫生机构的总体运营目标进行规划,并将目标昙层细化、责任化,全面整合人力、物力和信息等资源,并充分利用这些资源。机构全员要更新观念,加强认识各科室、各部门以及个人的预算管理理念。卫生机构通过树立全面的预算管理理念,可以明确未来的奋斗目标,协调各科室、各部门的工作,有利于控制日常经济活动,从而不断地提高卫生机构的服务水平和核心竞争力,确保向群众提供更好的医疗服务。

(二)建立健全预算管理机构

预算管理机构是加强预算管理,实现发展目标的重要基础和必要前提。卫生机构必须按要求建立预算管理委员会,由机构法人任主任,各职能处室负责人任委员,切实做到人员到位,组织到位,职责到位,对机构预算的编制和执行实施全过程管理。同时,委员会主任要对预算管理负责任,委员会各委员要按分工各负其责,密切协同,保证预算编制的科学性和预算执行的严肃性。

(三)提高预算编制的科学性与合理性

卫生机构预算编制应根据当年实际情况结合财政拨款情况,综合考虑各种宏观微观因素,合理的预测各项收入、支出并编制预算,尽量杜绝增量预算方法下可能因为上年实际数与本年情况不符所造成的不利影响,更好地适应客观情况的变化。采取适宜的预算编制方法进行预算编制,由各职能部门按照各自的工作领域和职责分工,对来年的各项工作任务进行充实的测算计划,编制草案提交预算管理委员会汇总,研究和平衡,拟订出单位的年度草案,而后将方案放到职能部门广泛征求意见,预算管理委员会再根据职能部门提出的意见对预算方案进行修订和完善,形成单位的正式预算呈报主管部门。这样的预算编制方法和编制程序,能充分发挥各职能部门的积极性和主动性,共同参与、共同审定,集中大家的智慧,有民主、有集中、依据充分、内容全面,能有效地提高预算编制的科学性与合理性。

（四）强化预算执行力度

预算的编制工作只是预算管理工作的一部分,更重要的是如何保证预算的有效执行。预算的执行力度不足,往往会导致预算管理流于形式。卫生机构应严格执行经过批复的预算方案,并将预算层层分解,落实到具体责任单位或个人。在预算执行过程中,要加强对于预算执行的监督和控制,应定期对比预算的执行情况,发现偏差并分析原因,及时采取措施确保预算整体目标的顺利实现。对预算执行情况要进行事中和事后的控制,事中的控制主要是合理确定支出项目,加强对费用审批程序的把关,建立完善的内部控制制度对事中的执行情况进行严格的控制,防止有限的财政拨款被浪费以及挪用等。对预算事后执行情况的控制主要是建立激励和奖惩机制,对将经费支出控制在预算范围内并能节约资金的部门和工作人员进行精神激励和物质奖励,对于滥用资金甚至违法挪用资金的相关人员要进行严惩,甚至交由行政处罚机关进行相应的惩处。

（五）执行"回顾"制度,加强财务人员专业素养

"回顾"制度是指在年终经费决算审核时,将本年的决算和预算一并审查,按收支科目逐一审核预算数和决算数的差额,分析其原因,考核预算编制的科学性和执行预算的严肃性,并将审核结果在一定范围内进行通报,对预决算差额悬殊的部门要求其认真分析原因,制定出改进的具体措施。同时,卫生机构的财务预算管理都是由专门人员负责,相关人员的素质情况将直接影响到卫生机构的预算管理工作,因此需要加强预算编制人员的专业素养,规范和完善会计核算,提高预算编制工作的科学性和准确性。在执行预算的过程中,财务人员也要加强预算监督,及时地提供预算执行情况的财务数据,为预算分析提供基础,确保预算管理的严肃性,确保卫生机构工作科学、稳定和可持续发展。

（江启成）

本章小结

卫生机构预算是指卫生机构按照国家有关规定,根据事业发展计划和目标编制的年度财务收支计划,由收入预算和支出预算组成。卫生机构预算编制的内容包括卫生机构收入预算编制和卫生机构支出预算编制两部分。预算编制方法多种多样,其中基数增长法、零基预算法、弹性预算法应用较为广泛。根据单位财务收支情况,卫生机构预算管理分全额预算管理、差额预算管理和自收自支预算管理三种类型。新型预算管理办法有核定收支、定项补助、核定收支和绩效考核补助、超支不补,结余按规定使用等,医院和基层医疗卫生机构要根据自身的特点和需求采用合适的预算管理办法。

思考题

1. 加强卫生机构的预算管理有何现实意义?
2. 卫生机构预算编制方法主要有哪些? 并简述其优缺点。
3. 卫生机构预算管理有哪些新特点?

第十七章

医疗卫生机构财务管理与财务分析

【本章提要】 本章结合 2012 年出台的我国医疗卫生机构财务管理制度,介绍了财务管理的主要内容和财务分析的方法。通过本章学习,让学生了解我国现行的财务报告体系,看懂医院常用的财务报告,掌握财务分析的基本方法,并能运用这些方法开展简单的财务分析。

医疗卫生机构的财务管理与财务分析是医疗卫生机构管理系统中的重要组成部分,它是根据我国医疗卫生体系改革的基本目标和要求,根据财经法规制度规定,并结合医疗卫生机构的特点和资金运动的客观规律性,科学组织医疗卫生机构的活动,正确处理各种财务关系,提高资金使用效率,并实现经济效益与社会效益有效结合的经济管理工作。

第一节 财务管理的概述

一、财务管理的意义和原则

卫生财务是卫生机构的资金收支活动,卫生财务是指医疗卫生机构进行资金筹集、分配、使用和补偿等活动及其由此而体现的经济关系。财务管理是医疗卫生机构管理中重要的组成部分,保障医疗卫生机构的正常运行与发展。

财务管理的主体是公立医院和各个事业单位,它是以货币形式对医院的经济活动进行综合管理的一种方法。医院财务制度体系包括三个层次。第一层次是财政部颁发的《事业单位财务规则》,它是整个医疗卫生机构财务制度中最基本、最高层次的法规,是医疗卫生机构从事财务活动必须遵守的行为规范。第二层次是财政部、原卫生部制定的《财务管理制度和会计核算制度》,它结合医疗卫生行业的特点制定,对事业单位财务规则起着辅助作用。第三层次是医院单位财务管理具体规定,它是根据医院内部的体系情况制定的管理规定。以上三个体系构建了我国医疗卫生机构财务制度的基本体系。

开展财务管理,反映和监督医疗卫生机构业务活动,对提高经济使用效率具有十分重要的意义。开展财务管理与分析,有利于控制卫生机构的服务和经营活动;有利于实现卫生工作社会效益和经济效益的最佳结合;有利于国家财经法规的贯彻执行。

二、财务管理的主要任务

(一)开展预算和预算管理

医院开展财务管理,首先要在科学预测各种因素对医院收支影响的前提下,合理编制年度预算,坚持量入为出,收支平衡的原则,全面反映医院财务状况,统筹安排各项资金,保障全年工作计划的顺利完成。

（二）实行成本核算，节约支出

开展成本核算是医院财务管理的重要内容。医院应严格执行国家有关法律、法规和规章制度,按照国家规定的医疗服务项目和医疗服务价格,开展医疗服务;同时积极开展成本核算,建立费用节约意识,要在保证医疗服务质量和效益的前提下,努力节约支出,降低成本,为医疗费用支付方式改革奠定基础。

（三）建立和完善内部控制机制，加强经济核算和监督

医院经济活动非常复杂,为保证各项业务活动和经济活动的顺利进行,必须建立健全各项财务规章制度,使医院的各种经济活动做到有法可依,有章可循。医院要依据有关法律法规和财务规章制度的规定,结合医疗机构公益性的特点,对医院的业务活动进行控制和监督。

（四）加强国有资产管理，提高资金使用效益

新医改以来,政府财政增加了对医疗机构固定资产的投入,医院在财务管理的过程中,就要加强对固定资产的管理,从立项、可行性分析、使用管理到盘盈盘亏管理,都成为财务管理的重要内容。通过财务管理,提高固定资产使用效益,保证资产效率最大化。

（五）加强财务控制和监督，防范财务风险

财务管理就是利用特有的专业方法和手段,监控医院每一笔资金的流入与流出,通过各种财务规则制度,监督和规范资金的使用,从而保证资金的安全,防止财务风险。

三、财务管理的基本原则

根据"2012版财会制度"规定,财务管理的基本原则是:执行国家有关法律、法规和财务规章制度;坚持厉行节约、勤俭办事的方针;正确处理社会效益和经济效益的关系,正确处理国家、单位和个人之间的利益关系;保持医院的公益性。

财务管理是一项综合性的管理工作,必须遵循如下原则:

1. 合法性原则　依法理财是卫生机构财务管理的一条重要原则。如果有法不依或执法不严,财务运行必然会陷于混乱状况,因此,卫生机构一切经济活动和财务行为必须在法律、法规和财务规章制度的严格约束下进行。

2. 厉行节约原则　目前医院筹资渠道主要依靠政府、社会和个人。随着医疗卫生事业的发展和经济的发展,人力成本增大,医疗费用会不断增加。所以,医院要生存和发展,除争取多方面筹资以外,必须采取有效措施,开展成本核算,控制不合理支出。厉行节约、勤俭办事是卫生机构财务管理工作必须长期坚持的重要原则。

3. 正确处理各种关系原则　卫生机构的财务管理涉及多方面的关系。首先,要正确处理社会效益和经济收益的关系,以社会效益为主,回归医疗机构的公益性;其次,要正确处理事业发展需要和资金供应能力的关系;第三,要正确处理与国家、医疗保险方和职工个人三者之间的利益关系。

4. 保证医疗机构公益性原则　医院是社会公益事业单位,不以营利为目的。尤其是政府主办

的公立医疗机构。在医疗服务市场中,医院的性质、供需双方的自身特点、医生和病人的信息不对称,决定了医院应将社会效益放在首位,这是医疗卫生体制改革赋予公立医院的基本责任,医院在开展财务管理,合理运用资金过程中要充分体现出医疗机构的公益性质。

四、我国医疗卫生机构财务管理制度的改革

(一)财务管理制度与会计核算制度出台的背景

2011 年以前,我国医院财务制度一直执行的是 1999 年 1 月 1 日起施行的《医院财务管理和会计核算制度》。随着我国公共财政体制的建立和完善,医疗卫生体制改革的不断深化,原有的财会制度已经难以满足医院改革和发展的需要。一些突出问题,例如固定资产不计提折旧所导致的资产价值不真实,医疗药品收支核算不配比,医疗成本核算体系不健全、不统一,会计科目、报表体系不完善等问题。而随着我国国库集中支付、政府收支分类等财政改革与推进,医院的会计制度已经难以适应目前我国医疗卫生体制改革的需要。为此,顺应新医改的要求和医院发展的需要,2011 年财政部和原卫生部联合颁发《财务管理制度和会计核算制度》(以下简称"2012 版财会制度"),于 2012 年 1月 1 日起在全国所有医疗卫生机构执行[1]。

(二)医院"财务制度和会计核算制度"的种类

结合我国医疗卫生机构的不同层次及其特点,"2012 版财会制度"从机构角度进行分类,不同层级的医疗卫生机构实行不同的财会制度,更符合中国不同级别医疗机构的实际运行情况。

1. 城市医疗机构《财务管理制度和会计核算制度》　该制度适用于中华人民共和国境内各级各类独立核算的公立医院(以下简称医院),包括综合医院、中医院、专科医院、门诊部(所)、疗养院等,不包括城市社区卫生服务中心(站)、乡镇卫生院等基层医疗卫生机构。

2. 基础医疗机构《财务管理制度和会计核算制度》　为了加强基层医疗卫生机构财务管理和监督,规范基层医疗卫生机构财务行为,提高资金使用效益,结合基层医疗卫生机构特点制定本制度。本制度适用于政府举办的独立核算的城市社区卫生服务中心(站)、乡镇卫生院等基层医疗卫生机构。

3. 相关配套附件　本次同时出台了三个附件。包括:①医院财务报表审计指引。根据中国注册会计师审计准则、事业单位会计准则、《医院会计制度》及国家其他有关法律法规所制定。该指引规定了审计的原则和具体审计内容,其目的是为了规范注册会计师开展对医院的财务审计业务,保证审计质量。②附件 1:医院固定资产折旧年限表。③附件 2:医院财务分析参考指标。

(三)《财务管理制度和会计核算制度》的主要内容

1. 强化预算约束与管理　将医院所有收支全部纳入预算管理,维护预算的完整性、严肃性,杜绝随意调整项目支出等问题,促进医院规范运营。制度明确规定对医院实行"核定收支、定项补助、超支不补、结余按规定使用"的预算管理办法。

2. 真实反映资产负债信息　医院要完整核算所拥有的资产和负债,全面披露资产负债信息,客

---

[1]　本章所介绍的内容均以新版《医院财多管理》制度为依据,以医院财务制度为主进行讲解。

观反映资产的使用消耗和实际价值。同时强化管控手段,限制非流动负债的借入,严格大型设备购置和对外投资论证报批程序。

3. 规范收支核算管理　根据收入按来源、支出按用途划分的原则,合理调整医院收支分类,配合推进医药分开改革进程,弱化药品加成对医院的补偿作用,将药品收支纳入医疗收支统一核算,破除医疗机构以药养医的机制。

4. 强化成本控制　医院财务制度对成本管理目标、核算对象、分摊流程、成本范围、成本分析和成本控制等作出了统一的规定,细化了医疗成本归集核算体系,为医疗成本的分摊与核算提供口径一致的基础数据。这些规定对于医院加强自身的运行管理、全面提升成本核算与控制水平提供了有力的数据支持,同时也为医疗费用支付方式改革奠定了基础。

5. 改进完善科目和财务报告体系　完善了医院财务报告体系,新增了现金流量表、财政补助收支情况表及报表附注,设计了成本报表的参考格式。医院的财务报表体系更为完整,满足财务管理、预算管理、成本管理等多方面的信息需求。

修改后的财务管理制度更适应医疗卫生体系改革的需要和医院在经济运行中实际需要。有利于开展成本核算,有利于破除医疗机构的逐利机制,有利于医疗机构回归公益性。

第二节　医疗卫生机构财务管理的内容

根据 2012 版《医院财务管理制度》,卫生财务管理主要包括预算管理[1]、收入管理、支出管理、收支结余管理、成本管理、流动资产管理、固定资产管理、净资产管理、负债管理、无形资产及开办费管理、财务清算管理共十一项主要内容。本节按照其内容归纳为四个大类管理[2]。

一、收支管理

收支管理包括收入管理、支出管理、收支结余管理共三部分。

（一）收入管理

1. 收入的概念和内容　收入是指医院开展医疗服务及其他活动依法取得的非偿还性资金。包括:医疗收入、财政补助收入、科教项目收入和其他收入。

(1)医疗收入:医疗收入是指医院开展医疗服务活动时所取得的收入,包括门诊收入和住院收入。

1)门诊收入是指为门诊病人提供医疗服务所取得的收入,包括挂号收入、诊察收入、检查收入、化验收入、治疗收入、手术收入、卫生材料收入、药品收入、药事服务费收入、其他门诊收入等。

2)住院收入是指为住院病人提供医疗服务所取得的收入,包括床位收入、诊察收入、检查收入、化验收入、治疗收入、手术收入、护理收入、卫生材料收入、药品收入、药事服务费收入、其他住院收

1　预算管理的相关内容详见第十六章。

2　本节将以医院财务管理为主进行介绍。

入等。

（2）财政补助收入：是指医院按部门预算隶属关系从同级财政部门取得的各类财政补助收入，包括基本支出补助收入和项目支出补助收入。基本支出补助收入是指由财政部门拨入的符合国家规定的离退休人员经费、政策性亏损补贴等经常性补助收入。项目支出补助收入是指由财政部门拨入的主要用于基本建设和设备购置、重点学科发展、承担政府指定公共卫生任务的专项补助收入。

（3）科教项目收入：指医院取得的除财政补助收入以外专门用于科研、教学项目的补助收入。

（4）其他收入：指医院开展医疗业务、科教项目之外的活动所取得的收入，包括培训收入、租金收入、食堂收入、投资收益、财产物资盘盈收入、捐赠收入、确实无法支付的应付款项等。

2. 收入管理的要求　医疗收入在医疗服务发生时依据政府确定的付费方式和付费标准确认。医院要严格执行国家物价政策，建立健全各项收费管理制度。

医院门诊、住院收费必须按照有关规定使用国务院或省（自治区、直辖市）财政部门统一监制的收费票据，并切实加强管理，严禁使用虚假票据。医疗收入原则上当日发生当日入账，并及时结算。严禁隐瞒、截留、挤占和挪用。现金收入不得坐支。

（二）支出管理

1. 支出的概念和内容　支出是指医院在开展医疗服务及其他活动过程中发生的资产、资金耗费和损失。包括医疗支出、财政项目补助支出、科教项目支出、管理费用和其他支出。

（1）医疗支出：指医院在开展医疗服务及其辅助活动过程中发生的支出，包括人员经费、耗用的药品及卫生材料支出、计提的固定资产折旧、无形资产摊销、提取医疗风险基金和其他费用，不包括财政补助收入和科教项目收入形成的固定资产折旧和无形资产摊销。其中，人员经费包括基本工资、绩效工资、社会保障缴费、住房公积金等。其他费用包括办公费、印刷费、水电费等。

（2）财政项目补助支出：指医院利用财政补助收入安排的项目支出。实际发生额全部计入当期支出。其中，用于购建固定资产、无形资产等发生的支出，应同时计入净资产，按规定分期结转。

（3）科教项目支出：指医院利用科教项目收入开展科研、教学活动发生的支出。用于购建固定资产、无形资产等发生的支出，应同时计入净资产，按规定分期结转。

（4）管理费用：指医院行政及后勤管理部门为组织、管理医疗和科研、教学业务活动所发生的各项费用，包括医院行政及后勤管理部门发生的人员经费、耗用的材料成本、计提的固定资产折旧、无形资产费用，以及医院统一管理的离退休经费、坏账损失等公用经费，不包括计入科教项目、基本建设项目支出的管理费用。

（5）其他支出：指医院上述项目以外的支出，包括出租固定资产的折旧及维修费、食堂支出、罚没支出、捐赠支出、财产物资盘亏和毁损损失等。

2. 支出管理的要求　医院从财政部门或主管部门取得的有指定用途的项目资金应当按照要求定期向财政部门、主管部门报送项目资金使用情况；项目完成后应报送项目资金支出决算和使用效果的书面报告，接受财政部门、主管部门的检查验收。

医院的支出应当严格执行国家有关财务规章制度规定的开支范围及开支标准；国家有关财务规章制度没有统一规定的，由医院规定。医院的规定违反法律和国家政策的，主管部门和财政部门应当责令改正。

　　医院应严格控制人员经费和管理费用。要按有关规定并结合管理要求制定具体的工资总额和管理费用支出比率等控制指标。

　　（三）收支结余管理

　　1. 收支结余的概念　　收支结余是指医院收入与支出相抵后的余额。包括：业务收支结余、财政项目补助收支结转（余）、科教项目收支结转（余）。当期各类收支结余计算公式如下：

$$业务收支结余＝医疗收支结余＋其他收入－其他支出$$

　　其中：

$$医疗收支结余＝医疗收入＋财政基本支出补助收入－医疗支出－管理费用$$

$$财政项目补助收支结转（余）＝财政项目支出补助收入－财政项目补助支出$$

$$科教项目收支结转（余）＝科教项目收入－科教项目支出$$

　　2. 业务收支结余的管理　　业务收支结余应于期末扣除按规定结转下年继续使用的资金后，结转至结余分配；为正数的，可以按照国家有关规定提取专用基金，转入事业基金；为负数的，应由事业基金弥补，不得进行其他分配，事业基金不足以弥补的，转入未弥补亏损。实行收入上缴的地区要根据本地实际，制定具体的业务收支结余率、次均费用等控制指标。超过规定控制指标的部分应上缴财政，由同级财政部门会同主管部门统筹专项用于卫生事业发展和绩效考核奖励。财政项目补助收支结转（余）、科教项目收支结转（余）结转下年继续使用。

　　3. 对结余管理的要求　　医院应加强结余资金的管理，按照国家规定正确计算与分配结余。医院结余资金应按规定纳入单位预算，在编制年度预算和执行中需追加预算时，按照财政部门的规定安排使用。医院动用财政项目补助收支结转（余），应严格执行财政部门有关规定和报批程序。

二、成本管理

　　（一）成本管理的概念和目的

　　成本管理是指医院通过成本核算和分析，提出成本控制措施，降低医疗成本的活动。成本管理的目的是全面、真实、准确反映医院成本信息，强化成本意识，降低医疗成本，提高医院绩效，增强医院在医疗市场中的竞争力。

　　（二）成本管理的要求

　　开展成本管理，首先要开展成本核算。成本核算是指医院将其业务活动中所发生的各种耗费按照核算对象进行归集和分配，计算出总成本和单位成本的过程。根据核算对象的不同，医院以科室成本核算、病种成本核算、床日和诊次成本核算为主。卫生机构以医疗服务项目成本核算为主。

　　医疗卫生机构应根据成本核算结果，采取趋势分析、结构分析、量本利分析等方法及时分析实际成本变动情况及原因，把握成本变动规律，提高成本效率。同时，应在保证医疗服务质量的前提下，利用各种管理方法和措施，按照预定的成本定额、成本计划和成本费用开支标准，对成本形成过程中的耗费进行控制。医院应建立健全成本定额管理制度、费用审核制度等，采取有效措施纠正、控制不必要的成本费用支出。

三、资产管理

资产管理是卫生财务管理的主要内容之一,包括流动资产、固定资产、负债、净资产以及在建工程的管理。

（一）流动资产管理

1. 流动资产的定义和内容　流动资产(current assets)是指可以在一年内(含一年)变现或者耗用的资产。医院的流动资产包括货币资金、应收款项、预付款项、存货等。

货币资金包括现金、银行存款、零余额账户用款额度等。医院应当严格遵守国家有关规定,建立健全货币资金管理制度。

2. 流动资产管理的具体要求

（1）应收账款的管理:应收及预付款项是指医院在开展业务活动和其他活动过程中形成的各项债权,包括应收医疗款、预付账款、财政应返还资金和其他应收款等。医院对应收及预付款项要加强管理,定期分析,及时清理。

年度终了,医院可采用余额百分比法、账龄分析法、个别认定法等方法计提坏账准备。累计计提的坏账准备不应超过年末应收医疗款和其他应收款科目余额的 2%~4%。计提坏账准备的具体办法由省(自治区、直辖市)财政、主管部门确定。

对账龄超过三年,确认无法收回的应收医疗款和其他应收款可作为坏账损失处理。坏账损失经过清查,按照国有资产管理的有关规定报批后,在坏账准备中冲销。收回已经核销的坏账,增加坏账准备。

（2）存货的管理:存货是指医院为开展医疗服务及其他活动而储存的低值易耗品、卫生材料、药品、其他材料等物资。

购入的物资按实际购入价计价,自制的物资按制造过程中的实际支出计价,盘盈的物资按同类品种价格计价。

存货要按照"计划采购、定额定量供应"的办法进行管理。合理确定储备定额,定期进行盘点,年终必须进行全面盘点清查,保证账实相符。对于盘盈、盘亏、变质、毁损等情况,应当及时查明原因,根据管理权限报经批准后及时进行处理。

（3）低值易耗品的管理:低值易耗品实物管理采取"定量配置、以旧换新"等管理办法。物资管理部门要建立辅助明细账,对各类物资进行数量、金额管理,反映低值易耗品分布、使用以及消耗情况。低值易耗品领用实行一次性摊销,个别价值较高或领用报废相对集中的可采用"五五"摊销法。低值易耗品报废收回的残余价值,按照国有资产管理有关规定处理。

医院要建立健全自制药品、材料管理制度,按类别、品种进行成本核算。自制药品、材料按成本价入库。

（二）固定资产管理

1. 固定资产的概念和种类　固定资产(fixed assets)是指单位价值在 1000 元及以上(其中:专业

设备单位价值在1500元及以上),使用期限在一年以上(不含一年),并在使用过程中基本保持原有物质形态的资产。单位价值虽未达到规定标准,但耐用时间在一年以上(不含一年)的大批同类物资,应作为固定资产管理。

医院固定资产分四类:房屋及建筑物、专业设备、一般设备、其他固定资产。其中,图书参照固定资产管理办法,加强实物管理,不计提折旧。

2. 固定资产管理要求   针对不同的固定资产,其管理要求也不同。

(1)固定资产各组成部分管理要求:固定资产按实际成本计量。①外购的固定资产,按照实际支付的购买价款、相关税费、使固定资产达到预定可使用状态前所发生的可归属于该项资产的运输费、装卸费、安装费和专业人员服务费等相关支出作为成本;②以一笔款项购入多项没有单独标价的固定资产,按照同类或类似资产价格的比例对购置成本进行分配,分别确定各项固定资产的成本;③自行建造的固定资产,按照国家有关规定计算成本;④无偿取得(如无偿调入或接受捐赠)的固定资产,其成本比照同类资产的市场价格或有关凭据注明的金额加上相关税费确定。

(2)固定资产的管理规定:①大型医疗设备等固定资产的购建和租赁,要符合区域卫生规划,经过科学论证,并按国家有关规定报经主管部门会同有关部门批准。②医院应当对固定资产定期进行实地盘点。对盘盈、盘亏的固定资产,应当及时查明原因,并根据规定的管理权限,报经批准后及时进行处理。③固定资产管理部门要对固定资产采取电子信息化管理,定期与财务部门核对,做到账账相符、账卡相符、账实相符。④医院出售、转让、报废固定资产或者发生固定资产毁损时,应当按照国有资产管理规定处理。⑤为增加固定资产的使用效能或延长其使用寿命而发生的改建、扩建或大型修缮等后续支出,应当记入固定资产及其他相关资产;为维护固定资产的正常使用而发生的修理费等后续支出,应当计入当期支出。⑥大型修缮确认标准由各省(自治区、直辖市)财政部门会同主管部门(或举办单位)根据当地实际情况确定。⑦医院应设置专门管理机构或专人,使用单位应指定人员对固定资产实施管理,并建立健全各项管理制度。⑧建立健全"三账一卡"制度,即:财务部门负责总账和一级明细分类账,固定资产管理部门负责二级明细分类账,使用部门负责建卡(台账)。大型医疗设备实行责任制,指定专人管理,制定操作规程,建立设备技术档案和使用情况报告制度。

(3)固定资产折旧管理要求:医院原则上应当根据固定资产性质,在预计使用年限内,采用平均年限法或工作量法计提折旧。计提固定资产折旧不考虑残值。当月增加的固定资产,当月不提折旧,从下月起计提折旧;当月减少的固定资产,当月仍计提折旧,从下月起不提折旧;已提足折旧仍继续使用的固定资产,不再计提折旧。

(三)无形资产及开办费管理

1. 无形资产的概念和管理   无形资产是指不具有实物形态而能为医院提供某种权利的资产。包括专利权、著作权、版权、土地使用权、非专利技术、商誉、医院购入的不构成相关硬件不可缺少组成部分的应用软件及其他财产权利等。

购入的无形资产,按照实际支付的价款计价;自行开发并依法申请取得的无形资产,按依法取得时发生的注册费、聘请律师费等支出计价;接受捐赠的无形资产,按捐赠方提供的资料或同类无形资产估价计价;商誉除合作外,不得作价入账。

无形资产从取得当月起,在法律规定的有效使用期内平均摊入管理费用,法律没有规定使用年限的按照合同或单位申请书的受益年限摊销,法律和合同或单位申请书都没有规定使用年限的,按照不少于十年的期限摊销。无形资产的转让应当按照国有资产管理规定处理。

2. 开办费的概念和管理　开办费是指医院筹建期间发生的费用,包括筹建期间人员工资、办公费、培训费、差旅费、印刷费以及不计入固定资产和无形资产购建成本的其他支出。开办费在医院开业时计入管理费用。

(四)负债管理

1. 负债的概念　负债(liabilities)是指医院所承担的能以货币计量,需要以资产或者劳务偿还的债务,包括流动负债和非流动负债。流动负债(current liabilities)是指偿还期在一年以内(含一年)的短期借款、应付票据、应付账款、预收医疗款、预提费用、应付职工薪酬和应付社会保障费等。非流动负债是指偿还期在一年以上(不含一年)的长期借款、长期应付款等。

2. 负债的管理　医院应对不同性质的负债分别管理,及时清理并按照规定办理结算,保证各项负债在规定期限内归还。因债权人特殊原因确实无法偿还的负债,按规定计入其他收入。"2012 版财会制度"规定,医院原则上不得借入非流动负债,确需借入或融资租赁的,应按规定报主管部门(或举办单位)会同有关部门审批,并原则上由政府负责偿还。

(五)净资产管理

1. 净资产的概念　净资产(net assets)是指医院资产减去负债后的余额。包括事业基金、专用基金、待冲基金、财政补助结转(余)、科教项目结转(余)、未弥补亏损。

2. 净资产的管理

(1)事业基金的管理:事业基金是医院按规定用于事业发展的净资产。包括结余分配转入资金(不包括财政基本支出补助结转)、非财政专项资金结余解除限制后转入的资金等。

事业基金按规定用于弥补亏损,用于弥补亏损的最高限额为事业基金扣除医院非财政补助资金和科教项目资金形成的固定资产、无形资产等资产净值。

医院应加强对事业基金的管理,统筹安排,合理使用。对于事业基金滚存较多的医院,在编制年度预算时应安排一定数量的事业基金。

(2)专用基金的管理:专用基金是医院按照规定设置、提取具有专门用途的净资产。主要包括职工福利基金、医疗风险基金等。

1)职工福利基金是指按业务收支结余(不包括财政基本支出补助结转)的一定比例提取、专门用于职工集体福利设施、集体福利待遇的资金。

2)医疗风险基金是指从医疗支出中计提、专门用于支付医院购买医疗保险发生的支出或实际发生的医疗事故赔偿金。医院累计提取的医疗风险基金比例不应超过当年医疗收入的$1‰\sim3‰$[1]。

---

[1]　具体比例由各省(自治区、直辖市)财政部门会同主管部门根据当地实际情况制定。

其他专用基金是指按照有关规定提取、设置的其他专用资金。

医院应加强对职工福利基金和医疗风险基金的管理,统筹安排,合理使用。对于职工福利基金和医疗风险基金滚存较多的医院,可以适当降低提取比例或者暂停提取。

各项基金的提取比例和管理办法,国家有统一规定的,按照统一规定执行;没有统一规定的,由省(自治区、直辖市)主管部门会同同级财政部门确定。专用基金要专款专用,不得擅自改变用途。

3. 待冲基金　即财政补助收入和科教项目收入形成的资本性支出净值。

4. 财政补助结转(余)　即医院历年滚存的有限定用途的财政补助结转(余)资金,包括从业务收支结余转入的基本支出结转以及项目支出结转(余)。

5. 科教项目结转(余)　即医院尚未结项的科教项目累计取得科教项目收入减去累计发生支出后,留待以后按原用途继续使用的结转资金,以及医院已经结项但尚未解除限制的科研、教学项目结余资金。

6. 未弥补亏损　即事业基金不足以弥补的亏损。

四、财务清算与监督管理

(一)财务清算

1. 财务清算的概念　是指医院发生撤销、划转、合并、分立时所开展的清算。

2. 财务清算的管理　医院清算时,应由各级政府授权主管部门、财政部门负责按有关规定组成清算机构,并在相关部门的监督指导下开展工作。清算机构负责按规定制订清算方案,对医院的财产、债权、债务进行全面清理,对现有资产进行重新估价,编制资产负债表和财产清单、债权清单、债务清单,通知所有债权人在规定期限内向清算机构申报债权,提出财产作价依据和债权、债务处理办法,做好国有资产的移交、接收、划转和管理工作,并妥善处理各项遗留问题。清算期间,未经清算机构同意,任何组织机构和个人不得处理医院财产。清算期间发生的财产盘盈、盘亏或变卖,无力归还的债务,无法收回的应收账款等按国有资产管理有关规定处理。

3. 财务清算的顺序　①清算期间发生的费用;②应付未付的医院职工的工资、社会保障费等;③债权人的各项债务;④剩余资产经主管部门和财政部门核准后并入接收单位或上交主管部门;⑤医院被清算财产不足以清偿的,应先按照规定支付清算期间发生的费用,再按照比例进行清偿。医院清算完毕,清算机构应当提出清算报告,编制清算期间的收支报表,验证后,报送主管部门和财政部门审查备案。

(二)财务监督

财务监督是根据国家有关法律、法规和财务规章制度,对医院的财务活动及相关经济活动所进行的监察和督促。

财务监督的主要内容包括:预算管理的监督、收入管理的监督、支出管理的监督、资产管理的监督和负债管理的监督等。

　　医院财务监督应当实行事前监督、事中监督和事后监督相结合,日常监督与专项检查相结合,并接受财政、审计和主管部门(或举办单位)的监督。

第三节　医疗卫生机构常用的财务报告

一、财务报告的概念与分类

(一)财务报告的概念

　　财务报告是指反映医疗卫生机构一定时期的财务状况和业务开展成果的总括性书面文件。它是根据日常会计核算资料加工、汇总的基础上,根据财务信息使用者的需要,定期对日常会计资料进行加工处理和分类而编制的报告。通过编制财务报告,可以总括、综合、明晰地反映医疗卫生机构财务状况和经营成果以及财务收支情况。财务报告主要包括会计报表、会计报表附注和财务情况说明书三个部分。

(二)会计报表的概念和分类

　　1. 会计报表的概念　　根据会计账簿中所记录的各种核算资料加以整理、汇总加工而形成的具有内在联系、相互配合、相互补充的综合性信息资料。它是总括地反映一定时期财务状况和经营状况的书面文件,是财务报告的重要组成部分。

　　2. 会计报表的分类　　按照不同的分类标准,会计报表可以有不同分类。

　　(1)按照经济内容分类,根据"2012 版财会制度"规定,医院会计报表包括资产负债表、收入费用总表、医疗收入费用明细表、财政补助收支情况表、现金流量表、净资产变动表、基本建设收入支出表和有关附表。

　　(2)按照编报时间的不同,会计报表可以分为月报表、季报表和年报表。月报表在下月的 5 日内报送;季报表在每季度结束后 10 日内报送;年报表在每年结束后 15 日内报送。

　　(3)按照使用目的的不同,会计报表可以划分为外部报表和内部使用报表。外部报表是医院对外报送的报表,如资产负债表、收入费用总表等。内部使用的财务报表,是指根据内部管理需要和主管部门的要求自行设计的报表,如管理费用明细表等。

　　(4)按报送程序不同,分为基层报表和汇总报表。下一级的会计报表称为基层报表;上一级的会计报表称为汇总报表。

(三)会计报表附注

　　会计报表附注是对在会计报表中列示的有关项目以及未能在报表中列示项目所作的进一步说明,它有助于使用者进一步理解和分析医院的财务状况、业务活动情况等。附注应当包括如下内容:①重要会计政策和会计估计变更及其差错更正情况的说明;②重大资产变动情况的说明;③会计报表重要项目及其增减变动情况的说明;④对外承诺和(或)有事项情况的说明;⑤接受捐赠资助情况的说明,包括:名称、数量、来源、用途等;⑥有助于理解和分析财务会计报告需要说明的其他事项和特殊事项。

（四）财务情况说明书

财务情况说明书是为帮助报表使用者了解医院财务状况和财务成果，所提供的书面资料。主要说明医院的业务开展情况、预算执行情况、财务收支状况、成本控制情况、负债管理情况、资产变动及利用情况、基本建设情况、绩效考评情况、对本期或下期财务状况发生重大影响的事项、专项资金的使用情况以及其他需要说明的事项。

报表说明书是对会计报表的重要补充，是开展报表分析时必不可少的参考资料，无论是编制月报、季报、年报时，都要附加上。报表说明书要求真实可靠，简明扼要。

二、医疗机构主要的会计报表

根据"2012 版财会制度"规定[1]，医疗机构常用的会计报表包括：资产负债表、收入支出总表（含业务收支明细表）、现金流量表、财政补助收支明细表、成本报表与报表说明[2]。2012 版的会计报表更加体现出医院的公益性，更有利于开展运营分析和成本核算。主要会计报表如表 17-1 所示：

表 17-1 医疗机构主要财务报表

编号	会计报表名称	编制期
会医 01 表	资产负债表	月度、季度、年度
会医 02 表	收入费用总表	月度、季度、年度
会医 02 表附表 01	医疗收入费用明细表	月度、季度、年度
会医 03 表	现金流量表	年度
会医 04 表	财政补助收支情况表	年度

（一）资产负债表

资产负债表（statement of financial position）是反映医院某一会计期末或某一时点财务状况的静态会计报表，可以反映医院资产、负债和净资产的全貌。资产负债表根据"资产 = 负债 + 净资产"的会计等式，依照一定分类标准和次序，把医院在一定时点的资产、负债和净资产项目予以适当排列，按照一定编制要求编制而成，反映医院所掌握的资源，承担的债务和净资产之间的关系，提供分析医院财务结构、偿债能力、物质基础、发展潜力等所必需的信息依据，是医院的主要会计报表（表 17-2）。

（二）收入费用总表

1. 收入费用总表 收入费用总表（operating expenses statement）是综合反映医院一定时期财务收支状况及财务成果的报表，由收入、支出、收支结余和结余分配四部分组成。通过收入费用总表，可以判断医院的业务开展成果，评价业绩，预测未来发展的趋势。收入费用总表的结构依据结余的计算及结余分配的顺序排列，既反映医院一定期间的财务成果，又反映财务成果的分配过程。是了解医院经营活动的重要分析工具（表 17-3）。收入费用总表下设医疗收入费用明细表。

---

[1] 本节以医院会计报表为例进行讲解。

[2] 2012 版财务管理制度新增加了现金流量表、财政补助收支明细表和成本报表共三个报表，取消了原来的基金变动表。

表 17-2　资产负债表

会医 01 表

编制单位：　　　　　　　　　　　　　　　　　　_____年___月___日　　　　　　　　　　　　　单位:元

资产	期末余额	年初余额	负债和净资产	期末余额	年初余额
流动资产			流动负债		
货币资金			短期借款		
短期投资			应缴款项		
财政应返还额度			应付票据		
应收在院病人医疗费			应付账款		
应收医疗款			预收医疗款		
其他应收款			应付职工薪酬		
减:坏账准备			应付福利费		
预付账款			应付社会保障费		
存货			应缴税费		
待摊费用			其他应付款		
一年内到期的长期债券投资			预提费用		
流动资产合计			一年内到期的长期负债		
非流动资产			流动负债合计		
长期投资			非流动负债		
固定资产			长期借款		
固定资产原值			长期应付款		
减:累计折旧			非流动负债合计		
在建工程			负债合计		
固定资产清理			净资产		
无形资产			事业基金		
无形资产原价			专业基金		
减:累计摊销			待冲基金		
长期待摊费用			财政专项结余（余）		
待处理财产损益			科教项目结余（余）		
非流动资产合计			本期结余		
			未弥补亏损		
			净资产合计		
资产合计			负债及净资产总计		

表 17-2　资产负债表

表 17-3   收入费用总表

会医 02 表

编制单位：   _____年___月   单位:元

项目	本月数	本年累计数
一、医疗收入		
加:财政基本补助收入		
减:医疗业务成本		
减:管理费用		
二、医疗结余		
加:其他收入		
减:其他支出		
三、本期结余		
减:财政基本补助结转		
四、结转入结余分配		
加:年初未弥补亏损		
加:事业基金弥补亏损		
减:提取职工福利费		
转入事业基金		
年末未弥补亏损		
五、本期财政项目补助结转(余)		
财政项目补助收入		
减:财政项目补助支出		
六、本期科教项目结转(余)		
科教项目收入		
减:科教项目支出		

2. 医疗收入费用明细表   是反映医院一定会计期间内医疗收入、医疗成本及其附属明细项目实际情况的报表,是收入费用总表的进一步细化。通过医疗收入费用明细表,可以了解医院业务活动即医疗业务活动的经济成果(表 17-4)。

（三）现金流量表

现金流量表(cash flowing statement)是反映医院在一定会计期间现金流入和流出的动态报表(表 17-5)。它不仅综合反映了医院收支结余与现金净流量的关系,而且通过经营活动和投资、筹资业务对现金流入、流出的影响,揭示了医院财务状况变动的原因。通过现金流量表,报表使用者能够了解现金流量的影响因素,掌握医院真实的财务状况,评价医院获得现金和运用现金的能力,预测医院未来现金流量,为其决策提供有力依据。

通常医院按照经济业务性质的不同,现金流量可以分为经营活动产生的现金流量、投资活动产生的现金流量和筹资活动产生的现金流量三类。现金流量表是资产负债表与收入费用表的补充,资产负债表、收入费用表所提供的会计信息是现金流量表编制的基础。

表 17-4　医疗收入费用明细表

会医 02 表附表 01

编制单位：　　　　　　　　　　　_____年___月　　　　　　　　　　　单位:元

项目	本月数	本年累计数	项目	本月数	本年累计数
医疗收入			医疗成本		
1. 门诊收入			（一）按性质分类		
挂号收入			1. 人员经费		
诊察收入			2. 卫生材料费		
检查收入			3. 药品费		
化验收入			4. 固定资产折旧费		
治疗收入			5. 无形资产摊销费		
手术收入			6. 提取医疗风险基金		
卫生材料收入			7. 其他费用		
药品收入			（二）按功能分类		
其中:西药收入			1. 医疗业务成本		
中成药收入			其中:临床服务成本		
中草药收入			医疗技术成本		
药事服务费收入			医疗辅助成本		
其他门诊收入			2. 管理费用		
2. 住院收入					
床位收入					
诊察收入					
检查收入					
化验收入					
治疗收入					
手术收入					
护理收入					
卫生材料收入					
药品收入					
其中:西药收入					
中成药收入					
中草药收入					
药事服务费收入					
其他住院收入					

表 17-5　现金流量表

会医 03 表

编制单位：　　　　　　　　　　　　　_____年度　　　　　　　　　　　单位:元

项目	行次	金额
一、业务活动产生的现金流量		
开展医疗服务活动收到的现金		
财政基本支出补助收到的现金		
财政非资本性项目补助收到的现金		
从事科教项目活动收到的除财政补助以外的现金		
收到的其他与业务活动有关的现金		
现金流入小计		
发生人员经费支付的现金		
购买药品支付的现金		
购买卫生材料支付的现金		
使用财政非资本性补助项目支付的现金		
使用科教项目收入支付的现金		
支付的其他与业务活动有关的其他现金		
现金流出小计		
业务活动产生的现金流量净额		
二、投资活动产生的现金流量		
收回投资所收到的现金		
取得投资收益所收到的现金		
处置固定资产、无形资产收回的现金净额		
收到的与投资活动有关的其他现金		
现金流入小计		
购建固定资产、无形资产支付的现金		
对外投资支付的现金		
上缴处置固定资产、无形资产收回现金净额支付的现金		
支付的与其他投资活动有关的其他现金		
现金流出小计		
投资活动产生的现金流量净额		
三、筹资活动产生的现金流量		
取得财政资本性项目补助收到的现金		
借款收到的现金		
收到的与其他筹资活动有关的其他现金		
现金流入小计		
偿还借款支付的现金		
偿付利息所支付的现金		
支付的与其他筹资活动有关的其他现金		
现金流出小计		
筹资活动产生的现金流量净额		
四、汇率变动对现金的影响		
五、现金流量净增加额		

（四）财政补助收支情况表

是反映医院一定期间财政补助情况的报表（表17-6）。包括基本财政补助收支情况和项目财政补助收支情况。通过财政补助收支表，可以了解医院财政补助具体构成及变动情况。

表17-6 财政补助收支情况表

会医04表

编制单位： ＿＿＿＿年度 单位:元

项目	结转本年数	--
一、上年结转		--
（一）财政补助结转		--
1. 基本支出结转		--
2. 项目支出结转		--
其中:医疗卫生项目		--
科学技术项目		--
教育项目		--
（二）财政补助结余		--
项目	本年数	上年数
二、本年财政补助收入		
（一）基本支出		
（二）项目支出		
其中:医疗卫生项目		
科学技术项目		
教育项目		
三、本年财政补助支出		
（一）基本支出		
（二）项目支出		
其中:医疗卫生项目		
科学技术项目		
教育项目		
四、财政补助上缴		
（一）财政补助结转上缴		
（二）财政补助结余上缴		
项目	结转下年数	--
五、结转下年		--
（一）财政补助结转		--
1. 基本支出结转		--
2. 项目支出结转		--
其中:医疗卫生项目		--
科学技术项目		--
教育项目		--
（二）财政补助结余		--

（五）其他报表

适应医改的要求和医院自身发展的需要,以及开展财务分析的需要,除了以上四种基本报表以外,还包括其他几种报表。

1. 基本建设收入支出表　是反映医院一定期间基本建设投资情况的报表。通过基本建设收入支出表可以了解医院各项基建项目的概算、基建投资及借款以及基建支出等情况。

2. 净资产变动表　净资产变动表反映净资产的年初、年末结余及构成变动情况。通过净资产变动表,掌握净资产结余的存量,分析其构成,了解医院运行情况,考核预算执行的情况。

3. 基本数字表　基本数字表是反映医院在一定时期内职工人数、床位数、门急诊人次等医院经营状况的基本情况报表。它由统计指标和财务分析指标构成,是财务报表的使用者了解医院基本情况最主要的报表之一。通过统计指标和财务分析指标反映医院运营中各项任务完成情况、工作效率、资金运转等情况,对综合反映和分析医院经济状况有着重要的意义,是进行财务分析必不可少的报表。

第四节　财务分析内容和方法

一、财务分析的意义与作用

（一）财务分析的含义

财务分析是以经营单位财务报告等会计资料为基础,采用一定的技术方法,对经营单位的财务状况和经营成果进行评价和剖析的一项财务活动,以反映运营过程中的利弊得失、财务状况和发展趋势。财务分析以医院财务报告为主要依据,通过财务指标之间的数量关系,帮助医院管理者查找经营过程中的利弊,了解并掌握医院的财务状况及其发展趋势,并将重要的财务信息应用到医院管理和决策过程中。

（二）财务分析的意义

1. 财务分析是评价财务状况,衡量经营业绩的重要依据　通过对医院会计报表进行分析,可以较为准确地了解与掌握医院所具备的偿债能力、运营能力、盈利能力和发展能力。便于经营管理者及其报表使用者了解医疗机构的财务状况和经营成果。

2. 财务分析是实现理财目标和经营目标的重要手段　通过财务分析,既能揭示成绩也能揭示问题,让医院管理者找出经营管理中的薄弱环节,并分析其原因,以便及时采取改进措施,提高医院经营管理水平。

3. 财务分析有利于加强管理,规范财务行为,提高资金使用效率　管理者通过对预算执行情况的分析,可以找出工作中的差距,促进单位加强预算管理;通过对资源消耗的分析,促使单位充分挖掘内部潜力,加强成本核算,提高资金使用的社会效益和经济效益;通过对内部财务规范性的分析,促进卫生机构不断完善内部控制管理办法,规范财务行为。

4. 财务分析在医疗机构管理过程中起到承上启下的作用　会计报表只能概括地反映出本单位

过去的财务状况和经营成果。只有通过财务分析,才能正确评价本单位财务状况和经营成果,揭示在提供服务的过程及其管理中存在的问题,总结经验教训,为加强和改善医院内部管理,制订财务决策提供重要依据。

5. 财务分析有利于国家进行宏观经济管理和调控　新医改背景下,国家财政成为医疗卫生机构投资的主体。卫生行政管理部门通过财务报表等会计信息进行汇总分析,可以了解和掌握医疗卫生机构整体运行情况,制定正确、合理、有效的管理方法和调控措施,促进医疗卫生机构认真贯彻执行医改路线、方针和政策,保证卫生事业良性发展。

二、财务分析的内容和步骤

(一)财务分析的内容

根据"2012版新财会制度"规定,财务分析的主要包括以下内容:

1. 预算管理分析　是通过预算收入执行率、预算支出执行率、财政专项拨款执行率等指标反映医院的预算执行情况。

2. 结余和风险管理分析　是通过业务收支结余率、资产负债率、流动比率等指标反映医院获得经济收益和抵抗财务风险的能力。

3. 资产运营分析　是通过总资产周转率、应收账款周转天数、存货周转率等指标反映医院的资产管理效率。

4. 成本管理分析　是通过门诊收入成本率、住院收入成本率、百元收入药品、卫生材料消耗等指标反映医院提供医疗服务过程中的成本管理水平。

5. 收支结构分析　是通过人员经费支出率、公用经费支出比率、管理费用率、药品、卫生材料支出率、药品收入占医疗收入比重等指标反映医院重要的收支项目的结构比,从而认识局部与整体的关系和影响,发现存在问题的收支项目,揭示进一步分析的方向。

6. 发展能力分析　是通过总资产增长率、净资产增长率、固定资产净值率等指标反映医院的资产及净资产的发展潜力以及固定资产的新旧程度。

(二)财务分析的基本步骤

财务分析的过程一般按照以下几个步骤进行:

1. 明确分析目的　财务分析的根本目标是保证医院可持续发展。具体目标是在医疗服务市场发展的情况下,医院财务分析必须为医院医疗服务决策和控制提供依据。明确财务分析的目的,是开展分析的第一步。有什么样的目标,才能够选择相应的指标进行计算和分析。

2. 收集所需要的资料　一般来讲,财务报告是财务分析的主要资料来源,另一方面,根据不同的分析目的,也要收集其他资料。如本单位历年的经营状况、人员构成、管理费用等。

3. 选择分析方法　分析方法服从于分析目的,应当根据不同的分析目的,采取不同的分析方法。例如,对未来发展趋势的预测,需要用回归分析法;对流动性的分析,需要用比率分析法;对计划执行情况的分析,需要用因素分析法等。

4. 进行分析计算　根据所掌握的数据资料和分析目的,采用一定的方法和指标进行计算。如分析医院流动性时,就应计算其流动比率、速动比率等指标;分析其盈利能力时,就要计算其净资产利润率等。

5. 撰写分析报告   在撰写分析报告时,对分析过程,所采用的分析方法,分析依据作出明确、清晰的说明和解释,对分析结果作出总结和概括,同时还应当对分析资料、分析方法的局限性作出说明。

(三)财务分析指标体系

财务分析指标取决于分析的目的。尽管不同利益主体进行财务分析有着各自不同的侧重点,但综合各方面对信息的需求,就经营单位总体来看,财务分析包含四方面,四者相互依存,相互作用,相辅相成,形成财务分析的指标体系。

1. 偿债能力分析   是指资产的变现能力,是衡量医院支付债务能力的重要指标。例如,流动比率、速动比率、资产负债率等。偿债能力是财务目标实现的稳健保证。

2. 运营能力分析   运营能力分析主要是分析医院的营利能力和营利水平,掌握医院的营利情况。例如,应收转款周转率等。营运能力是财务目标实现的物质基础。

3. 盈利能力分析   反映医院资本利用情况和效果。例如,收支结余率、净资产收益率等。盈利能力是以上两者共同作用的结果,同时对前两者的增强起到推动作用。

4. 发展能力分析   反映医院的发展潜力,是评价医院发展潜力和趋势的重要指标。例如,净资产增长率、职工人均收入增长率等。

三、财务分析常用的方法

财务分析常用的方法包括比较分析法、趋势分析法、比率分析法和因素分析法等,其中比率分析法是财务分析的主要方法。

(一)比较分析法

比较分析法(horizontal analysis)是将两个或两个以上相关指标(可比指标)进行对比,测算出相互间的差异,从中进行分析比较,找出产生差异主要原因的一种分析方法。比较分析法是实际工作中最常用的一种方法。主要包括四个方面:

1. 用本期的实际指标与本期计划指标比较,用以说明本期计划的完成情况和完成进度,并为进一步分析产生差异的原因指明方向。

2. 用本期的实际指标与上期实际指标比较,用以了解指标的发展变化情况,预计发展变化的规律和趋势,评价本期与上期财务管理状况的优劣。

3. 用本单位的实际指标与本地区的先进水平进行比较,用以说明单位的差距与不足,促进单位进一步提高财务管理水平。

4. 用本单位的实际指标与其他地区同类机构相同指标进行比较,以说明地域差异。

采用比较分析法时,应注意指标的统一性和可比性。进行对比的各项指标,在经济内容,计算方法等方面,必须具有可比的共同基础。如果相比较的指标之间存在不可比因素,应先按照统一的口径进行调整,然后再进行比较。

（二）趋势分析法

趋势分析法（trend analysis）是通过比较经营单位连续几期的会计报表中的财务指标,来分析财务指标的变化情况,并以此预测经营单位未来发展趋势的一种分析方法。采用这种方法可以从财务账款和经营成果的发展变化中寻求其变动的原因、规律等,以此来判断医院未来的发展趋势。趋势分析包括两种方法：

1. 定基分析法　是指连续在几期的会计数据中,以某期为固定时期(一般为第一期),指数定为100,分别计算其他各期对固定基期的变动情况,以判断其发展趋势。其中,要分析的时期称为报告期,要对比的时期称为基期。采用定基指标分析时,可以将报告期与基期进行直接对比,便于挖掘潜力,改进工作。

$$定基百分比 = \frac{报告期金额}{基期金额} \times 100\% \qquad (17-1)$$

2. 环比分析法　是指在连续几期的会计数据中,每一期分别与上期进行对比,分析计算各期的变动情况,以判断发展趋势,采用环比指标分析,可以看出指标的连续变化趋势。

$$环比百分比 = \frac{报告期金额}{上期金额} \times 100\% \qquad (17-2)$$

3. 在运用趋势分析法时应注意的几个问题　①选择合适的基期。基期必须具有代表性、正常性和可比性。②进行趋势分析所需要的期数一般应在三期以上。一般而言,选择的期数越多,分析结果的准确性越高。③分析过程应排除不可比因素,在计算口径上力求一致,当会计政策、财务制度发生变化时,应对相关指标作适当的调整,并应剔除偶然事件的影响。

（三）结构分析法

结构分析法（vertical analysis）是指某一类财务项目的数据在全部财务项目中所占的百分比。这是一种非常简单但很实用的方法,也是一种便于掌握的分析方法。在分析中要注意总体和部分之间的构成关系。结构分析包括五个方面。

1. 筹资结构　是指某类筹资形式或渠道所筹集的资金在所筹全部资金中的比重。可分为自有资金和借入资金等,用于分析单位不同筹资来源结构。

2. 资产结构　是指单位某类资产在资产总额中所占的比重,分析资产占用的合理性和有效性。

3. 负债结构　负债包括流动负债和非流动负债,流动负债和非流动负债分别占负债总额的比重称为负债结构。由于流动负债要求在一年之内偿还,如果流动负债所占比例较高,说明单位的还款压力比较大;如果流动负债比例较小,说明单位还款压力不大,可以通过医疗活动增加收入以偿还负债。

4. 收入结构　是指各个不同项目的收入额占全部收入的比重。例如医疗收入占总收入的比例反映出开展基本医疗服务对医疗卫生机构的支持力度;公共卫生经费补助收入占总收入的比重反映出公共卫生服务对机构的支持力度。

5. 支出结构　是指各个不同项目支出占全部支出的比重。例如,人员经费支出比率反映人员配备的合理性和薪酬水平高低;公用经费支出比率反映运营消耗的情况;管理费用率反映医院管理效率;药品、卫生材料支出率反映医院药品、卫生材料在医疗业务活动中的耗费情况。

(四)因素分析法

1. 因素分析法的概念　因素分析法(factor analysis)是依据分析指标与其影响因素之间的关系,从数量上来确定几种相互联系的因素对分析对象影响程度的一种分析方法。一项指标的变动一般来讲受到多种因素的影响,因素分析法就是研究各项因素变动对指标影响程度的大小,以便了解原因,分清不同因素的影响程度;同时,找出问题之所在,抓住主要矛盾,有的放矢地解决问题。

2. 因素分析法的计算步骤　①比较分析财务指标的实际数和计划数,确定分析对象;②确定影响分析对象变动的各项因素;③在对各项影响因素进行的基础上确定每一项因素的排列顺序;④逐项进行连环替代,计算替代结果;⑤比较各因素的替代结果,确定各因素对分析指标的影响程度;⑥对各项因素影响程度验证,检验分析结果。

假定某一财务指标 S 受 a、b、c 三个因素的影响,且 $S=a \times b \times c$。其实际数指标与计划数指标分别为:

实际数:$S_1 = a_1 \times b_1 \times c_1$

计划数:$S_0 = a_0 \times b_0 \times c_0$

实际数与计划数的总差异 $S(S_1 - S_0)$ 同时受 a、b、c 三个因素的影响。

计划数指标	$S_0 = a_0 \times b_0 \times c_0$	①
第一次替代	$S_1 = a_1 \times b_0 \times c_0$	②
第二次替代	$S_2 = a_1 \times b_1 \times c_0$	③
第三次替代	$S_3 = a_1 \times b_1 \times c_1$	④

②式-①式:$S_1 - S_0 = (a_1 - a_0) \times b_0 \times c_0$　　即 a 因素变动对 S 的影响

③式-②式:$S_2 - S_1 = a_1 \times (b_1 - b_0) \times c_0$　　即 b 因素变动对 S 的影响

④式-③式:$S_3 - S_2 = a_1 \times b_1 \times (c_1 - c_0)$　　即 c 因素变动对 S 的影响

将这三个因素各自的影响程度相加,即为总差异 $(S_3 - S_0)$。

例 17-1　某医院青霉素销售情况如表 17-7,2010 年销售收入比 2009 年减少了 6520 元,为什么? 采用因素分析法开展分析。

表 17-7　青霉素销售情况统计表

指标	2009 年	2010 年
销售数量(合)	50 000	55 000
进价(元)	1.00	0.80
加价率(%)	5.00	4.50
销售收入(元)	52 500	45 980

药品销售收入=数量×进价×(1+加价率)

第一步,计算 2009 年销售收入

销售收入=50 000×1.00×(1+5%)=52 500　　　　　　　　　①

第二步,逐项替代:

$$替换数量因素:销售收入 = 55\,000 \times 1.00 \times (1+5\%) = 57\,750 \qquad ②$$

数量因素影响 = ② - ① = 5250

$$替换价格因素:销售收入 = 55\,000 \times 0.80 \times (1+5\%) = 46\,200 \qquad ③$$

价格因素影响 = ③ - ② = -11\,550

$$替换加价率因素:销售收入 = 55\,000 \times 0.80 \times (1+4.5\%) = 45\,980 \qquad ④$$

加价率因素影响 = ④ - ③ = -220

第三步,验证各个因素共同影响,2010 年的销售收入总的下降了 6520 元。即 5250 + (-11\,550) + (-220)。

结论:2010 年青霉素药品的销售收入比 2009 年下降了 6520 元,其中,由于数量的增加,使药品销售额增加了 5250 元,但是由于价格的下降,使药品销售额下降 11\,550 元,由于加价率下降,使得销售额下降了 220 元。三因素综合作用的结果,药品销售额总的变动下降 6520 元。

3. 因素分析中应注意的问题　因素分析法既可以全面分析各个因素对某项经济指标的影响,又可以单独分析某个因素对某一经济指标的影响。在财务分析中应用较为广泛。但在应用因素分析法中,应注意以下几个问题:

(1)因素的关联性:即被分解的各个因素必须与总体指标存在着因果关系,客观上构成指标差异的制约因素。

(2)计算结果的假定性:采用因素分析法计算某个因素变动的影响程度时,需假定其他因素不变,并且需假定前面的因素已变动,而后面因素未变动。连环替代顺序不同将导致计算结果不同。为此,在开展分析时应力求这种假定是合乎逻辑的,应具有实际经济意义的,应按照事物的发展规律和各因素的相互依存关系合理排列各因素的顺序。

(3)因素替代的顺序性:替代因素时,必须遵循各因素的主次依存关系,排列成一定的顺序并依次替代,不可颠倒,否则会得出不同的结果。确定各因素排列顺序的一般原则是:先数量因素后质量因素;先实物因素后价格因素;先主要因素后次要因素。

(4)顺序替代的连环性:因素分析法所确定的每一因素变动对总指标的影响,都是在前一次计算的基础上进行的,是一环扣一环的。只有保持计算过程的连环性,才能使各个影响因素之和等于分析指标总的变动,从而说明分析指标变动的原因。

(五)财务比率分析方法

财务比率法(ratio analysis)是通过某些彼此存在关联的会计项目数据进行对比,计算出各种财务比率,并用来揭示各相关会计项目之间逻辑关系的一种分析方法。比率是相对数,采用这种方法,能够把某些条件下的不可比指标变成可以比较的指标,以利于进行分析。财务比率分析方法是财务分析中经常使用的重要的方法。

1. 偿债能力分析　偿债能力是指卫生机构偿还各种到期债务的能力。偿债能力的大小,是衡量一个单位财务状况好坏的重要标志,卫生机构只有在具备足够偿债能力的前提下,才能保证债务的及时偿还。偿债能力分析包括长期偿债能力和短缺偿债能力分析。其中,一般用流动比率和速动比率等指标来分析评价。长期偿债能力一般用资产负债率来分析。

（1）流动比率（current ration）：是单位流动资产与流动负债比率。它表示每一元流动负债中有多少流动资产作为偿还债务的保证。衡量流动资产在短期负债到期以前可以变为现金、偿还债务的能力。流动比率越高，说明单位流动资产周转越快，偿还流动负债的能力越强。但是，流动比率过高，表明资金利用效率比较低下，反映单位没有将多余的资金用作其他经营业务上。根据国际经验判断，其流动比率一般大于 2 时，说明单位偿还短期负债的能力较强，资金利用效率较好。其计算公式为：

$$流动比率 = \frac{流动资产}{流动负债}$$

计算出来的流动比率只有和同行业平均水平，本企业历史水平进行比较，才能知道这个比率是高还是低。如果想进一步找出过高或过低的原因，还必须分析流动资产和流动负债的结构以及其他经营因素。

虽然流动比率越高，偿还短期债务的流动资产保证程度越强，但这并不说明医院已经有足够的现金用来偿债。流动比率高也可能是存货积压，应收账款增多且收账期延长，以及待摊费用和待处理财产损失增加所致，而真正可用来偿债的现金有可能短缺。所以，在分析流动比率的基础上，还应进一步对现金流量加以分析和考察。值得注意的是，流动比率指标计算所需要的报表数据的真实性和可靠性是至关重要的，分析流动比率时应剔除虚假或不实的因素，以免得出错误的结论。

（2）速动比率（quick ratio）：是单位速动资产与流动负债的比率。它表示每一元流动负债中有多少速动资产作为偿还债务的保证。所谓速动资产，是指流动资产减去变现能力较差且不稳定的存货，待摊费用，待处理流动资产损失等后的余额。速动比率是流动比率的补充，流动比率只能反映流动资产与流动负债之间的关系，并没有揭示出流动资产构成的素质如何。而速动比率是在剔除了流动负债中变现能力最差的存货后，反映单位偿债能力的指标。因此，速动比率比流动比率更准确、可靠地评价医疗卫生机构资产的流动性及其偿还短期债务的能力。该指标越高，表明偿还债务的能力越强。一般正常的速动比率以 1 为合适，表明既有好的债务偿还能力，又有合理的流动资产结构。其计算公式为：

$$速动比率 = \frac{速动资产}{流动负债} = \frac{流动资产-存货}{流动负债}$$

影响速动比率可信度的重要因素是应收账款的变现能力。账面上的应收账款不一定都能变成现金，实际坏账可能比计提准备更多；报表的应收账款数额不能反映出真实的平均水平。这些情况，外部使用人不易了解，而财务人员却有可能作出估计，因此，保证应收账款的真实性是开展分析的前提。

（3）资产负债率（debt ratio）是单位负债总额与资产总额的比率，反映医院的资产中借债筹资的比重，衡量医院利用负债营运的能力，是分析负债水平及其风险程度的重要判断标准。计算公式为：

$$资产负债率 = \frac{负债总额}{资产总额} \times 100\%$$

资产负债率多少为宜，不同经营者对这个指标的看法不同。适度的资产负债率既能表明投资人、债权人的投资风险较小，又表明经营安全、稳健、有效，具有较强的筹资能力。从债权人的立场看，资产负债率越低越好，经营单位偿债有保证，贷款不会有太大的风险；但是按照 2012 版《财务管理制度》的要求，从医疗机构公益性的角度来看，资产负债率不宜过高。

2. 运营能力分析　　运营能力是指医疗机构运用资金进行经营活动的能力。对运营能力的分析，一般采用下列指标：

（1）流动资产周转速度指标：流动资产周转率是指一定时期内的医疗收入与流动资产平均占用额的比率，是用来反映整个流动资产周转速度的快慢。流动资产周转天数表示全部流动资产回收一次所需要的时间。这个指标的周转次数越多，周转天数越少，说明周转速度越快，资金利用效率越高。其计算公式为：

$$流动资产周转率（次数）=\frac{医疗收入}{流动资产平均占用额}$$

$$流动资产平均占用额=\frac{年初流动资产占用额+年末流动资产占用额}{2}$$

$$流动资产周转天数=\frac{日历天数（360）}{流动资产周转率}$$

（2）应收账款周转速度指标：包括应收账款周转率和周转天数。应收账款周转率（receivables turnover）是一定时期内医疗收入净额与平均应收账款余额之比，反映单位在一定时期内应收经营服务收入款的平均回收速度；应收账款周转天数是指一定时期内（一般为 1 年）应收账款收回的平均天数。医疗收入包括门诊收入和住院收入。

$$应收账款周转率（次）=\frac{医疗收入}{平均应收账款}$$

$$平均应收账款额=\frac{期初应收账款+期末应收账款}{2}$$

$$应收账款周转天数（天）=\frac{日历天数（360 天）}{应收账款周转率}$$

一般来说，应收账款周转率越高，天数越短，反映它收回货款的速度快，资产流动性强，可以减少或避免坏账损失。反之，周转次数越少，天数越长，说明收回货款的速度越差，产生坏账的可能性越大。

（3）存货周转速度指标：是用来反映存货的流转速度。存货周转天数表示周转一次所需要的时间。存货周转率反映医院向病人提供的药品、卫生材料、其他材料等的流动速度以及存货资金占用是否合理。平均存货是指医院期初和期末存货的平均值。一年日历数（360 天）与存货周转率的比值为存货周转天数。

$$存货周转率=\frac{医疗收入}{存货平均余额}$$

$$存货平均余额=\frac{期初存货+期末存货}{2}$$

$$存货周转天数=\frac{日历天数}{存货周转次数}$$

一般来讲,存货周转速度越快,存货的占用水平越低,流动性越强,存货转换为现金或应收账款的速度越快。提高存货周转率可以提高医院的变现能力,而存货周转速度越慢,则变现能力越差。

(4)固定资产周转率:是一定时期内业务收入与固定资产平均净值的比率。是用来反映固定资产回收速度和利用效果的指标。其计算公式为:

$$固定资产周转率=\frac{业务收入}{固定资产平均净值}$$

$$固定资产平均净值=\frac{(期初固定资产净值+期末固定资产净值)}{2}$$

固定资产周转率高,表明固定资产利用充分,固定资产投资得当,结构合理,能够发挥其应有的效率;相反,如果固定资产周转率不高,表明固定资产运用效率不高,医院营运能力不强。

(5)总资产周转率(assets turnover):是指一定时期内的业务收入与资产总额的比率。用来反映总资产价值回收与利用效果的指标。该指标综合反映了医疗机构全部整体资金的营运能力和利用效果。该指标越高,表明总资产营运能力越强。计算公式为:

$$总资产周转率=\frac{业务收入}{资产总值}$$

3. 营利能力分析   营利能力是指卫生机构获得经济收益的能力,是衡量单位经济效益高低的重要指标。常用的分析指标主要有:

(1)资产报酬率:是单位在一定时期内业务经营收支结余与资产平均总额的比率,又称资产收益率。该项指标越高,说明医院资产利用效益越好,经验管理水平越高。该指标较低,说明该医疗机构资产利用效果存在问题,需要找出原因加以改进。资产报酬率指标揭示了医疗机构资产综合利用的效果,无论对于所有者,债权人还是经营者都具有重要意义。其计算公式为:

$$资产报酬率=\frac{收支结余总额}{资产平均总额}\times100\%$$

(2)医疗收支结余率:是单位医疗收支结余与医疗收入之间的比率。医疗收支结余率反映医疗机构除来源于财政项目收支和科教项目收支之外的收支结余水平,能够体现该机构财务状况、医疗支出的节约程度以及管理水平;该比率越大,说明经营能力越强,其计算公式为:

$$医疗收支结余率=\frac{医疗收入-医疗支出}{医疗收入}\times100\%$$

(3)资本保值增值率:资本保值增值率是医疗卫生机构期末所有者权益总额与期初所有者权益总额之比。资本的保值增值是医疗卫生机构所有者所关心的。资本价值的衡量应取决于其增值的能力。医疗卫生机构在经营中必须尽可能使机构的资产得以保全并使之不断增值,从而降低风险,维护机构所有者的权益。计算公式为:

$$资本保值增值率=\frac{年末所有者权益}{年初所有者权益}\times100\%$$

如果该指标大于100%,说明所有者权益总额增加,资本达到增值效果;如果该比率小于100%。则意味着所有者权益遭受损失。

影响资本保值增值变动的因素有:经营盈亏,利润分配中的各项支付,资本的增减。其中,经营盈亏对资本保值增值率影响是正常的,而利润分配中的各项支付是人为政策造成的资本减值。因此,计算该指标时应扣除客观增减因素。

4. 发展能力分析 发展能力是指卫生机构的财务增长和可持续发展的能力。发展能力是单位经济实力强弱的重要体现。常用的分析指标主要有:

(1)总资产增长率:是本年总资产增长额与年初资产总额的比率,它可以衡量本期资产规模的增长情况,评价医疗卫生机构营运规模总量上的扩张程度。其计算公式为:

$$总资产增长率 = \frac{本年总资产增长额}{年初资产总额} \times 100\%$$

该指标表明医院规模增长水平对发展后劲的影响。但应注意规模扩张的质量,避免资产盲目扩张。

(2)净资产增长率:是单位一定时期内期末净资产与期初数的比率。反映医疗卫生机构净资产的增值情况和发展能力;净资产增长率愈高,说明发展能力愈强。其计算公式为:

$$净资产增长率 = \left(\frac{期末净资产}{期初净资产} - 1\right) \times 100\%$$

(3)固定资产增长率:是单位一定时期内固定资产增加值与期初固定资产原值的比率。它是用来检验固定资产规模扩大程度的指标,其计算公式为:

$$固定资产增长率 = \left(\frac{本期净增固定资产原值}{期初固定资产原值} - 1\right) \times 100\%$$

(4)收支结余增长率:是单位本期收支结余与上期收支结余的比率。它是说明经营情况的指标,其计算公式为:

$$收支结余增长率 = \left(\frac{本期收支结余}{上期收支结余} - 1\right) \times 100\%$$

(5)职工人均收入增长率:是平均在职职工人均收入增长的比率,包括财政补助收入和医疗收入,是反映收益扩张能力的指标。其计算公式为:

$$职工人均纯收入增长率 = \left(\frac{本期职工人均收入}{上期职工人均收入} - 1\right) \times 100\%$$

$$平均在职职工 = \frac{期初在职职工人数 + 期末在职职工人数}{2}$$

(六)收支平衡分析

医疗卫生机构为了维持和发展,必须使所消耗的卫生资源得到应有的补偿。为了取得一定数量的结余,就要对结余的有关因素进行分析和研究。在收费水平一定情况下,影响结余的因素有两个,即医疗服务成本和医疗服务数量。这种研究医疗服务成本、数量和利润之间关系的方法,称为"收支平衡分析"或称"本量利分析"。这也是财务分析的主要方法之一。

1. 成本的分类 在进行收支平衡分析中,首先按其成本习性即成本总额和业务量之间的依存关系,将成本划分为变动成本、固定成本和混合成本。

2. 混合成本的分解　在医院管理中,有些成本既有变动的部分又有固定的部分,这部分成本称为混合成本。在进行收支平衡分析的时候,要采用适当的方法,将其中变动和固定的两部分成本分解出来,并分别计入变动成本和固定成本中去。混合成本的分解方法一般采用高低点法。

高低点是指有效范围内,分别确定出高点的业务量和成本,低点的业务量和成本,求出其差额,然后以成本的差额除以业务量的差额,求出单位变动成本,再求出其中的固定成本数。

例 17-2　某医院病人住院的天数,高点为 10 天,低点为 5 天;水电费高点 1000 元,低点为 700 元,则住院天数的差额为 5 天,水电费的差额为 300 元。每一住院天数的单位变动成本为:

$$单位变动成本 = \frac{高低点成本差额}{高低点业务量差额} = \frac{300}{5} = 60$$

按低点条件分解:

$$变动成本 = 低点业务量 \times 单位变动成本 = 5 \times 60 = 300 \; 元$$

$$固定成本 = 低点混合成本 - 低点变动成本 = 700 - 300 = 400 \; 元$$

按高点条件分解:

$$变动成本 = 10 \times 60 = 600(元)$$

$$固定成本 = 1000 - 600 = 400(元)$$

通过以上计算,求出混合成本分解后的固定成本是 400 元,其余部分为变动成本 600 元。

3. 收支平衡分析计算方法　当成本分成固定成本和变动成本两大类后,根据本量利之间的性质,可以把成本、业务量和盈余三者之间的关系,列成下列计算式:

$$收入 - 成本 = 结余$$

$$(经费补贴 + 医疗收入) - (变动成本 + 固定成本) = 结余$$

$$医疗收入 = 变动成本 + 固定成本 - 经费补贴 + 结余$$

$$单位医疗收入 \times 业务量$$

$$= (单位业务变动成本 \times 业务量) + (固定成本 - 经费补贴) + 盈余$$

设:单位医疗收入为 P,业务量为 X,经费补贴为 I,单位变动成本为 B,固定成本总额为 A,结余为 S。

把这些因素代入上式,得:

$$PX = BX + A - I + S \tag{17-3}$$

现在,为了保本,即收支平衡,设结余 S=0,则:

$$X = \frac{A - I}{P - B} \tag{17-4}$$

$$X = 保本业务量$$

$$PX = 单位业务收入 \times 保本业务量 = 保本业务收入$$

此时的业务量为保本业务量,业务收入为保本业务收入。在这个保本业务量时,医院不赢也不亏,超过保本业务量,医院就会营利,否则就可能亏损。

例 17-3　某门诊医疗机构 2008 年经费补助为 12 万元,每门诊人次的变动成本为 20 元,当年固定成本为 18 万元,每门诊人次收入水平为 25 元,求该门诊医疗机构全年完成多少门诊人次,才能达到收支平衡?

解:将本题的有关数据代入公式 17-4 中:

$$X = \frac{A-I}{P-B} = \frac{(18-12)}{(25-20)} = 1.2(万人次)$$

$$PX = 25 元/人 \times 1.2 万人次 = 30 万元$$

当该医疗机构全年完成 1.2 万人次门诊业务量,业务收入达到 30 万元时可达到收支平衡;如果超过 1.2 万门诊人次,即可获得盈余。

(高广颖)

本章小结

本章根据我国最新出台的财务管理制度(2012 版),从收支管理、成本管理、资产管理、财务清算四个方面系统阐述了医疗卫生机构财务管理的主要内容和基本要求,介绍了我国医疗卫生机构的资产负债表、医疗费用总表、现金流量表等主要会计报表格式及其作用,并系统讲解了财务比较分析、结构分析、因素分析、本量利分析等,重点介绍了财务比率分析的指标体系及其各个指标的计算公式和评断依据。通过系统的讲授,让学员了解我国医疗卫生机构的主要报表,并学会运行财务分析方法开展医疗卫生机构的财务分析。

思考题

1. 财务管理主要包括哪些内容?
2. 医院常用的财务报告包括哪些内容?
3. 主要的财务比率分析方法有哪些?

第十八章

疾病经济负担

【本章提要】 疾病、伤残会导致人们的身心（心理负担）与躯体负担（损伤），也会带来经济压力。疾病经济负担可表现为直接经济负担、间接经济负担和无形经济负担；本章介绍疾病经济负担概念、测量指标和测算方法；介绍疾病经济负担的影响因素以及疾病经济负担研究的实际意义。

随着城市化、工业化和人口老年化进程以及人类不良行为方式变化，疾病结构（疾病谱）随之发生改变。新发传染病和旧传染病复燃的双重影响，给人们带来生理和精神的痛苦，伤害其健康与生命，更是对个人、社会和国家带来沉重的经济负担和社会负担。研究疾病经济负担对于疾病预防控制、医疗保障、社会政策以及健康管理均具有指导意义，也是合理配置卫生资源的有效依据。

第一节　疾病经济负担概述

疾病、伤残会导致人们的身心（心理负担）与躯体负担（损伤），也会产生经济压力，造成因病致贫和因病返贫。疾病负担包括疾病流行病负担和疾病经济负担；疾病经济负担可分为直接经济负担、间接经济负担和无形经济负担。

一、疾病经济负担

（一）疾病负担

1. 疾病负担　疾病负担（burden of disease）是指疾病、伤残（失能）和过早死亡对健康和社会造成的总损失。这种损失包括经济上的损失、生活质量的恶化和生命年的损失。疾病负担是用来研究疾病和健康状况的一种社区诊断方法，是将早亡造成的损失与由于疾病伤残/失能造成的健康损失结合起来考虑的疾病对社会造成的总损失。疾病负担通过经济成本、死亡率、疾病发生率以及其他指标来反映健康问题给人们带来的影响。疾病负担包括疾病流行病学负担和疾病经济负担。在疾病的流行病学方面，死亡人数、伤残人数和患病人数等绝对数指标是描述和反映健康状况与水平的常规指标；发病率、伤残率、患病率、死亡率等相对数指标可以用来比较不同特征人群疾病分布的差异；健康调整寿命年、伤残调整寿命年、与健康有关的生存质量和减寿年限（PYLL）等综合指标作为各种不同疾病造成的负担之间架起相互比较的测量指标。疾病的经济负担包括医疗保健的成本、社会、工作单位、雇主、家庭和个人支出的疾病成本，反映疾病给个人、家庭和社会带来的直接疾病经济负担（direct economical burden of disease）、间接疾病经济负担（indirect economical burden of disease）和无形疾病经济负担（intangible economical burden of disease）。

2. 全球疾病负担　　全球疾病负担(global burden of disease, GBD)是 1993 年世界银行在世界发展报告中首先提出的概念,全球疾病负担研究是由美国哈佛大学、世界卫生组织和其他地区和国家百名专家对全球疾病导致的损失进行了评估研究,该研究报告提出了测量疾病负担的新指标,即伤残(失能)调整生命年(disability adjusted life year, DALY),并以该指标发布了全球各地区疾病负担构成。2014 年又发表了同类研究报告。全球疾病负担主要从传染病、非传染病、肿瘤、意外伤害和精神疾患等方面来反映。这些研究报告对世界各国的疾病负担进行了比较分析,提出了发展中国家及中等收入国家控制疾病的优先重点及确定基本卫生服务的策略。根据 2014 年 11 月发表在 Lancet 杂志的论文显示 60 岁及以上人群的疾患占全球疾病负担的 23%,同时该人群疾病负担排前五位的疾病依次是心血管疾病(30.3%)、恶性肿瘤(15.1%)、慢性呼吸道疾病(9.5%)、肌肉骨骼疾病(7.5%)和神经精神疾患(6.6%)。2015 年 6 月国家卫生和计划生育委员会发布的《中国居民营养与慢性病状况报告(2015 年)》指出,2012 年全国居民慢性病死亡率为 533/100 000,占总死亡人数的 86.6%。

比较 1990 年与 2013 年全球疾病负担研究报告,发现尽管人类期望寿命从 1990 年的 65.3 岁[95%置信区间:(65.0,65.6)]提升到 2013 年的 71.5 岁[95%置信区间:(71.0,71.9)],寿命延长可能是源于疾病病死率下降的结果,高收入地区和低收入地区病死率下降是不相同的。在高收入地区,癌症下降了 15%,心脏病下降了 22%;而在低收入国家,主要是由于腹泻、下呼吸道感染和新生儿疾病等死亡率的快速下降,但死亡人数在相同时期从 4750 万增加到 5490 万人。各种疾病存在变动趋势,例如伤害的全球死亡人数增加了 10.7%(从 1990 年的 430 万人到 2013 年 480 万人);HIV/AIDS、慢性肾病、糖尿病等疾病的年龄别死亡率在 1990—2013 年呈现增长趋势。表 18-1 显示冠心病每千人 DALYs 排序从第 4 位上升到第 1 位;HIV/AIDS 从 1990 年的第 33 位快速上升到 2010 年的第 6 位。

表 18-1　1990 年和 2010 年 10 种主要疾病全球 DALYs 比较

病种	2010 年(千人)		1990 年(千人)	
	排序	DALYs(95%置信区间)	排序	DALYs(95%置信区间)
冠心病	1	129 795(119 218,137 398)	4	100 455(96 669,108 702)
下呼吸道疾病	2	115 227(102 255,126 972)	1	206 461(183 354,222 979)
脑卒中	3	102 239(90 472,108 003)	5	86 102(81 033,94 802)
腹泻	4	89 524(77 595,99 193)	2	183 543(168 791,197 655)
疟疾	5	82 689(63 465,109 846)	7	69 141(54 547,85 589)
HIV/AIDS	6	81 549(74 693,88 371)	33	18 118(14 996,22 269)
下腰背痛	7	80 667(56 066,108 723)	12	56 384(38 773,76 233)
剖宫产综合征	8	76 980(66 210,88 132)	3	105 965(88 144,120 894)
慢性阻塞性肺病	9	76 779(66 000,89 147)	6	78 298(70 407,86 849)
道路交通伤害	10	5487(61 555,94 777)	11	56 651(49 633,68 046)

（二）疾病经济负担

疾病一旦发生即需要利用医疗服务（如诊断、治疗、康复等）和支付有关医疗费用；疾病也会损失劳动、学习能力和损失时间，同时还会影响人们的生活质量，从而产生疾病经济负担。

1. 经济负担   经济负担（economical burden）是指超过社会必要生产费用的、存在着权力、责任、义务及委托-代理关系的当事者双方默契的经济实现形式。任何形式的经济负担都是双重主体的经济行为，即给负者的给负行为和被负者的应负行为的相互默契。没有给负者的给负，被负者就不会无故也无从揽下任何负担。相反没有被负者的应负，给负行为就不能成为现实。经济负担的双重主体缺一不可。经济负担要与经济损失相互区别，经济损失是由于种种不慎或外在随机变数而造成的既定财物、收入或预期收入减少，经济损失一般影响财产或收入总量的变动。经济负担的产生一般没有多大的意外性，而经济损失的发生就有较大的意外性。

2. 疾病经济负担   疾病经济负担（economical burden of disease）是由于发病、伤残（失能）和过早死亡给患者本人、家庭以及社会带来的经济损失和由于预防治疗疾病所消耗的经济资源。疾病经济负担针对人群由于疾病所引起的经济耗费或经济损失进行测算和分析，从而从经济的层面上研究或比较不同疾病对人群健康的影响。按疾病对社会与人群的影响，疾病经济负担可分为直接疾病经济负担、间接疾病经济负担和无形疾病经济负担。

（1）直接疾病经济负担：是指由于预防和治疗疾病所直接消耗的经济资源。直接疾病经济负担包括直接医疗经济负担和直接非医疗经济负担两个部分。直接医疗经济负担是指在医药保健部门购买卫生服务所消耗的经济资源。主要包括门诊费（如挂号费、检查费、处置费、诊断费、急救费等）、住院费（如手术费、治疗费等）和药费以及其他防治疾病的费用；直接非医疗经济负担指在非卫生保健部门所消耗的经济资源，或在治疗疾病过程中支持性活动的费用和疾病导致的财产损失，包括和疾病有关的营养费、交通费、住宿费、膳食费、陪护费和财产损失费等。

（2）间接疾病经济负担：是指由于发病、伤残（失能）和过早死亡给患者本人和社会所带来的时间及劳动力损失而导致的经济负担。间接疾病经济负担是疾病使有效劳动力损失而导致的经济负担。间接疾病经济负担具体包括：①因疾病、伤残和过早死亡所损失的劳动工作时间；②由于疾病和伤残导致个人工作能力和效率降低而造成的损失；③病人的陪护人员损失的劳动工作时间；④疾病和伤残对于患者本人及其家属所造成的沉重的精神损失等。

（3）无形疾病经济负担：是指患者及其亲友因病在心理上、精神上和生活上遭受的痛苦、忧虑和不便、悲哀、社会隔离等生活质量低下而产生的无形损失。目前可以用支付意愿法和QALYs测量法来评价无形经济负担。QALYs测量法宜于理解，但QALYs的效用值测量难度较大，计算比较复杂，在常规评价中不太适合。目前多选择支付意愿法，该法是测量生命和健康价值一种可替代方法，它是根据个人为了减少疾病或死亡可能性所采取的措施和愿意支付金钱的数量。用支付意愿法进行测量，即让患者及其亲友估计其所遭受的痛苦、忧虑和不便。迄今为止，成功地对疾病无形经济损失进行衡量的研究并不多见，可能的原因是对生活质量指标的确定和资料的收集有困难，同时对生活质量用货币来表示也不容易。

二、疾病经济负担影响因素

（一）社会人口学因素

人口的数量、构成和分布与疾病经济负担密切相关,各种疾病经济负担在不同年龄、性别、地区、文化程度等方面存在差异,研究这些因素对疾病经济负担的影响有利于确定优先干预领域,有针对性地采取防治措施,减少疾病经济损失。

《2014年国民经济和社会发展统计公报》显示,截至2014年年末,我国60岁及以上人口为2.12亿,占总人口的15.5%,其中65岁及以上人口为1.37亿,占总人口的10.1%。联合国有关资料显示,2030—2050年将是我国人口老龄化最快的时期,到2050年,我国老年人口总量将超过4亿,老龄化水平将达到30%以上。老年人群生理、机能和器官功能逐步衰退,免疫能力降低,抵抗力较差,容易导致心脑血管疾病、肿瘤、代谢性疾病等慢性病,这些人群通常是一体多病,病情迁延不愈,致残和致死性比较高,因而导致较大的疾病经济负担。由于劳动产生力权重在各年龄组存在差异,给予青壮年的权重大于老年人群,因此在相同患病状况下青壮年的疾病经济负担更大。

人类的许多不良行为方式也影响疾病经济负担。研究发现对全球DALYs具有突出贡献的危险因素分别是高血压、吸烟(包括吸二手烟)、室内空气污染、低水果膳食、饮酒、高体质指数、高血糖等。

有研究显示饮酒对健康的影响是确定性的,大约3.8%的全球死亡和4.6%的全球DALY应归因于饮酒,疾病负担与饮酒的平均消费量有关,与饮酒有关的费用在高收入和中收入国家大约占GDP的1%。因此减少饮酒造成的疾病负担是当务之急的行动。

（二）疾病相关因素

疾病的种类影响疾病经济负担。目前慢性病已经成为居民健康的头号杀手,造成严重的经济负担,一般比传染病产生更大的经济损失。慢性病经济负担快速增长拉动了整个疾病负担的增长,成为主要的疾病负担。慢性病总经济负担呈不断上升趋势且高于GDP的增长幅度。2003年总经济负担达到8580.54亿元,占全部疾病总经济负担的比例上升到71.45%,占GDP的7.31%,其中,直接经济负担4847.73亿元,占全部疾病直接经济负担的73.56%。

糖尿病是全世界最主要的慢性疾病之一,对居民生活产生了巨大的影响,其血糖控制及并发症的诊治消耗了大量的社会、个人家庭及医疗资源。2010年全球193个国家的糖尿病健康开支总计为3760亿美元,人均1330美元,占全球健康开支总额的12%。美国人群糖尿病的经济负担呈逐年加重趋势,而人均医疗费用则维持在较稳定水平(表18-2)。在经济负担构成中,直接经济负担所占比例最高,住院费、糖尿病药物和仪器治疗费及慢性并发症药物治疗费是直接经济负担的主要来源。

表18-2　美国糖尿病经济负担构成及变化趋势

年份	糖尿病人数 （百万）	总经济负担 （10亿美元）	直接经济负担 （10亿美元）	间接经济损失 （10亿美元）	人均医疗开支 （美元）
2002	12.1	132	92	40	13 243
2007	17.5	174	116	58	11 744
2012	22.3	245	176	69	13 700

伤害已成为威胁全球人群健康的重要公共卫生问题。由于其高发生率和高致残率消耗着大量的卫生资源,给国家、社会、家庭和个人带来了沉重的疾病负担。交通事故、溺水、自杀是构成我国伤害疾病负担的主要病种。在中国,脑卒中和缺血性心脏病分列死因的第1、2位(表18-3)。

表 18-3　1990—2013 年中国人群死因前十位

1990 年	2010 年	2013 年
下呼吸道感染	卒中	卒中
卒中	缺血性心脏病	缺血性心脏病
慢性阻塞性肺病	慢性阻塞性肺病	交通意外
先天性畸形	交通意外	慢性阻塞性肺病
溺水	肺癌	肺癌
新生儿脑病	肝癌	肝癌
缺血性心脏病	胃癌	胃癌
自我伤害	自我伤害	先天性疾病
早产并发症	下呼吸道感染	下呼吸道感染
交通意外	食管癌	肝硬化

此外,疾病诊断的难易程度、疾病的分型、疾病的严重程度、疾病的预后、治疗手段的有效性等因素均会影响疾病经济负担。

(三)卫生服务相关因素

人们一旦发生疾病并及时利用卫生服务,疾病的治疗便会消费医疗资源,产生患者的疾病经济负担。影响疾病经济负担的主要因素有:是否利用卫生服务、服务次数、利用卫生服务的地点、机构以及费用补偿方式等。患者只要发生卫生服务利用,即会产生医疗费用,而且随着服务的次数增加医疗费用也会持续增加。通常第一次就诊时(包括门诊和住院)需要检查诊断,因而产生的医疗费用一般较多,如果疾病难以诊断,则需要花更多成本多次对疾病进行诊断,带来较大经济负担。但是之后的复诊一般费用较低;患者利用卫生服务地点距离的远近与经济负担有一定关联,一般说来距离近发生的医疗费用相对较少,但远距离和异地就诊便会增加交通费、住宿费和就餐费等,从而增加经济负担;患者利用卫生服务的机构级别也与经济负担存在关联,在相同疾病状况下就诊的医院级别越高,其医疗费用越高。例如 2014 年我国三级医院人均住院费用为 12 100.2 元,二级医院为 5144.6 元,三级医院次均门诊费用为 269.8 元,二级医院为 176.0 元,显示三级医院平均住院和门诊费用分别是二级医院的 1.5 倍和 2.4 倍;此外患者对疾病治疗后的期望值的高低也影响疾病经济负担,若患者希望疾病根治、最低限度减轻痛苦、极大改善生命质量,则需要花费更多的医疗费用,疾病经济负担就会更重。如果医疗保障系统采用不适宜的费用补充机制,有可能引起服务供给方诱导需求而增加疾病经济负担。目前居民个人用现金支付的卫生费占卫生总费用的比例一直超过 30%。

三、疾病经济负担研究意义

（一）确定政府卫生策略

通过疾病经济负担研究可以为卫生行政管理部门确定卫生工作重点,制定优先解决重要问题的措施以及科学合理规划和配置卫生资源提供技术支撑和决策依据。例如,在明确慢性病已成为危害我国居民健康和经济负担的头号问题,引起了国家卫生行政主管部门的高度重视,制定了我国慢性病防治工作计划和技术规范;HIV/AIDS 在人群中的严峻流行趋势以及带来的疾病负担,让全球各个国家积极行动联合起来,制定有关防治规划和方案,力图降低该病带来的经济负担。研究疾病经济负担的分布结果,有利于政府制定区域卫生规划,有利于政府科学合理地设置医疗机构、配置人力、设备和经费等卫生资源,集中满足解决优先的、重要的卫生问题的需求,以便产生更大的成本效益和社会效果。同时,可以通过政府制订方案引导各方面进行健康投资,利用健康中国 2030 年计划,促进基本公共卫生服务均等化,从源头上预防和减少疾病和伤残,进而实现降低疾病经济负担的目标。

（二）改善卫生服务机构效率

国家有关医改政策要求医疗机构合理开展检查和使用药物,防止过度检查和用药。由于患者在利用医疗服务时消耗较多的医疗资源是各种大型检查和药品,这些是医疗费用的最主要组成部分。同时医疗保险机构对医院实施总额控制方式,医疗机构将会面临患者的需求与保险机构费用补偿的双重压力。因此医疗机构要善于利用疾病经济负担研究结果调整医疗服务成本构成,尽可能控制大型检查和昂贵药品,合理制定各种疾病、各种服务成本构成的年度规划,以最小的服务成本获得患者满意的医疗后果,提高医院服务绩效。

（三）提高医疗保险运行效率

疾病经济负担研究结果有利于保险机构开展保险市场需求分析,为重点疾病开设新的保险品种,并动员社会组织和个人参加商业医疗保险,满足居民的实际需要;有利于保险机构准确估计保险费率和支付标准,从而最大限度地发挥保险金的给付和调节作用,让居民看得起病,以更有效地投入获得抵御疾病风险和经济负担的成效;研究疾病经济负担的相关影响因素有利于保险机构规范保险运行行为,保障保险金科学合理支付,预防保险营运风险,以提高保险金的安全、公平和效率。

（四）影响居民健康行为

通过疾病经济负担的测算,可以了解居民在各种疾病经济负担中个人分摊的比重以及知晓其中的相关影响因素,有利于居民了解自身疾病经济负担的主要来源和障碍,在国家倡导的健康促进活动中合理规划其健康行动方案,预防和减少不良生活行为方式,减少各种影响疾病发生的高危因素,以减少疾病的发生,降低疾病的严重程度,缩短疾病的病程,控制疾病的并发症,从而减少或缓解因病致贫、因病返贫和看病贵的问题,进而减轻居民的疾病经济负担。

代谢和行为因素是影响中国人群健康最重要的危险因素,也是未来疾病预防的干预重点。2013年死亡负担前 10 位归因危险因素为:高血压、吸烟、钠摄入过多、水果摄入不足、室外颗粒污染、室内空气污染、高血糖、高体质指数(BMI)、饮酒、谷类摄入不足。社区居民需要知晓和减少这些危险因素,从而有利于减少疾病的发生和降低疾病经济负担,提高全民健康水平和生活质量。

第二节　疾病经济负担测量

一、疾病经济负担测量指标

疾病经济负担测量指标是疾病经济负担测算的基础数据,主要包括下列指标:

(一)伤残/失能指标

病残率是测量人群中因各种原因致残发生的频率,可用来描述人群健康状况。

$$病残率 = \frac{病残人数}{调查人数} \times k \qquad (k = 100\%, 1000\%, \ldots\ldots)$$

$$某病病残率 = \frac{某病病残人数}{调查人数} \times k \qquad (k = 100\%, 1000\%, \ldots\ldots)$$

国家上应用失能权重值来表示不同疾病对人群损失的严重程度(表 18-4)。

表 18-4　部分疾病失能权重值

疾病名称	平均权重值	权重值范围
肺结核	0.271	0.264~0.294
艾滋病病毒携带/艾滋病		
艾滋病病毒携带	0.135	0.123~0.136
非抗反转录病毒治疗的艾滋病病人	0.505	
抗反转录病毒治疗的艾滋病病人	0.167	0.145~0.469
乙型肝炎	0.075	
糖尿病		
单纯糖尿病	0.015	0.012~0.018
糖尿病合并足部症状	0.133	0.130~0.136
糖尿病合并视网膜病变	0.552	0.511~0.595
高血压性心脏病	0.246	0.201~0.300
缺血性心脏病		
急性心肌梗死	0.439	0.405~0.477
心绞痛	0.124	0.105~0.141
脑血管疾病		
首次卒中	0.920	
卒中幸存者	0.266	

引自:World Health Organization. Global burden of disease 2004 update: disability weights for diseases and conditions.

(二)时间指标

患者因病休工、休学或者早死带来的工作、学习以及生命方面的时间损失,是测算疾病间接经济负担的基础。

$$两周患病持续天数 = \frac{某人群调查前两周患病持续总天数}{调查人数}$$

$$两周患病休工（休学）天数 = \frac{某人群调查前两周患病休工（休学）天数}{调查人数}$$

我国第五次卫生服务调查报告显示,2013 年我国居民每千人两周患病天数为 2237 天,比 2008 年增加了 700 天,每千人两周患病休工天数为 141 天,休工率为 2.30%,高于 2008 年的相关数值（90 天,1.66%）;每千人两周患病休学天数为 24 天,休工率为 0.57%,低于 2008 年的相关数值（44 天,1.31%）。

（三）生命质量指标

1. 潜在减寿年数（potential years cf life lost，PYLL） 该指标是 1982 年由美国疾病控制中心提出的,是指疾病造成的实际死亡年龄与该年龄组人群的预期寿命之差的总和。通过估算不同疾病死亡者总的减寿年数,继而估算疾病带来的劳动者工作日的损失。主要用于评价疾病对人群健康影响的程度,该指标能够消除死亡者年龄构成的不同对预期寿命损失的影响。

$$潜在减寿年数（PYLL） = \sum_{i=1}^{e} a_i d_i$$

式中 e:预期寿命（岁）

i:第 i 年龄组（取组中值）

a_i:第 i 年龄组剩余年龄

d_i:第 i 年龄组的死亡人数

2013 年全球疾病负担报告结果显示我国 YLL 的前 10 位疾病为卒中、缺血性心脏病、道路交通伤害、慢性阻塞性肺疾病（COPD）、肺癌、肝癌、胃癌、先天性疾病、下呼吸道感染和肝硬化。

例 18-1 某地 2014 年共有 2004 名脑血管死亡患者,该地人口出生时期望寿命为 70 岁,各年龄组死亡分布情况见表 18-5,计算得到该地脑血管死亡减寿年数为 8712 年。

表 18-5 某地脑血管死亡潜在减寿年数

年龄组（岁）	组中值（i）	死亡人数（a）	平均减寿年数	合计减寿年数
<1	0.5	1	69.5	69.5
1~4	3.0	0	67.0	0.0
5~14	10.0	3	60.0	180.0
15~19	17.5	2	52.5	105.0
20~29	25.0	8	45.0	360.0
30~44	37.5	49	32.5	1592.5
45~59	52.5	265	17.5	4637.5
60~74	67.5	707	2.5	1767.5
75 及以上	9	969	0.0	0.0
合计		2004	—	8712.0

2. 质量调整生命年（quality adjusted life years，QALYs） 该指标是一种健康状况和寿命质量的正向综合测量指标,一个 QALY 反映一个健康生存年。对一些慢性病或具有死亡威胁的疾病

进行干预时,可以采用 QALY 来评价(表 18-6)。

$$质量调整生命年(QALY) = \sum_{i=1}^{n} w_i y_i$$

式中 w_i:权重(效用值)

n:功能状态数

y_i:各状态下生存年数

表 18-6 某地男性的质量调整生存年数

功能状态	效用(w_i)	生存年数(y_i)	$w_i y_i$
住院	0.33	0.80	0.264
长期活动受限	0.57	7.70	4.898
暂时活动受限	0.88	2.70	2.438
完好	1.00	59.04	59.04
合计		70.24	66.14

资料来源:李宁秀. 社会医学. 成都:四川大学出版社,2003.

3. **伤残调整生命年** 要准确、客观地评价疾病,需要从死亡、发病、致残、疾病的流行病学以及经济损失等多方面对疾病的危害程度进行全方位的综合评价。世界银行和世界卫生组织(WHO)的有关专家经过多年研究,于 1993 年提出了一个全新的综合指标,即残疾调整生命年(disability adjusted life year,DALY),该指标包括因早死所致的生命年损失(years of life losts,YLLs)和伤残引起的生命年损失(years lived with disability,YLDs)两部分,该指标综合考虑了死亡、发病、疾病严重权重、年龄相对重要性权重以及时间偏好率(贴现率)等因素,是综合评价各种非致死性健康结果(包括各种伤残状态)与早死的效用指标。该指标可用于不同地区、不同对象、不同病种之间的比较,帮助确定优先重点;可用于成本效用分析和疾病负担的排序。一个个体 DALY 损失的一般计算公式为:

$$DALY = YLL + YLD$$
$$= \int_{x=a}^{x=a+L} DC_{xe}^{-\beta x} e^{-r(x-a)} dx$$

式中 x:年龄;

a:发病年龄;

L:残疾(失能)持续时间或早死损失时间;

D:残疾(失能)权重(0~1),例如早逝=1;

$DC_{xe}^{-\beta x}$:计算不同年龄的生存时间,一般 C = 0.1658;

r:贴现率,一般取 3%;

$e^{-r(x-a)}$:连续贴现函数;

β:年龄权重函数的参数(一般取值为 0.04)。

例 18-2 2015 年 8 月 27 日在线发表于《柳叶刀》的一个研究使用 2013 年全球疾病负担研究

（GBD2013）数据中的年龄别死亡率、早死损失寿命年（YLL）、伤残损失寿命年（YLD），计算 188 个国家 1990 年、1995 年、2000 年、2005 年、2010 年和 2013 年的伤残调整寿命年（DALY）和 HALE 的变化。自 1990 年，全球 DALY 下降 3.6%，年龄标准化 DALY 率（/10 万人）下降 26.7%。尽管各国间 DALY 差异很大，但总体而言，导致 DALY 增长的前 10 位因素是缺血性心脏病、下呼吸道感染、卒中、颈背部疼痛、交通事故伤、腹泻性疾病、慢性阻塞性肺疾病、新生儿早产并发症、艾滋病（AIDS）和疟疾。各国以下疾病的发病率差异大，例如腹泻，下呼吸道感染，其他常见感染性疾病，孕产期疾病，新生儿疾病，营养不良，其他感染性、孕产期、新生儿和营养性疾病，骨骼肌肉疾病以及其他非感染性疾病。社会人口学状况是导致其差异大的主导因素。而一些疾病在 DALY 差异中贡献小于 10%，例如心血管病，慢性呼吸系统疾病，肝硬化，糖尿病，泌尿生殖、血液和内分泌系统疾病，意外伤害，自残以及人际暴力。在 2013 年全球疾病负担报告中，按照年龄别调整 DALY 率排序，列全球前 10 位的国家和地区分别见表 18-7。我国的 DALY 排序介于发达国家与发展中国家平均水平之间。

表 18-7　中国与全球前 10 位国家和地区 DALY 值（2013 年）

国家或地区	全年龄 DALYs（/1000）	年龄别调整 DALY 率（/100 000）	YLLs（/1000）	YLDs（/1000）
莱索托	1820.5	99 360.4	1592.5	228.1
斯威士兰	965.3	91 078.1	827.2	138.1
中非共和国	3819.8	81 793.6	3332.6	487.2
几内亚比绍共和国	1490.3	81 275.1	1325.2	165.2
津巴布韦	8834.4	73 696.1	7334.1	1500.4
阿富汗	18 539.6	72 964.3	15 636.9	2902.6
莫桑比克	17 962.7	72 661.5	15 264.2	2698.5
赞比亚	9566.6	70 531.6	8169.9	1396.7
乍得	11 033.2	69 921.9	9814.8	1218.4
南苏丹	7669.0	69 512.0	6495.3	1173.8
中国	337 486.0	24 048.5	199 543.2	137 942.9
全球	2 449 810.0	35 523.9	1 685 005.6	764 804.4
发达国家	387 614.2	23 054.4	212 913.6	174 700.7
发展中国家	2 062 195.7	38 375.7	1 472 092.0	590 103.7

二、疾病经济负担测算方法

（一）疾病直接经济负担测算

1. 自下而上法　自下而上法（bottom-up approach）是根据疾病的平均治疗成本与疾病发病率（患病率）的乘积来计算疾病直接经济负担。通常利用不同卫生服务种类的平均费用乘以相应卫生服务利用次数来获得平均治疗成本。

（1）疾病直接医疗负担：按照下列公式测算。

$$DMC_i = [PH_i \times QH_i + PV_i \times QV_i \times 26 + PM_i \times QM_i \times 26] \times POP$$

式中 DMC：直接医疗负担

　　　PH：每次住院治疗平均费用

　　　QH：12 个月内人均住院治疗次数

　　　PV：每次门诊平均费用

　　　QV：两周内人均门诊次数

　　　PM：每次自我医疗平均费用

　　　QM：两周人均自我医疗次数

　　　POP：某年平均人口数

（2）疾病直接非医疗负担：按照下列公式测算。

$$NDMC_i = [PHI_i \times QH_i + PVI_i \times QV_i \times 26 + PMI_i \times QM_i \times 26] \times POP$$

式中 NDMC：直接非医疗负担

　　　PHI：平均每次住院治疗用于交通、营养伙食和陪护人费用

　　　PVI：平均每次门诊用于交通和其他非医疗费的费用

　　　PMI：平均每次自我医疗用于交通和其他非医疗费的费用

其他符合与上面公式相同。

2. 自上而下法　自上而下法（top-down approach）称为流行病学归因法，用于测量归因于某危险因素暴露的经济负担。按照下列公式计算人群归因分值（population attributable fraction，PAF）。

$$PAF = \frac{p(RR-1)}{p(RR-1)+1}$$

式中 p：疾病患病率

　　RR：相对危险度

获得人群归因分值后，将人群归因分值与某病的直接经济负担相乘，即可获得归因于某危险因素的疾病经济负担。或根据全国或地区的总医疗费用，将其按照一定标准分配到患病人群中，从而获得疾病的总费用和例均费用。

例 18-3　研究人员利用全国吸烟行为流行病学调查、全国卫生服务调查和全国居民营养与健康调查以及国家原卫生部各年度《中国卫生统计年鉴》中的等相关数据综合分析，计算出人群归因分值而获得归因于吸烟的疾病经济负担。研究发现过去 20 年我国的总体吸烟率略有下降，但青少年的平均吸烟年龄提前，吸烟率显著上升；据 2005 年数据显示，吸烟导致 140 万人死亡，直接经济损失为 1665.60 亿元人民币，间接经济损失为 861.11 亿~1205.01 亿元人民币，总经济损失近 3000 亿元人民币，约占当年国民生产总值的 1.5%（表 18-8）。显示我国的烟草使用形势依然严峻，给我国社会和经济发展带来较大压力。

表 18-8 吸烟所致部分疾病的 PAF 和该疾病的人均治疗费用

疾病名称	发病率（‰）*	2002 年		2005 年	
		PAF（%）	人均治疗费用（元/人）	PAF（%）	人均治疗费用（元/人）
慢性阻塞性肺病（COPD）	7.50	71.600	2431.11	71.600	3675.00
高血压	26.20	14.440	234.69	13.182	354.77
冠心病	64.90	3.081	2672.06	2.780	4039.24
脑血管病	6.60	32.156	6615.25	30.021	10 000.00
糖尿病	5.60	22.594	2441.17	20.798	3690.21
肺癌	0.834（男）0.395（女）	37.090	11 105.89	34.658	16 788.31
食道癌	0.0336	23.787	11 331.62	21.924	17 129.53
胃癌	0.5059（男）0.3198（女）	16.826	11 171.9	15.398	16 888.09
结肠癌	0.0237（男）0.0268（女）	12.404	10 039.2	11.300	15 175.84
鼻咽癌	0.0119	21.184	25 224.26	19.472	38 130.46
乳腺癌	0.520（女）	21.363	4541.22	19.640	6864.77
男性不育症	52.10	13.283	1033.76	12.111	1562.69
早产	39.50	22.459	3928.25	18.792	5938.17
流产	22.00	32.000	992.29	32.000	1500.00

资料来源：李玲，陈秋霖，贾瑞雪，等．我国的吸烟模式和烟草使用的疾病负担研究．中国卫生经济，2008，27（1）：26-30.

3. 分步模型法

国内较多应用的四步模型法（four-step model）是对门诊利用和门诊费用、住院利用和住院费用建立测算模型。推算方法如下：

（1）年门诊医药费用

年门诊医药费用=Σ（次均就诊医药费用×两周就诊率×年龄组就诊率×年龄组人口数×26）

（2）年住院医药费用

$$年住院医药费用=Σ（次均住院医药费用×年住院率×人口数）$$

（3）年门诊交通费用

$$年门诊交通费用=Σ（次均就诊交通费用×两周就诊率×人口数×26）$$

（4）年住院交通、营养、陪护费用

年住院交通、营养、陪护费用=Σ（次均住院交通、营养、陪护费用×年住院率×年龄组人口数）

该类费用，具体明确，易于测量，可以从卫生机构搜集，也可以从病人或其家属处搜集。

4. 直接法

直接法是通过调查得到疾病的例均直接经济负担，再结合地区人口、患病率等计算疾病总的直接经济负担。某病直接费用=年平均直接费用×患病率×人口数。各种疾病直接费用之和为总的疾病直接费用。

（二）疾病间接经济负担测算

1. 人力资本法　人力资本法（human capital approach）是根据患者损失时间而引起收入减少而测算间接经济负担。常用的折算方法有三种：

（1）用工作或市场劳动力价值测算：该方法表示劳动者对社会贡献的大小，西方国家多采用该方法进行测算，我国采用工资总额或平均工资进行测算。

$$间接经济损失 = 年人均工资 \times 损失工作人年数$$

$$损失工作人年数 = 人口期望寿命 - 死亡或残疾时间$$

（2）用人均国民收入或人均净产值测算

$$间接经济损失 = 误工日 \times 人均国民收入 \div 365$$

（3）用人均国民生产总值测算：目前较为合理的人力资本法计算方法为以人均国民生产总值为基础，计算各疾病因残疾调整生命年（DALY）损失所带来的社会经济损失，可以按照下列公式计算。

$$间接经济损失 = 损失时间 \times 人均国民生产总值$$

或

$$间接经济损失 = 人均国民生产总值 \times DALY \times 生产力权重$$

考虑到各年龄组生产力水平的不同给予一定的权重。0~14 岁生产力权重为 0.15；15~44 岁和 45~59 岁是社会财富的主要创造者，生产力权重分别为 0.75 和 0.80。60 岁及以上的老年人生产力权重减少到 0.10。

2. 支付意愿法　支付意愿法（willing to-pay）是通过询问患者为避免某种疾病或死亡的发生而愿意支付的最多费用。这种方法是在假定的情景下收集相关数据。该方法能够更加体现健康价值，包括生命时间、生命质量等。收集个人资料的方法有两种：①显示偏好法，即测量个体对健康结果支付意愿的方法，观察个体对有关健康危险因素所采取的行动，推测其用货币来换取这些健康结果的意愿；②表达偏好法，利用调查表来调查个体的支付意愿。由于该方法是主观性极高的估计方法，一般会高估间接经济负担。

3. 磨合成本法　磨合成本法（friction cost method）的基本原理是：疾病或伤残导致生产损失的数量取决于组织恢复生产所花费的时间。磨合期是患者在等待他人接替工作期间造成生产时间损失的时间跨度，培训新人所消耗的上岗成本。磨合成本法用于估计患者患病后离开岗位到其他人完全胜任该项工作这一过程所产生的社会损失。该方法通过估计磨合期总量和磨合期间的生产损失价值或保持正常所需成本来测算间接经济负担。由于该方法评价的是实际的生产力损失，认为疾病的间接成本只发生在磨合期内，因此通常会低估疾病间接经济负担。

（三）疾病无形经济负担测算

疾病无形经济负担也称为社会费用，其测算方法是将无形损失进行货币化表示。

1. 失能调整生命年（DALY）法　DALY 由 4 个方面构成：疾病死亡损失的健康生命年；伤残（失能）损失的健康生命年；健康生命年的年龄权重；健康生命年的贴现率。一个 DALY 定义为一个健康生命年的损失。具体计算是将疾病死亡损失的健康生命年和伤残（失能）损失的健康生命年综合，再通过年龄权重和贴现率加以调整。

例 18-4　DALY 主要组成部分是 YLD 和 YLL,YLD 是指疾病所致伤残引起的健康寿命损失年,即一种疾病从发病到死亡之间的非健康寿命的年数。GBD 研究认为,一种疾病所致 YLD 不仅包括该疾病本身所致 YLD,也包括该疾病的并发症所致 YLD。从 1990 年到 2013 年,全球同时患有 10 种及以上并发症的人数增加了 52%,在全球 23 亿患有 5 种以上并发症的人群中 81% 不到 65 岁。在全球,腰痛和抑郁症在每个国家都是导致 YLD 增加的主要病因;精神障碍和物质使用障碍所致 YLD 占 1/5。1990—2013 年,188 个国家中有 139 个国家的人均 YLD 增长了,YLD 在 DALY 中所占比例由 21.1% 增至 31.2%,全球总的 YLD 从 5.376 亿增至 7.648 亿,老龄化是导致 YLD 增加的主要原因。2013 年全球 YLD 的前五位病因为腰痛、重度抑郁、缺铁性贫血、颈痛和听力损失。全球 1990—2013 年增长最明显的疾病为糖尿病,增长了 135.7%。2013 年中国主要 YLD 病因包括腰痛、颈痛、重度抑郁、糖尿病和听力损失等。总体说来,YLD 的主要病因在 1990 年到 2013 年间基本保持不变,且 YLD 在腰痛和糖尿病分别增加了 72% 和 163%。结果提示随着经济的发展和生活水平的提高,要重视提高生命质量,重点加强慢性病等非致死性疾病的防控。

2. 质量调整生命年（QALY）法　QALY 将健康结果进行赋值,完全健康为 1,死亡为 0。QALY 损失由影响健康的疾病或伤残持续时间与严重程度来决定。疾病或伤残的等级有 8 类,痛苦等级有 4 类。

3. 支付意愿法　痛苦价值和生命质量损失的费用可被称为意愿支付费用或综合费用。通过询问人们意愿支付多少费用来避免潜在的疾病或伤残的可能性。

三、疾病经济负担研究应注意的问题

在测算疾病经济负担需要适当考虑时间的贴现、经济负担合理性分析、数据的代表性问题和测算结果可比性问题等。

（一）时间价值问题

在疾病经济负担测量时,一些慢性病或永久性伤残的时间跨度较长,用于时间价值原因会出现贴现的问题。在疾病负担研究中有的采用现行银行利率,有的采用类似研究提供的比较固定的贴现率(如大多数采用 3%)。研究现在的疾病死亡或伤残带来未来某年的经济损失,需要有一个贴现过程。

$$某年经济负担的现值 = \sum_{i=0}^{n} \frac{B_t}{(1+i)^t}$$

B_t:疾病第 t 年的负担;i:贴现率;t:时间(年);

$\frac{1}{(1+i)^t}$:贴现系数。

（二）经济负担合理性问题

在疾病经济负担中有些负担增加不能一概认为是负面的,其支付具有合理的成分,例如医疗物质的替代会因为价格的提升而增加费用,新医疗技术的利用以及社会经济商品涨价均可能使医疗成本增加,同时,新的疾病暴发流行也会增加居民患病机会而使医疗成本增长。但在医疗过程中过渡医疗、滥用大型设备检查和昂贵药品、院内医源性感染等增加的医疗费用是不合理的。因此在疾病经济负担研究中应注意分析其合理性,有利于规范医疗行为,减少居民不合理的疾病经济负担。

（三）数据的代表性问题

不同渠道或来源费用数据测算得到的经济负担存在较大差异。例如,一般患者患病后会选择多家医院就诊,因此仅从一个医疗机构采集费用数据无法准确测量患者在一年中所有就诊的平均费用,偏离真实情况,会低估患者的经济负担;利用卫生服务需要指标(如两周发病率、患病率等)实际数据来测算疾病经济负担,会高估疾病的实际经济负担,其原因是居民患病的实际就诊率并没有达到100%,因此实际花费的医疗费用并未达到测算的结果。但发病率和患病率出现严重漏报时,又会使测算的经济负担结果偏低。因此,要准确测算疾病经济负担,就需要综合考虑不同来源的测算数据,注重数据的代表性。

（四）测算结果的可比性问题

不同疾病以及疾病负担研究之间所使用的测算方法不同会导致疾病经济负担测算结果的不一致性。不同的数据来源、不同的调查方法、不同测算思路等也会带来测算结果的差异。例如,某个研究测算冠心病带来的间接经济负担使用的测算方法是人力资本法,而另外的一个研究采用支付意愿法,两者的测算结果不具有可比性。因此,在疾病经济负担的比较研究中应充分考虑其间的可比性问题。

第三节　疾病经济负担研究的应用

一、疾病经济负担研究现状

目前国内外有关疾病经济负担研究工作发展较快,研究领域不断扩大,包括疾病经济负担研究、疾病转归与影响因素分析、各种风险因素对疾病经济负担的贡献、测算方法的理论与实证研究、定性与定量方法相结合以及疾病经济负担的质量控制研究和比较研究等。

国外发达国家特别重视疾病经济负担研究及其成果应用。世界卫生组织已经组织有关专家多次对全球疾病负担进行了测算和比较分析,为世界各国和地区提供了全球疾病负担的基础数据,为有关专家和学者开展疾病负担研究提供了技术和信息支撑。WHO 特别对慢性非传染性疾病、恶性肿瘤、伤害等病种的疾病负担进行了深入分析。例如在哈佛大学公共卫生学院《慢性非传染性疾病负担报告》中,分析了恶性肿瘤的医疗成本、非医疗成本和收入损失。总损失排序在前五位的肿瘤见表18-9。

表18-9　2010年全球前五位恶性肿瘤经济损失(百万美元)

疾病名称	医疗成本	非医疗成本	收入损失	总费用
肺癌	28 877	10 903	12 068	51 848
直肠癌	17 644	6917	7038	31 598
乳腺癌	12 182	7085	7379	26 646
prostate	14 602	7200	750	22 552
胃癌	4295	2603	10 242	17 141

来源:根据下述文献整理: Bloom DE, Cafiero ET, Jané LE, et al. The Global Economic Burden of Noncommunicable Diseases. Geneva: World Economic Forum, 2011.

在 2015 年 1 月发表 *Lancet* 有关 2013 年全球疾病负担的文章提示：在大多数国家，尽管年龄别死亡率存在普遍下降趋势，但慢性非传染性疾病和伤害死亡继续保持较高状态。

慢性病已经成为全球头号疾病经济负担，尤其在高收入的发达国家和地区。但在世界范围内的低收入与贫穷国家和地区，传染病引起的经济负担和社会压力也不容忽视。

我国居民面临双重疾病负担压力，一是传染病发生的数量依然较大，特别是一些重大传染病如病毒性肝炎、艾滋病、结核病等造成巨大经济负担；二是慢性非传染病（如循环系统疾病、恶性肿瘤、糖尿病等）的死因构成占总死亡的比例超过 85%，疾病负担占总负担的比例超过 75%。基于我国居民疾病流行现状，我国学者对疾病负担研究工作越来越重视，研究内容涉及：疾病经济负担测算方法理论研究、主要慢性病和重大传染病疾病负担现状以及影响因素研究，尤其是利用国家卫生服务总调查数据进行了有关全国范围的疾病经济负担研究，取得了良好应用效果，为我国制定有关干预措施提供了科学依据。

二、疾病经济负担研究的应用

1. 探索疾病经济负担测算方法研究　测算指标和方法是疾病经济负担的基础。目前国内外一些学者探索疾病间接经济负担和无形经济负担测算方法。例如我国学者杨炼等探讨全收入法用于测算 2013 年中国 35 岁及以上成年人归因于吸烟的疾病间接经济负担。测算结果显示，中国 2013 年吸烟引起的死亡人数是 52.02 万人，减寿年数合计为 767.46 万年，对应的吸烟人群的疾病间接经济负担合计为 2893.19 亿元，人均疾病间接经济负担为 1472.81 元。

2. 疾病经济负担的研究对象的延伸　既往疾病经济负担的研究对象大多数局限在病人群体，事实上目前慢性病越来越需要家庭的照料与支持，疾病对家庭的影响和负担不容忽视，因此研究对象需要从患者个体延伸到整个家庭；由于疾病不仅给个人带来经济损失，也会给社会功能造成损失，因此研究对象也应该扩大到社区，同时需要在研究疾病对社会的经济损失方面的影响，还应该研究疾病对社会在其他方面的综合损失。

3. 疾病经济负担的应用研究　国外学者分析了 177 篇有关疾病经济研究的论文，发现研究较多的疾病分别是心血管疾病（15.7%）、传染病（15.3%）、恶性肿瘤（13.2%）和神经精神疾患（9.6%）；对意外伤害、先天畸形、口腔疾病以及营养缺乏的经济负担研究较少（每种疾病以及的比例不超过 0.6%）。文章提示人们应该注意哪些疾病的经济负担研究加强，以适应有关地区和部门开展相关疾病的干预提供依据。

目前有关疾病经济学负担研究的成果主要应用于政府部门确定优先重点问题，制定防制（治）规划和措施，有效配置卫生资源等方面。但在如何规划相关数据来源与数据质量、医疗保险费用测算和支付方式等方面应用较少。

（杨土保）

本章小结

　　疾病负担是指疾病、伤残（失能）和过早死亡对健康和社会造成的总损失。 疾病负担包括疾病流行病学负担和疾病经济负担。 疾病经济负担是由于发病、伤残（失能）和过早死亡给患者本人、家庭以及社会带来的经济损失和由于预防治疗疾病所消耗的经济资源，分为直接疾病经济负担、间接疾病经济负担和无形疾病经济负担。 疾病经济负担影响因素主要包括社会人口学因素、疾病相关因素和卫生服务相关因素。 疾病经济负担测量指标包括伤残/失能指标、潜在减寿年数、质量调整生命年（QALY）、残疾调整生命年（DALY）等，测量方法包括自下而上法、自上而下法、分步模型法、人力资本法、支付自愿法、磨合成本法等。

思考题

1. 什么是疾病负担和疾病经济负担?
2. 什么是疾病直接经济负担、间接经济负担和无形负担?
3. 疾病经济负担研究有何意义?
4. 影响疾病经济负担的因素有哪些?
5. 衡量疾病经济负担的指标有哪些?
6. 疾病经济负担的测算方法有哪些?

第十九章

卫生经济学分析与评价

【本章提要】 通过学习,要求了解卫生经济学分析与评价的目的,熟悉成本效用分析与评价方法,掌握卫生经济学分析与评价的有关基本概念、成本效果分析和成本效益分析的各种计算和分析与评价的方法。

卫生经济学研究的中心问题是解决资源稀缺性和需求无限性的矛盾,一般情况下,当一定量的卫生资源用于某一卫生规划时,这些资源就不可能用于其他卫生规划,究竟这些卫生资源用于哪一个备选方案效果最好或较好,为使有限的资源发挥最大的效益,这就需要利用卫生经济分析与评价方法对不同备选方案进行比较,从中选出最优方案,以帮助决策部门确定卫生服务的重点和优先,有利于保障基本的公共卫生服务和基本的医疗服务。

第一节 卫生经济学分析与评价的基本概念和基本步骤

一、卫生经济学分析与评价的基本内容

卫生经济分析与评价,就是应用技术经济分析与评价方法,对卫生规划的制定、实施过程或产生的结果,从卫生资源的投入量(卫生服务成本)和卫生资源的产出(效果或效益)两个方面,进行科学的分析,为政府或卫生部门从决策到实施规划方案,以及规划方案目标的实现程度,提出评价和决策的依据,减少和避免资源浪费,使有限的卫生资源得到合理的配置和有效的利用。简而言之,即通过分析卫生规划的经济效果(成本、效果或投入、产出),对备选方案进行评价和选优。

采用哪种经济学评价方法取决于评价所涉及的问题是什么。经济学评价分为经济学部分评价和经济学全面评价两类。所谓经济学的全面评价主要具有两个特征:第一,评价时既考虑被评价项目的投入(成本)又考虑项目的结果(效益);第二,同时要在两个或两个以上方案之间进行比较。不具备上述两个特征的评价,即只进行成本评价或结果评价,都是属于经济学的部分评价。

全面的卫生经济分析与评价要求从成本和结果两个方面,对不同的备选方案进行分析比较,所以其最基本任务就是要确认、衡量、比较和评价各备选方案的成本和结果,解决技术方案的选优问题。测算成本时,要包括直接成本、间接成本和社会成本,充分考虑方案的机会成本、增量成本;评价结果时,需依据不同的目的将规划产生的结果划分为效果、效益和效用并分别进行测量(图 19-1)。

投入 ——————→ 卫生保健项目 ——————→ 健康改善（产出）

成本（C）
C₁直接成本
C₂间接成本
C₃无形成本

E健康效果　　　　B经济效益　　　　V社会效用（健康改
E₁患病人数　　　B₁直接效益　　　　善的重大社会意义）
E₂死亡人数　　　B₂间接效益　　　　S特殊的计量尺度
……　　　　　　B₃社会效益　　　　W个人支付意愿
……U效用、质量调整生命年QALY

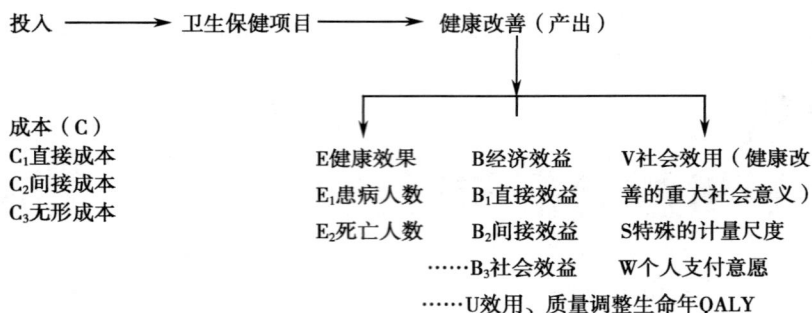

图 19-1
卫生经济分析和评价的成分

二、卫生经济学分析与评价基本概念

（一）有关成本的几个基本概念

1. 成本　卫生经济分析中的成本（cost）是指实施某项卫生服务规划或方案所消耗的全部人力资源和物质资源。

2. 直接成本　直接成本（direct cost）是指用于卫生服务所消耗的资源或所花的代价。一般把与伤病直接有关的预防、诊断、治疗、康复等所支出的费用（或人力、物力的消耗）作为卫生服务的直接成本。这些费用不管是由国家、地方政府支出的，还是由集体或个人支付的，只要是与卫生服务有关的支出就是直接成本。

3. 间接成本　间接成本（indirect cost）是指因伤病或死亡所引起的社会成本或代价。它包括休学、休工、因病或死亡所损失的工资、资金或丧失劳动生产力所造成的产值的减少等。

4. 机会成本　机会成本（opportunity cost）就是将同一卫生资源用于另一最佳替代方案的效益。由于卫生资源是有限的，当决定选择某一方案时，必然要放弃其他一些方案，被放弃的方案中最好的一个方案的效益被看作是选择某一方案时所付出的代价。只有被选择方案的效益不低于机会成本的方案，才是可取的方案。机会成本并非实际支出，只是在卫生经济分析与评价时作为一个现实的因素给予认真的考虑。

5. 增量成本（incremental cost）　在各种方案的成本比较决策时，当选定某一方案为基本方案，然后将其他方案与之相比较时所增加的成本。即两个方案之间的成本差额，是差别成本的一种表现形式。增量成本有时也与边际成本相混淆，两者的主要区别在于，边际成本主要是按单位产品的增加来计算的，而增量成本则主要是按总产量的增加来计算的。

（二）有关效果的几个基本概念

1. 效果　广义的效果（effectiveness）指卫生服务产出的一切结果。这里主要指狭义的效果，即有用的效果，是满足人们各种需要的属性。在成本效果分析中，效果更多的指因为疾病防治所带来的各种卫生方面的直接结果指标的变化，如发病率、死亡率降低，治愈率、好转率的提高，人群期望寿命延长等。

2. 效益　效益（benefit）是有用效果的货币表现，即用货币表示卫生服务的有用效果。效益一般可分为直接效益、间接效益和无形效益。

（1）直接效益（direct benefit）：指实行某项卫生计划方案之后所节省的卫生资源。如发病率的降低，就减少了诊断、治疗、住院、手术或药品费用的支出，减少了人力、物力资源的消耗，这种比原来节省的支出或减少的消耗就是该卫生计划方案的直接效益。

（2）间接效益（indirect benefit）：指实行某项卫生计划方案后所减少的其他方面的经济损失。如由于发病率的降低或住院人数和天数的减少，避免患者及陪同家属的工资、奖金的损失等。

（3）无形效益（intangible benefit）：指实行某项卫生计划方案后减轻或避免了患者肉体和精神上的痛苦，以及康复后带来的舒适和愉快等。

3. 效用　卫生服务领域中，效用（utility）指人们对不同健康水平和生活质量的满意程度。成本效用分析中效用常用来表示生命质量的指标如质量调整生命年（quality adjusted life years，QALYs）和失能调整生命年（disability adjusted life years，DALYs）等。

（1）质量调整生命年（quality adjusted life years，QALYs）：指由于实施某项卫生规划挽救了人的生命，不同程度地延长了人的寿命。但不同的人其延长的生命质量不同，将不同生活质量的生存年数换算成相当于完全健康人的生存年数。

（2）失能调整生命年（disability adjusted life years，DALYs）：指从发病到死亡所损失的全部健康寿命年，包括因早逝所致的寿命损失年（years of life lost，YLL）和疾病所致失能（失能）引起的健康寿命损失年（years lived with disability，YLD）两部分。是对疾病引起的非致死性健康结果与早逝的复合评价指标，用来衡量人们健康的改善和疾病的经济负担。

三、卫生经济学分析与评价的基本步骤

卫生经济学分析与评价的主要步骤如下：

（一）确定评价的目的和分析的角度

作为评价者首先必须明确所要研究的目的和问题。而对研究问题和角度的选择取决于政策所涉及的问题。研究的问题可以分为几个层次。研究目的不同，则采用的评价方法也不同，根据相应的情况可选择是作部分评价或全面评价。

分析角度的不同会测算出不同的成本和结果。经济学评价可以从不同的角度进行分析，从什么观点进行分析对理解一项研究的结果非常重要。因此在明确所要研究的问题的基础上，从全社会角度出发分析、评价各备选方案实施的影响以作出科学的决策。

（二）确定各种备选方案

要实现卫生规划预期的目标，可以采用不同的实施方案及具体措施。那么，一定的卫生资源究竟该用于哪一种方案呢？评价者应该考虑到一切可能的方案并对每个方案有一个全面的认识，提出各方案最佳的实施措施以供比较，这是卫生经济分析评价工作的前提，对于合理配置资源、对评价和决策都有很重要的意义。

（三）排除明显不可行的方案

在多方案选择时，应该遵循以下几条标准：

1. 在政治上能得到支持或承诺的方案。

2. 对若干相似方案进行归类,选择有代表性的方案进行评价。

3. 对具有高度成本效益的方案应该优先予以考虑,反之则予以排除。

4. 具有严重约束条件,不可能进行操作的方案应予以排除。

(四)卫生计划方案的效益与效果的测量

所有可预见的效益和效果应明确,并且尽可能地度量出来,效益与效果的测量取决于能否用货币值来表示,大部分项目可带来多种效益,主要分为直接或间接的社会效益和经济效益。评价过程中有时很难取得最后结果的信息,而只能用中间结果。

(五)卫生计划方案的成本估计

成本的组成包括直接成本和间接成本,前者为卫生服务的成本,后者为社会成本。评价应该主要立足于社会角度,从整个社会角度来分析评价,不能单纯从卫生部门或机构狭隘的立场上,要通盘考虑项目、计划和干预活动整个周期的成本,这样才能客观比较。

(六)贴现和贴现率

卫生计划方案的实施往往不止一年,不同年份的货币时间价值是不同的。贴现是将不同时间所发生的成本和效益,分别按相同的利率换算成同一"时间点"上的成本和效益的过程。贴现使用的利率称为贴现率。对方案的成本和效益进行贴现便于各方案之间进行合理的比较。

(七)敏感性分析

敏感性分析是经济学评价结论可靠性的一个过程,它通过几个主要变量在一定范围内的变动,分析检查对结果带来的影响,换句话说敏感性分析是用来评价改变假设和改变在一定范围内的估计值是否会影响到结果或结论稳定性的一种方法。在经济学评价中许多用以建立成本及效益的资料都是不确定的,如医疗服务价格有差异、药品价格经常变动,投入不同的人类或物力会影响到成本的不同,因此最终的结果(成本-效果比、成本-效益比、成本-效用比)不是一成不变的,而可能是在一定的可信区间范围内变动。敏感性分析是审慎地变化这些不肯定因素,用决策原则去检验它们对评价结果影响程度的过程,主要变量应加以变动分析,以判定其对分析结果的影响。如果最终的结论没有被有关不确定因素的不同估计值所影响,那么这个因素就是决策相对自信因素;另一方面,如果决定受不确定因素影响很大,那么在推荐这一项目时就值得考虑了。

敏感性分析对经济学评价有很大的帮助。首先能引起研究者重视重要参数对评价结果的影响,特别是要确定哪些关键的变量对分析的结论会带来影响,如药品价格、住院天数、治愈率等,这些关键变量在进行研究时应该予以考虑。其次,对收集的数据最好作出一些有根据的估计值,这样得出的结果也就有一个可信限范围,以减少研究的偏倚。在前瞻性的经济学研究中敏感性分析尤为重要,如选择不同的贴现率对成本和效果进行贴现。

(八)分析与评价

应用相应的卫生经济分析与评价方法对不同方案进行比较、分析和评价,并结合可行性分析和政策分析作出科学的决策。

第二节　成本效果分析方法

一、成本效果分析的定义

主要评价使用一定量的卫生资源(成本)后的个人健康产出,这些产出表现为健康的结果,用非货币单位表示,如发病率的下降,延长的生命年等,也可采用一些中间指标,如免疫抗体水平的升高等。

成本效果分析方法(cost- effectiveness analysis,CEA)的指导思想是以最低的成本去实现确定的计划目标,任何达到目标的计划方案的效果越好,或者消耗一定卫生资源获得的最大的卫生服务效果,即从成本和效果两方面对备选方案之间的经济效果进行评价。当方案之间成本相同或接近,选择效果较好的方案;当方案之间的效果相同或接近,选择成本较低的方案。

成本效果分析一般用于相同目标、同类指标的比较上,如果目标不同,活动的性质和效果就不同,这样的效果指标就难以比较,即使比较也没有什么实际意义。

二、成本效果分析中的指标选择原则

成本效果分析是采用相对效果指标(如糖尿病人发现率、控制率等)和绝对效果指标(如发现人数、治疗人数、项目覆盖人数等)作为产出或效果的衡量单位。这些反映效果的指标必是衡量目标实现程度的尺度。因此,在选择方案的效果指标时要遵守下列原则:

1. 有效性原则　效果指标必须能够准确地衡量所要达到的目标、确实反映其内容。比如,疾病防治的效果指标应当是该病的发病率和死亡率,而不是病死率。

2. 客观性原则　效果指标的选取应避免主观决断,要得到相关专业人员的认可、客观反映其目标内容、即使由其他专业人员来衡量,结果也应当一致。

3. 特异性原则　指标要针对欲达到的目的来反映其内容的变化情况,而对其他情况的变化不作反映。比如选用休工或休学天数作为衡量居民健康状况的指标就缺乏特异性,因为健康状况只是导致休工或休学的原因之一。

4. 灵敏性原则　效果指标应及时、准确地反映事物的变化情况。当方案的效果发生变化时,其效果指标必须发生相应的变化。

在实际分析应用中,大多数的文献都采用单位效果的成本作为不同干预措施的比较指标。如发现一例病人的成本、治疗一例病人的成本、治愈一例病人的成本等。

成本效果分析既可以从综合效果也可以从单项效果来进行比较分析。只要能以最简捷的方法对不同干预措施进行比较,从而作出选择,也就基本达到了成本效果分析的目的。

三、成本效果分析与评价的方法

(一)应用成本效果分析的条作

1. 目标必须明确　决策者必须有明确的目标,即想要得到的结果。卫生规划的目标可以是服

务水平、行为的改变，或是对健康的影响等，它们常同时存在。因此必须确定一个最主要的目标，使评价人员对效果的评价有确切的范围，以便选择合适的效果指标。

2. 备选方案必须明确　成本效果分析是一种比较技术分析方法，所以必须至少存在两个明确的备选方案才能进行相互比较，而备选方案总数量没有上限。

3. 备选方案必须具有可比性　分析人员必须保证备选方案间具有可比性。一是确保不同备选方案的目标一致；二是如卫生规划有许多目标，确保不同方案对这些目标的实现程度大致相同。

4. 每个备选方案的成本和效果都是可以测量的　成本以货币表现；效果指标如避免的死亡人数等可以测量，即使不能定量，至少也必须定性，如治疗效果以"有效、无效、恶化"等表示，再把定性指标转化为分级定量指标进行比较。

（二）成本效果分析的三种方法

1. 当卫生计划各方案的成本基本相同时，比较各方案的效果的大小　选择效果最大的方案为优选方案。

2. 当卫生计划各方案的效果基本相同时，比较各方案的成本的高低（即成本最小化分析）选择成本最小的方案为优选方案。

3. 当卫生计划不受预算约束时，成本可多可少，效果也随之变化　这时往往是在已存在低成本方案的基础上追加投资，可通过计算增量成本和增量效果的比率，将其与预期标准相比较，若增量成本和增量效果的比率低于标准，表明追加的投资经济效益好，则追加投资的方案在经济上可行。

例如某地对妇女进行普查以预防和早期发现子宫颈癌，现有 A、B、C 三个方案，各方案成本效果如表 19-1 所示，试评价分析三个方案的经济效果，以供选择。

表19-1　宫颈癌普查的不同方案的成本和效果

方案	普查总成本	查出病人数	每查出一例成本（元）
A	270 000	300	900
B	400 000	400	1000
C	495 000	450	1100

从表 19-1 中可以看到，每查出 1 例病人的成本 A 方案是 900 元，B 方案是 1000 元，C 方案是 1100 元。从 A 到 C 随着方案成本的增加，查出病人数依次增加，查出一例病人的成本也依次增加。如果决策者认为查出 1 例病人的价值为 1500 元，由于价值高于 C 方案每例成本 1100 元，故人们通常会选择方案 C，这是一般的分析方法。

若在原来存在 A 方案的前提下，转而实施 B 或 C 方案时，情况就不同了，就应考虑增量成本与增量效果的比率。若 C 为成本，E 为效果，则

$$增量成本效果之比为 \frac{\Delta C}{\Delta E} = \frac{C_2 - C_1}{E_2 - E_1}$$

B 方案比 A 方案多查出 100 例病人，共多追加了 130 000 元，平均额外发现一例病人的成本为1300 元；C 方案比 B 方案多查出 50 例病人，多花 95 000 元，平均多发现一个病人的成本是 1900 元。通过比较增量成本和增量效果的比率，对三个方案的正确选择见表 19-2。

表 19-2　增量成本效果比率确定的方案选择表

每查出一例病人的成本（元）	选择方案
<900	—
900～1300	A
1300～1900	B
>1900	C

根据这种分析方法,因决策者认为查出一例病人的成本为 1500 元,则在三个方案中就应选择方案 B 而不是方案 C 实施。

（三）多个效果指标的处理方法

卫生计划方案的效果指标有时不止一个,而是有多个,尤其是社会卫生规划或卫生服务计划方案的效果指标更是不止一个。当比较的效果指标有多个时,不同方案之间的比较就显得困难了。在这种情况下需要采取适当的办法简化效果指标,使成本效果分析能够对方案作出确切的评价。

1. 卫生计划方案的目标尽量单一　将卫生计划方案中实际工作中难以实现的目标去掉;对不能协调的目标权衡之后放弃一个;有从属关系的目标,去掉从属的目标;将方向基本一致的目标进行合并。

2. 精选效果指标　去掉满足效果指标条件较差的指标;将对卫生计划方案重点内容评价的指标作为效果指标;将较次要的指标作为约束条件对待。

3. 综合效果指标　当效果指标较多时,可以采用综合评分法,对各效果指标根据其数值给以一定的分数,并根据效果指标对方案评价的重要程度给以一定权重,经过计算使各效果指标换算成一个综合性指标,作为方案总效果的代表值,用于不同方案之间的比较和评价。各方案的成本相同时,比较各方案效果指标的综合得分,当各方案的成本不相同时,可以将成本也看作一个指标即负的效果指标给以评分,然后比较各方案的综合得分。

（四）敏感性分析

由于在成本效果分析中许多参数是不确定的,因此必须通过变化这些参数来检验结果的敏感性。如果在参数变化的过程中,结果不受影响或者变化很小,则结果的可信度就增强。如果结果变化很大,那么分析者就应注意某个特定参数的不确定性。常见的不确定性参数有:疗效率(特别是备选方案的可比疗效)、不良反应率、未经治疗病人的死亡率、成本组成部分的估计值以及选择的贴现率等。一般来说,进行敏感性分析时要对各种参数设立可信区间,然后让参数取区间中的上限和下限来进行敏感性分析。

（五）案例分析

目标地区有 1~5 岁儿童 18 000 名,为了提高其健康状况,降低死亡率,拟开展初级卫生保健计划,该计划目标是使 1~5 岁组的 11 000 名儿童得到免疫和这个地区所有 14 360 个家庭使用口服补液盐(ORT)来预防婴儿腹泻。现有 A(中心卫生院)、B(乡村诊所)、C(基层社区规划)三个规划方案,要求进行成本效果分析,选择最优方案。

各方案的成本如前所述。关键在于根据规划目标确定适宜的效果评价方法,即选择合适的结果指标,并进行效果测算。这里的效果概念包括三方面的内容:一是立即产出的成效,如提供产品和服务——社区卫生人员(简称CHW)接触家庭、实施儿童免疫;二是被期望的产出对目标人群产生的影响,如改变知识(或技能)、改变观点(或动机)、改变行为(或实践)——家庭使用ORT;三是对目标人群的健康状况等产生的长期影响,如儿童死亡率降低。我们对三方面的结果都进行测算,结果标准、效果测算指标及相关资料来源见表19-3。

表19-3　效果测算及其资料选用工作表

结果标准	效果测算	资料来源	程序
产出			
—接触CHW家庭	接触CHW家庭数	CHW每月报告	在选定地区以5个月为一个周期的记录资料
—儿童免疫	1~5岁儿童免疫数 1~5岁儿童免疫比例	计划免疫记录和人口统计记录	在选定地区以5个月为一个周期的记录资料
效果			
—使用ORT家庭	使用ORT家庭数 使用ORT家庭数百分数	社区观察	包括在基础线上和在研究被指导随访观察地区
影响			
—儿童死亡率	1~5岁儿童死亡数 1~5岁儿童死亡千分率	社区观察	包括在基础线上和在研究被指导随访观察地区

三个方案效果见表19-4中效果测量部分:其中数据表明A方案将引起绝大多数家庭使用ORT(10 849),B方案会产生最大量的CHW接触(11 326),而C方案能得到最大量的免疫(9603)和最低量的死亡效果(即避免儿童死亡人数最多,553人)。但是究竟哪一个方案的经济效果最好,还需比较单位效果的成本以确定最优。

表19-4　三个PHC项目方案的成本效果分析

测算	方案A	方案B	方案C
成本测量	28 087	27 339	30 535
效果测量			
接触CHW家庭数	9762	11 326	10 489
1~5岁儿童免疫数	8954	9537	9603
1~5岁儿童免疫比例(%)*	81.4	86.7	87.3
使用ORT家庭数	10 849	9270	10 245
使用ORT家庭数百分数(%)**	75.6	64.6	71.4
1~5岁儿童避免死亡数	410	367	553
1~5岁儿童死亡千分率(‰)***	57.1	59.5	48.5
成本效果测量			
成本/CHW接触家庭	2.58	2.41	3.11
成本/儿童免疫	3.14	2.87	3.39
成本/儿童免疫比例	34 505	31 532	37 328
成本/使用ORT家庭	2.59	2.94	3.16
成本/使用ORT家庭数百分数	371.52	423.18	455.40
成本/避免死亡	68.50	74.49	57.88

注:* 目标是使11 000名1~5岁儿童得到免疫
　　** 目标地区有14 250个家庭
　　*** 目标地区有18 000名1~5岁儿童

从上述计算结果来看,A 方案的 ORT 是最好的,它以最低的单位成本产生最大量的使用 ORT 家庭数,但分析者可能不采用 A 方案而采用 B 方案,因为 A 方案在 ORT 方面的作用有限——即对健康的影响有限;而 B 方案费用最低(在免疫方面几乎与 C 方案一样有效,而 ORT 方面又优于 C 方案)、似乎是成本效果最好的方案。然而决策者多会选择 C 方案,因为它能避免更多的死亡而又不比其他方案费用高(在对健康的影响方面具有最好的经济效益)。

这个案例说明,成本效果分析是决策的起点,但决策者可能并不一定选择成本-效果最佳的方案,因为他要在一定的政治环境下作决定。因此分析者只有通过判断哪一种结果对决策者是最重要的或是反映了规划最主要的目标而后加大其权重来解决问题。

由于卫生服务的总体目标是健康的改善和生命质量的提高,对卫生规划不同方案的评价也应从这一总体目标出发,对方案结果的衡量应该全面客观地反映卫生规划的目标。而成本效果分析主要应用于具有相同目标的不同方案间的比较、评价,即对不同方案的结果的鉴别主要是决策者认为最重要的方面,其他的结果则忽略不计;选用的效果指标也常是一些自然的、物理的、生理的单位,如发现的病人数、治愈的人数等,都是卫生服务中间产品的指标,故成本效果分析的应用存在一定的局限性。

第三节　成本效益分析方法

一、成本效益分析的定义

成本效益分析(cost-benefit analysis,CBA)是通过比较不同备选方案的全部预期成本和全部预期效益来评价备选方案,为决策者选择计划方案和决策提供参考依据,即研究方案的效益是否超过它的资源消耗的机会成本,只有效益不低于机会成本的方案才是可行的方案。其决策标准比较简单,总的来说只要方案的净社会效益大于零——即效益大于成本,这个方案就是经济上可行的。

与成本效果分析不同,成本效益分析不仅要求成本,而且产出指标也要用货币单位来测量。从理论上讲,成本效益分析是将投入与产出用可直接比较的统一的货币单位来估算,是卫生项目经济学评价的最高境界,但同时也是最难于操作的一种方法。因为这种分析方法要求将投入和产出均用货币单位来表示,这样就使得不仅项目间可以用精确的货币单位换算来比较优劣,而且项目自身也可以比较投入与产出收益大小。

对于效益的衡量,一般情况下,用货币形式表示那些容易确定的效益,如生产的收益或资源的节省。因而,在进行卫生经济分析与评价时,重要的是找到合适的方法使用货币形式来反映健康效果。

二、成本效益分析与评价的方法

(一)不同类型方案分析方法的选择

在实际工作中,供选择的卫生计划方案会有多种形式,决策者需要综合分析各种方案间的关系,以确定选用正确的成本效益分析方法进行方案的评价、决策。方案之间的相互关系一般有三种情况，相互独立的方案、相互排斥的方案以及相互依赖性方案。

1. 相互独立方案　如果对某个方案的选择不影响对其他方案的选择，这些方案就是相互独立的方案。相互独立的方案之间无需互相比较和选择，能否接受或采纳某个方案只取决于方案自身的经济效益能否满足决策所提出的标准，而与其他方案的优劣无关。对相互独立的一组方案，可根据决策标准全部接受，或部分接受，也可以全部不接受。当资金有限时，常用效益成本比率法并结合净现值法来选择最优的方案组合。

2. 相互排斥方案　当选择其中任何一个方案之后就不能再选择其他方案。这些方案就是互相排斥的方案。在有预算约束的情况下，这类方案的选择以内部收益率（IRR）最大的方案为优；没有预算约束的情况下，常采用增量内部收益率分析来评价和决策，以增量 IRR 最大的方案为最优。

3. 相互依赖性方案的选择　一般是把它们合并作为一个方案来考虑，再研究它与其他的方案是互不依赖的，还是互斥的。

（二）几种常用的成本效益分析方法

成本效益分析根据是否考虑货币资金的时间价值（关于货币资金的时间价值的计算，请参考附19-1）分为静态分析法和动态分析法。

1. 静态分析法　不考虑货币的时间价值，即不计利息，不计贴现率，直接利用成本和效益的流转额，以增量原则计算方案投资在正常年度能带来多少净收益。常用指标有四种：

（1）投资回收期：指以投资项目的各年现金净流量来收回该项目原投资所需要的时间。计算公式如下：

1）投资回收期 = $\dfrac{原投资额}{平均每年现金净流量}$

2）投资回收期 = $\dfrac{各年末尚未收回的投资余额}{各年末累计现金净流量}$

$$现金净流量 = 营业收入 - 营运成本，或：现金净流量 = 营业净利 + 折旧$$

若各年现金流量相等时采用 1）；不等则用 2）。实际工作中，各年现金流入主要是营业收入，而现金流出主要是运营成本。

投资回收期是根据方案的预期投资回收期来确定方案是否可行的一种决策分析法，如方案预期投资回收期比要求的回收期短，风险程度就比较小，则项目方案可行；反之，项目方案不可行。这种方法的优点是计算简便，容易理解。其缺点有三：第一，没有考察方案的整个寿命周期，未考虑回收期后的成本效益情况，即忽略了方案投资的长远利益；第二，只反映方案投资的回收速度，不能直接评价方案的收益能力；第三，没有考虑货币的时间价值。故应避免片面依靠该指标作决策。

（2）简单收益率：指达到设计产量的年份（即正常年度）所取得的现金净流量与原投资额之比。

$$简单收益率 = \dfrac{平均每年现金净流量}{原投资额}$$

使用简单收益率评价方案时，要将其与标准简单收益率进行对比，若大于标准，则该方案在经济上可行；反之不可行。简单收益率一般只能用于判别项目方案是否可行，用来比较方案时，不能反映追加投资以及全部可用资本的投资效果,此时应采用追加收益率。

(3)追加收益率:指两个方案现金净流量之差与原投资额之差之比,也即单位追加投资所带来的年现金净流量的增值。其计算公式如下:

$$追加收益率 = \frac{方案2的现金净流量 - 方案1的现金净流量}{方案2的原始投资额 - 方案的原始投资额}$$

将追加收益率与标准简单收益率作比较,若追加收益率比后者大,则表明追加投资的方案可行;反之,追加投资方案不可行。比较两个方案可采取此法,但有多个方案比较时,需逐一计算以淘汰方案,过程烦琐。

(4)折算费用:指项目方案中年营运成本与简单收益和原投资额相乘之积之和。用于比较多个方案,不需两两对比,简化分析步骤。各方案比较时,折算费用最小的方案为最优。

$$折算费用 = 年营运成本 + 标准简单收益率 \times 原始投资额$$

以上四个指标的测算对方案的评价、决策有一定的参考价值,但都存在局限性——即未考虑货币资本的时间价值。

2. 动态分析法　既要考虑货币的时间价值,把不同时点发生的成本和效益折算到同一时间进行比较,又要考虑成本和效益在整个寿命周期内的变化情况。常用方法有以下四种:

(1)净现值法:净现值(net present value,NPV)是根据货币时间价值的原理,消除货币时间因素的影响,计算计划期内方案各年效益的现值总和与成本现值总和之差的一种方法。是反映项目在计算期内获利能力的动态评价指标。计算公式为:

$$NPV = \sum_{t=0}^{n} \frac{B_t - C_t}{(1+i)^t}$$

$$净现值 = \sum (年现金净流量 \times 对应年份的贴现率)$$

式中:B—效益,C—成本,i—贴现率,t—年限

为使不同年份的货币值可以加总或比较,需要选定某一个时点,作为基准点来计算各年效益和成本的价值。通常把方案的第一年年初作为计算现值的时间的基准点,不同方案的时间基准点应该是同一年份。对于初始投资相同或相近的几个互斥方案的比较时,以净现值高的方案为优选方案。

在没有预算约束的条件下,几个互斥的对比性方案的选择,应用净现值指标是有效的评价和决策指标。

但净现值法有一定的局限,对卫生计划不同方案的计划时期和初始投资要求相同或相近,否则,用净现值进行比较时不能准确反映各方面的差别。因为净现值的大小受计划期和初始投资额的影响,计划期越长则累计净现值就越大;初始投资额大其相应的净现值也往往较大。

(2)内部收益率法:内部收益率(internal rate of return,IRR)指方案在计划期内使其净现值等于零时的贴现率。其公式如下:

$$NPV = \sum_{t=0}^{n} \frac{B_t - C_t}{(1+i)^t} = 0$$

从公式中可以看出,在计划期n及每年净现金流量不变的情况下,一个卫生规划方案的净效益

NPV 只与其使用的贴现率 i 有关,NPV 随 i 的增大而减小,故必然存在一个 i 值使得 NPV 正好等于零,那么这个使方案净现值为零的贴现率就是该方案的内部收益率。计算 IRR 时可用以下两种方法:

1)试差法:用不同的贴现率反复试算备选方案的净现值,直至试算出净现值等于零,此时的贴现率即为方案的内部收益率。

2)插入法:在使用两个不同贴现率试算方案净现值得到正负两个相反的结果时,运用插入法来换算内部收益率的方法。计算公式如下:

$$IRR = I_1 + (I_2 - I_1)\left(\frac{NPV_1 - NPV}{NPV_1 - NPV_2}\right)$$

其中:I_1、NPV_1 分别表示偏低的贴现率和相应为正的净现值

I_2、NPV_2 分别表示较高的贴现率和相应为负的净现值

内部收益率代表着方案的确切盈利率,它只是以投资的现金流量为依据,而不考虑其他外部因素的影响,故称其为内部的收益率。内部收益率法就是根据各备选方案的内部收益率是否高于平均收益率或标准收益率,来判断方案是否可行的决策方法。如果方案的 IRR 大于标准收益率,则该方案可行,反之方案不可行。

对于相互独立的方案的选择,在无预算约束的条件下,凡是 IRR 大于所要求的基准收益率的方案都是可行的方案,反之则是不可行的方案。在有预算约束的条件下,IRR 较大的那个方案或一组方案是较好的方案。

对于两个及两个以上互斥方案的选择,在有预算约束的条件下,以 IRR 大者为优。在没有预算约束的条件下,几个互斥方案的选择需进行方案之间的增量内部收益率来评价和决策。

(3)年当量净效益法:年当量净效益(net equivalent annual benefit)即将方案各年实际发生的净效益折算为每年的平均净效益值。它是净现值考虑贴现率时的年平均值。

$$A = CR \times NPV$$

式中:A—年当量净效益,NPV—各年净现值之和,CR—资金回收系数(可查复利系数表)

应用年当量净效益对方案进行评价和决策即年当量净效益法。一般对于不同计划期限的互斥方案采用该法进行比较、评价和决策。当各方案年当量净效益都为正值时,选用当量净效益高者为优。

(4)效益成本比率法:效益成本比率(benefit-cost ratio)是卫生计划方案的效益现值总额与成本现值总额之比。其计算公式为:

$$\frac{B}{C} = \frac{\sum_{t=0}^{n} \frac{B_t}{(1+i)^t}}{\sum_{t=0}^{n} \frac{C_t}{(1+i)^t}}$$

式中,B—效益,C—成本,i—贴现率,t—年限

效益成本比率方法适合于在有预算约束的条件下,要从一组卫生服务项目中,选择能够得益最大的项目实施,使一定量有限资源的分配获得最大的总效益的情况。

当方案的效益大于其成本时,我们才考虑接受该方案,因此只有效益成本比率大于1的方案才是使得有限的资源获得较大效益的方案,多个方案比较时,按照效益成本比率大小顺序排列,比率高的方案为优选方案。

在成本效益分析中,由于方案的成本和效益可能出现正值,也可能出现负值,效益成本比率就可能出现四种情况,评价和选择标准见表19-5。

表19-5　效益成本比率四种情况的方案选择

方案种类	效益现值	成本现值	选择
A	+	+	B/C 大者为优
B	−	+	绝对放弃
C	+	−	必定选用
D	−	−	B/C 小者为优

三、敏感性分析

在进行成本效益分析时,有很多变量是不确定的,如贴现率、结果、成本、仪器设备和房屋等固定资产的折旧率以及生命价值判断标准等。其中任何一个变量的改变都会导致成本或效益(结果)的改变,因此,必须做敏感性分析。敏感性分析是当一个变量改变而其他变量保持不变时成本效益(CBA)的结论是否跟着改变。如果结论能维持,那么改结论(假设)有一个较高的正确性。如果结论改变,应该尽力去找出变量的真实值或明确说明结论对单个变量值的"敏感性"。

四、案例分析

某地对1000人进行乙型肝炎疫苗预防注射,第一年每人接种费用5元。为了加强预防效果,以后三年内要加强注射,从第二年到第四年每人加强注射费用依次为4元、3元、2元。接种一年内接种人群未发病率为99.6%,加强注射以后三年中每年未发病率稳定在99.7%。乙型肝炎的人群发病率每年为80‰,乙肝患者从第一年到第四年每年的直接费用依次为200元、220元、230元、250元;间接费用依次为1000元、1010元、1030元、1050元。折现率为6%。请对乙肝疫苗预防的成本效益进行分析。

分析步骤如下:

1. 收集各年接种、未接种人数以及发病人数　见表19-6、表19-7。

表19-6　某地四年乙肝疫苗接种人数和发病人数

年份	接种人数	发病人数	未发病人数
第一年	1000	4	996
第二年	996	3	993
第三年	993	3	990
第四年	990	3	987

表 19-7　某地四年乙肝疫苗未接种人数和发病人数

年份	未接种人数	发病人数	未发病人数
第一年	1000	80	920
第二年	920	74	846
第三年	846	68	778
第四年	778	62	716

2. 计算乙肝疫苗接种预防的成本　包括接种费用(疫苗费用、接种人员费用等)和接种无效后发病的治疗费用(直接诊治费用和间接车旅费、陪护费、损失的工资奖金等)。其中如疫苗费用、接种人员费用、诊治费用和车旅费等资料可以通过直接调查法获得;而因病损失的工资等则可以通过人力资本或支付意愿法计算得到,如:损失的工资=(因病误工天数×工资率)/利息率。

预防成本=接种人数×每人接种费用+发病人数×(直接费用+间接费用)(元)(表 19-8)。

表 19-8　某地四年乙肝疫苗接种预防的成本

年份	成本 Ci	现值 $Ci/(1+r)^i$
第一年	9800	9800
第二年	7674	7239.62
第三年	6759	6015.49
第四年	5880	4936.96

3. 计算乙肝疫苗接种预防的效益　这里节省的成本就是效益。由于预防接种,避免人群乙肝发病而减少的治疗直接和间接费用。

预防效益(未进行乙肝接种的费用)= 发病人数×(直接费用+间接费用)(元)(表 19-9)。

表 19-9　某地四年乙肝疫苗接种预防效益

年份	效益 Bi	现值 $Bi/(1+r)^i$
第一年	96 000	96 000
第二年	91 020	85 867.92
第三年	85 680	76 254.89
第四年	80 600	67 673.31

4. 计算成本效益指标

成本现值合计:C = 27 992.07 元,效益现值合计:B = 325 796.12 元。

净效益:B-C = 325 796.12- 27 992.07 = 297 804.05 元

效益成本比率:B/C = 325 796.12/27 992.07 = 11.64∶1

可见乙肝疫苗预防的成本较低,效益较好,该方案经济上是可行的。

实际工作中,许多成本效益分析由于技术难度没有计入无形成本和无形效益,如方案措施的副作用带来无形损失,实施方案后所避免的病人身体和精神上的损失,方案的外延性效益等。另一方面,采用什么具体方式来用货币形式正确表现人的生命价值和健康效益也值得进一步探讨,如人力资本法假定每一个人所生产的价值等于一个平均的工资收入值,但这难以让人信服,因为收入往往不等于一个人真正的价值;而支付意愿法也没有解决根本问题,因为人的价值应由其已经创造的或可能创造的价值来决定,而不是简单等同于其愿意支付的费用。

第四节　成本效用分析方法

一、成本效用分析的定义

成本效用分析(cost utility analysis,CUA)是近30年发展起来的一种卫生项目经济学评价方法,是制定卫生政策的决策工具之一,是比较项目投入成本量和经质量调整的健康效益产出量,来衡量卫生项目或治疗措施效率的一种经济学评价方法。它是成本效果分析的一种发展,有人把它看作是成本效果分析的一种特殊形式,因为这里的效果量度就是效用或偏好调整的结果。但与成本效果分析不同,成本效用分析在评价结果时,不仅分析有关的货币成本,而且分析病人因不舒服或功能改变或满意度变化所增加的成本。例如,手术后恶心呕吐是成本效果分析的内容,因为对术后恶心呕吐的治疗需要追加费用。与此相比较,成本效用分析不仅要考虑恶心呕吐增加的治疗费用,而且要考虑恶心呕吐对病人生活质量带来的不良影响。

成本效用分析方法的主要争议来自对效用的度量,因为在这种分析中,量度效用要计算最常用的结果量值,即生命质量调整年。QALY是一种表示人的生命质量状况的指标。通过生命质量权数的调整,可转化为相当于完全健康人的生命质量年数。疾病或意外伤害会引起生命年的损失,医学和药物治疗会减少或避免这种损失,所以采用QALY对于衡量医学干预的效果也是有意义的。

成本效用分析方法也具有某些优于成本效果分析法和成本效益分析法之处。成本效果分析受限于不能同时合并同一干预项目的多种结果,或比较不同干预项目的结果。在成本效果分析中,虽然结果是用自然计量单位(如生存年数)来量度,但并不能按质量或期望(desirability)来评价后果或结果。相比之下,成本效用分析可合并健康结果的质量。采用成本效益分析法时往往很难把所有结果转化成货币单位,特别是难以用货币单位直接衡量病人报告的结果(如生命质量)。

因此成本效用的优点在于单一的成本指标(货币)、单一的效用指标(如QALY),使其可被广泛地用于所有健康干预。它的特点在于效用指标是人工制定的,使用卫生服务最终产品指标把获得的生命数量和生命质量结合到一起,反映了同一健康效果价值的不同。进行成本效果分析时,比较的是每增加一年寿命的成本。但如果考虑到生命质量则进行成本效用分析,先计算不同方案或预防措施增加的QALYs或挽回的DALYs,然后再比较每增加一个QALYs或者挽回一个DALYs的成本的多少,进行方案的优选和决策——选择成本效用比率较低的方案或措施,以求采用最佳方案来防治重点疾病,使有限的资源发挥更大的挽回健康寿命年的效果。

二、成本效用分析的应用条件

(一)成本效用分析的适用条件

1. 当生命的质量是最重要的预期结果时　比如在比较治疗关节炎的不同方案时,预期结果不是治疗对死亡率的影响,而是不同方案对病人的生理机能、心理状态和社会适应能力的改善情况——即生命的质量的改善。

2. 当生命质量是重要的结果之一时　例如,要对低体重出生婴儿实行监护保健,评价备选方案的效果时,除了婴儿存活率这一重要指标外,对其存活的质量的评价也很关键。

3. 当备选方案同时影响死亡率和患病率,即生命的数量和质量,而决策者希望将两种效果用同一指标反映时　例如用雌激素治疗女性绝经期综合征时,可以消除这些症状带来的不舒适感、降低髋关节骨折的死亡,提高病人的生命质量;同时也会增加一些并发症,如子宫内膜癌、子宫出血、子宫内膜增生等的死亡率,这时宜用效用指标进行分析。

4. 备选方案有各种类型的预期结果而需要评价人员用同一指标进行比较时　比如现有三个需要投资的卫生规划方案:开展低体重出生婴儿监护保健、筛检和治疗高血压和对 Rh 免疫型妊娠妇女进行营养缺乏的预防,要对它们进行比较时由于其预期结果各异不能使用相同的自然单位指标,缺乏可比性。这时候成本效用分析是一个好的选择。

5. 当目标是要将一种卫生干预与已按 QALY 成本评价的其他卫生干预比较时

(二)成本效用分析的不适用情况

在下述情况下,一般不主张或不适于使用成本效用分析法:

1. 当只能取得“中间结果”的数据时　例如,用某种方法筛选高血压病人,然后进行为期 1 年的治疗,可使血压降低多少毫米汞柱。这种治疗结果属于“中间结果”,不能转化为生活质量调整年。

2. 当不同方案效果数据几乎完全相同时　应使用最小成本法,不必使用成本效用分析法。

3. 如果用一个自然单位的变量就可以衡量方案的效果,就不必使用成本效用分析法

4. 如果成本效用分析只能在一定程度上改善评价的质量,但是却要花费很长的时间与较多的经费,而对决策没有根本性的影响时　不如选用成本效果分析法。

三、效用的测量与计算

成本效用分析中的成本用货币单位表示,效用为项目获得的质量调整生命年。成本效用分析中涉及的“效用”、“生活质量效用值”、“质量调整生命年”是经济学、社会医学研究领域内几个既相互联系,又有区别的概念。对个体来说,效用由两部分组成:生活年数和生活质量。生活年数是人从出生到死亡的时间数量;生活质量是人在生与死之间每一时点上的质量,用生活质量效用值表示。生活质量效用值是反映个人健康状况的综合指数,取值范围在 0~1,0 代表死亡,1 代表完全健康。

CUA 分析通过计算每一项目的成本效用比比较各项目获得每单位的 QALY 所消耗或增加的成本,进而对不同项目的效率作出评价。

成本效用分析的评价指标是成本效用比(cost utility ratio,CUR),它表示项目获得每个单位的 QALY 所消耗或增加的成本量。成本效用比值越高,表示项目效率越低,反之成本效用比值越低,表示项目效率越高。

成本效用分析中常用的确定健康状态效用值(或失能权重)的方法有三种:

1. 评价法　挑选相关专家根据经验进行评价,估计健康效用值或其可能的范围,然后进行敏感性分析以探究评价的可靠性,是最简单方便的方法。

2. 文献法　直接利用现有文献中使用的效用值指标,但要注意其是否和自己的研究相匹配(包括其确定的健康状态、评价对象和评价手段的适用性)。

3. 抽样调查法　自己设计方案进行调查研究获得需要的效用值,这是最精确的方法。通常采用等级衡量法、标准博弈法和时间权衡法衡量健康状态的基数效用。

(1)等级衡量法(rating scale):要求被测者在线段或条尺上标示位置,用以代表他对生命质量的满意度,依据标示的位置比例可以确定其生命质量的效用值。一般是用假定的健康状况方案或说明作启发,让个体根据不同的健康结果确定效用值。这些方案包括几个简要的说明,从身体、精神、社会、疼痛或医疗等方面,描述健康的几个方面。例如,Spitzer对健康的最好和最差状态的描述是:"(生命质量的)最低质量指一个人完全依靠他人活着,或精神严重受损、对周围没有知觉和处于无望状态;最高质量指一个人身体和精神完全独立,乐与他人交往,能享受到很多快乐,实现自我价值,具有一种满怀希望而又现实的心态。"若以最低质量处为0,最高质量处为1,当标示位置在中间,则效用值计为0.5。线段或条尺可以画成不同式样,如类似直尺标上等分的刻度,或画成温度计形式,或简单地用5点或7点等刻度供受试者标度,其效用值一般只作简单的计算即可获得。

(2)标准博弈法(standard gamble,SG):通过直接的面对面访谈,询问患者对自己的健康效用值作出选择。假设患者不治疗的话,是一种确定的中等健康状态;如果治疗就会有两种不确定的结果:一种是优于不治疗,能达到完全健康(p),另一种则坏于不治疗,甚至造成死亡(1-p)。调查的目的是企图运用风险及不确定性来得出患者偏好,找出两种不确定的结果中的p值。当p值与不治疗者确定的中等健康状况的概率间没有差别时,这就是患者偏好的期望效用值。

(3)时间权衡法(time trade-off,TTO):这是测定健康效用的另一种常用的患者访谈方法。询问患者愿意在不够完美的健康状况下生活一段时间抑或愿意在完全健康状况下少活几年,完全健康生活年数与不够完美的健康状况下生活的年数的比值就是衡量健康状况选择的偏好。表示患者愿意为争取健康状况而牺牲的代价。再次用无差异的方法来估计患者对健康状况的效用值。

在抽样调查的三种方法中,以等级衡量法最为简单和实用。而标准博弈法从理论上来讲是最有效度的方法,但实际调查时方法复杂,与时间权衡法相比的结果差异上无显著意义。两者均会受到患者健康状况、年龄、既往病史等条件的影响。

对于质量调整生命年,其重点在于确定和选择健康状况的质量权重。如对患者的生理或心理功能进行评分调查,按价值(效用)给分,完全健康为1.0,死亡者为0,获得生命质量的权重值(表19-10)。

另外也可以按残疾和痛苦等级分类后对不同生存期给予质量权重,如世界银行经济发展学院的Ross所制的按残疾和痛苦等级分类后的质量调整生命年评价表。

表 19-10　不同健康状况的效用值

健康状况	效用值	健康状况	效用值
健康	1.00	盲、聋、哑	0.39
绝经期综合征	0.99	长期住院	0.23
轻度心绞痛	0.90	假肢、失去听力	0.31
中度心绞痛	0.70	死亡	0.0
严重心绞痛	0.50	失去知觉	<0
焦虑、孤独	0.45	四肢瘫痪	<0

（Torrance，1987）

成本效用分析采用质量调整生命年作为项目健康产出单位,克服了将项目健康产出简单的货币价值化带来的问题,也可以比较具有不同种类健康产出项目的经济效益,因而其使用范围较为广泛,特别适合于进行卫生保健项目经济评价。

四、案例分析

某一项研究对终末期肾病患者所采取的两种治疗方法(血透和腹透)进行经济学评价,用 ABC 成本分析法(active based cost)对全国三家三级甲等医院进行治疗的成本测算,采用国际上专门针对透析病人的透析病人生命质量调查表(KDQOL-SF)分为一般健康状况、肾病情况、肾病对日常生活的影响、对所接受治疗的满意度情况以及背景资料的调查五大部分(表 19-11)。

表 19-11　透析患者生命质量得分情况描述

分类		血透		腹透	
		均数	标准差	均数	标准差
一般健康情况	总体健康感觉	26.68	18.32	35.76	22.10
	躯体功能	42.88	26.70	47.74	28.81
	躯体健康问题导致的角色限制	25.42	40.33	30.20	41.84
	情感问题导致的角色限制	43.23	47.77	55.44	48.52
	社交能力	48.03	27.91	56.77	29.56
	躯体不适	45.92	24.84	56.03	29.18
	情感健康	59.27	24.12	67.68	22.55
	精力/疲乏	35.15	22.11	44.31	24.76
	一般健康情况得分小计	40.78	21.07	49.20	23.21
肾病情况	肾病造成的负担	22.65	19.50	36.03	24.16
	认知能力	63.13	24.75	72.33	23.93
	社交质量	64.16	23.38	72.57	22.98
	症状带来的困扰	67.19	19.39	72.42	18.05
	肾病对日常生活的影响	37.45	20.63	50.45	22.77
	性功能	61.78	30.23	51.90	38.09
	社会支持度	74.71	22.45	80.94	23.00
	工作状况	53.90	34.40	60.55	33.38
	医护人员的支持度	78.60	24.42	89.83	16.08
	睡眠质量	53.09	21.77	64.01	22.16
	治疗满意度	62.55	18.57	74.73	19.10
	肾病情况得分小计	56.85	13.66	65.35	15.46
总体健康水平		46.77	18.23	55.06	19.57

以生命质量得分作为效用指标,进行两种治疗方法的成本效用分析。由于患者的透析量不同,医院开展透析服务的成本也不同,根据透析效果相似的前提,将透析患者分为两组,一组是血透2次/周和腹透3袋/天,另一组是血透3次/周和腹透4袋/天,分别对三家医院的两组开展成本效用分析,成本效用比以成本数值除以效用指标即生命质量得分来表示,收集三家医院开展透析随访的成本和生命质量得分如(表19-12、表19-13)。

表 19-12　血透患者和腹透患者透析量组别生命质量比较

按透析量分层	生命质量分类	血透		腹透		t 值	P
		均数	标准差	均数	标准差		
血透2次/周	肾病情况	57.34	12.95	70.31	12.06	-8.519	0.000**
腹透3袋/天	一般情况	40.69	21.99	55.97	24.11	-5.679	0.000**
	总体健康状况	47.43	17.70	59.56	20.60	-5.065	0.000**
血透3次/周	肾病情况	56.40	14.37	62.70	16.01	-4.895	0.000**
腹透4袋/天	一般情况	41.31	20.42	45.43	22.29	-2.325	0.020*
	总体健康状况	46.41	18.42	53.87	19.35	-4.724	0.000**

*P < 0.05. **P < 0.01,具有统计学意义

表 19-13　三家医院透析量组别透析成本效用分析

分组	医院	血透			腹透		
		成本	效用	成本效用比	成本	效用	成本效用比
血透2次/周,腹透3袋/天	A	33 337.20	49.37	675.25	37 112.23	62.66	592.28
	B	45 402.24	55.81	813.51	43 237.17	68.34	632.68
	C	45 384.56	40.20	1128.97	46 460.36	67.25	690.86
血透3次/周,腹透4袋/天	A	50 005.80	47.75	1047.24	48 974.73	62.82	779.60
	B	58 103.36	53.90	1263.51	56 486.67	58.86	959.68
	C	58 076.84	35.67	1908.52	61 812.99	41.39	1493.43

将血透和腹透的成本效用比进行比较,血透2次/周,腹透3袋/天组中三家医院腹透的成本效用比均低于血透,血透3次/周,腹透4袋/天组中三家医院腹透的成本效用比也是均低于血透,三家医院之间进行比较,血透2次/周,腹透3袋/天组中A医院的血透和腹透的成本效用比值最低,血透3次/周,腹透4袋/天组中仍是A医院的血透和腹透的成本效用比值最低。

成本效用分析是通过同时对几个项目的成本和效用的比较来判别何种项目更具卫生经济价值,成本效用比值即反映了其价值的大小,成本效用比越小表示成本低效用好,成本效用比越大表示成本高效用差,从以上结果可以看出腹透和血透相比成本效用比较小。以成本效用比最低的A为例,在透析量为血透2次/周,腹透3袋/天的一组中,每1个分值生命质量的获得血透要花675.25元的成本,而腹透则是592.28元的成本,腹透比血透少花费82.97元的成本;而在透析量为血透3次/周,腹透4袋/天的一组中,每1个分值生命质量的获得血透要花1047.24元的成本,而腹透则是779.60元的成本,腹透比血透少花费267.64元的成本。

　　医院开展透析的成本采用的是 ABC 成本分析法,医护人员的人力成本是血透治疗中非常重要的一部分,针对我国目前医院里医护人员的人力成本低下的情况,对人力成本上浮 10% 和 20% 进行调整,开展成本-效用的敏感度分析。结果见表 19- 14、表 19- 15。

表 19-14　成本-效用比敏感度分析(人力成本上浮 10%)

分组	医院	血透			腹透		
		成本	效用	成本效用比	成本	效用	成本效用比
血透 2 次/周,腹透 3 袋/天	A	33 471.78	49.37	677.98	37 200.36	62.66	593.69
	B	46 031.34	55.81	824.79	43 317.35	68.34	633.85
	C	45 938.88	40.20	1142.76	46 496.67	67.25	691.40
血透 3 次/周,腹透 4 袋/天	A	50 909.66	47.75	1066.17	49 062.86	62.82	781.01
	B	69 047.00	53.90	1281.02	56 566.85	58.86	961.04
	C	68 908.32	35.67	1931.83	61 849.30	41.39	1494.31

表 19-15　成本-效用比敏感度分析(人力成本上浮 20%)

分组	医院	血透			腹透		
		成本	效用	成本效用比	成本	效用	成本效用比
血透 2 次/周,腹透 3 袋/天	A	33 606.35	49.37	680.70	37 288.49	62.66	595.09
	B	46 660.43	55.81	836.06	43 397.54	68.34	635.02
	C	46 493.20	40.20	1156.55	46 532.98	67.25	691.94
血透 3 次/周,腹透 4 袋/天	A	51 813.53	47.75	1085.10	49 150.99	62.82	782.41
	B	69 990.65	53.90	1298.53	56 647.04	58.86	962.40
	C	69 739.80	35.67	1955.14	61 885.61	41.39	1495.18

　　表 19- 14、表 19- 15 的敏感度分析显示,随着人力成本的上升,血透和腹透的成本效用比的变化趋势仍不变,各家医院的成本效用比值显示表明腹透的成本效用比低于血透。

　　成本效用分析在卫生领域中有着十分广泛的应用前景,但近年来学术界不断对 QALYs 和 DALYs 等指标提出质疑,比如它们仍然是以患病率、发病率、疾病严重程度等为基础的单纯生物医学模式指标,不符合当前医学模式的转变,尤其在计算 QALYs 或 DALYs 时,许多权重系数都是由经验得到,影响其科学性,故对成本效用分析本身方法的进一步深入研究也是十分有必要的。

第五节　成本最小化分析方法

一、成本最小化分析定义

　　成本最小化分析(cost- minimization analysis,CMA)是指在项目的产出或效果、效益和效用没有差别的情况下(如某项目的治愈人数或成功手术的人数完全相同)来比较不同措施的成本,选择成本最小的一个卫生保健项目、计划或干预措施,这是一种特例。实际也是一种成本评价或效率评价的方法。成本测算则根据分析角度不同而包括不同的测算内容。

二、案例分析

小儿肺炎 2 种药物治疗方案最小成本分析[黄旭强,等.中国药房,200516(20)]。

本研究选择临床常用的头孢类抗生素(头孢曲松和头孢克肟)作为治疗药物,对头孢曲松+头孢克肟"静脉转口服"的序贯疗法治疗小儿肺炎的临床效果及经济学效果进行前瞻性研究,将患儿随机分成 2 组,A 组:采用头孢曲松(罗氏芬,上海罗氏制药有限公司生产)静脉滴注,50~80mg/(kg·d),每天一次,5~7 天后如果病情好转则继续用药,总疗程为 10~14 天;B 组:先采用头孢曲松静脉滴注,50~80mg/(kg·d),每天一次,5~7 天后如果病情好转则改用头孢克肟(世福素,广州白云山制药股份有限公司生产)口服,8mg/(kg·d),用 5~7 天。

1. 治疗成本的计算　治疗成本=直接成本+间接成本。各项费用按三级甲等医院收费标准计算。直接成本:床位费(含住院诊疗费)、护理费、化验费、放射费、抗生素费和其他药费(仅指与治疗肺炎有关的药物,如止咳药、祛痰药)、注射费、相关治疗费(如雾化、吸氧等)及治疗药品不良反应的费用。本研究中药品不良反应轻微且无需治疗,因而忽略此部分费用。间接成本:主要指因患者住院及家属陪床等所造成的工资收入方面的损失。因患者全部为儿童,均需家属看护,本研究对此部分费用不作比较。

2. 治疗结果的测量　2 组的平均疗程、平均住院时间、临床疗效及不良反应发生率比较详见表 19-16、表 19-17。2 组的痊愈率、总有效率及不良反应发生率经 χ^2 检验无显著性差异($P>0.05$);2 组的平均疗程、平均住院时间经 t 检验无显著性差异($P>0.05$)。

表 19-16　2 组平均疗程、平均住院时间、临床疗效及不良反应发生率比较

项目	A 组	B 组
平均疗程(天)	10.8±1.42	11.2±1.62
头孢曲松用药时间(天)	10.8±1.42	5.2±1.1
头孢克肟用药时间(天)	0	6.0±1.3
平均住院时间(天)	11.6±1.65	12.2±1.9
痊愈	37	39
显效	7	9
有效	3	4
无效	2	2
痊愈率(%)	75.6	72.2
总有效率(%)	89.8	88.9
不良反应发生率(%)	5.1(2)	3.7(2)

由于 2 组的治疗效果无显著性差异,故采用药物经济学中的最小成本分析法,即在 2 种或多种药物治疗方案的效果相同或接近时,以成本最低的方案为优选方案。2 组的医疗费用比较详见表 19-17。

表19-17 2组医疗费用比较($\bar{x}\pm S$,元)

项目	A组	B组
医疗总费用	2905.41±399.5	2234.03±302.99
抗生素费用	1347.84±141.32	709.89±78.43
其他药费	84.56±11.69	88.94±13.34
注射费	168.55±52.45	145.28±35.72
相关治疗费	335.68±151.24	298.75±129.15
床位费	333.5±34.52	350.75±37.38
护理费	80.04±8.28	84.18±8.97
化验费	438.02±0	438.02±0
放射检查费	118.22±0	118.22±0

经 t 检验,2组在总费用及抗生素费用方面有显著性差异($P<0.001$),A组明显高于B组。

3. 敏感度分析   从医疗费用的角度看,抗生素费用占总费用的比例为A组46%、B组32%,可见抗生素费用是医疗费用中一个极其重要的因素,其变化可能影响医疗费用的比较结果。目前,医院内罗氏芬和世福素的零售价分别为12 418元/g和6177元/50mg,则抗生素费用的平均值A组为1 347 184元,B组为709 189元,经统计学处理有显著性差异($P<0.001$)。假设罗氏芬的价格下降一半,即6214元/g,而世福素的价格不变,则抗生素费用的平均值A组为67 319元,B组为38 514元,经统计学处理有显著性差异($P<0.001$);假设罗氏芬的价格下降一半,即6214元/g,而世福素的价格上涨1倍,即13 154元/50mg(但这种价格的假设在实际中是不存在的),抗生素费用的平均值A组为67 319元,B组为40 517元,经统计学处理仍有显著性差异($P<0.001$)。说明抗生素的价格在一定范围内变动时并不影响本研究的结果。

第六节   卫生经济分析与评价方法的产生与发展

一、国外卫生经济分析与评价方法的产生与发展

卫生经济分析与评价方法由国外发展起来,大致可以分为以下三个阶段:

（一）成本效益分析方法的早期阶段

卫生经济学分析与评价方法的产生可以追溯到17世纪中期,英国著名古典经济学家和统计学家威廉·配第(William Pretty)。他试图计量人的生命的价值,并认为评价一个人的价值应根据这个人对国民生产的贡献。根据这个思想他计算拯救生命的支出,并认为这些支出是很好的健康投资,因为被拯救的生命给国家产生的效益远远大于拯救生命所投入的成本。这就是经济学家最早用成本-效益方法进行卫生经济学评价。

在19世纪50年代,英国的威廉·法尔(William Farr)在其著作中,计算了人的生命的经济价值,

并运用他对人的价值的估计来处理公共政策问题。

英国爱德文·查特维克（Edwin Chadwick）认为，经济学家应该把对人类的投资看成是对资本的投资。他认为预防疾病所获得的效益大于建设医院治疗疾病得到的效益。

美国政治经济学家欧文·费雪尔（Irving Fisher），运用疾病成本的概念研究了结核病、钩虫病、伤寒病、疟疾和天花的经济成本。

奴赖·桑得于 1948 年在他所著的《人口经济学》一书中列举了疾病造成的经济损失的具体事例，如法国的工伤、结核病、酒精中毒以及巴拿马运河区消灭蚊子预防疟疾以使运河开凿成功的例子等。

这个阶段是卫生经济学评价方法产生的早期阶段，出现了有关成本效益分析方法思想的萌芽以及发展。提出了人的生命的价值问题，并试图加以计量分析；把劳动者看成是资本，对人的投资就是对资本的投资；认为对疾病的预防所带来的效益比治疗有更好的经济效益。

（二）成本效益和成本效果分析方法的逐步形成和发展阶段

20 世纪 50 年代后期成本-效益和成本效果评价的理论和方法逐步形成和发展起来。美国政府间关系咨询委员会委员西尔曼·莫希金（Selma J Mushkin）于 1958 年在华盛顿出版的《公共卫生报告》上发表的文章中讨论了健康投资的作用。在评价健康投资的经济效益时，他详细讨论了 3 种评价方法：发育成本法（即培养费用法）、期望效益法和经济贡献法。

20 世纪 60 年代初，美国卫生经济学家艾贝尔·史密斯对卫生费用进行了分类和比较分析。将卫生费用分为投资性费用和经常性费用；直接费用和间接费用；医疗费用、公共卫生费用、培训费用和研究费用。

美国的赖斯于 1966 年发表了《计算疾病成本》，1967 年又与柯柏合作发表了《人类生命的经济价值》，总结了计算疾病经济负担的人力资本计算方法。

苏联卫生经济学家巴格图里夫和罗兹曼发表了《防治疾病经济效益的研究方法》一书。到了 20 世纪 70 年代，成本-效益和成本效果分析的方法被许多国家所接受，并广泛应用到医疗、预防、计划生育、医疗器械和药品等各个方面，作为评价卫生计划和决策的工具。

（三）成本效用方法的产生

20 世纪 80 年代以来，卫生经济学评价有了一种新的方法，即成本效用的方法。是成本效果分析的一种发展，最初人们称之为广义的成本效果分析（Torrance，1971）。随后又被称之为效用最大化分析法（Torrance，1972）和健康状况指数模型（Torrance，1976）。1981 年首次称为成本效用分析（Sinclair et al. 1981）目前除了美国还把它称为成本效果分析法之外，其余国家的研究者都称之为成本效用分析。该方法是通过比较项目投入成本量和经质量调整的健康效益产出量，来衡量卫生项目治疗措施效率。在评价时不仅注意健康状况，而且注重生命质量。采用一些合成指标如质量调整生命年、失能调整生命年等。IS Kristiansen 等用成本-效用方法对挪威降低人群胆固醇规划的经济评价研究发现人群干预措施降低胆固醇获得一个 QALY 花费 10 英镑，进行个体饮食干预获得一个 QALY 花费 100 456 英镑，进行个体饮食干预和药物治疗获得一个 QALY 花费 125 860 英镑，表明人群干预措施的效率最高。成本效用分析目前不仅被应用在卫生保健项目的经济学评价中，而且在药物经济学评价中也得到了广泛的应用。

二、卫生经济分析与评价方法在我国的应用

卫生经济学分析与评价方法应用于我国卫生领域的时间很短。是在我国实行改革开放政策以后，通过国外卫生管理和卫生经济学专家、教授的来华讲学以及国内卫生经济学专家和教授促进和传播，先把国外成本-效益和成本效果评价方法介绍到中国来。1981 年中美合作在上海县进行家庭卫生服务抽样调查，用成本效益分析和成本效果分析的方法分析了上海县防治丝虫病、麻疹疫苗接种和饮食行业体检的效果和经济效益。1982 年江苏省昆山县对血吸虫病防治工作的成本-效益进行了分析和评价。1992 年原卫生部卫生监督司对山东省高密县防氟改水工程进行成本效用分析研究。目前这些评价的原理和方法已被应用于我国卫生服务的各个领域。概括起来主要有四个方面：

1. 论证卫生政策的经济效果 制定各种卫生政策，例如筹资政策、税收政策、价格政策、资源配置政策（区域卫生规划）等，都需要利用卫生经济评价方法，论证其经济效益，使政策的威力得以充分的发挥。如通过投入-产出分析评价妇幼卫生资源利用的效益。

2. 论证卫生规划实施方案的经济效果 为了实现卫生政策目标、达到规划目的，往往可以采取多种实施方案。有限的资源究竟投入哪一方案？通过对比各种方案的成本、效果，进行经济评价是一种很好的选择。

3. 论证卫生技术措施的经济效果 在给定的情况下选择何种临床治疗方案，如，对肾衰病人是选择肾移植还是肾透析等，应用卫生经济分析与评价可以帮助论证其在经济上是否可行。

4. 对医学科学研究成果进行综合评价 医学科研本身是多因素的复杂过程，当科研成果形成了新技术，并应用于实际中计算其经济效益，进行经济评价，提供相应的经济信息，有助于医学科研成果的综合评价。

5. 用于药物经济学及结果研究 通过描述和分析药物治疗和药学服务的成本和结果以及对个人、卫生保健系统和社会的影响。其主要任务是测量、对比分析和评价不同药物治疗方案、药物治疗方案与其他治疗方案（如手术治疗、理疗等），以及不同卫生服务项目所产生的相对社会经济效果，为临床合理用药和疾病防治决策提供科学依据。

如图 19-2 总结了卫生经济学评价方法及对应的公式：

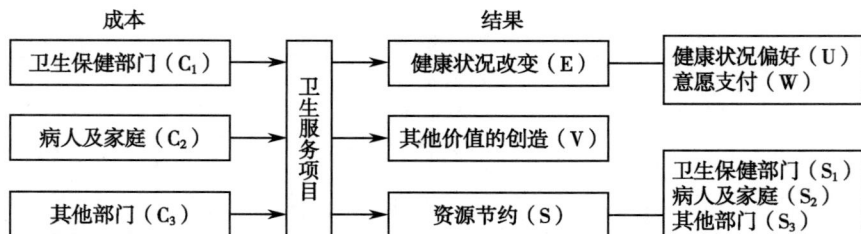

图 19-2
卫生经济学评价方法及对应公式

计算公式:

成本最小化分析 CMA: (C_1-S_1) or $(C_1-C_2+C_3)-(S_1+S_2+S_3)$

成本效果分析 CEA: $(C_1-S_1)/E$ or $(C_1+C_2+C_3-S_1-S_2-S_3)/E$

成本效用分析 CUA: $(C_1-S_1)/U$ or $(C_1+C_2+C_3-S_1-S_2-S_3)/U$

成本效益分析 CBA: $(W+V+S_1+S_2+S_3-C_1-C_2-C_3)$

表 19-18 总结了卫生经济学分析与评价几种方法的联系与区别。

表 19-18　卫生经济分析与评价方法的联系和区别

	成本效果分析	成本效用分析	成本效益分析
成本的单位	货币值	货币值	货币值
结果的单位	自然单位	QALYs	货币值
成本结果的比较	比值	比值	比值
比较的项目数	2 个以上	2 个以上	1 个以上
评价的目标数	1 个以上	1 个以上	1 个以上
产出数据的要求	非货币化的健康结果指标	使用人工整理的计量单位	产出货币化
方法学	不同的结果指标	等级标度 标准博弈 时间权衡	意愿支付 人力资本
可比性	差	较强	较强

（叶　露）

本章小结

　　卫生经济分析与评价，就是应用技术经济分析与评价方法，对卫生规划的制定、实施过程或产生的结果，从卫生资源的投入量（卫生服务成本）和卫生资源的产出（效果、效益、效用）两个方面，进行科学的分析。简而言之，即通过分析卫生规划的经济效果（成本、效果或投入、产出），对备选方案进行评价和选优。

思考题

1. 为什么要进行卫生经济分析与评价？基本步骤有哪些？可用哪些方法？
2. 试比较成本效果、成本效益分析和成本效用分析三种方法之间的区别和联系。

附 19-1：货币的时间价值

在不同的时间里,同样的资金具有不等的时间价值。大家知道,明年的钱或将来的钱一般不等于今年的钱,例如明年的 10 元钱是否能够买与今年同样多的东西,一般不会一样。货币的时间价值其实质并不是通货膨胀引起的,而是由于在使用资金的过程中获得利息或利润而产生的。因此,所谓货币的时间价值,对于借贷款来说就是利息,对投资过程来说就是利润。因此在计算和研究投资效益时,不能简单地以各年的货币面值来衡量,而应将各年的收支按照要求的利率折算到投资开始时刻,与初始投资比较。

决定资金的时间价值的两个因素:一是时间长短;一是收益率(利率)的高低,期限越长,利率越高,其将来值越高而现值越低;反之期限越短,利率越低,其将来值越低而现值越高。

反映资金的时间价值有两种形式:将来值和现在值。将来值是指现在投入一定数额资金,按照一定利率(收益率),在将来一定期限后,本息共回收的数额。现在值指将来一定期限后的资金,按照一定利率(贴现率)计算的现值数额。

资金时间价值的计算和比较,是以利息的计算为基础的。利息的计算一般有两种:单利法和复利法。

一、利息的计算

(一)单利和单利率

单利法仅对原本金进行利息的计算。

计算公式:$I = P \cdot i \cdot N$

其中:I=利息;P=本金;i=单利率;N=利息周期数(一般以年为期计算)。

附例 1　本金 100 元,利率为 6%,试求(a)3 年后(b)2 个月后的单利息(I)。

解:(a)已知 $P=100$　　$i=0.06$　　　$N=3$

$I = P \cdot i \cdot N = 100 \times 0.06 \times 3 = 18$(元)

(b)$N = 2/12 = 1/6$

$I = P \cdot i \cdot N = 100 \times 0.06 \times 1/6 = 1$(元)

附例 2　本金 4000 元,利率 11%,试求六年后的单利息(I)及本利和。

解:已知 $P=4000$　　　$i=0.11$　　$N=6$

$I = P \cdot i \cdot N = 4000 \times 0.11 \times 6 = 2640$ 元

本利和 = 4000+2640 = 6640 元

(二)复利和复利率

复利是计算货币的时间价值最简单的方法之一。复利的计算,在本金的基础上,每期所得利息的不断递增,就是将前期的利息并入本金一起计算利息,即利上加利。复利实际上是单利的反复使用。

通用公式:$F_n = P(1+i)^n$

公式中,F=将来值;P=现在值(即最初的本金);i=复利率;

$(1+i)^n$=一次支付复利系数。

附例 3　存款 100 元,年利率 6%,5 年期(即利息每年计算一次,但不取),复利的计算如附表 19-1所示:

附表 19-1 复利的计算

时期	期初额(本金)	(1+i)	期末额	利息
1	100	1.06	106	6.00
2	106	1.06	112.36	6.36
3	112.36	1.06	119.10	6.74
4	119.10	1.06	126.25	6.15
5	126.25	1.06	133.82	7.57

五年后本利总计为 133.82 元,其中利息 33.82 元。

如果规定每半年计息一次,则:

本息总额 = 100 元×(1+6%/2)^{10} = 134.39 元。

即计息期限越短,复利计算所得的利息越大。复利法多适用于长期性投资而单利法适用于短期性投资。

附例 4 补偿贸易进口设备的贷款总额为 500 万美元,以年利率 5% 计息,每年复利一次,5 年末一次还本付息。计算 5 年内应还外资本利总额是多少?复利息是多少?

解:P = 500 万 i = 5%   n = 5

$$F_5 = P(1+i)^n = 500(1+0.05)^5$$
$$= 500×1.2763$$
$$= 638.15 \text{ 万(美元)}$$
$$I = 638.15-500 = 138.15 \text{ 万(美元)}$$

附例 5 本金 1000 元,年利率 8%,每年复利两次,试求二年后的复利值与复利息。

解:P = 1000 元   i = 8/2% = 4%   n = 2×2 = 4 F = 1000(1+0.04)^4 = 1169.86(元)
$$I = 1169.86-1000 = 169.86(\text{元})$$

由上面两例可看到,当 n 逐渐增大时,利用公式必须 n 次连乘,这种计算不仅繁琐,而且容易出错,因此下面介绍一种较简便的方法——复利表法

复利表法即是以本金 1 元为基准,依每期利率 i 及期数 n 计算复利终值而制成的表。表中 i,n 及复利终值均列在表上,只要按每期利率与期数查表即得本金 1 元的复利终值(最后一期末的本利和算为复利终值)。再将此数与本金 P 相乘,即得 n 期末的复利终值。

(三)名义利率与有效利率

利率通常以年为期计算;对同一本金、同一时期,由于每年复利次数不同,则所得复利息也不同。因此在一年内,计算利息的实际利率也不一致。故利率也分为名义利率和实际有效利率。名义利率为计算复利时所规定的利率,例如年利率为 8%,每年复利 4 次,这里的 8% 为,通常称为名义利率。而实际有效利率则为将一年实际所得复利息折合而成的利率,换句话说,实际有效利率是每年复利一次的利率。以名义利率 8% 计算实际有效利率的通用公式为:

$$EIR = \frac{F-P}{P}×100\%$$

如不知本金 P 等于多少,则可以用下列公式:

$$EIR = (1+r/m)^m - 1$$

公式中,EIR 为有效利率;r 为名义利率;m 为计利周期数。

附例 6　银行规定每年复利二次,若已知名义利率为 6%,试求实际有效利率。

解:m=2　r=6%　代入公式:

$$EIR = (1+0.06/2)^2 - 1 = 0.0609 = 6.09\%$$

附例 7　设年利率 5%,每年复利四次,试求其实利率。

解:r=5%　m=4　代入公式:

$$EIR = (1+0.05/4)^4 - 1 = 0.05095 = 5.09\%$$

下面我们在名义利率为 6%时,看附表 19-2 的一个事实:

附表 19-2　名义利率为 6%时情况

	一年	半年	每季度	每月	半月	每周	每天
m=	1	2	4	12	24	52	365
r=	6%	6.09%	6.1363%	6.1678%	6.176%	6.1799%	6.1831%

由此可见名义利率 r 固定,复利次数增大,则实际有效利率增大。通常实际有效利率比名义利率大

二、复利与折现系数

为了保证时间上具有可比性,使不同时间发生的货币流量能够在时间价值相等的基础上进行比较,技术经济分析提出附表 19-3 所列的 7 个复利与折现系数:

附表 19-3　常用的复利和折现系数表

系数名称	符号	已知	求	公式	系数
复利系数	(F/P,i,N)	P	F	$F_n = P(1+i)^n$	$(1+i)^n$
现值系数	(P/F,i,N)	F	P	$P = F_n \dfrac{1}{(1+i)^n}$	$\dfrac{1}{(1+i)^n}$
资金积累系数	(A/F,i,N)	F	A	$A = F \dfrac{i}{(1+i)^n-1}$	$\dfrac{i}{(1+i)^n-1}$
累计复利系数	(F/A,i,N)	A	F	$F = A \dfrac{(1+i)^n-1}{i}$	$\dfrac{(1+i)^n-1}{i}$
资金回收系数	(A/P,i,N)	P	A	$A = P \dfrac{i(1+i)^n}{(1+i)^n-1}$	$\dfrac{i(1+i)^n}{(1+i)^n-1}$
累积现值系数	(P/A,i,N)	A	P	$F = A \dfrac{(1+i)^n-1}{i(1+i)^n}$	$\dfrac{(1+i)^n-1}{i(1+i)^n}$
等差换算系数	(A/G,i,N)	G	A		

注:F=将来值,P=现在值,A=年积金,G=等差值,i=年利率,N=年数

现金流动有两大类型:整付类型和等额分付类型。

（一）整付类型（一次性偿付）

是指所分析计算的系统的现金流量，无论是流出还是流入，均在一个时间点上一次全部发生。它有两个相关等值的计算公式：复利系数和现值系数。

1. 复利系数　又称一次偿付复利系数。

用途：已知现在值 P，求将来值 F。

代号：$(F/P,i,N)$，$(CA-i\%-N)$

公式：$F=P(1+i)^n=P(F/P,i,N)$

复利系数为 $(1+i)^n$

附例 8　某投资项目 100 万元，投资效果系数（相当于利率）为 12%，求 5 年后的投资与效益之和为多少？

解：根据复利公式计算将来值 F。

$$Fn=P(1+i)^n$$
$$=100(1+12)^5$$
$$=176.23（万元）$$

查表：

$$F=P(F/P,0.12,5)=100\times1.7623$$
$$=176.23（万元）$$

附例 9　某项目总投资 10 亿元，全部为银行贷款，如果贷款的年利率为 7%，5 年后一次偿还的本利和是多少？

解：根据复利公式计算将来值 F。

$$F=P(1+i)^n=10(1+0.07)^5=14.025（亿元）$$

2. 现值系数　又称一次偿付现值系数。

用途：已知将来值 F，求现在值 P。

代号：$(P/F,i,N)$，$(PW-i\%-N)$

公式：$P=Fn^*1/(1+i)^n=F(P/F,i,N)$

现值系数为 $1/(1+i)^n$。

复利系数与现值系数互为倒数。

从将来值算现值也叫贴现过程。贴现时用的利率也叫贴现率。将来值和现值的计算，在财务上用途很多。

在投资问题中，我们常常需要考虑一些问题，如一台新机器，是买好还是租好？是付现金好还是分期付款好？

如一台医疗仪器，现价 5 万元，买它是否合算？就得计算买仪器后预计未来各年可得收益的现值，与 5 万元进行比较，大于 5 万元才行。

又如新建一所医院，编制财务计划时要按施工进度、设备到达时间，计算各年应付的投资，同时还要计算现在应当准备多少钱，才能应付未来投资的需要（即未来各年投资的现值）。

附例 10 投资 P 元,20 年后增长到 10 000 元,利率为 8%,每半年复利一次,问:应该投资多少?

解:已知 $F = 10\ 000$ $i = 8/2\%$ $n = 20 \times 2 = 40$

用公式

$$P = Fn^* 1/(1+i)^n$$

$$= 10\ 000 \times 1/(1+0.04)^{40} = 2082.89\ 元$$

附例 11 某企业计划通过认购国库券,在 5 年内积累起 1 万元资金,如果国库券的利率为 10%,则该企业现在应认购国库券多少?

解:

$$P = Fn \times 1/(1+i)^n$$

$$= 10\ 000 \times 1/(1+0.1)^5$$

$$= 6209(元)$$

在复利的情况下,假如时间长,利率只要差一点,将来价值就可以差许多。并且时间越长,将来价值差得越多。附表 19-4 表明所差的数目。

附表 19-4 1 元存款的将来值

利率 \ 年数	1	5	10	20
5%	1.05~	1.2763	1.6289	2.6533
8%	1.08~	1.4693	2.1589	4.6610
10%	1.10~	1.6105	2.5937	6.7275
20%	1.20~	2.4883	6.1917	38.3376

附表 19-4 的数字说明:①表中的因子是决定将来值的因素;②对单个利息因素来看,其将来值总是大于 1,当且仅当利率为 0 时,因子为 1;③在某个时期当利率增加,将来值也增加,因此高的利率将来值也越大;④当利率一定时,1 元的将来值随时间而增加,因此,时间越长,将来值越大。

现值正相反。时间越长,贴现率越大,将来可拿到的 1 元钱,其现值越小。附表 19-5 表明所差的数目。

附表 19-5 将来值 1 元的现值

年数 \ 利率	5%	10%	20%
1	0.952	0.909	0.833
5	0.784	0.621	0.402
10	0.614	0.386	0.162
20	0.377	0.149	0.026

(二)等额分付

分付是相对于整付而言的,它指所分析计算系统的某笔款项,分别在几个时间上流动。分付可以是等额分付,也可以是不等额的,而等额分付最为常见,它有三个特点:①n 个等额分付值(年金)A 连续地发生在每期期末;②现值 P 发生于第一个 A 所在的计息周期期初;③将来值下发生的时间与第 n 个 A 相同。

等额分付类型有 4 个相关公式,分别表示 A 与 P,A 与 F 之间的等值关系。公式为:

(1)基金积累系数:又称资金储存系数或等额分付偿还基金。

用途:已知将来值 F,求等额年金 A。

代号:(A/F,i,N),(SF-i%-N)。

公式:$A = F^* i / [(1+i)^n - 1] = F(A/F, i, N)$。

基金积累系数为:$i/[(1+i)^n - 1]$ 表示在利率 i 的情况下,第 n 期末的将来值 F 与 n 个等额分付值(年金)的等价关系。

年金是一系列多期现金流动(收入和支出),其特点是:①每期金额相等;②各期的间隔日数相同年金可以计算到期复利值,也可计算年金现值。

附例 12 某项计划投资收益率 i 为 6%,通过每年投入等额资金的办法,在第 5 年末筹集资金(将来值)总计 1900 万元,试求每年投入等额资金 A 为多少?

解:代入计算公式:

$$A = F \times i / [(1+i)^n - 1]$$
$$= 1900 \times 0.06 / [(1+0.06)^5 - 1]$$
$$= 337.06 (万元)$$

查表:

$$A = 1900 \times 0.1774$$
$$= 337.06 (万元)$$

附例 13 某医院为了 5 年后新建造价约为 11.5 万元的职工俱乐部,则从今年开始,每年年末至少要存入银行多少款,方能 5 年后积累起这笔投资,银行的存款利息为 7%。

解:通过查表:

$$A = (A/F, 0.07, 5)$$
$$= 11.5 \times 0.17\ 389$$
$$= 2 (万元)$$

(2)累计复利系数:又称等额序列复利系数或等额分付本利和。

用途:已知年金 A,求将来值 F。

代号:(F/A,i,N),(SCA-i%-N)。

公式:$F = A^* [(1+i)^n - 1]/i = A(F/A, i, N)$。

表示在利率 i 情况下,n 个等额分付值 A 与第 n 期末将来值下的等值关系。

累计复利系数与基金积累系数互为倒数。若每期发生年金为 A,每期流量为 i,以复利方式计算,则 n 期的本利和总额叫做复利年金终值(将来值)。

附例 14 某计划投资收益率 i 为 8%,如在 6 年内每年年末投入等额资金 500 万元,试求第 6 年年末所得总金额(即将来值)为多少?

解:代入公式求将来值

$$F = A(F/A, i, N)$$

$$= 500 \times 7.3359$$
$$= 3667.95(万元)$$

第 6 年末所得总金额为 3667.95 万元。

附例 15　某医院在 5 年后新建职工俱乐部,计划每年从事业发展基金中提取 2 万元存入银行,如果存款利率为 7%,问该俱乐部预计的造价约为多少?

解:代入公式求将来值

$$F = A(F/A, i, N)$$
$$= 2 \times 5.7506$$
$$= 11.5(万元)$$

或代入计算公式

$$F = A[(1+i)^n - 1]/I$$
$$= 2 \times [(1+0.07)^5 - 1]/0.07$$
$$= 11.5(万元)$$

该俱乐部预计的造价约为 11.5 万元。

(3)资金回收系数:又称投资回收系数或等额分付资本回收。

用途:已知现在值 P,求年金 A。

代号:$(A/P, i, N)$,$(CR-i\%-N)$。

公式:$A = P \times i[(1+i)^n/(1+i)^n - 1] = P(A/P, i, N)$。

资金回收系数为:$i[(1+i)^n/(1+i)^n - 1]$。

表示在利率 i 情况下,现值 P 与 n 个等额年金 A 的等价关系。

附例 16　已知初始投资 P 为 10 000 元,投资收益率 i 为 15%,这笔钱需在 7 年内全部收回,试问每年的等额收益数是多少?

解:代入公式求年金 A

$$A = P(A/P, i, N)$$
$$= 1000 \times 0.24036$$
$$= 2403.6(元)$$

每年等额收益数为 2403.6 元。

附例 17　已知寿命起初总投资为 12.289 万元,利率为 10%,问题在 10 年内要将总投资连本带利全部收回,每年净收益应该多大?

解:代入公式求年金 A

$$A = P(A/P, i, N)$$
$$= 12.289 \times 0.16275$$
$$= 2(万元)$$

每年净收益应该为 2 万元。

(4)累计现值系数:又称等额序列现值系数。

用途:已知年金 A,求现在值 P。

代号:(P/A,i,N),(SPW-i%-N)。

公式:$P=A\times[(1+i)^n-1]/[i\times(1+i)^n]$。

表示在利率 i 情况下,n 个等额年金 A 与 n 期期初 P 的等价关系。

资金回收系数与累计现值系数互为倒数。

附例 18　假如投资收益率 i 为 10%,在 6 年内每年年末得 500 万元的收益额,求初始投资是多少?

解:代入公式求现在值。

$$P=A(P/A,i,N)$$
$$=500\times4.3553$$
$$=2177.65(万元)$$

初始投资为 2177.65 万元。

附例 19　如果某工程 1 年建成并投产,寿命 10 年,每年净收益为 2 万元,利率为 10%,可以在寿命期内把期初投资全部收回,问该工程期初所投入的资金为多少?

解:代入计算公式求现在值。

$$P=A\times[(1+i)^n-1]/[i\times(1+i)^n]=2\times(1+0.1)^{10}-1/0.1(1+0.1)^{10}=12.289(万元)$$

或查表:

$$P=A(P/A,i,N)$$
$$=2\times6.144$$
$$=12.288(万元)$$

该工程期初所投入的资金为 12.289 万元。

(5)等额换算系数:又称等差级系数

如果每期发生年金数不是常量,则叫变额年金。通常变额年金可分为两类:一为每次支付年金逐渐增加,称为递增年金。一为每次支付年金逐渐减少,称为递减年金。

对于变额年金,每期年金的增加或减少有的依等差或等比数列变化,这时求其年金终值与现值,均可用等额换算系数进行计算。用途:已知等差递增或递减额 G,求年金 A。

代号:(A/G,i,N),(GUS-i%-N)

公式:$A=A'(G[1/i-n/(1+i)^n-1]=A'(G(A/G,i,N)$

等额换算系数为:$[1/i-n/(1+i)^n-1]$。利用复利系数和现值系数是为了要把一笔总的现在值或将来值换算成一笔总的将来值或总的现在值;利用累计复利系数和累计现值系数,是为了把一系列等额年金换算成一笔总的将来值或现在值;利用基金积累系数和基金回收系数,是为了把一笔总的将来值或现在值换算成一系列过去发生的年金或将来发生的年金;利用等差换算系数,可以把等差递增或递减额 G,换算成等额年金。计算利息与研究时间因素的影响,进行时间价值的货币换算,可以作为比较投资方案好、坏、优、劣的重要依据之一,可以帮助我们作出正确的选择和决策。

第二十章

计量经济学方法与应用

【本章提要】 卫生经济与政策研究中,常常需要对某些现象做量化的解释性分析,这时使用计量经济学方法通常是一个不错选择。本章主要介绍计量经济学方法的基本知识和四种最常见、也是应用最广泛的模型,作为计量经济学方法的入门导读。

第一节 概述

一、什么是计量经济学

(一)定义

计量经济学(econometrics),从字面上解,释意为经济测量。帕维尔·塞尔帕(Pawel Ciompa)在1910年首次提出"计量经济学"一词,由拉格纳·弗里希(Ragnar Frisch)推广并使之成为一门学科。

计量经济学这一概念自提出,就有众多学者不断寻求对其作出更为准确的定义,以下罗列一些常见的定义,让我们从概念上更充分理解计量经济学的内涵:

"计量经济学,是对经济学的作用存在某种期待的结果,它把数理统计方法应用于经济数据,使基于数理经济学的模型得到经验上的支持,并获得数值结果。"(Tintner,1968)

"计量经济学可以定义为:以并行发展的理论和现实为基础,借用合适的推断方法对现实经济现象进行定量分析。"(Samuelson,Koopmans and Stone,1954)

"计量经济学可以定义为这样的社会科学:它把经济理论、数学和统计推断作为工具,应用于经济现象。"(Goldberger,1964)

"计量经济学致力于建立一般经济模型,描述经济变量相关关系,指导人们进行经济分析。"(Hill,Griffiths and Judge,1997)

(二)特点

1. 计量性 计量经济学方法以客观数据为基础,定量分析客观现象,用数学模型表达各因素(变量)间关系及其规律。

2. 模型化 计量经济学方法运用的直接产出是计量经济学模型,运用模型表示客观规律,通过对模型参数的估计和检验,验证和发展相关理论,评价经济政策和决策,有时也利用模型预测未来。

3. 随机性 由于客观现象普遍存在随机性,计量经济学模型有随机误差项的设定,即认为一个特定现象的发生和发展是由诸多考虑到的因素(模型中纳入的因素)和未考虑到的因素,以及随机的未知因素共同作用的结果。在模型建立过程中,要对随机误差项的性质和影响进行深入分析。

4. 实证性 计量经济学方法是从先验的理论或经验出发,建立数学(回归)模型,然后依据客观数据对模型参数进行估计和检验,从而验证和评价相关理论和政策。

5. 经验与理论相结合 经验(定量)关系只是认识现象的必要条件而不是充分条件。只有定量分析结果而没有理论支持,可能会错误解释客观现象。同时,实践是检验真理的唯一标准,任何理论不能经受已经发生的事实的检验,肯定不能成立。因此,计量经济学的分析是经验与理论相结合的分析。

二、起源与发展

尽管计量经济学是一门相当年轻的学科,但其诞生并非一蹴而就。实际上,早在 3 个多世纪前就已产生计量经济学的主要思想——理论分析与定量分析相结合。

在 16 世纪,有一批由威廉·配第(William Petty)领导的科学家被称为政治算术学派。作为第一批在其研究中系统使用事实与数据的学者,他们的兴趣主要集中在他们所处时代的现实问题的分析上,例如税收和国际贸易。与其他学派不同的是,政治算术学派所使用研究方法结合了理论分析与实际观测。他们不仅仅满足于对社会经济现象的数量列表、汇总与记述,还致力于把得到的统计经验加以全面系统总结,从中提炼某些理论原理。

例如,配第在研究财富实体时,就经济事实列举数据以分析、比较,从中寻找社会经济现象存在的客观规律。又如,格雷戈里·金(Gregory King)在其著作中提出“格雷戈里·金法则(Gregory King's law)”就是建立在统计结果之上的经验定律。

正是由于配第等人在相关经济问题研究中率先应用定量分析与理论分析相结合的方法,约瑟夫·阿洛伊斯·熊彼特(Joseph Alois Schumpeter)在其著作 *History of Economic Analysis* 中甚至称“政治算术学派完美地展现了计量经济是什么,以及计量经济在做什么”。

但直至 1926 年,弗里希才在其论述中首次提出计量经济学的定义,用该术语表示经济理论、统计学和数学的统一:“在数学、统计学和经济学之间,我们发现了一种规律,由于没有命名,就暂且称它为计量经济学。计量经济学对理论的政治学或纯经济学的主观抽象法则进行试验及数量检验,因此将纯经济学尽可能地变成严格字面意义上的科学。”

几年后,随着计量经济学会(Econometric Society)、考利斯委员会(Cowles Commission)的成立,期刊《计量经济学》(*Econometrica*)的出版,计量经济学逐渐成为经济学一门独立的研究分支。计量经济学会把计量经济学定义为:经济理论与统计学和数学的结合,并将其目标定为经济问题的理论定量研究与经验定量研究的统一。

为更好理解计量经济学方法,以下就计量经济学从诞生至今经历的 3 个主要发展时期进行简要介绍:

(一)古典阶段(20 世纪 20—40 年代)

20 世纪 30 年代,计量经济学研究对象主要是个体生产者、消费者、家庭和厂商等,基本属微观分析范畴。自 20 世纪 40 年代,计量经济学研究范围从微观向局部地区扩大,乃至整个社会的宏观经济体系,处理总体的集合数据,如国民收入、消费、投资、失业率等。该阶段研究采用的主要估计方法是,回归分析、最小二乘法,以及联立方程组等。

（二）成长及成熟阶段（20 世纪 50—80 年代）

第二次世界大战后,计算机的发展与应用极大地推动了计量经济学研究的发展。20 世纪 50—60 年代,最小二乘法相关估计方法得到长足发展,包括提出 Durbin-Warson 检验等。20 世纪 70 年代,时间序列相关估计方法得到完善,计量经济学逐步走向成熟。这个阶段提出了渐进分布理论、广义最小二乘法、贝叶斯分析、非线性最小二乘法、似然比检验、LM 检验、Box-Cox 变换等。20 世纪 80 年代,Dickey 与 Fuller 等人针对非平稳时间序列,提出单位根检验和 ADF 检验统计量。现场统计与小样本分析、转换回归模型（switching regression model）、Tobit 分析、施瓦茨准则（Schwarz criterion）、赤池信息准则（Akaike information criterion）等也被相继提出。

（三）创新阶段（20 世纪 80 年代后期至今）

1982 年,以罗伯特·恩格尔（Robert Engle）提出的自回归条件异方差模型（autoregressive conditional heteroscedasticity model）为标志,计量经济学进入创新阶段时期。1987 年,恩格尔与格兰杰提出协整（co-integration）概念,将计量经济学理论创新推进到新的高潮。

三、与其他学科的关系

从计量经济学定义可看出,计量经济学与其他学科存在着非常紧密的联系,这些学科包括数理统计学、数理经济学和理论经济学。

（一）与数理统计学的关系

17 世纪数学家艾萨克·牛顿（Isaac Newton）和戈特弗里德·威廉·莱布尼茨（Gottfried Wilhelm Leibniz）提出了微积分;19 世纪初数学家约翰·卡尔·弗里德里希·高斯（Johann Carl Friedrich Gauss）提出最小二乘法和正态分布理论;19 世纪末科学家弗朗西斯·高尔顿（Francis Galton）提出"回归（regression）"的概念。直到这时,由于现代统计方法及对于经济变量更多的统计观察的出现,经济关系的不确定性质才被完全理解。20 世纪 20 年代统计学家罗纳德·艾尔默·费希尔（Ronald Aylmer Fisher）和耶日·奈曼（Jerzy Neyman）分别提出抽样分布和假设检验理论。这样,到 20 世纪初,数学、统计学理论日趋完善,为计量经济学的产生奠定了理论基础。

（二）与数理经济学的关系

数理经济学作为一门经济学科,同样应用于经济领域的数量化,但比计量经济学更强调数学的作用,可以将它看作是用数学语言来描述经济活动的学科。对理论进行数学建模,从众多经济现象中运用数学方法抽象出理论模型是数理经济学所做的主要工作,很多人将这种做法的经济学家称为"笛卡尔主义者",即纯粹数学做法。需要注意,数理经济学只能提出理论,无法对就理论正确与否进行检验。因此,需要将其与计量经济学方法结合起来,对理论进行经验证实,保证经济理论更可靠地解释经济现象。

（三）与理论经济学的关系

计量经济学建立在实际经济问题之上,因此经济学理论决定了计量经济学研究的基调。在计量经济学中,计量经济模型不仅仅是数学概率模型,其模型设定需要经济理论的指导。

但需要注意,随着计量经济学方法在经济学科以外领域日趋广泛的应用,经济学理论本身在使用计量经济学方法分析实际问题上日趋"淡化"。这种"淡化"来自于研究问题的"非经济化"。因此,经济理论在计量经济学方法应用上的作用取决于所研究的实际问题,这点尤其在模型的设定上充分体现。往往,实际问题所属领域的学科理论更占据上风地指导了为研究该问题所建立的计量经济学模型的设定。

四、在卫生领域中的应用

计量经济学在经济学研究中的作用主要表现在:①验证经济理论或模型能否解释以往的经济数据(特别是重要的经验特征事实);②检验经济理论和经济假说的正确性;③预测未来经济发展趋势,并提供政策建议。

从应用讲,在宏观和微观经济的各个领域的研究中,计量经济学模型的使用无处不在,并且其应用范围也由经济学扩展到政治、劳动、教育、健康和人口等其他领域,例如,政治领域中,利用计量经济学模型研究选民投票行为是否影响到候选人的政治主张;教育领域中,使用计量经济学方法分析班级规模对学生成绩的影响。

在过去几十年里,随着计量经济学的发展,国内外学者越来越多开始使用计量经济学方法分析医疗卫生领域相关问题,这些研究主要围绕卫生服务的供给、需求展开,包括卫生资源的配置、卫生总费用及其影响因素、医疗服务需求情况、卫生服务供给问题等。例如有研究者利用我国卫生医疗服务、国内生产总值、财政支出以及人均卫生费用的相关数据,通过建立计量经济学模型,研究我国人均卫生费用和社会经济因素间的关系,探讨资源配置中的经济结构问题。

特别地,近年来,随着我国医药卫生体制改革的深入,大量学者基于现实数据,利用计量经济学方法对相关卫生政策问题展开严谨分析,为我国卫生政策的完善提供了大量基于实践的证据支持。

本章余下部分将结合国内外相关研究案例,就卫生领域常用到的计量经济学模型进行介绍。

第二节 定量因变量回归模型及其应用

回归分析是计量经济学的主要工具。古扎拉蒂认为回归分析是"关于研究一个所谓的因变量对另一个或多个所谓解释变量的依赖关系,其用意在于通过后者(在重复抽样中)的已知或设定值,去估计和(或)预测前者的(总体)均值"。

根据因变量性质的不同,可将回归模型分为定量因变量回归模型与定性因变量回归模型。本节与下一节将分别对这两类模型的构建与应用进行介绍。

一、多元线性回归模型

多元线性回归模型(multiple linear regression,MLR)是计量经济学中应用最广泛的模型形式。线性模型具有函数形式简单、变量间关系直观且计算相对容易等优点,因此线性模型通常是研究者首选的回归模型之一。

在实际问题研究中,如果变量间关系不呈现直接的线性关系,可通过数据变换使得变量间近似呈现线性关系。例如,柯布-道格拉斯生产函数:

$$Y = AK^{\alpha}L^{\beta}\mu$$

其中,Y 为总产值,K 为投入资本,L 为投入劳动力,A 为生产技术(全要素生产率),α 和 β 分别表示资本和劳动力的产出弹性系数,μ 为随机干扰的影响。该函数表示总产值由投入的资本、劳动力和技术决定。总产值与这些决定因素之间呈乘积关系。

如果要使用多元线性回归模型就总产值进行分析,就需要进行转换。将前式两边取自然对数,可得柯布-道格拉斯生产函数多元线性回归模型:

$$LnY = LnA + \alpha LnK + \beta LnL + Ln\mu$$

建立并应用回归模型一般包括 4 步:数据准备、模型设定、参数估计、模型检验。下面依次就各个步骤进行说明。

（一）数据准备

回归分析的基础是数据。因此,回归分析第一步是根据研究问题,进行相应数据准备。数据收集是数据准备的主要工作。收集数据后,还需要对数据进行录入和清理。整个数据准备工作通常将耗费大量的时间和精力。

在计量经济学研究中,常用数据类型主要有横截面数据、时间序列数据、混合横截面数据,以及面板数据。

1. 横截面数据（cross-sectional data）   横截面数据是最常见,也是最常使用到的数据类型。它是一个时间点上不同观察对象组成的数据集,通常是在给定的时间,收集的个人、家庭、企业、城市层面的数据,例如某年的人口普查数据、某年或一次性的入户调查数据。横截面数据只有每个观察对象(样本)一个时间点的数据,每个观察对象数据涵盖该对象若干个特征变量的取值。

2. 时间序列数据（time series data）   时间序列数据是同一观察对象、不同时间点上观测值组成的数据集。每个时间点上涵盖该观察对象一个或多个特征变量的取值,例如某种传染性疾病每日新发病例数、个人随时间的体征数据。

政府及相关部门公开发布的资料中包含许多卫生相关的时间序列数据,这些数据通常有较高的准确性和可靠性,并且少有缺漏,研究者获得这些数据相对容易,成本低,因此应充分加以利用。

3. 混合横截面数据（pooled cross section）   将不同年份的横截面数据混合起来就得到了混合横截面数据,这类数据既有横截面数据的特点,又有时间序列数据的特点。由于在每一个年份都是进行随机抽样,所以同一个调查对象通常不同时出现在在两个年份的样本中。混合横截面数据既能够扩大样本容量,还能提供一些随时间变化的信息。

4. 面板数据（panel data）   面板数据是由数据集中每个横截面单位的一个时间序列组成。例如对一系列个人的工资、受教育情况和就业历史跟踪十年所得到的数据就是面板数据。面板数据有别于混合横截面数据的一个基本特征是,同一横截面数据的数据单位都被跟踪了一段特定的时期。

（二）模型设定

完成数据准备工作后,就可以展开回归分析的第二步工作——模型设定。根据研究问题和所获得的数据,确定所要采用模型类型后,就需要进行模型设定,即确定模型的具体形式。这里以最常见的多元线性回归模型为例。

在介绍多元线性回归模型以前,首先需要引入总体回归函数(population regression function, PRF)的概念。

回归分析所关心的是根据解释变量的已知值估计出被解释变量的总体均值。对于只有一个解释变量 X 的总体而言,给定解释变量 X 的值,所对应的被解释变量 Y 的分布是已知的。因此,Y 的条件期望 $E(Y|X)$ 也是已知。所有 X 所对应的条件期望所形成的轨迹就称为总体回归线(population regression line)。相应的函数 $E(Y|X)=f(X)$ 称为总体回归函数。总体回归函数表示被解释变量 Y 的总体条件均值随解释变量 X 变化的规律。当总体回归函数是线性形式的时候,可以表示为 $E(Y|X)=\beta_0+\beta_1 X$。在给定解释变量 X 的取值时,被解释变量 Y 的个别值并不等于其总体条期望 $E(Y|X)$,而是围绕在 $E(Y|X)$ 的上下。因此,Y 可以表示为 $Y=E(Y|X)+u$,其中 u 为随机误差项(error term)。当总体回归函数是线性时,即 $Y=\beta_0+\beta_1 X+u$,称它为总体回归函数的随机设定形式,表示被解释变量 Y 除了受解释变量 X 影响,还受其他诸多未知因素的影响。

当总体的解释变量不止一个时,总体回归函数表示为:

$$E(Y|X_1,X_2,\cdots,X_K)=\beta_0+\beta_1 X_1+\beta_2 X_2+\cdots+\beta_k X_k$$

它的随机设定形式则为:

$$Y=\beta_0+\beta_1 X_1+\beta_2 X_2+\cdots+\beta_k X_k+u$$

这就是多元线性回归模型的一般形式。其中 Y 为被解释变量(explained variable),也称因变量(dependent variable)、从属变量(regressand)、左侧变量(left-hand side variable)。$X_1,X_2,\cdots,X_k$ 为解释变量(explanatory variable),也称自变量(independent variable)、回归元(regressor)、右侧变量(right-hand side variable)、协变量(covariate)、控制变量(control variable)。$\beta_0,\beta_1,\beta_2,\cdots,\beta_k$ 均为回归系数(regression coefficient)或待估计参数。其中,β_0 为常数项(constant term),也称截距项(intercept)。β_j ($j=1,2,\cdots,k$)为自变量回归系数,也称偏回归系数(partial regression coefficients),表示在其他解释变量不变的情况下,X_j 每变化一个单位时,Y 的均值 $E(Y)$ 所发生的变化。u 为随机误差项(error term),表示:①自变量以外的对因变量存在影响的其他因素、②模型中数学形式的设定误差、③样本的观测误差,以及④其他随机因素。

（三）参数估计

普通最小二乘法(ordinary least squares, OLS)是利用样本观测值对总体回归函数的参数进行估计的最常用方法。对于一组包含有 n 个观测值的样本,设 Y_i($i=1,2,\ldots,n$)为被解释变量的实际观测值,写出与总体回归函数对应的样本回归函数(sample regression function, SRF):

$$E(Y_i)=\hat{\beta}_0+\hat{\beta}_1 X_{1i}+\hat{\beta}_2 X_{2i}+\cdots+\hat{\beta}_k X_{ki}(i=1,2,\cdots,n)$$

其随机表达式为

$$Y_i = \hat{\beta}_0 + \hat{\beta}_1 X_{1i} + \hat{\beta}_2 X_{2i} + \cdots + \hat{\beta}_k X_{ki} + e_i$$

其中,$\hat{\beta}_0$是对截距项β_0的估计;$\hat{\beta}_1, \hat{\beta}_2, \cdots, \hat{\beta}_k$是对偏回归系数$\beta_1, \beta_2, \cdots, \beta_k$的估计;$e_i$称为残差项,是对随机误差项$u_i$的估计。OLS 方法就是要计算出适当的$\hat{\beta}_0, \hat{\beta}_1, \cdots, \hat{\beta}_k$使得残差平方和最小,也就是使得下式达到最小

$$Q = \sum_{i=1}^{n} e_i^2 = \sum_{i=1}^{n} [Y_i - (\hat{\beta}_0 + \hat{\beta}_1 X_{1i} + \hat{\beta}_2 X_{2i} + \cdots + \hat{\beta}_k X_{ki})]^2$$

要使残差平方和最小,由极值定理可得到下式:

$$\frac{\partial \Omega}{\partial \beta_0} = 0, \frac{\partial \Omega}{\partial \beta_1} = 0, \cdots, \frac{\partial \Omega}{\partial \beta_k} = 0$$

求解上式,可得到模型参数的一组 OLS 估计量$\hat{\beta}_0, \hat{\beta}_1, \cdots, \hat{\beta}_k$以及 OLS 回归。

知识拓展： 高斯-马尔科夫假定与高斯-马尔科夫定理

在满足一系列假定条件时,OLS 估计量$\hat{\beta}_0, \hat{\beta}_1, \cdots, \hat{\beta}_k$将会是总体参数的最优线性无偏估计量(best linear unbiased estimator,BLUE)。具体讲,无偏估计量是指,当β_i的估计量为$\tilde{\beta}_i$,对于任意总体参数$\beta_0, \beta_1, \cdots, \beta_k$,都有$E(\tilde{\beta}_i) = \beta_i$,那么$\tilde{\beta}_i$就是$\beta_i$的无偏估计量。"线性"则是指,$\beta_i$的一个估计量$\tilde{\beta}_i$能够表示成因变量数据的一个线性函数,即$\tilde{\beta}_i = \sum_{m=1}^{n} w_{mi} y_m$。"最优"是指,估计量拥有最小方差。需要满足的假定分别是:

假定 1:参数线性

$$y = \beta_0 + \beta_1 x_1 + \beta_2 x_2 + \cdots + \beta_k x_k + u$$

其中,$\beta_0, \beta_1, \cdots, \beta_k$是我们所关心的未知参数(常数),而$u$则是无法观测的随机误差或随机干扰。回归模型尽管对于变量而言不一定是线性的,但它对于参数而言一定线性的。

假定 2:随机抽样

我们有一个含 n 次观测的随机样本$\{(x_{i1}, x_{i2}, \cdots x_{ik}, y_i) : i = 1, 2, \cdots, n\}$,它能代表假定 1 中的总体。

假定 3:不存在完全共线性

在样本(因而在总体)中,没有一个自变量是常数,自变量之间也不存在严格的线性关系。

假定 4:条件期望均值为零

给定自变量的认知,误差u的条件期望值为零。换句话说,

$$E(u|x_1, x_2, \cdots, x_k) = 0$$

当模型满足假定 1~4 时,总体参数的 OLS 估计量就是线性和无偏的。

假定 5:同方差性

给定任意解释变量值,误差 u 都具有相同的方差。换言之,

$$Var(u|x_1, x_2, \cdots, x_k) = \sigma^2$$

在假定 1~5 下, $\hat{\beta}_0, \hat{\beta}_1, \cdots, \hat{\beta}_k$ 分别是 $\beta_0, \beta_1, \cdots, \beta_k$ 的最优线性无偏估计量,这就是高斯-马尔科夫定理(Gauss-Markov theorem)的基本内容,假定 1~5 也被称为高斯-马尔科夫假定。

(四)模型检验

这里的模型检验是指模型的统计学检验,目的在于检验模型参数估计值的可靠性。通常需要进行模型的拟合优度检验、模型的显著性检验,以及解释变量参数的显著性检验。在使用模型进行分析前和应用时通常需要展开这些检验。

1. 模型的拟合优度检验　模型的拟合优度检验是检验回归方程与样本观测值的拟合程度。

在统计学中,将观测值 Y_i 与样本平均值 $\overline{Y}$ 之差称为 Y_i 的离差,并且可以把总离差平方和分解成两个部分:

$$\sum (Y_i - \overline{Y})^2 = \sum (Y_i - \hat{Y}_i)^2 + \sum (\hat{Y}_i - \overline{Y})^2$$

$\hat{Y}_i - \overline{Y}$ 为回归值与平均值之差,它是由回归模型中解释变量 $\beta_0, \beta_1, \cdots, \beta_k$ 所解释的部分; $Y_i - \hat{Y}_i$ 为残差,即模型不能解释的部分。若我们以 SS_T 表示总离差平方和, SS_e 表示残差平方和, SS_R 表示回归平方和,则有

$$SS_T = SS_R + SS_e$$

SS_R 同 SS_T 的比值称作决定系数,记为

$$R^2 = \frac{SS_R}{SS_T} = 1 - \frac{SS_e}{SS_T}$$

R^2 越接近 1,意味着 SS_R 越接近 SS_T,说明解释变量能解释的信息越多,模型的拟合程度越高。

由于方程中解释变量的数目会影响到 SS_R,从而影响到 R^2,因此必须进行调整,称为调整决定系数。

$$\overline{R^2} = 1 - \frac{n-1}{n-k-1} \cdot \frac{SS_e}{SS_T}$$

其中 k 为解释变量的个数, $n-k-1$ 为残差平方和的自由度, $n-1$ 为总离差平方和的自由度。

2. 模型的显著性检验　模型的显著性检验就是对总体的线性关系是否成立作出的统计学判断。事实上,就算被解释变量与解释变量之间没有线性关系,通过 OLS 估计也能得到一组参数估计值,因此有必要在应用多元线性回归模型前对总体的线性关系进行检验。

根据统计学理论,若模型的线性关系不成立,则 SS_R 和 SS_e 各自服从各自自由度的 χ^2 分布,即

$$SS_R \sim \chi^2(k)$$

$$SS_e \sim \chi^2(n-k-1)$$

因此,统计量 F 将服从第一自由度为 k,第二自由度为 $n-k-1$ 的 F 分布:

$$F = \frac{\dfrac{SS_R}{k}}{\dfrac{SS_e}{n-k-1}}$$

若 F 统计量超过给定的显著性水平下的临界值,则可以认为模型总体的线性关系是成立的。

3. 参数的显著性检验 回归模型总体的显著性并不意味着每个解释变量对被解释变量的影响都是显著的,如果某个解释变量并不重要,则可以把它从模型中剔除,建立更为简单的模型。参数的显著性检验就是检验参数估计值同零值有无显著性差异,若无差异,说明该解释变量对被解释变量的影响是不确定的。

对于一个参数估计值 $\hat{\beta}_j$,若它与 0 无显著性差异,则统计量 t 将服从自由度为 $n-k-1$ 的 t 分布:

$$t = r_j \sqrt{\frac{n-k-1}{1-r_j^2}}$$

公式中 r_j 为 Y 对 X_j 的偏相关系数。在给定的显著性水平下,若统计量 t 大于临界值,则可认为 $\hat{\beta}_j$ 与 0 无显著性差异的假设不成立,即该估计值是有效的。

一般的专业软件在给出参数估计结果的同时,也会给出相应的检验统计量,研究者的任务是依据这些统计量进行判断:估计结果是可以接受还是需要做进一步调整改进? 改进的方式包括重新处理样本数据,剔除或增加变量,尝试改变变量的结构(如先取对数)重新估计等。

(五)线性回归模型分析中的主要问题

由于真实世界的复杂性,以及研究者理论知识和经验的局限,在因果分析、变量选择和模型函数形式的设定过程中,可能会发生偏差。当回归模型具有内生性问题、序列相关、多重共线性和异方差性等情况时,模型设定就可能违背高斯-马尔科夫假定的某一个假设条件,导致通过 OLS 估计得到的估计量不再具有 BLUE 性质,OLS 估计量往往不再是一致性估计量,导致估计失效。此外,如果模型本身设定不正确,或者设定了一个有"偏误"的模型,也会使得估计结果具有偏误。在这些情况下,就需要采取一定的补救措施或者使用新的估计方法。

下面简单介绍三种最常见的问题:内生性问题、异方差,以及模型设定错误 3 种情形:

1. 解释变量的内生性问题 当假定 4 成立时,即误差 u 的条件期望值为 0,模型的解释变量均为外生性解释变量(exogenous explanatory variable)。但当一个或多个解释变量与误差项相关时,就会出现内生性问题,假定 4 不再成立,而这样的解释变量被称为内生性解释变量(endogenous explanatory variable)。

有几种典型的情况会导致内生性问题,包括①设定回归模型中遗漏重要的解释变量,而遗漏变量(omitted variable)与模型中的 1 个或者多个解释变量具有相关性;②解释变量存在测量误差;③解释变量与被解释变量具有联立因果关系等。其中,遗漏变量最为典型。

设真实模型为:

$$Y_i = \beta_0 + \beta_1 X_{1i} + \beta_2 X_{2i} + u_i$$

但实际设定的模型为:

$$Y_i = \alpha_0 + \alpha_1 X_{1i} + \nu_i$$

这时就出现了遗漏变量的情形。当模型遗漏关键解释变量时可能导致误差项与某些解释变量相关，从而使得所有的 OLS 估计量有偏(biased)。

可以通过使用工具变量法等方法可以解决遗漏变量带来的解释变量内生性问题。

知识拓展：　工具变量法(instrumental variable method)

工具变量(instrumental variable, IV)是克服解释变量与随机干扰同期相关影响的一种参数估计方法。IV 就是在模型估计过程中作为工具使用的变量，用来解决与误差项相关的内生解释变量带来的估计偏误。

如果选择 Z 作为内生解释变量 X 的工具变量，一个合格的 Z 必须满足以下两个条件：①与所替代的随机解释变量高度相关，即 $Cov(Z, X_j) \neq 0$；②与误差项不相关，即 $Cov(Z, u) = 0$。当然，Z 与模型中其他解释变量不应高度相关，以避免出现严重的多重共线性。

下面以一元回归模型为例进行说明。设回归模型形式如下：

$$Y_i = \beta_0 + \beta_1 X_i + u_i$$

矩估计是在两个重要的特征 $E(u_i) = 0$ 与 $E(X_i u_i) = 0$ 下，作为总体矩条件，并写出相应的样本矩条件 $\frac{1}{n}\sum(Y_i - \hat{\beta}_0 - \hat{\beta}_1 X_i) = 0, \frac{1}{n}\sum X_i(Y_i - \hat{\beta}_0 - \hat{\beta}_1 X_i) = 0$ 后得到一个关于参数估计量的方程组：

$$\begin{cases} \sum Y_i = n\hat{\beta}_0 + \hat{\beta}_1 \sum X_i \\ \sum X_i Y_i = \hat{\beta}_0 \sum X_i + \hat{\beta}_1 \sum X_i^2 \end{cases}$$

求解该正规方程组，得到

$$\hat{\beta}_0 = \bar{Y} - \hat{\beta}_1 \bar{X}$$

$$\hat{\beta}_1 = \frac{\sum x_i y_i}{\sum x_i^2}$$

如果 X_i 与 u_i 相关，则无法得到上式，这就可以使用工具变量的方法就 β_0、β_1 进行估计。这时有总体矩条件：

$$E(u_i) = 0$$

$$Cov(Z_i, u_i) = 0$$

于是，在一组容量为 n 的样本下，可写出相应的样本矩条件：

$$\frac{1}{n}\sum(Y_i - \tilde{\beta}_0 - \tilde{\beta}_1 X_i) = 0$$

$$\frac{1}{n}\sum Z_i(Y_i - \tilde{\beta}_0 - \tilde{\beta}_1 X_i) = 0$$

由此得到一个关于参数估计量的正规方程组：

$$\begin{cases} \sum Y_i = n\hat{\beta}_0 + \hat{\beta}_1 \sum X_i \\ \sum X_i Y_i = \hat{\beta}_0 \sum X_i + \hat{\beta}_1 \sum X_i^2 \end{cases}$$

于是得到

$$\widetilde{\beta}_1 = \frac{\sum z_i y_i}{\sum z_i x_i}, \widetilde{\beta}_0 = \overline{Y} - \widetilde{\beta}_1 \overline{X}$$

这种求模型参数估计量的方法称为工具变量法，$\widetilde{\beta}_0$、$\widetilde{\beta}_1$称为工具变量法估计量。

2. 异方差问题　当假定 5 不成立时，回归模型就具有异方差性，即残差的方差，$Var(\mu_i) = \sigma_i^2$不再恒定不变，而是随样本点的变化而变化。

当假定 1~4 均成立，而仅有假定 5 不成立时，OLS 估计量仍具有无偏性，但却不是方差最小的有效估计。

为检验是否存在异方差问题，相关学者提出了多种检验方法。三种最常用的方法分别是①残差分析；②斯皮尔曼等级相关检验；③异方差性的布罗施-帕甘检验。

（1）残差分析：将残差平方 $e_i^2 = (Y_i - \hat{Y}_i)^2$对 Y 或 X_j描图，看 e_i^2是否随 Y 或 X_j的变化而呈现某种规律或趋势。

残差分析是回归分析的重要部分，它不仅可用来识别模型的异方差性，还可用于考察模型可能存在的其他方面错误和数据缺陷。

（2）斯皮尔曼（Spearman）等级相关检验：斯皮尔曼等级相关系数定义为：

$$r_s = 1 - 6\left[\frac{\sum d_i^2}{n(n^2 - 1)}\right]$$

其中 d_i= 第 i个观测单位的两种不同特性所处的等级之差，而 n= 观测单位的级别个数。

假定 $Y_i = \beta_0 + \beta_1 X_i + u_i$。通过 Y 对 X 回归，得到残差 $\hat{u}_i$。将 $\hat{u}_i$的绝对值，即 $|\hat{u}_i|$和 X_i（或 Y_i）同时按递升或者递降次序划分等级，然后计算上述斯皮尔曼的相关等级系数。假定总体等级相关系数 ρ_s且 $n>8$，样本 r_s的显著性可通过计算以下 t统计量进行检验：

$$t = \frac{r_s\sqrt{n-2}}{\sqrt{1-r_s^2}}$$

其自由度 $df = n-2$。

如果 t值超过 t临界值就可接受异方差假设，否则拒绝。如果回归模型中解释变量多于 1 个，则可在 $|\hat{u}_i|$和每个解释变量间分别计算 r_s，再通过以上检验做统计显著性检验。

（3）异方差性的布罗施-帕甘检验（Breusch-Pagan test for heteroscedasticity）：对于 $Y = \beta_0 + \beta_1 X_1 + \cdots + \beta_k X_k + u$使用 OLS 估计 $\hat{u}^2$，并假定：

$$Var(u|X_1, \cdots, X_K) = E(u^2) = \alpha_0 + \alpha_1 X_1 + \cdots \alpha_k X_k + \nu$$

用 $\hat{u}^2$作为因变量进行模型 $\hat{u}^2 = \alpha_0 + \alpha_1 X_1 + \cdots \alpha_k X_k + \nu$的 OLS 回归，得到 $R_{\hat{u}^2}^2$。计算 F 统计量或者构

造统计量 $LM=nR_u^2\sim X(k)$。如果 F 统计量或者 LM 统计量是显著的,则拒绝原假设($\alpha_0=0,\alpha_1=0,\cdots$ $\alpha_k=0$),即存在异方差性。

克服异方差影响的措施主要是减小方差的变异程度。一般方法包括加权最小二乘法、模型变换法等。

(1)加权最小二乘法:加权最小二乘法的具体过程是对各残差平方项进行加权,使偏离较大的值打一个较大的折扣,偏离较小的值打较小的折扣,让所有的残差平方项都向均值"靠拢",然后根据这样重新构造的残差平方和进行最小二乘法估计。加权最小二乘法的应用条件是总体方差 σ^2 已知。

(2)模型变换法:具体做法是变换原来的模型,使经过变换的模型具有同方差的随机项,然后进行最小二乘法估计。最常见的变形是用对数模型取代原模型,例如:

原模型:$Y=b_0+b_1X+\mu$

对数模型:$LnY=b_0+b_1LnX+\mu$

从结构上讲,这两个模型不等同,对数模型的转换改变了原模型设定。由于观测值在取对数后,测量尺度缩小,因而减小了数值间的差异,从而降低方差间的差异程度,缓解了异方差带来的影响。只要取代不带来严重的设定偏差,这种转换通常是可行的。

对数模型转换除了可克服异方差问题外,还有一个好处是,此时的回归系数代表变量 Y 对解释变量 X 的弹性,而在原模型中代表的是 Y 对 X 的变化率。在经济分析中,弹性是比变化率应用更为广泛的概念,所以计量经济模型很多采用对数结构。

3. 模型设定偏误　当出现以下情形时,模型设定可能存在偏误:①建立模型时遗漏相关变量;②在设定模型时包括无关解释变量;③设定模型时选取了不正确的函数形式。

前面部分已经就遗漏变量可能带来估计量的偏误进行了介绍。在实际科研工作中,另外一个经常出现的问题是纳入过多的解释变量,例如在模型中纳入无关解释变量。尽管纳入无关解释变量不会导致解释变量系数的估计量的偏误,但是可能导致估计系数标准误的高估,从而使得参数的统计学检验结果不准确。

另一个常见的模型设定偏误情形是模型选取了不正确的函数形式。例如"真实"的回归函数为 $Y=AX_1^{\beta_1}X_2^{\beta_2}e^u$,但设定的模型却为 $Y=\beta_0+\beta_1X_1+\beta_2X_2+\nu$,此时进行估计,将可能导致全方位的偏误。

对于是否存在遗漏变量或者函数形式误设,可以通过残差分析、拉姆齐回归设定误差检验(regression specification error test,RESET)、德宾-沃森统计量,以及拉格朗日乘数检验等方法进行检验。下面介绍使用拉姆齐 RESET 检验的最简单应用情形,也就是模型只包括一个解释变量的情形:

RESET 检验的基本思想是:把某种形式的 $\hat{Y}$,如 $\hat{Y}^2$、$\hat{Y}^3$ 等,作为解释变量纳入到回归模型中,观察 R^2 是否会显著地提高,如果 R^2 显著地提高了,则说明原模型的函数形式是错误设定的。RESET 检验的步骤如下:

(1)针对原回归模型($Y=\alpha_0+\alpha_1X_1$)求出参数的估计值($\hat{\alpha}_0$ 和 $\hat{\alpha}_1$)与 Y 的估计值 $\hat{Y}$($\hat{Y}=\hat{\alpha}_0+\hat{\alpha}_1X_1$)。

(2)作出残差项 e 与估计的 $\hat{Y}$ 的图形,据此确定引入模型的"替代"变量。如,e 与 $\hat{Y}$ 的图形呈现

曲线型变化时,引入 $\hat{Y}^2$ 与 $\hat{Y}^3$,得到新的回归模型:

$$Y = \beta_0 + \beta_1 X_1 + \gamma_1 \hat{Y}^2 + \gamma_2 \hat{Y}^3 + u$$

（3）对新模型进行 OLS 估计。用 F 检验比较新旧两个回归模型的拟合情况,如果两个模型拟合情况显著不同,则可以认为模型存在设定错误的问题。所使用的 F 检验统计量的表达式为 $F = \dfrac{(R_{new}^2 - R_{old}^2)/\text{新回归量个数}}{(1 - R_{new}^2)/(n - \text{新模型中参数个数})}$,其中 R_{new}^2 和 R_{old}^2 分别为新、旧回归模型的 R^2,如果计算所得的 F 统计量在一定水平上（如 5%）显著,就可以接受原模型被错误设定的假设。

（六）应用实例（案例 1）

随着医疗费用占 GDP 的比例越来越高,医疗费用领域的研究备受关注。政府卫生支出就是其中一个重要主题。世界范围,跨国间政府卫生支出差别巨大,可能源自各国经济及相应卫生体制的差别和多样性。但在国内各地区间,如加拿大、西班牙等国研究同样显示,国内地区间差异依然巨大。中国也不例外。那么,什么因素造成这样巨大的差别?

研究者希望通过实证分析,找出影响省际政府卫生支出的关键因素[请参考推荐阅读 Pan 和 Liu 等（2012）]。由于政府卫生支出是一个定量变量,并且影响政府卫生支出的因素不止一个,因此选择多元线性回归模型进行实证分析将是一个合适选择。

研究的第一步是要确定被解释变量与解释变量并设定合理的模型形式。研究者选择人均政府卫生支出作为被解释变量。根据相关文献复习的结果,同时结合我国政府卫生支出特点,将回归模型的解释变量分成收入因素、供需因素,以及其他社会因素。

收入因素包括人均一般预算性收入与人均（来自中央政府的）转移性收入。

供需因素又可分年龄结构、公共卫生状况和医疗机构因素,其中反映年龄结构的指标包括 15 岁以下的人口比例、64 岁以上的人口比例;公共卫生状况指标有每千人口传染病患病率、每千人口传染病死亡率、是否出现 SARS 疫情;医疗机构因素指标为每千人口病床数、每千人口医护人员数。

其他社会因素包括城镇职工基本医疗保险的覆盖率、城镇人口比例、女性人口比例和本科及以上学历人口比例。

模型的具体形式为:

$$GHE_{it} = X_{it}\beta + a_i + u_{it}$$

其中,i 表示不同的省份,t 表示不同的年份,GHE 表示人均省级政府卫生支出,X 表示解释变量的向量,a_i 和 u_{it} 分布表示不可观测到的非时变性质和特异性误差项。

使用的数据为面板数据,包括了中国 31 个省 2002 年至 2006 年的政府卫生支出以及其他相关方面信息。主要的数据来源为中国卫生统计年鉴、中国统计年鉴,以及中国财政年鉴。

在完成数据准备和模型设定后,就可使用专业统计软件进行参数估计,得到表 20-1 所展示的结果。

表 20-1 省级政府卫生支出多元线性回归结果

变量	回归结果	稳健性标准差
收入因素		
一般性收入	0.295***	0.085
转移性	0.227***	0.108
年龄因素		
<15	1.767***	0.556
>64	1.981	1.412
公共卫生因素		
患病率	−0.015	0.016
死亡率	−3.284	2.249
SARS	0.041**	0.017
机构因素		
床位数	0.034	0.037
医护人员数	0.055	0.070
其他社会因素		
城镇化	−0.641***	0.163
女性	0.305	1.516
本科及以上学历	0.655	0.740
时间	0.121***	0.026
常数	0.858	1.299
观测数	155	
R^2	0.789	
P 值	0.662	

注:①* $P < 0.05$,** $P < 0.01$,*** $P < 0.001$;②数据来源:Pan J, Liu GG. the Determinants of Chinese Provincial Government Health Expenditures:Evidence from 2002—2006 Data. Health Economics. 2012, 21(7):757-777.

从表 20-1 可以看出,$R^2 = 0.789$,表明模型能够解释因变量 78.9% 的变异,说明模型的拟合程度较好。具体分析各个解释变量的回归结果,可以发现:人均一般预算性收入、人均(来自中央政府的)转移性收入、15 岁以下的人口比例、城镇职工基本医疗保险的覆盖率以及城镇人口比例等解释变量的估计参数检验 P 值均小于 0.05,因此可以认为是影响人均省级政府卫生支出的关键因素。

二、标准化回归系数

在多元线性回归模型中,参数估计的大小与变量观测值的量纲有直接关系,如在同一模型中,分布用"万元"和"元"作为某一经济变量(例如 GDP)的观测单位,而其他观测变量单位不变,则前者的参数估计值将是后者的 10,000 倍。因此不能直接根据各个解释变量的参数估计值的大小来判断它们对被解释变量的影响大小。解决这一问题的有效途径是使用标准化回归系数。

在原模型中,对所有的变量观测值做变换:

$$y'_i = \frac{y_i - \bar{y}}{\sigma_y}, x'_{1i} = \frac{x_{1i} - \bar{x}}{\sigma_{x1}}, \cdots, x'_{ki} = \frac{x_{ki} - \bar{x}_k}{\sigma_{k1}} i = ,1,2,\cdots,n$$

这里，$\bar{y},\bar{x}_1,\cdots,\bar{x}_k$ 和 $\sigma_y,\sigma_{x1},\cdots,\sigma_{k1}$ 分别是被解释变量和解释变量 $Y,X_1,\cdots,X_k$ 的样本均值和样本标准差。

标准化以后的数据序列 $Y,X_1,\cdots,X_k$ 是无量纲的，用它们的绝对值的大小可以表示相应的解释变量对被解释变量的影响的相对强度。实际操作中，只需对回归指令添加相应的命令参数，软件在给出回归结果和检验统计量的同时，也会给出标准化系数。

第三节 定性因变量回归模型及其应用

在卫生经济研究中，常常出现被解释变量为二分类变量或多分类（有序和无序）变量的情形。例如，个人吸烟行为（是否吸烟），患者就诊选择（基层医疗机构、县医院，以及城市三级医院）等。出现这种情形时，就需要用到定性因变量回归模型进行分析。

一、二分类因变量回归模型

二分类因变量回归模型，也称二元模型，是基于事件发生概率的二元判断，如是与否、好或差、某种意愿的强与弱等。用二分类因变量回归模型可以有效地分析二元响应的因变量与一组解释变量影响因素之间的相关性，采用的参数估计方法一般为"极大似然估计法"。常用的回归模型主要有线性概率模型（LPM）、probit 和 Logit 模型三类。本小节讨论最为常用的 probit 模型。

（一）模型介绍

以患者就医选择为例。如果个人选择到公立医疗机构就诊，其获得的效用为 U_i^1，如果选择到私立医疗机构就诊，获得的效用为 U_i^0。这里，"效用"是指个人通过卫生服务利用获得的满足感。该效用是随机变量，由一系列的机构和个人特征变量决定。为简化起见，假设个人选择到公立或私立医疗机构就医选择仅由医疗机构是否为公立决定，于是有：

$$U_i^1 = X_i\beta^1 + \varepsilon_i^1$$

$$U_i^0 = X_i\beta^0 + \varepsilon_i^0$$

以上两式中的效用都不可观测，能够观察得到的只有患者最后的就医选择，即"1（选择到公立医疗机构就医）"和"0（选择到私立医疗机构就医）"。

假设 $U_i^1 > U_i^0$，即患者预期到公立医疗机构就诊所获得的效用大于到私立医疗机构就诊所获得的效用，此时患者就会选择到公立医疗机构就医，反映在数据就是观测值取"1"。以上两式相减，得：

$$U_i^1 - U_i^0 = X_i(\beta^1 - \beta^0) + (\varepsilon_i^1 - \varepsilon_i^0)$$

假设变量间的关系呈线性，上式可改写为计量经济学模型：

$$Y_i^* = X_i\beta + u_i^*$$

其中 Y_i^*, X_i, β, u_i^* 分别为模型的被解释变量、解释变量、待估参数和误差项。由于 Y_i^* 本身指代效用，不能够直接观测到，因此 Y_i^* 被称为潜变量（latent variable）。个体选择 $Y_i = 1$ 的概率就可以表示为

$$P(Y_i = 1) = P(Y_i^* > 0) = P(\mu_i^* + X_i\beta > 0)$$

要使得模型 $Y_i^* = X_i\beta + u_i^*$ 可以估计，u_i^* 需要服从特定概率分布。两种最常见的概率分布为标准正态分布和 logistic 分布，对应便有两种最常用的二元相应模型：probit 模型和 logit 模型。

由于标准正态分布和 logistic 分布都是对称的，即存在有 $F(-t) = 1 - F(t)$（$F(t)$ 为概率分布函数），方程 $P(Y_i = 1) = P(Y_i^* > 0) = P(\mu_i^* + X_i\beta > 0)$ 可改写为

$$P(Y_i = 1) = P(Y_i^* > 0) = P(\mu_i^* + X_i\beta > 0)$$
$$= P(\mu_i^* > -X_i\beta)$$
$$= 1 - P(\mu_i^* \leq -X_i\beta)$$
$$= 1 - F(-X_i\beta) = F(X_i\beta)$$

于是，可以得到模型 $Y_i^* = X_i\beta + u_i^*$ 的似然函数

$$P(Y_1, Y_2, \cdots, Y_n,) = \prod_{Y_i = 0}[1 - F(X_i\beta)]\prod_{Y_i = 1}F(X_i\beta)$$

即

$$L = \prod_{i=1}^{n}[F(X_i\beta)]^{Y_i}[1 - F(X_i\beta)]^{1-Y_i}$$

对数似然函数为

$$lnL = \prod_{i=1}^{n}\{Y_i\ln F(X_i\beta)] + (1 - Y_i)\ln[1 - F(X_i\beta)]\}$$

对数似然函数最大化的一阶条件为

$$\frac{\partial \ln L}{\partial \beta} = \sum_{i=1}^{n}[\frac{Y_i f_i}{F_i} + (1 - Y_i)\frac{-f_i}{1 - F_i}]X_i = 0$$

其中 f_i 表示概率密度函数。可见，如果已知样本观测值、概率分布函数以及概率密度函数，就可求解该方程，得到模型的参数估计量。probit 模型是将标准正态分布作为线性模型 $Y_i^* = X_i\beta + u_i^*$ 中的 u_i^* 的概率分布推导而来的。标准正态分布的概率分布函数为

$$F(t) = \int_{-\infty}^{t}(2\pi)^{-\frac{1}{2}}\exp(-\frac{x^2}{2})dx$$

概率密度函数为

$$f(x) = (2\pi)^{-\frac{1}{2}}\exp(-\frac{x^2}{2})$$

而 logit 模型则是将 logistic 分布作为 μ_i^* 的概率分布推导得到的，logistic 分布的概率分布函数和概率密度函数分别为

$$F(t) = \frac{1}{1 + e^{-t}}$$

和

$$f(t) = \frac{e^{-t}}{(1 + e^{-t})^2}$$

当分析的数据类型是个体层次上的数据时，采用极大似然估计方法（Maximum Likelihood Estimate, MLE）估计系数 β_j。极大似然估计法的基本思想是先建立似然函数与对数似然函数，再通过使对数似然函数最大求解相应的参数。

值得注意的是,在多元线性回归模型中,偏回归系数表示的是在其他变量保持不变的情况下,对应的解释变量变化一个单位所引起的被解释变量的平均变化。但是在 probit 模型中,被解释变量也就是 $P(Y=1 \mid X)$ 的平均变化与偏回归系数之间的关系更为复杂。将 $P_i = P(Y=1 \mid X) = \mathrm{F}(X_i\beta)$ 对 X(概率相对 X 的变化率)求导,得到 $dP_i/dX_i = \beta_i f(X_i\beta)$,可见,不同于线性回归模型,probit 模型中概率的变化涉及所有的解释变量。

类似于多元线性回归模型,定性二分类模型也需要进行检验。主要的检验内容包括拟合优度、模型总体显著性与变量显著性等方面。以下主要介绍拟合优度检验和总体显著性检验。

1. 拟合优度检验　设 L_0 为模型中所有解释变量的系数都为 0 时的似然函数值,则有

$$lnL_0 = n[PlnP + (1-P)\ln(1-P)]$$

其中,P 为样本观测值中被解释变量 = 1 的比例,n 为样本数目。设 L 为模型估计得到的似然函数值,构造一个统计量:

$$R^2 = 1 - \frac{\ln L}{\ln L_0}$$

如果模型完全不拟合样本观测值,$L = L_0$,则有 $R^2 = 0$;如果模型完全拟合,$L = 1$ 则有 $R^2 = 1$。所以 R^2 可以作为建议模型拟合优度的统计量,越接近于 1,模型的拟合效果越好。

2. 显著性检验　总体显著性检验的零假设为:$H_0: \beta_1 = \beta_2 = \cdots \beta_k = 0$,备择假设为:解释变量的系数不全为零。由此构造一个似然比(likelihood ratio,LR)统计量:

$$LR = -2(\ln L_0 - \ln L) \sim \chi^2(k)$$

其中 L_0 为模型满足零假设时的似然函数值,为模型估计得到的似然函数值。如果 LR 较大,表明 L 与 L_0 之间的差较大,倾向于拒绝零假设而接受模型总体显著的备择假设。

（二）应用实例（案例 2）

研究者希望了解不同收入人群能否从参加城镇居民基本医疗保险(urban resident basic medical insurance,URBMI)中均等地受益[请参考推荐阅读 Pan 等(2016)]。"受益"具体指从 URBMI 中获得报销补偿。因此需要研究不同收入人群从 URBMI 获得报销补偿的概率(是否获得报销补偿),以及获得报销补偿的额度(在获得报销补偿的前提下,获得报销补偿的数额)。对于第一个研究问题的探究,即探究不同收入群体在是否从 URBMI 获得报销补偿方面存在差异,就需要使用到二元离散 probit 模型。

在该研究中,被解释变量为是否从 URBMI 获得报销补偿。由于关心不同收入人群的差异,因此关键的解释变量为 4 个反映个人收入组的哑变量,代表个人在样本中所属的收入水平,分别为较高收入的 20%(是 = 1,否 = 0)、中等收入的 20%(是 = 1,否 = 0)、较低收入的 20%(是 = 1,否 = 0)和最低收入的 20%(是 = 1,否 = 0)。最高收入的 20% 为对照组。

参考相关文献,模型中的控制变量包括一系列反映人口状态的个人异质性特征变量,包括性别、是否为户主、年龄、婚姻、教育、就业状况、是否患有慢性病等变量,以及家庭规模特征变量,此外还控制了城市和年份二元变量。

具体的模型设定如下:

$$P(reimburse_{ijt}>0|income_{\bar{e}_{it}})=\Phi(income_{ijt}\beta+X_{ijt}\eta+city_j+year_t+e_{ijt})$$

其中,$reimburse_{ijt}$指代城市 j 的个人 i 在第 t 年获得的 URBMI 报销金额,$income_{ijt}$ 表示城市 j 的个人 i 在第 t 年所处的收入等级,参数 β 是研究者感兴趣的参数,反映了不同收入等级与是否获得补助的关系,X_{ijt} 是包括各个控制变量的向量。假设残差项 e_i 服从标准正态分布。因此选择 probit 模型就模型进行估计。

　　数据来源为城镇居民基本医疗保险入户调查(Urban Resident Basic Medical Insurance Survey,URBMIS)2007—2011 年的追踪调查数据。该调查已进行了 5 轮调查,涉及中国 9 个城镇居民基本医疗保险试点城市、11 800 户家庭和约 33 000 个调查对象,主要目的是对城镇居民基本医疗保险制度运行状况、居民健康和医疗保障情况进行评估。调查收集了被访者个人基本情况、健康及行为状况、医疗保险状态和医疗服务利用,以及家庭经济情况等方面的信息。本研究将研究对象界定为在调查前一年内出现需要住院情况的个体。

　　通过回归估计,得到了以下结果:

表 20-2　Probit 模型回归分析结果

解释变量	边际影响	标准误
收入水平(对照组:最高收入的 20%)		
较高收入的 20%	−0.028	0.030
中等收入的 20%	−0.040	0.031
较低收入的 20%	−0.106***	0.032
最低收入的 20%	−0.123***	0.033
性别(女性=1)	−0.004	0.025
户主(是=1)	−0.007	0.025
年龄	−0.084**	0.041
年龄的平方项	0.011***	0.004
婚姻状况(对照组:未婚)		
已婚且同居	0.079	0.070
已婚但分居离婚或丧偶	0.011	0.077
教育水平(对照组:小学及以下)		
初中	−0.020	0.027
高中	−0.010	0.035
大学及以上	−0.010	0.062
就业状况(对照组:非稳定就业)		
正式员工	−0.019	0.061
学生或学龄前儿童	0.081	0.0104
离、退休	0.031	0.029
慢性病(是=1)	−0.075***	0.027
家庭规模	0.013	0.008
离家最近医院的距离(小时)	−0.070	0.052
城市虚拟变量	是	
年份虚拟变量	是	
样本量	2,759	

注:①* $P<0.05$,** $P<0.01$,*** $P<0.001$;②表中汇报的边际影响是通过回归估计系数转换计算得到;③数据来源:Pan J,Tian S,Zhou Q, et al. Benefit distribution of social health insurance: evidence from china's urban resident basic medical insurance. Health policy and planning. 2016:v141.

从结果可以看出,收入越低的人群获得 URBMI 报销补偿的可能性越低。在 1% 水平上,中等偏下收入和低收入人群获得 URBMI 报销补偿的可能性比最高收入人群低 10.6% 和 12.3%。

二、有序多分类因变量回归模型

在二元离散选择变量中,被解释变量只有两种结局(结果)。但在实际生活中还会遇到被解释变量有多于两个结局的情况,并且这些结局还具有顺序性质。例如,常用到衡量个体健康水平的自评健康,通常包括"非常不好""不好""一般"和"好",以及"非常好"5 个回答选项。为定量分析这类因变量问题,需要应用到有序 logit 模型(ordered logit model)或者有序 probit 模型(ordered probit model)。本部分就有序 probit 模型进行介绍。

(一)模型介绍

有序离散模型的产生,源自对线性模型的推广。线性模型中,已知一个被解释变量有 n 个相互独立的观测值。这一被解释变量依赖于 k 个相互独立的解释变量,它们间具有以下线性关系:

$$Y = X\beta + \mu$$

其中 β 是未知参数向量,μ 是一个随机误差项。

在线性模型中,β 的 OLS 估计值 $\hat{\beta}$ 是 β 的最优线性无偏估计量。然而其线性模型要求观测的被解释变量必须是连续型的随机变量,而实际问题中,这一点常常不能得到满足。尤其是当数据为分类变量时。尽管分类变量的取值可能存在一定顺序,但其误差结构具有明显的不对称性,这使得必须改用非线性模型或使用非对称的误差结构。

为解决这一问题,假设被解释变量是一个连续的被解释变量 Y^*,但由于某种原因,实际观测到的是一个离散的有序分类被解释变量 Y,并且其取值间的离散程度并不均等。在此假设下,被解释变量 Y^* 满足线性关系

$$Y^* = X\beta + \mu$$

与二元选择 probit 模型相同,有序 probit 模型也假设随机误差项 μ 服从标准正态分布。假设 Y 是一个有 M 个分类的分类随机变量,记 M 个分类为 $R_1, R_2, \cdots, R_M$。这一分类是由无法观测的潜变量 Y^* 决定。假设存在 M+1 个实数 $\mu_0, \mu_1, \cdots \mu_M$,其中 $\mu_0 = -\infty$,$\mu_M = +\infty$,使得:

$$Y_i \in R_j \leftrightarrow \mu_{j-1} < Y^* \leqslant \mu_j, (i = 1, 2, \cdots, n, j = 1, 2, \cdots M)$$

$$设 Y_{ij} = \begin{cases} 1 & Y_i \in R_j \\ 0 & 其他 \end{cases}, \quad 1 \leqslant i \leqslant n, 1 \leqslant j \leqslant M$$

于是有

$$P(Y_{ij} = 1) = P(Y_i \in R_j) = P(\mu_{j-1} < Y_i \leqslant \mu_j)$$

$$= P(\frac{\mu_{j-1} - X_i\beta}{\sigma} < \frac{Y_i - X_i\beta}{\sigma} \leqslant \frac{\mu_j - X_i\beta}{\sigma})$$

$$= F(\frac{\mu_j - X_i\beta}{\sigma}) - F(\frac{\mu_{j-1} - X_i\beta}{\sigma})$$

其中,$F(\ )$ 表示标准正态分布。假设 $\mu_1 = 0, \sigma = 1$,将上式化为

$$P(Y_{ij}=1)=F(\mu_j-X_i\beta)-F(\mu_{j-1}-X_i\beta)$$

这便是有序 probit 模型的一般形式。现在,将 Y 有 M 类的假设改为由 M 个取值$\{0,1,\cdots,M\}$的假设。用 $Y_i=j$ 代替 $Y_i\in R_j$

从而有

$$P(Y_{ij}=1)=P(Y_i\equiv R_j)=F(\mu_j-X_i\beta)-F(\mu_{j-1}-X_i\beta)$$

由于用 $Y_i=j$ 与 $Y_i\in R_j$ 完全等价,因此以上两式是同一个有序 probit 模型。利用极大似然估计法,能够求得解释变量的参数值。

相关假设检验有下列几种:

1. 拟合优度检验　衡量拟合好坏的统计量有很多,其中最重要的一个是样本决定系数 R^2。但是,由于没办法观测到潜在的响应变量 Y^*,所以只能使用相应的估计值。

设 $\hat{\beta}=(\hat{\beta}_0,\hat{\beta}_1,\cdots,\hat{\beta}_k)$ 是 β 的极大似然估计值。由于 $Y^*=X\beta+\mu,\mu\sim N(0,I)$,$I$ 表示单位矩阵,定义

$$\hat{Y}_i^*=\sum_{i=1}^{n}x_{ij}\hat{\beta}_i,\quad i=1,2,\cdots,n$$
$$e_i=Y_i^*-\hat{Y}_i^*,\quad i=1,2,\cdots,n$$

由于 $\frac{1}{n}\sum_{i=1}^{n}e_i^2$ 依概率收敛到 σ^2,所以可以用 $\hat{S}_R^2=n\sigma^2=n$ 来估计 $\hat{S}_R^2=\sum_{i=1}^{n}(Y_i^*-\hat{Y}_i^*)^2$,而 $S_E^2=\sum_{i=1}^{n}(\hat{Y}_i^*-\bar{Y}_i^*)^2$,其中 $\bar{Y}_i^*=\sum_{i=1}^{n}\hat{Y}_i/n$,记 $\hat{S}_T^2=\hat{S}_R^2+S_E^2$,利用 $\hat{R}^2=\frac{S_E^2}{\hat{S}_T^2}$ 来估计 $\hat{R}^2$。通过 $\hat{R}^2$ 来衡量模型拟合的好坏。

2. 参数显著性检验　设原假设为:$H_0:\beta_i=\beta_{i0}$,用 $\theta=(\mu_2,\cdots,\mu_{M-1},\beta_0,\cdots,\beta_k)$ 表示参数向量,用 $\hat{\theta}=(\hat{\mu}_2,\cdots,\hat{\mu}_{M-1},\hat{\beta}_0,\cdots,\hat{\beta}_k)$ 表示参数向量 θ 的最大似然估计值。用 V 表示对数似然函数关于参数 θ 的二阶偏导矩阵。如果 V 的逆矩阵 V^{-1} 存在,则 $\hat{\theta}$ 渐进分布为 $N(\theta,-V^{-1})$。从而在大样本下,$\hat{\beta}_i$ 的渐进分布是 $N(\beta_i,\sqrt{-[-V^{-1}]_{i,i}})$。于是在原假设 $H_0:\beta_i=\beta_{i0}$ 下,统计量 $Z=\dfrac{\hat{\beta}_i-\beta_{i0}}{\sqrt{-[-V^{-1}]_{i,i}}}$ 渐进服从标准正态分布。利用这个统计量,可以很容易地对这个假设进行检验。利用相同的方法,可以为参数 θ 的任一单个分量进行类似的假设检验。

3. 总体显著性检验　设原假设为 $H_0:\beta_1=\beta_2=\cdots\beta_k=0$,用 $L(\theta)$ 表示似然函数,用 $l(\theta)$ 表示对数似然函数,用 $\hat{\theta}$ 表示 θ 的极大似然估计,且 $\hat{\theta}_0$ 表示在原假设下 θ 的极大似然估计。似然比 $\lambda=\dfrac{L(\hat{\theta}_0)}{L(\hat{\theta})}$,在大样本下,$\lambda^*=-2\log\lambda=-2[l(\hat{\theta}_0)-l(\hat{\theta})]$ 服从 $\chi^2(r)$ 分布。利用统计量 λ^*,可以实现对假设 $H_0:\beta_1=\beta_2=\cdots\beta_k=0$ 检验。同样,利用类似的方法也可以完成对任意一个参数组合假设的检验。

（二）应用实例（案例3）

近年来,医患冲突不断激化,甚至上升为医暴,伤医事件屡见报端,在一定程度上反映出患者对

于医疗机构及其提供的服务的不满在日益加深。研究者希望通过了解影响患者(不)满意度的主要因素,为卫生政策制定者提供更好的解决医患矛盾的建议[请参考推荐阅读 Pan 等(2015)]。本例主要研究门诊患者(不)满意度的影响因素。

被解释变量为患者满意度。患者满意度分为5个等级(1 = 非常满意,2 = 满意,3 = 一般,4 = 不满意,5 = 非常不满意),是一个有序多分类变量。假设其误差项服从标准正态分布,使用有序 probit 回归模型进行分析。

解释变量包括与患者和卫生服务提供者相关的属性。患者特征主要有受访者的年龄、性别、教育程度、家庭收入、民族、居住地类型、参保情况和疾病的严重程度。卫生服务提供者的特征包括机构层面的特征如医疗机构的所有制、服务属性(综合医院或专科医院)及医院等级和卫生服务市场特征包括市场竞争和非公立医院市场份额。

模型设定如下

$$S_{ij}^* = X_{ij}\beta + \varepsilon_{ij}$$

其中,S_{ij}^* 表示患者 i 在获得卫生服务提供者 j 的服务之后的满意度,X 是患者和卫生服务提供者相关因素的集合,表明患者满意度同时受到供需两方的影响。β 是回归系数,ε 为误差项。

研究所使用的数据与案例 2 所使用的数据来源相同,不再赘述。研究对象界定为在 2007—2010 年调查期间至少接受过一次门诊服务的受访者。采用有序 probit 模型进行回归估计,得到表 20-3 的结果。

表 20-3　有序 Probit 模型回归分析结果

变量	回归系数	标准差
年龄	0.008	0.005
年龄的平方项	-0.000*	0.000
女性	-0.016***	0.030
教育水平(对照组:小学及以下)		
初中	0.111***	0.039
高中	0.051	0.044
大学及以上	0.130**	0.056
当地居民	0.108	0.073
农村居民	0.108	0.072
少数民族	-0.115**	0.057
人均家庭月收入	-0.000*	0.000
人均家庭月收入平方项	0.000	0.000
医疗保险类型(对照组:未参保)		
城镇居民基本医疗保险	-0.106**	0.050
城镇职工基本医疗保险	-0.039	0.050
新型农村合作医疗	-0.104	0.093
公费医疗	-0.230***	0.089

续表

变量	回归系数	标准差
综合医院	0.048	0.051
专科医院	− 0.223**	0.093
医院级别(对照组:一级医院)		
二级医院	0.019	0.251
三级医院	0.054	0.248
医院市场竞争程度(HHI 指数)	0.144*	0.075
私立医院市场份额	0.103**	0.045
年份虚拟变量		是
城市虚拟变量		是
ICD−10 虚拟变量		是
样本量	6,393	

注:①* $P < 0.05$, ** $P < 0.01$, *** $P < 0.001$;②表中汇报的标准误是在个人层面进行聚类调整后得到;③数据来源:Pan J, Liu D, Ali S. Patient dissatisfaction in China:What matters. Social Science&Medicine. 2015, 143:145-153.

　　结果表明,相比于男性,女性对门诊服务更加满意;中学学历和大学及以上学历的患者的不满意度更高,家庭人均月收入越高会有更低的满意度联系起来,此外,与未参保人群相比,参保人群的不满意程度更小;与综合医院相比,到专科医院就诊的患者的不满意程度更小。从卫生服务市场特征的角度分析,患者不满意度与私立医院所占市场份额存在着正相关关系,结果还发现市场竞争程度越高,却对应着越大程度的不满意,但仅在10%水平上具有统计学意义。

三、无序多分类因变量回归模型

　　在有序 probit 模型或者有序 logit 模型中,被解释变量具有两个以上的有序或者等级类型。但在另外一些情况下,被解释变量是无序的,例如对不同类型的医疗保险的选择,或者对于不同职业的选择,对这类问题的回答并没有等级或者次序,因此有序 probit 模型或者有序 logit 模型将不再适用于解决这类问题,而多元 probit 模型或者多元 logit 模型可以用于分析这类问题。下面以选择不同商业医疗保险为例对多元 logit 模型进行简单介绍。

(一)模型介绍

　　多元 Logit 模型来源于随机效用的概念,以效用函数为出发点,认为个体在理性的经济选择行为下,会选择能使其效用最大化的对象。因此,个体在选择不同商业医疗保险时,就会权衡选择哪种保险能达到效用最大化。

　　根据丹尼尔·麦克法登(Daniel McFadden)1981年提出的随机效用理论(random utility model),个体选择不同的商业医疗保险得的效用可用以下方程表示:

$$U_{ij} = V_{ij} + \varepsilon_{ij}, i = 1, \cdots n, j = 0,1,2,3$$

　　其中 i 表示不同的个体,j 表示个体所选择的商业医疗保险类型,假设可供选择的商业医疗保险有四类。U_{ij} 表示个体 i 选择第 j 种商业医疗保险所获得的效用,V_{ij} 表示被观察的自变量所能解释的部分效用，ε_{ij} 表示随机效用。

假设效用函数是线性的，这是比较一般的做法，而且根据经验非线性也可以很好的用线性函数来近似，因此效用方程可以写作：

$$U_{ij} = X_i\beta_j + \varepsilon_{ij}, i = 1, \cdots n, j = 0,1,2,3$$

其中 X_i 代表个体影响保险选择的特征。

个体的效用最大化意味着当 $U_{ij} > U_{ik}, \forall k, k \neq j$ 时，个体i会选择第j类商业医疗保险，因此个体 i 选择第 j 类保险的概率为：

$$P(Y_i = j) = P(V_{ij} + \varepsilon_{ij} > V_{ik} + \varepsilon_{ik}), \forall k, k \neq j$$
$$P(Y_i = j) = P(V_{ij} - V_{ik} > \varepsilon_{ik} - \varepsilon_{ij}), \forall k, k \neq j$$

如果能够知道 ε 的分布，我们就能够计算出 $\varepsilon_{ik} - \varepsilon_{ij}$，从而计算出 $P(Y_i = j)$。一般假设 ε 服从正态或 logistic 分布，在多元模型中，我们假设 ε 是服从极值 I 型分布，即 $F(\varepsilon_{ij}) = \exp(-e^{-\varepsilon_{ij}})$，这样，就能得到选择 j 的概率：

$$P(Y_i = j) = \frac{\exp(X_i\beta_j)}{\sum_{k=0}^{3} \exp(X_i\beta_k)}$$

为了对比分析的需要，可将第 1 类保险作为回归的对照组。将第 1 类保险的选择概率进行标准化，得到标准化以后的各类保险的选择概率为：

$$P(Y_i = 0) = \frac{1}{1 + \sum_{k=1}^{3} \exp(X_i\beta_k)}$$

$$P(Y_i = 1) = \frac{\exp(X_i\beta_1)}{1 + \sum_{k=1}^{3} \exp(X_i\beta_k)}$$

$$P(Y_i = 2) = \frac{\exp(X_i\beta_2)}{1 + \sum_{k=1}^{3} \exp(X_i\beta_k)}$$

$$P(Y_i = 3) = \frac{\exp(X_i\beta_3)}{1 + \sum_{k=1}^{3} \exp(X_i\beta_k)}$$

最终，可以推导出多元 logit 模型最后需要估计的随机表达式：

$$\ln\left(\frac{P(Y_i = m)}{P(Y_i = 0)}\right) = X_i\beta_m + \varepsilon_{im}, m = 1,2,3$$

（二）应用实例（案例 4）

2005 年，卡特里娜飓风袭击美国成为美国史上破坏最大的飓风，造成至少 750 亿美元的经济损失，同时也给受灾民众带来了巨大的身心创伤。其中路易斯安那州的新奥尔良市受灾最为严重，其防洪堤因风暴潮而决堤，造成该市八成地方遭洪水淹没。研究者希望了解卡特里娜飓风对于居住在新奥尔良市的低收入母亲的精神健康所带来的长期影响（请参考推荐阅读 Paxson 和 Fussell 等. 2012）。具体来讲，研究者希望了解在卡特里娜飓风结束一段时间后，飓风所造成的破坏是怎样影响创伤压力后遗症（post-traumatic stress, PTSS）、心理困扰（psychological disorder, PD）和 PTSS 的患病率。

研究者将精神健康状态分为以下几种类别:既未患有 PD 也未患有 PTSS;仅患有 PTSS;仅患有 PD;同时患有 PTSS 和 PD。由于这几种状态之间并没有等级之分,因此可以应用多元无序 Logit 模型对分析飓风破坏等因素对这些状态的影响程度。对于 PTSS 的测量使用的是 Event Scale-Revised (IES-R)量表,对于 PD 的测量使用的是 Kessler6 量表。

模型的解释变量包括:飓风造成的破坏(房屋损毁,创伤、亲朋死亡)、社会经济状况(年龄、种族)、健康状态、家庭状态(婚姻状况、社会支持、孩子年龄)以及飓风前 PD 的测评结果等。对创伤的衡量基于受访者经历了以下哪几种情况:①没有足够饮用水;②没有足够食物;③感觉到自己处在危险中;④缺少必需的药物;⑤自己缺少必要医疗护理;⑥家人缺少必要的医疗护理;⑦不清楚孩子是否安全;⑧不清楚其他家人是否安全。样本数据来源于新奥尔良市所开展的 Opening Doors 研究,包括在飓风来临前所取得基线数据,以及飓风结束后所进行的随访调查。研究对象为 532 名低收入母亲。

具体的回归结果如下表 20-4 所示:

表20-4 多元 Logit 模型回归分析结果

变量	RRRs(SEs)(对照组:未患有 PTSS 或者 PD)		
	PD	PTSS	PTSS 与 PD
飓风发生时的年龄	1.00(0.05)	1.08(0.04)*	1.15(0.04)***
基线时的婚姻状态			
已婚/同居	1.00	1.00	1.00
未婚/未同居	0.60(0.20)	1.03(0.27)	1.02(0.27)
种族			
非非裔美国人	1.00	1.00	1.00
非裔美国人	0.86(0.33)	1.40(0.50)	1.87(0.76)
孩子年龄 0~5 岁	0.54(0.14)*	1.12(0.18)	0.92(0.14)
孩子年龄 6~11 岁	1.08(0.28)	0.96(0.15)	0.82(0.14)
孩子年龄 12~17 岁	0.42(0.14)*	0.96(0.22)	0.58(0.14)*
基线收入	0.90(0.22)	0.77(0.12)	1.00(0.18)
基线时社会支持	0.53(0.20)	1.32(0.39)	0.63(0.19)
基线时是否有 PD			
否	1.00	1.00	1.00
是	1.82(0.68)	1.80(0.56)	2.77(0.83)**
房屋是否受损			
否	1.00	1.00	1.00
是	1.08(0.39)	2.23(0.77)*	2.95(1.10)**
飓风创伤	1.16(0.08)*	1.04(0.06)	1.25(0.07)***
是否有亲朋死亡			
否	1.00	1.00	1.00
是	1.30(0.45)	1.82(0.49)*	2.76(0.71)***
样本量	532		

注:①RRRs: relative risk ratios; SEs: standard errors; ②* P < 0.05, ** P < 0.01, *** P < 0.001; ③数据来源: Paxson C, Fussell E, Rhodes J, et al. Five years later: Recovery from post traumatic stress and psychological distress among low-income mothers affected by Hurricane Katrina. Social Science&Medicine. 2012, 74(2):150-157.

RRR 含义为在其他条件都不变的情况下,个体的某一特性每增加一个单位,相对于对照组,患 PD、PTSS 或者同时患 PD 与 PTSS 的概率将会是原有概率的多少倍。以房屋是否受损为例,患 PD 的 RRR 为:

$$RRR = \frac{\left[\dfrac{\Pr(\text{患 PD})}{\Pr(\text{既无 PD 也无 PTSS})}\right]_{\text{是}}}{\left[\dfrac{\Pr(\text{患 PD})}{\Pr(\text{既无 PD 也无 PTSS})}\right]_{\text{否}}}$$

从表 20-4 的结果可以看出:相对于既没有 PD 也没有 PTSS 的受访者也就是对照组来讲,飓风创伤的数量每增加一个,患 PD 的相对概率将会是原来的 1.16 倍,但总的来讲,飓风带来的三大影响(房屋损毁、创伤和亲朋死亡)对患 PD 的相对风险的影响较小;房屋损坏和亲朋死亡将会增加患 PTSS 的相对概率,但飓风所带来的创伤却不会增加这一概率;卡特里娜飓风所带来的最大且最持久的破坏体现在它们使得受访者同时罹患 PTSS 和 PD 的相对概率变大;那些经历了房屋损坏的受访者同时患 PTSS 和 PD 的相对危险度提高到了原来的 2.95 倍,遭受的创伤每增加一个,患 PTSS 和 PD 的相对危险度将增加到原来的 1.25 倍,而失去亲朋的受访者则增加到了 2.76 倍,这表明飓风带来的损失和创伤更容易增加同时患 PTSS 和 PD 的相对风险,而不是单独患 PTSS 或者 PD 的相对风险。

第四节 计量经济学应用的要点

一、计量经济学模型成功的三要素

建立一个好的计量经济学模型,需要具备以下三个条件:理论、方法和数据。

(一)理论

包括经济理论与其他学科领域的专业理论。经济理论是所研究对象的行为理论,它是进行计量经济研究的基础。计量经济方法是一种因果分析方法,对经济现象各种相关因素的判断,是方法应用的前提。这种判断,应以相应的理论为指导。例如,研究宏观经济,要以宏观经济理论和运行机制,各经济行为主体的行为理论为基础;若要定量研究消费问题,就要先掌握消费理论,分析各类消费者的消费行为。能否正确把握和应用理论,将直接影响到模型的实际和变量的选择。

由于计量经济学方法的应用不再只局限于经济领域,因此在非经济领域使用计量经济学的方法,还应该综合考虑具体研究领域的学科理论,避免出现完全"生搬硬套"经济理论的情况。因此,实际问题所属领域的学科理论更占据上风地指导了为研究该问题所建立的计量经济学模型的应用。

(二)方法

包括模型设定或选择的方法以及计算和检验方法,它是计量经济学研究的工具与手段,方法的选用是否得当,直接影响到模型的质量。

(三)数据

反映研究对象的活动水平、相互联系和外部环境的数字资料,是计量经济学研究的基本材料。

适当、客观、准确、充分的数据是获得高质量模型的基本保证。

二、计量经济学模型建立的要点

建立一个能够用于实证分析的正确的计量经济学模型需要满足许多的条件,本节从数据收集、模型设定和参数估计三个方面分别阐述模型建立过程中需要注意的要点。

（一）数据收集

数据收集通常有两种方式:一是根据研究问题的需要,选择自行收集一手数据;二是使用二手数据展开研究。考虑本章节面对的是初学者或新晋的研究人员,一手数据的收集通常将耗费大量的资源,我们着重介绍二手数据的选择。

选择使用的二手数据时,首要需要考虑的是数据中样本的代表性。数据中样本能够代表总体是多元回归无偏估计的基本假设之一,决定了数据分析的意义。通常,数据的抽样方法决定了数据中样本是否具有代表性。

在确定了抽样方法具有代表性后,研究者需要进一步通过对数据中一些关键变量进行描述来考察数据的合理性。例如,个人数据通常可以通过将数据样本中的性别比例、教育水平、人均收入等信息与全国或对等地区的统计年鉴进行比较。

如果有多个数据可供选择时,可以考虑选择更具权威、更常用的数据。这样可以保证数据的代表性,避免结果因为数据本身而受到质疑。当然,同时使用多个数据展开相同问题研究也是一种数据选择的策略。如果使用多个数据的估计结果都能保持一致,那么结果将更有说服力。

（二）模型设定

确定解释变量与被解释变量都要考虑数据的可获得性,同时也要注意避免发生主要的解释变量缺漏的情况。如果某个变量(变量 A)数据不可得,可以考虑使用与其内涵接近的另一个变量(变量 B)来代替。这时,变量 B 称为变量 A 的代理变量(proxy variable)。例如,在研究家庭收入对幼儿身高影响时,需要排除个体基因的影响。假设使用的数据中没有基因数据,此时可采用内涵接近的幼儿父母的身高作为幼儿基因的代理变量来间接排除个体基因影响。需要注意,代理变量的使用求其次的做法,使用时需谨慎。

纳入变量时除了注意避免遗漏变量,还需要注意纳入过多的变量。对于大多数研究情形,相关联因素往往很多。受到数据变量数量的限制,将所有因素纳入模型几乎不可能。就算数据收集了很多维度的信息,在模型中纳入更多变量,也将降低模型自由度,这就要求更大的样本容量。进一步,纳入过多变量,特别是纳入不太相关变量还可能造成标准误估计过大等问题。鉴于此,在确定解释变量时,首要需要考虑纳入的是研究最为关心的解释变量。在此基础上,对一些必要的因素进行控制。通常,具体问题所处领域的学科理论指导了哪些因素是需要排除的混杂因素。除此外,相关文献也为具体模型中变量的纳入提供了参考。

总的来讲,模型设定应该尽量做到:①符合相关学科理论和常识(经验),能够正确地描述所研究的现象;②能够满足研究目的的需要。

（三）参数估计

除数据本身的质量和样本容量，模型参数估计的质量主要取决于所选用的估计方法是否适当。模型的参数估计对于研究者的统计学知识和相关软件的操作技能及数据分析经验有一定的要求。

参数估计方法适当，①首先是与研究目的符合。参数估计方法一定服务于研究目的。例如，根据研究目的的不同可以选择相关关系估计和因果关系估计。通常讲，最小二乘法的估计结果可以阐释为相关关系，工具变量的方法估计结果可以阐释为因果关系。②其次是与数据类型符合。例如，截面数据、面板数据和时间序列数据所使用到的估计方法通常差异较大。需要根据数据类型选择参数估计方法。③最后是与模型中变量类型符合。例如，因变量为连续变量或分类变量时，通常选择对应不同的参数估计方法。

常常，参数估计还需要根据实际数据分析过程进行反复尝试，不断修正。研究者对数据处理的经验和技巧，对于参数估计的选择也会产生重要影响。

三、实证分析需要注意的问题

以上内容主要介绍了如何构建一个正确的计量经济学模型。需要注意，运用计量经济学方法研究各种现象，建立模型只是手段，而非目的。计量经济学模型的价值是通过其在实证分析中的应用来实现。如果缺少一个良好的实证分析过程，那么即使建立了一个好的计量经济学模型，也不能够实现最终的目标。因此本节重点讨论如何进行一个好的计量经济实证分析。

实证分析，简单来讲，就是利用数据来检验某个理论或者估计某种关系。进行实证分析的第一步，便是对将要研究问题的具体阐述。如果缺乏明确的研究目标，那么研究将无法开展下去，如果没有明确阐述提出的假设和将要建立的模型类型，那么可能会在数据收集的过程中遗漏重要变量的信息，或者是从错误的样本中抽样等。为了提出一个明确且合理的研究问题及假设，需要预先进行文献回顾，以了解该领域内相关问题的研究进展和方向。

在明确了研究问题之后，就要依据一定的经济理论构造一个规范的计量经济模型。虽然规范的经济建模有时是实证分析的起点，但实际过程中，对经济理论的使用不是那么规范，研究者常常以经济逻辑和常识作为选择模型变量的导向。

在设定了经济模型之后，才进入到具体的计量模型的构建环节中，与经济分析不同，在进行计量经济分析之前，必须明确函数 $f(\ )$ 的形式，此外，我们还必须明确，要如何处理不能合理观测到的变量。在设定好计量经济模型以后，就可以将我们希望证实的假设用未知参数来表示，然后利用收集到相关变量的数据，用计量方法估计模型中的参数，并规范地检验所关心的假设。经过这样的实证分析所得到的结果才是可信且合理的。

（潘　杰）

本章小结

　　建立计量经济学模型的过程包括模型设定、数据收集、参数估计，以及模型检验。在五个高斯马尔科夫假定下，OLS 估计量是最优线性无偏估计量。 当被解释变量为定量变量时，最常使用的回归模型为多元线性回归模型；当被解释变量为定量变量时，使用的模型包括二分类因变量回归模型、有序多分类因变量回归模型，以及无序因变量回归模型。

思考题

1. 高斯马尔科夫假定的具体内容是什么？
2. 导致解释变量内生性的原因有哪些？
3. 如何判断一个估计结果的优劣？

第二十一章

卫生经济政策评价

【本章提要】 介绍卫生经济政策的基本概念和主要内容,以及卫生经济政策评价的含义、意义和具体操作步骤。通过学习,需要了解我国主要的卫生经济政策内容,并掌握卫生经济政策评价的思路和方法。

第一节　卫生经济政策概述

一、卫生经济政策的含义

卫生经济政策是指政府相关职能部门在充分发挥市场资源配置和政府宏观调控的基础上,规定与现行社会制度和社会经济发展水平相适应的卫生事业总体发展目标和方向,并运用经济手段推行的关于卫生资源筹资、开发、配置和利用等方面的措施、条例、计划和规划的总和。卫生经济政策是国家宏观经济政策的重要组成部分,是政府发展和管理卫生事业的主要手段,包括宏观和微观两个层面:宏观卫生经济政策包括卫生发展的指导思想,卫生发展的战略重点,卫生工作的指导方针和医疗保健制度等;微观卫生经济政策包括卫生经济管理政策、卫生价格政策等。

卫生经济政策体现卫生事业的性质,决定人民享有的卫生服务水平,对维护和增进人民健康具有重要的影响。具有三个主要功能:第一,指导功能。卫生经济政策确定了政府卫生事业发展的目标和方向,并统一观念和认识。第二,协调控制功能。卫生经济政策通过对有限的、稀缺的卫生资源进行合理控制和最优配置,协调各方面的利益,保证公众利益均衡,使卫生资源发挥最大社会效用。第三,分配功能。卫生经济政策的制定同时强调政府在资源配置中的宏观调控作用和市场优化资源配置的作用,达到效率与公平兼顾的分配原则。

需要注意的是,任何卫生经济政策都是在一定历史条件下的产物,必须随着社会经济和卫生事业的发展不断修订、完善和发展。

二、卫生经济政策的目标

卫生经济政策目标的确定,指政策制定者希望通过卫生经济政策的实施所达到的效果,即卫生系统的健康和系统结果。它主要表现为卫生系统经济和社会效益的提高,区域人群卫生状况和卫生指标的改善。卫生经济政策的最终目标是:①提高人民的健康水平;②确保消费者满意;③使卫生系统具有筹资风险保护作用,即保证消费者不因就医而遭受经济上的巨额损失。在实际卫生经济政策分析时,可以通过一些中间目标——公平、效率、稳定性、可持续性和质量来实现。在不同的发展阶段,政府的卫生经济政策在不同目标之间的选择和侧重会有所不同。当前各国政府均致力于在这五个目标之间寻找一个相对合理的平衡点,以保证卫生事业的健康发展。

（一）公平

在卫生政策中,公平通常指对于合理的卫生服务都有广泛的同等可及性,并且在不同收入阶层之间对卫生筹资的负担进行公平分配。

公平性可以分为水平公平和垂直公平。从卫生筹资的角度看,水平公平是指实际支付能力相同的人支付相同的卫生费用,而不论其性别、婚姻状况、职业、国情等差别有多大;垂直公平性以效能中的"平等贡献"为基础,要求支付能力越高的人其支付水平越高。从卫生服务供给角度看,水平公平要求有相同卫生保健需要的人应该获得同等对待,无论其收入如何;而垂直公平性指有较高卫生服务需要的人获得的卫生服务量也应该较高,反之,则较低。

卫生经济政策分析的公平性目标一般通过以下三个指标来衡量:

1. 可得性 指行政单位(省、市、县、乡、村)的人口数和卫生机构、床位、人员、医疗设备、药品等卫生资源的比例。例如,千人口卫技人员数;千人口医院床位数;原卫生部的目标:"有医有药,能防能治"就是卫生经济政策分析的可得性目标的生动描述。从经济学的观点看可得性,是关于卫生资源的供给能力的问题,是发展生产、保证供给的问题。

2. 可及性 是指卫生服务的消费者在需要卫生服务的时候,就能很快地得到所需要的卫生服务。影响卫生服务可及性的因素主要包括经济、文化和地理上的障碍。经济上的困难导致病人因无钱治病而延误病情或放弃治疗;文化上的障碍使得病人缺乏对疾病的正确认识,医患关系难以达成有效沟通;而地理上的障碍则是偏远地区百姓看病难的主要原因,一方面由于卫生资源分配不均,部分地区缺乏技术先进的医院和医技高超的医生,另一方面,患者难以获得其他地区医疗资源的信息,并需为异地治疗支付高额的非医疗费用。

3. 卫生服务的实际利用 是指保证人民群众确实利用了卫生服务。从一定意义上讲,它是卫生领域经济政策最重要的公平性目标。用卫生工作的常用术语,就是某项卫生服务的覆盖面、覆盖率的问题,是实际利用与应该利用之比,是卫生服务实际利用与客观需要量的比较。例如,围生期孕产妇系统管理的覆盖率、计划免疫覆盖率、应就诊未就诊率、应住院未住院率等。基本卫生服务的普及率,是评价与检验卫生经济政策正确性、有效性的重要指标。

（二）效率

有关效率的核心思想就是在有限资源约束下,尽可能实现最大的目标,即让稀缺资源的投入最小化,产出最大化。在卫生系统中,我们认为,在既定的卫生经济政策目标下,以适宜的方式提供适宜的服务,即说明政策是有效率的。可以看到,效率的实现涉及两个关键问题:以什么样的方式提供服务? 提供怎样的卫生服务? 由此我们引申出两个具体的效率概念:技术效率和配置效率。

技术效率,也称生产效率,是指同等产出下的资源投入最小化,或同等资源投入下的产出最大化。这个概念关心的问题是如何生产。当某一种卫生服务的成本消耗达到最低值时,(即技术上是有效率的),经济学家称为"生产可能性边界"。

配置效率指利用资源获得的结果与社会的优先重点相匹配,在卫生领域,它研究如何使有限的卫生资源最大限度地满足人民群众的健康需要。

（三）稳定性

卫生经济政策分析的稳定性目标包括健康保障、防止因病致贫和因病返贫、纠正卫生服务市场失灵。

1. 健康保障　社会保障是全社会政治经济稳定发展的重要条件，健康保障系统是全社会保障系统的重要组成部分。它与全社会各个层面居民健康息息相关，会影响到社会、经济环境的稳定，影响我们经济和现代化建设的全局稳定。

2. 防止因病致贫和因病返贫　财务风险保护是制定与分析卫生经济政策的重要指标。疾病不仅威胁患者的生命健康，而且治病要消耗大量的经济资源，倘若缺乏合理的风险分摊机制，有些患者可能因不可预测的严重疾病带来灾难性支出，最终表现为因病致贫、因病返贫。因此，政府应制定实施适宜可行的卫生经济政策，形成稳健的疾病财务风险保护机制，维护整个社会的和谐稳定。

3. 纠正卫生服务市场失灵　卫生服务市场由于具有信息不对称、技术垄断等特性，单纯的市场机制无法实现卫生资源的合理配置。同时，卫生领域的公共产品和服务具有外部性、非竞争性和非排他性，这也注定了卫生领域市场失灵的发生。因此必须发挥政府作用，制定切实有效的卫生经济政策，如实施区域卫生规划等，来纠正市场失灵。

（四）可持续性

在卫生服务领域，可持续性是指维持卫生服务长期供给的经济、资本资源和政治支持。可以从经济、组织和政治角度加以分析。

从筹资角度看，目前筹资的可持续性问题与成本过快增长和低收入人群的可承受能力密切相关。谋求建立一种能够不依靠外部投入而有自我生存能力的卫生筹资体系已经受到越来越多的关注。

从政治角度看，政治决定了可提供的税收数量以及如何用于卫生，而这些政策依赖于政府的稳定和政策的延续性。国际政治也会影响资金来源的稳定程度。

从组织角度看，组织管理的可持续性主要依靠政治与市场力量的变化、管理和技术水平高的卫生专业人员等因素。

（五）质量

质量是指高标准、高可及性、高满意度的医疗卫生服务。医疗卫生服务的质量有两个层次的含义。第一个层次的含义是指为广大人民群众提供可靠的医疗技术服务，切实解决患者的疾病痛苦，最大限度地降低医疗风险，防范医疗事故。第二个层次是指根据患者的不同需要，为群众提供个性化的服务，最大化消费者效用。不同的卫生经济政策将对卫生服务提供的质量产生不同的影响。在法制不尽健全的情况下，过分依赖市场筹资的卫生系统将严重损害医疗服务的可及性，从而影响卫生服务的质量，使卫生资源的社会效益降低。

卫生服务消费者、提供者和政策制定者对卫生服务质量的理解角度不同，因此，对服务质量的评价标准也不尽相同。在卫生政策分析中，应该从社会的角度去评价质量，针对公众制定卫生服务质量标准。

第二节　我国主要的卫生经济政策

我国的卫生经济政策体系主要包括:医疗机构财政补助政策、药品加成收入留用政策、公共卫生机构财政政策、税收政策和医疗保险政策。随着社会经济的发展和人民健康需要的变化,我国政府根据不同时期的具体形势,多次调整和完善卫生经济政策,以期促进医疗卫生事业的健康有序发展。新中国成立以来,以改革开放为界,我国卫生经济政策大体经历了计划经济时期、市场经济时期和新医改时期三个阶段。

一、新医改实施前的卫生经济政策

1. 医疗机构财政补助政策　20 世纪 80 年代之前,我国对医疗机构的财政补助政策主要实行定项补助方式。卫生部门所属医院工作人员的工资全部由国家预算开支,医院财务预算管理方式为"全额管理,定项补助,预算包干"。实行按人头拨款的方式在某种程度上助长了当时人浮于事的现象,医疗机构工作效率和服务质量低下,造成看病难、手术难、住院难的"三难"问题。

改革开放以后,为了贯彻党的十一届三中全会精神,1979 年 4 月原卫生部、财政部、原国家劳动总局颁布了《关于加强医院经济管理试点工作的意见》,提出对医院经费补助逐步实行"全额管理、定额补助、结余留用"的办法,将原来包工资的办法改为按编制床位或任务定额补助,医院增收节支的结余,可以用于改善医疗条件和职工集体福利以及个人奖励。这一政策变化对于调动广大医务人员的工作积极性,激发医院的运行效益、尤其是经济效益,起到了重要作用。

然而,由于国家经济体制的改革,财政实行"分灶吃饭",卫生事业的管理体制也从集中统一领导转为中央"宏观指导、分级管理、地方为主、条块结合"的模式。各地财政和卫生部门根据各自卫生改革的实际情况和财力状况对公立医疗机构的财政补助政策进行改革。但是由于各地经济发展和财力状况的不平衡,加上实行了不同的财政补助内容和方式,各地财政对医疗机构补助水平存在较大差异。一些经济欠发达地区,特别是贫困地区县、乡财政收支困难,很难保证卫生工作的开展和维持卫生机构的运营,造成城乡之间、地区之间卫生投入水平出现较大差距,卫生服务筹资的公平性降低。

2. 药品加成收入留用政策　我国医疗机构的财政补偿方式包括政府卫生财政投入、药品加成收入和医疗服务收入三个途径。药品加成政策是指国家允许医疗机构在业务范围内向患者零售药品,按药品批发价,西药加成 15%,中药加成 25%~30%销售,并免征流转税和所得税,所得收入全部留归医疗机构。药品加成留用政策是政府对卫生事业发展实行的一项优惠政策,对卫生事业发展起着补充资金的作用。

改革开放以前,由于实行计划经济和定项补助政策,医疗机构的财政补偿主要以政府财政投入为主。改革开放以后,随着医疗机构财政补助政策的变化,政府卫生财政投入不断下降。与此同时,卫生服务收费继续实行"计划"管理,价格受到政府严格控制,不能及时随成本变动而相应调整,难以弥补医院服务成本。医疗机构充分利用高新技术高于成本定价以及原有的药品加成政策寻求利润,药品和高新医疗技术的收入成为医疗机构财政收入的主要渠道。

据统计,这一时期我国药品费用占医院业务收入的60%,占医院总收入的50%,占卫生总费用的40%。然而,这种"以药补医"的财政补偿机制显著激发了医疗机构的诱导需求行为,造成药品的过度使用和浪费。1994年药品收入占医疗机构业务收入的比例为55.3%。1985—1994年,全国医疗机构药品收入急剧上升了5.6倍,同期药品支出上升了6.5倍,年平均递增速度分别高达26.7%和28.8%。与此同时,过度医疗、不合理用药,以及医药行业行贿受贿等不正之风愈演愈烈,医疗卫生费用快速不合理增长,给国家、社会和居民个人造成沉重的经济负担,也对卫生服务系统的公平性、效率、质量以及发展的可持续性都提出了挑战。

3. 公共卫生机构财政政策　自新中国成立伊始,国家把防治防疫机构、妇幼卫生机构、药品检验机构、医学教育、医学科研机构等均定为全额补助单位,机构的发展、设备的添置、人员费用和业务费用均由国家支付。对于公共卫生机构,包括卫生防治防疫机构、妇幼卫生机构、药品检验机构,国家对免费治疗疾病所需的经费给予专项补助。此外,国家在不同历史时期,还针对重点疾病建立了经费补助项目。

改革开放以后,为了解决预防保健等公共卫生机构费用全部由国家包下来的预算管理办法受到财政支付能力限制的问题,国家允许卫生防疫、药品检验机构开展的部分监督、检验业务实行有偿服务,所得收入全部留归单位用于发展事业和改善职工工作生活条件,这一政策的实行无疑对缓解上述卫生单位的资金供需矛盾起到了一定的作用,但由于经济利益激励机制的驱动,使得公共卫生服务的提供在一定程度上受到危害。

4. 医疗机构税收政策　国家为了促进卫生事业发展,积极扶持各级各类医疗机构,从1950年起,原卫生部、财政部、国家税务总局及原中央工商行政管理局陆续发出通知,对公立、私立等医疗机构免征工商业税,公立医疗机构所设账簿免征印花税等。我国各级、各类医疗机构基本免征一切税费,不承担为国家积累资金的义务。在1989—1991年还对医疗卫生事业单位举办其他以副补主产业免征所得税,鼓励多渠道筹资发展卫生事业。

5. 医疗保险政策　计划经济时期,政府实行公费、劳保和合作医疗等不同形式的医疗保障制度,医保覆盖面较广,并向全体社会成员提供免费和低收费的各类医疗服务,卫生筹资的公平性得到很好的体现。虽然这一时期国民经济不很发达、卫生资源不充裕,但我国卫生事业取得了举世瞩目的成就,平均期望寿命由新中国成立初期的35岁提高到71岁,人民的卫生状况得到了根本改善,危害社会的传染性疾病、传染源得到了控制,疾病发病率大幅度降低,婴儿死亡率、孕产妇死亡率都低于其他发展中国家,有些指标已经达到发达国家水平。然而,这一时期由于公费医疗、劳保医疗资金来源单一,缺乏合理的筹资机制和稳定的经费来源,没有合理的制约机制和积累机制,浪费严重。同时定项补助政策导致医疗机构服务效率低下,资源浪费严重,卫生服务供给不足,卫生事业的可持续发展受到严重的影响。

改革开放以来,原有医疗保险政策难以适应经济体制改革的要求而逐步瓦解,党的十四届三中全会提出,要建立社会统筹和个人账户相结合的社会医疗保险。1994年国务院决定在江苏省镇江市、江西省九江市实行医疗保险制度改革"两江"试点。1996年试点工作又扩大到57个城市。试点的实践证明,实行社会统筹和个人账户相结合的医疗保险制度符合中国国情,对保障职工基本医疗、抑制医疗费用过快增长发挥了积极的作用。这一时期,我国逐步形成以城镇职工基本医疗保险体系为主,以补充医疗保险(包括企业补充保险、公务员医疗补助、工会的大额医疗费补助)和商业保险为辅,以社会医疗救助为底线的多层次的医疗保障体系。

二、实施新医改以来卫生经济政策的改革内容

针对我国医疗卫生系统出现的问题,2006 年起国家向社会广泛征求改革完善我国医疗卫生体系的意见。2009 年 4 月,中共中央、国务院向社会颁布了关于新一轮深化医药卫生体制改革的意见(简称新医改),试图通过部分调整国家的卫生经济政策,完善医疗卫生系统的管理和运行机制,有效减轻居民就医费用负担,切实缓解"看病难、看病贵"问题,逐步"建立健全覆盖城乡居民的基本医疗卫生制度,为群众提供安全、有效、方便、价廉的医疗卫生服务"。

1. 完善基本医疗保障体系　针对 21 世纪初,我国居民医疗保障制度不健全,居民自费医疗费用比例高,医疗负担重的问题,2009 年的中共中央、国务院《关于深化医药卫生体制改革的意见》决定:"建立覆盖城乡居民的基本医疗保障体系"。"城镇职工基本医疗保险、城镇居民基本医疗保险、新型农村合作医疗和城乡医疗救助共同组成基本医疗保障体系,分别覆盖城镇就业人口、城镇非就业人口、农村人口和城乡困难人群"。"建立国家、单位、家庭和个人责任明确、分担合理的多渠道筹资机制,实现社会互助共济"。"进一步完善城镇职工基本医疗保险制度,加快覆盖就业人口,重点解决国有关闭破产企业、困难企业等职工和退休人员,以及非公有制经济组织从业人员和灵活就业人员的基本医疗保险问题;2009 年全面推开城镇居民基本医疗保险,重视解决老人、残疾人和儿童的基本医疗保险问题;全面实施新型农村合作医疗制度,逐步提高政府补助水平,适当增加农民缴费,提高保障能力;完善城乡医疗救助制度,对困难人群参保及其难以负担的医疗费用提供补助,筑牢医疗保障底线"。

这三个基本保险覆盖了我国城乡全体居民,就政策角度而言,我国已经基本实现了全民医保的目标。目前我国城镇居民基本医疗保险筹资水平年人均 450 元左右,新农合筹资水平年人均 410 元左右,两者住院实际报销比例均达到 55%以上。医疗保险制度的完善极大程度上改善了城乡居民的医疗服务经济可及性,降低了居民的医疗负担。与此同时,我们应该注意到,目前我国三项基本保险制度的运行仍是相互独立的,不同险种以及不同地区所筹保费水平仍存在差异,因此,在今后的改革中,需逐步缩小不同险种及不同地区间的差异,进一步提高筹资公平及健康公平。

2. 完善医药价格形成机制　医药价格形成机制是卫生经济政策研究的重要领域。科学地制定与管理医疗服务价格有利于激励医疗服务供方提供适宜的医疗服务,减少不必要的浪费。政府作为医药价格的管理部门,对非营利性医疗机构提供的基本医疗服务,将实行政府指导价,对其他医疗机构实行自主定价的政策。《意见》规定:"中央政府负责制定医疗服务价格政策及项目、定价原则及方法;省或市级价格主管部门会同卫生、人力资源社会保障部门核定基本医疗服务指导价格。基本医疗服务价格按照扣除财政补助的服务成本制定,体现医疗服务合理成本和技术劳务价值。不同级别的医疗机构和医生提供的服务,实行分级定价。规范公立医疗机构收费项目和标准,研究探索按病种收费等收费方式改革。建立医用设备仪器价格监测、检查治疗服务成本监审及其价格定期调整制度。"

3. **实施基本药物制度**　基本药物是公认的医疗中的基本的药物,也是对公众健康产生最大影响的药物。基本药物是既具有临床最大治疗效益又兼顾保证大多数人民整体保健的最佳选择。国家基本药物制度是对基本药物目录制定、生产供应、采购配送、合理使用、价格管理、支付报销、质量监管、监测评价等多个环节实施有效管理的制度。国家基本药物的遴选原则为:临床必需、安全有效、价格合理、使用方便、中西药并重。包括预防、诊断、治疗各种疾病药物。

从 2009 年起,政府举办的基层医疗卫生机构全部配备和使用基本药物并实现零差率销售,其他各类医疗机构也都必须按规定使用基本药物。基本药物实行省级集中网上公开招标采购、统一配送。基本药物全部纳入基本医疗保障药品报销目录,报销比例明显高于非基本药物。基本药物制度保证了群众基本用药的可及性、安全性和有效性,促进"以药补医"机制的转变,降低群众就医时的药品支出负担。

4. **完善医疗机构税收政策**　医疗机构划分为非营利性和营利性两类。公立卫生机构是非营利性公益事业单位,继续享受税、费优惠政策。乡镇卫生院、村卫生室为非营利性医疗机构,同样享受有关税、费优惠政策。但对非营利性医疗机构从事非医疗服务取得的收入,如租赁、财产转让、培训、对外投资收入等应按规定征收各项税收。非营利性医疗机构将取得的非医疗服务收入,直接用于改善医疗卫生服务条件的部分,经税务部门审核批准可抵扣其应缴纳所得额,及其余额征收企业所得税。非营利性医疗机构的药房分离为独立的药品零售企业,应按规定征收各项税收。

5. **完善公共卫生机构财政政策**　专业公共卫生服务机构的人员经费、发展建设和业务经费由政府全额安排,按照规定取得的服务收入上缴财政专户或纳入预算管理。公共卫生服务主要通过政府筹资,向城乡居民均等化提供。

实现基本公共卫生服务均等化是我国公共卫生制度建设的重要组成部分,也是 2009 年新医改的五项重点任务之一。公共卫生服务主要通过政府筹资,向城乡居民均等化提供。2016 年我国人均基本公共卫生服务经费补助标准已达到 45 元,开展的服务项目包括 12 大项 45 小项:居民健康档案的建立、健康教育、预防接种、0~6 岁儿童健康管理、孕产妇健康管理、65 岁以上老年人健康管理、重性精神病患者健康管理、慢性病患者健康管理(高血压、糖尿病)、传染病及突发公共卫生事件的报告与处理、中医药健康管理、卫生监督协管、结核病患者健康管理。

6. **完善公立医院补偿政策**　针对长期以来形成的公立医院"以药补医"的不合理补偿方式,《意见》指出要积极探索医药分开的有效形式,逐步取消药品加成,调整医疗机构的补偿方式由政府财政投入、医疗服务收入和药品收入三个渠道,变为由财政投入和医疗服务收入两个渠道。

但是值得注意的是,公立医院采购了整个市场 70%~80% 的药品,取消 15% 的药品加成仅能切断医院层面"医"与"药"的收入联系,不能从根本上破除以药补医,更难以解决医生逐利问题。因此,改革公立医院补偿机制的另一个关键是推进公立医院药品招标采购机制改革,解决好公立医院的"买药"问题,倒逼药品流通领域改革,挤压药价虚高水分。

完善公立医院补偿政策,在取消药品加成的同时,如何科学合理地调整医疗服务的价格成为关键。从当前各个地区的试点情况来看,调整医疗服务价格的方式多种多样。从调价的测算方式看,一是以取消药品加成政策核定医院减少收入的总量,对部分医疗服务价格进行调整;二是取消药品加成后,根据医院运行情况进行调价。从调价的项目看,一是对个别项目进行调整(如简单提高门诊诊疗服务价格、诊查费、护理费等);二是对整个医疗服务项目收费进行综合调整,试点地区项目调整数量最多可达 4000 多项。

现阶段的卫生经济政策体现了政府主导与发挥市场机制作用相结合的特点。针对 20 世纪 80—90 年代政府在卫生领域作用发挥不够的问题,提出了强化政府在基本医疗卫生制度中的责任,加强政府在规划、筹资管制方面的职责,强调维护公共医疗卫生的公益性,努力促进公平公正,即改革的经济政策目标之一是实现公平性。同时,注重发挥市场机制作用,动员社会力量参与,促进有序竞争机制的形成,提高医疗卫生运行效率、服务水平和质量。改革目标之二是在改善公平性的同时,还要实现效率和质量目标。

第三节　公共政策评价的理论及方法

一、政策评价的含义

关于政策评价(policy evaluation)的含义,国内外学者从不同角度进行了诸多定义。政策科学的创始人之一 Harold Lesswell 在《决策过程:功能分析的七种类别》一文中,把"评价功能"定位为:"就公共政策的因果关系作事实上的陈述。"E.S. 奎德定义政策评价为:"从广义上讲是确定一种价值的过程分析,狭义上,却是调查一项进行中的计划,就其实际成就与预期成就的差异加以均衡。"托马斯·戴伊认为,政策评价就是了解公共政策所产生的效果的过程,就是试图判断这些效果是否是所预期的效果的过程,就是判断这些效果与决策成本是否符合的过程。Yehezhel Dror 在《公共政策制定的再审查》一书中,把政策制定过程划分为三个阶段:①原政策制定过程;②政策制定阶段;③后政策制定阶段。与之相应的评价活动也划分为三种类型:①重新评价与设计决策体系;②对优化方案进行全面评价;③政策执行评价,政策执行后评价。上述概念把政策评价的范围扩展到广义的政策制定全过程,包括问题认定的评价、备选方案的评价、政策执行评价和政策执行后评价。J. E. Anderson 在《公共政策制定》一书中认为:政策评价主要研究:"政策对其所欲解决的问题产生何种影响? 政策的效力(impact)或效率如何? 何者负责政策评价? 评价的后果为何? 是否需要修订、变更或者废止原政策。斯图亚特.S. 内格尔:公共政策分析可以定义为一个过程,即依照政策与政策目标之间的关系,在各种备选的公共政策或政府方案中,确定一个能最大限度达到一系列既定目标方案的过程。

总结这些定义,我们发现主要包含以下几点:①政策评价主要是对政策方案的评价,属于预测评价的范畴,即政策评价属于"未来取向";②政策评价的着眼点是政策的效果;③政策评价是对政策全过程的评价,既包括对政策方案的评价,还强调对政策执行以及政策结果的评价。结合上述内容,本书中我们对政策评价的定义为:按照一定的价值标准,由具备专业资质的评价者作为主体,运用公认的科学研究方法,包括社会科学和自然科学研究方法,排除政策执行过程中环境等非政策因素的干扰,对政策的效益、效率及价值进行判断的过程,并以此作为决策变化、政策改造和制定新政策的依据。政策评价是政策制定程序的一个重要环节,是对政策制定全过程的判断。政策评价的目的可描述为"通过评价提高政策价值"。政策评价是整个政策循环过程中不可或缺的一步,包括对政策制定过程的评价、政策执行过程的评价和政策执行结果的反馈评价(图 21-1)。

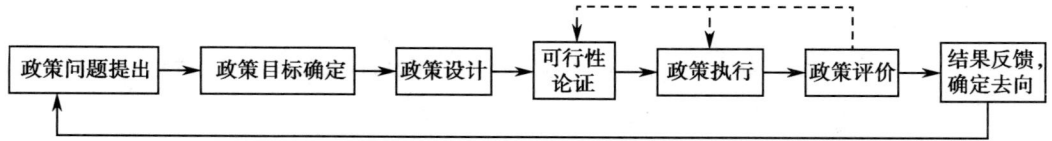

图 21-1
政策评价在政策流程中的作用

二、政策评价的几种主要类型

我们根据政策评价的不同特性,可以将其分为四大类:第一,根据评价方式的不同,分为正式评价和非正式评价;第二,根据评价主体的不同,分为内部评价和外部评价;第三根据评价时间的不同,分为事前评价、执行评价和事后评价;第四,根据评价内容的不同,分为政策影响评价、政策效率评价和政策效益评价。

1. 正式评价和非正式评价   正式评价指事先制订完整的评估方案,并严格按规定的程序和内容执行,并由确定的评价者进行的评价。它在政策评价中占据主导地位,直接关系到评价活动的质量,其结论是政府部门考察政策的主要依据。而非正式评价指对评价者、评价形势、评价内容没有严格规定,对评价的最后结论也不作严格要求,人们根据自己掌握的情况对政策作出鉴定的评价。平时生活中大量的评价都属于此类,比如记者采访医院或患者的某项政策的随意评论等。非正式评价一方面可视为正式评价的必要准备,另一方面也是正式评价的一种重要补充。

2. 内部评价和外部评价   所谓的外部评价,是指由政策制定和执行机构之外的评价者所完成的评价。外部评价方式多样,有受委托进行的评价,有投资或立法机构组织的评价,有研究机构、舆论界、社团、公民等组织的评价等。内部评价指由政策制定部门的评价者所完成的评价,具体分为操作人员自己实施的评价和由机构中专职评价人员实施的评价两种。两者各有优缺点,参见表 21-1。

表 21-1   四类主要的评价主体(内部、外部)评价的优缺点

评价主体	优势	劣势
决策者或执行者	对政策演化过程较全面把握,资料获取便利,评估结论可直接反馈于政策执行	难以保证评估客观公正,倾向于以经验判断替代科学研究
决策部门内部评估结构	同上,方法学运用优于前者	易受上级领导压力左右,评估易成为论证领导意图的过程
外部专业评估机构(政策研究机构)	独立开展评估工作,利于保证评估的客观公正性,方法学运用专业	全面获取资料难度大,对政策演化过程把握需要学习过程,某些时候过于强调复杂的方法学运用而忽略实用性,评估结论反馈需要一个说服决策者的过程
舆论界及客体评估	直接反映决策回应程度,社会影响大,某些情况下利于快速调整改革	非系统整体评估,结论科学性难以保证,对个别利益团体的过分关注反而会对政策的总体实施造成损害

　　不同的评价主体,由于社会地位不同、在政策过程中角色不同、对政策过程的把握程度不同,以及技术专长等不同,会直接导致政策评价进程与结果的不同。因此,在对特定政策进行评价前,首先要确定评价主体,即确定由谁为主来进行评价。评价主体的选择标准一般有三点:一是要做到评价的客观公正性;二是占有评价材料要有全面性;三是政策的有关各方,即政策的主体和客体对评价主体要有可接受性。

　　3. 政策影响评价、效率评价和效益评价　政策影响评价主要是指政策对其对象产生的作用及各种制约因素对政策产生的作用所进行的分析评价。在卫生经济政策研究领域中,这是最常见的一种评价模式。政策效率评价是指政策在其运行过程中的速度、范围等功能效力的评价。政策效益评价是指对政策运行中或运行程序结束后所产生的有效的结果、成果、收益等进行评价,即是对政策时间的客观结果进行分析、评价和认定。

三、政策评价的标准

　　1. 政策评价的价值标准　政策评价的价值标准(standard of value)是指在政策评价中,用于判断某项政策如何分配价值、如何创造价值、是否具有价值,以及具有怎样的价值的公认标准。它贯穿于整个评价过程,包括思路设计、方法选择直至影响最终的评价结论。政策评价就是根据这些公认的标准,去判断某项政策的价值的过程。因此,要进行政策评价,必须首先确立标准。评价标准直接决定政策评价指标体系,因而决定着评价的方向、评价的结果是否科学合理,以及评价是否可操作。政策评价的价值标准包括以下五点:

　　(1)合法性标准(validity):主要涵盖两个方面的内容:一是符合国家政治利益,这是评价一项政策的最根本标准。二是符合法制要求。现代社会是法治社会,其他社会规范不能与法治的原则相背离,更不能动摇法治的权威和根基。

　　(2)合理性(rationality)标准:这项标准可从两个方面加以理解,一是符合目标人群普遍认同的社会常理。政策的直接作用对象是社会目标群体,目标群体对政策的接受程度直接影响到政策的实际执行效果。二是符合人们的伦理价值观。一项政策是否与人们普遍认同的伦理道德相一致,成为人们评判政策的一个重要方面。当一项政策方案能够较好地符合或促进人们的伦理道德,这项方案将被认可;如果一项政策方案违反了普遍的伦理原则,这项方案将很难被人们接受。

　　(3)投入产出(input-output)标准:这项标准旨在了解政策过程中各类资源投入的数量和分配、使用状况,政策的实际产出是否达到了预期效果,产出是否大于投入等。政策投入又叫政策成本,它包括资金、物资和信息、决策者和执行者的数量与工作时间等。

　　(4)系统功能(system-function)标准:这是政策系统内部的标准。它充分考虑到政策的系统特性和系统要求,旨在评价单项政策与整个政策系统的关系和协调程度。从系统论的角度看,一项政策一旦投入实施,便立即加入了现行政策系统,并与其他政策相互联系和相互制约,从而具有了自身单独所不具备的新的性质和功能,这便是系统质。而系统质的大小、好坏,则取决于该项政策与其他政策的协调程度。政策评价的系统功能标准,即为评价特定政策在整个政策系统中的地位和作用。

　　(5)公平与可持续发展标准:社会公平与发展标准,主要是衡量在政策实施过程中,政策的成本和效益在不同集团和阶层中分配的公平程度,特定集团或阶层所承担的政策成本和效益的比例是否适当,与其他集团或阶层相比是否相当。并通过对政策实施前后社会发展总体状况之变动的描述和分析,衡量政策的实施给社会带来什么影响,造成了什么后果,作用程度多深等。实际上,总有一部分人的利益需求因新政策的实施而受到支持和实现,同时有一部分人的利益因此而受到约束或损失。

2. 政策评价的技术标准　选择合适的技术标准进行政策评价是一项复杂的工程。在早期研究中,萨茨曼在《评估研究:公共事务与执行程序的理论与实践》一书提出政策评价的标准包括效果、效果的充分性、效率、工作量、执行过程等指标。随着研究的不断丰富,政策评价的标准也由单一的技术维度向多元复合维度发展,更加关注利益相关者的评价维度。鲍斯彻在《公共项目分析:应用方法》中提到政策评价标准包括效能、效率、适当性、充分性、公平性、反应性和执行力七个方面。斯图亚特.S.内格尔提出政策评价的3P标准:公众参与度(participation)、可预见性(predictive)、程序公正性(procedural fairness)。

陈庆云在《公共政策分析》中则把评估标准归纳为八个方面:投入工作量,绩效,效率,充分性,公平性,适当性,执行力,社会发展总指标。

(1)投入工作量:在政策执行过程中所投入的各项资源的质与量以及分配状况。政府对卫生工作的各项投入总量及其比例关系反映了政策的基本方向和卫生事业发展的重点,是开展医疗卫生工作的基本保障和依据。

(2)绩效:依据具体明确的目标,分析政策对客观事物与政策环境所造成的实际影响,绩效既包括政策推动的结果,又含有民众心目中认定的满意程度。它所关注的是政策的实际效果是否与预定目标相符合,在什么程度上完成了预定目标,还存在哪些距离和偏差。

(3)效率:投入工作量与绩效之间的一种比例关系。它所研究的是一项政策的投入量是什么,有无产出,产出多少,投入产出的比率是多少,有无其他一些最有效而成本又最小的途径和方法等这样一些问题。公共政策分析经常讨论的是"技术效率"与"经济效率"两种。

(4)充分性:满足人们需求、价值或机会的有效程度,反映了绩效的高低。

(5)公平性:政策所投入的工作量,以及产生的绩效在社会不同群体间公平分配的程度。政策的类型不一样,所反映的公平性的角度与观点也不一样。

(6)适当性:政策目标和所表现出的价值偏好,以及所依据的假设是否合适。具体地说,政策追求的目标是否是社会期望的,政策的成本与利益分配是否公平、公正。

(7)执行力:探求影响政策成败的原因,进而导致因果模型的构建。

(8)社会发展总指标:对社会状态与发展的数量描述与分析,既反映过去的动向,又可作为社会现状的说明,其特征是以描述性指标为主。

四、政策评价的基本方法

目前有关政策评价的理论中,有四种公认的比较评价方法,包括简单"前-后"对比分析法、"投射-实施后"对比分析法、"有-无"政策对比分析法、"控制对象-实验对象"对比分析法。

1. 简单"前-后"对比分析法　简单"前-后"对比分析法是将政策执行前和政策执行后的两种

情况进行比较,如图 21-2 所示。图中($A_2 - A_1$)便是政策的效果。这种方法简便明了,但无法确定($A_2 - A_1$),即该项政策的效果是由政策本身引起的,还是其他因素造成的。

2. "投射-实施后"对比分析法　"投射-实施后"对比分析是将政策执行前的趋势线 $O_1 \sim O_2$ 投射到政策执行后的评价时点 A_1 上,并将 A_1 与政策执行后的实际情况 A_2 对比,以确定政策的效果($A_2 - A_1$),如图 21-3 所示。这种方式更加准确,比前一种方式更进一步,但困难在于如何详尽地收集政策执行前的相关资料、数据,以建立起政策执行前的趋向线。

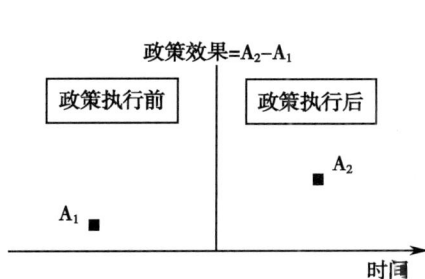

图 21-2
政策效果的简单"前-后"对比分析法

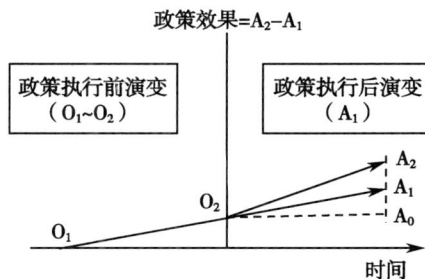

图 21-3
政策效果的"投射-实施后"对比分析法

3. 政策"有-无"对比分析法　如图 21-4 所示。这种方法为有对照的对比分析,在政策执行前和政策执行后两个时点上,分别就实施政策和未实施政策两种情况进行前后对比,然后再比较两个对比的结果,以确定政策效果。图中,A 和 B 分别表示有政策和无政策两种情况,A_1 和 B_1 分别表示政策执行实施组和对照组特定指标的基准情况。($A_2 - A_1$)为有政策条件下的变化结果,($B_2 - B_1$)为无政策条件下的变化结果,则 $[(A_2 - A_1) - (B_2 - B_1)]$ 便是政策实行的实际效果。该方法的优点是可以在评价中对不同政策目标或其他政策要素的情况进行比较,较精确地测量出一项政策的效果。

4. "控制对象-实验对象"对比分析法　如图 21-5 所示。该种方法是社会实验法在政策评价中的具体运用。评价者将政策执行前后同一评价对象分为两组,一组为实验组,对其施加政策影响;一组为控制组,不对其施加政策影响,然后比较这两组在政策执行之后的情况,以确定政策的效果。图中,A_1 和 B_1 分别为政策执行前实验组和控制组的情况,A_2 和 B_2 分别为政策执行后两组的情况,($A_2 - B_2$)即是政策的效果。这种分析方式排除了非政策因素的影响,所得到的政策效果较为准确,但需要政策执行部门的大力支持和配合。

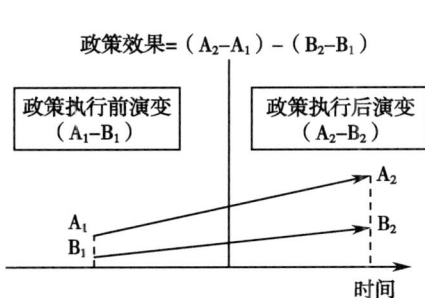

图 21-4
政策效果的政策"有-无"对比分析法

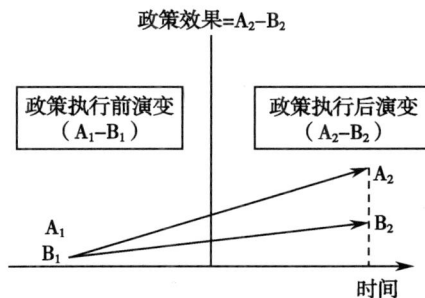

图 21-5
政策效果的"试验-控制"对比分析法

四种对比分析方法各有其优缺点,如表21-2所示。在实际政策评价过程中,需根据政策具体情况进行选择。

表 21-2　四种对比分析方法的比较

方法	应用条件	优点	缺点	精度	推荐程度
简单"前-后"对比分析法	政策运行前后两个时间截面数据资料	简便,对数据资料要求低,易实现,分析成本低	无法排除干扰因素影响,测量精度低	低	除非干扰因素影响极小,一般不推荐
"投射-实施后"对比分析法	政策运行前后时间序列资料	较为简便,可排除部分干扰,优于简单对比	仅排除时间相关干扰,误差仍存在,时间序列资料难以获得或成本较高	较高	推荐
政策"有-无"对比分析法	政策环境相近的两个地区,有无政策对比	排除大部分干扰因素,结果较精确	两对照地区不易寻找,评价周期较长,投入较高	较高	推荐
"控制-实验"对比分析法	遵循实验设计的对照原则,政策干预实验	理论上可完全排除干扰因素,结果最为精确	实验设计要求高,评价周期长,投入高	最高	重要政策推荐

第四节　卫生经济政策评价的方法和步骤

所谓卫生经济政策评价,即根据政策制定的预期目标,按照公认的研究方法,由具备专业资质的评价者对卫生经济政策的制定、实施及结果进行综合判断,并以作为确定该项政策去向的依据。

一、实施卫生经济政策评价的意义

实施卫生经济政策评价的意义和作用在于:

第一,实施卫生经济政策评价是检验卫生经济政策的效果、效益和效率的基本途径。

第二,实施卫生经济政策评价的结果是决定政策修改、调整、继续或终止的重要依据。

第三,卫生经济政策评价是有效配置卫生资源的基础,是促使卫生资源利用的社会效用最大化的重要保证。

第四,卫生经济政策评价是提高卫生政策决策的科学性、合理性和可行性,促使卫生事业长期、持续、稳定、协调发展的必要条件。

二、卫生经济政策评价的具体实施步骤

通常情况下,评价各项卫生经济政策主要有以下几个步骤:

1. 确定评价主体　对于政策评价而言,客观公正是最基本的原则,同时也是操作的最大难点。影响政策评价客观公正的原因有两方面:一是政策评价的政治敏感性,二是评价主体的价值取向和评价综合能力。

政策评价的政治敏感性主要是指一个特定政策的价值判断,很大程度上总是被认为涉及决策者、政策制定者、政策执行者的工作优劣乃至工作能力大小,也涉及政策目标对象或利益集团的利益分配,尤其是外部评价,往往会遭到相关人员的抵制和不配合。而对于卫生领域而言,由于卫生事业与每个群众的切身利益均息息相关,政策评价的政治敏感性尤其突出。因此这也是为什么在卫生领域,政策制定者更倾向于内部评价的原因。

评价主体的价值取向和评价综合能力决定着政策评价的方向、指标体系的选择以及评价工作的系统规范。同一项政策,评价主体不同,则研究视角、研究方法、其所代表的群体的利益观点均可能不同,从而导致最终产生不同乃至全然相反的评价结果,选择合适的、有相应评价资质的主体至关重要。比如,当前我国在全面推行的药品零差率政策,该项政策出台的本意是取消药品加成,降低药品价格,控制药品过度使用现象,从而控制整体医疗费用的不合理增长。但是,在对该项政策进行评价时,政策制定者、第三方研究机构(大学)、医疗机构、医药企业均有对该项政策进行评价,部分研究显示该项政策对控制药品价格、控制医疗费用有良好效果,部分研究则发现该项政策并未达到预期效果,甚至反而会损害医疗机构(尤其是基层医疗机构)的药品可及性。

2. 明确评价的目的、意义和要求　明确评价目的是执行一项政策评价的出发点和落脚点。如前文所述,通常卫生经济政策的目标有 5 点:公平性、效率、稳定、可持续性和质量。一般来说,卫生经济政策评价的目的即是该政策出台的目标。

3. 制订评价方案　制订评价方案包括 5 个要素:评价者、评价对象、评价目的、评价标准和评价方法。通俗而言,评价方案的制订就是告诉人们:由谁来进行评价、出于什么目的、依据什么标准、采用什么方法、对什么政策进行评价。

具体来说,制订评价方案的流程步骤包括四步:①系统收集相关信息。围绕待评价的卫生经济政策的形式内容,运用定性、定量等社会调查方法,全面系统地收集待评价政策在制定和实施阶段等环节的各种信息。②构建特定的评价指标体系。掌握政策目标内的效果或价值指标以及目标外效果指标,明确所构建的指标与待评估政策的联系,并确保每一个指标都可以通过相应的资料收集方法获得。③完成评价实施计划。结合前两步信息,同时明确资料收集对象、指标测量方法、资料收集方法、拟采用的分析方法、时间安排、经费及人员安排等。④落实评级实施及分析阶段所需要的资源。确保所必需的人力、物资、资金准备落实到位。

4. 挑选和培训评价人员　这是执行政策评价过程中不可缺少的一步,也是最容易被忽视的一步。由于一项评价计划的执行不可能靠一己之力,必须是团队合作完成,因此,挑选和培训团队人员就非常必要,有时会直接影响到整个评估项目的质量和结果。人员培训的主要目的是使大家对评价任务和要求有一个统一的认识和了解,从而确保调研结果(包括定性访谈和问卷调查)的信效度。

5. 实施评价方案　包括两个主要任务:一是收集所需要的资料;二是对评价资料进行综合分析。

收集资料除了利用现有资料和采用实验法获得外,最常用的就是开展社会调查。在政策评价中,社会调查常用的两类方法是定性访谈和问卷调查。其中,问卷调查法的优点是可以获得定量数据,便于后期的定量分析。定性访谈的作用主要是对评价实施中发现的问题进行深度挖掘,探索问题存在的深层次原因。很多时候政策评价往往需要问卷调查辅以定性访谈，使评价结论更为全面。

对评价资料进行综合分析包括建立数据库进行资料录入（Excel 或 Epidata 软件）、原始数据库的整理和描述性统计、对统计指标进行综合分析以量化表达政策效果等。

6. 提交评价报告   评价报告需要注意两点：第一，报告是否客观公正地完成了既定计划的目标、指标体系和评价内容；第二，报告格式是否规范。政策评价报告格式上一般包括内容摘要、政策背景简述、政策主体特征简述、政策评价计划和实施过程简述、主要结论和建议以及附录几部分。评价报告不同于科研文章，不强调创新，而是重视是否如实反映政策效果与不足。

（马　进）

本章小结

卫生经济政策评价是根据政策制定的预期目标，按照公认的研究方法，由具备专业资质的评价者对卫生经济政策的制定、实施及结果进行综合判断，并以作为确定该项政策去向的依据。 政策评价主要分类包括正式评价和非正式评价；内部评价和外部评价；事前评价、执行评价和事后评价；政策影响评价、政策效率评价和政策效益评价。 政策评价常用的四种方法为简单"前-后"对比分析法、"投射-实施后"对比分析法、"有-无"政策对比分析法、"控制对象-实验对象"对比分析法。 实施卫生经济政策评价的基本步骤包括确定评价主体、明确评价目的、制定评价方案、挑选和培训评价人员、实施评价方案、提交评价报告。

思考题

1. 卫生经济政策的目标是什么？ 如何评价我国 1978 年经济体制改革后至 20 世纪 90 年代末年期间以及现阶段的卫生经济政策目标？
2. 比较外部评价和内部评价的优势和弊端，以及弥补的思路。
3. 结合卫生经济政策评价方法，如何评价我国的社会办医政策？

推荐阅读

［1］程晓明.卫生经济学.3 版.北京：人民卫生出版社，2012.

［2］孟庆跃.卫生经济学.北京：人民卫生出版社，2013.

［3］魏颖，杜乐勋.卫生经济学与卫生经济管理.北京：人民卫生出版社，1998.

［4］古扎拉蒂.计量经济学基础.北京：中国人民大学出版社，2011.

［5］Feldstein PJ.Health Care Economics.Albany，New York：Delmar Publishers Inc.，1979.

［6］Folland S，Goodman AC，Stano M.The Economics of Health and Health Care.7th ed.New Jersey：Pearson Education，Inc.，2013.

［7］Grossman M.On the Concept of Health Capital and the Demand for Health.The Journal of Political Economy.1992，80（2）：223-255.

［8］Grossman M.The Demand for Health：A Theoretical and Empirical Investigation.New York：Columbia University Press For The National Bureau of Economic Research，1972.

［9］Samuelson PA，et al.Economics.17th ed.The United States of America：McGraw-Hill Company，2001.

［10］World Health Organization.Guide to Producing National Health Accounts.Geneva，Switzerland：World Health Organization，2003.

［11］OECD.A System of Health Accounts：Version 1.0.Paris：Organization for Economic Co-operation and Development，2000.

［12］Guilbert JJ.The World Health Report 2006：Working Together for Health.Education for Health，2006，19（19）：335-387.

［13］WHO. The World Health Report 2000. Health Systems：Improving Performance. Geneva，2000.

［14］Figueras J，Jakubowski，Robinson R. Purchasing to Improve Health Systems Performance.Maidenhead：Open University Press，2005，29（10）：149.

［15］Preker AS，Liu XZ，Velenyi EV，et al.Public Ends，Private Means：Strategic Purchasing of Health Services.Washington，D.C.：The World Bank，2007.

［16］Preker AS，Langenbrunner JC.Spending Wisely：Buying Health Services for the Poor. Washington，D.C.：World Bank，2005.

［17］Roberts MJ，Hsiao WC，Berman P，et al.Getting Health Reform Right.Oxford University Press，2002.

［18］Ye L，Patricia H，Dele A，et al. World Medicines Situation 2011：Medicines Expenditures World Health Organization Press，2011.

［19］Cleverley W.Essentials of Health Care Finance.3rd ed.Aspen Publishers,Inc.Caither-burg,Maryland,1992.

［20］Kaufman K.Finance in Brief:Six Key Concepts for Healthcare Leaders.Health Administration Press,Chicago,USA.2003

［21］Michael FD,Greg LS, George WT.Methods for the Economic Valuation of Health Care Programme.3rd ed.Oxford Medical Publications,2005.

［22］Godfrey C.Economic Evaluation of Health Promotion.Who Regional Publications European,2001(92):149.

［23］Pan J,Tian S,Zhou Q,et al.Benefit Distribution of Social Health Insurance:Evidence From China's Urban Resident Basic Medical Insurance.Health Policy and Planning.2016:v141.

［24］Pan J, Liu GG. the Determinants of Chinese Provincial Government Health Expenditures:Evidence from 2002—2006 Data. Health Economics. 2012, 21 (7): 757-777.

［25］Pan J,Liu D,Ali S.Patient Dissatisfaction in China:What Matters.Social Science & Medicine.2015,143:145-153.

［26］Paxson C,Fussell E,Rhodes J,et al.Five years later:Recovery from Post Traumatic Stress and Psychological Distress Among Low-income Mothers Affected by Hurricane Katrina.Social Science & Medicine.2012,74(2):150-157.

［27］GBD Mortality and Causes of Death Collaborators.Global,Regional,and National Age-sex Specific All-cause and Cause-specific Mortality for 240 Causes of Death,1990—2013:A Systematic Analysis for the Global Burden of Disease Study 2013. Lancet. 2015,385(9963):117-171.

［28］Bloom D,Cafiero E,Jané-Llopis E,et al.The Global Economic Burden of Noncommunicable Diseases.Geneva:World Economic Forum,2011.

中英文名词对照索引